Modern Diagnosis and Treatment of Cerebral Palsy
（Second Edition 第2版）

脑瘫的现代诊断与治疗

卢庆春 / 主　编
孙建军 / 副主编

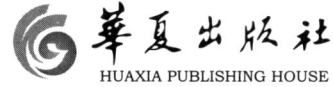
华夏出版社
HUAXIA PUBLISHING HOUSE

图书在版编目（CIP）数据

脑瘫的现代诊断与治疗/卢庆春主编. --2版. --北京：华夏出版社，2019.12
ISBN 978-7-5080-9764-0

Ⅰ．①脑… Ⅱ．①卢… Ⅲ．①小儿疾病－脑瘫－诊疗 Ⅳ．①R748

中国版本图书馆 CIP 数据核字（2019）第 093772 号

脑瘫的现代诊断与治疗

主　　编	卢庆春
责任编辑	梁学超　　苑全玲
责任印制	顾瑞清
出版发行	华夏出版社
经　　销	新华书店
印　　刷	三河市万龙印装有限公司
装　　订	三河市万龙印装有限公司
版　　次	2019 年 12 月北京第 2 版 2019 年 12 月北京第 1 次印刷
开　　本	720×1030　1/16 开
印　　张	22.5
字　　数	453 千字
定　　价	79.00 元

华夏出版社　地址：北京市东直门外香河园北里 4 号　　邮编：100028
　　　　　　网址：www.hxph.com.cn　电话：（010）64663331（转）
若发现本版图书有印装质量问题，请与我社营销中心联系调换。

推荐语

本书的第一版《脑性瘫痪的现代诊断与治疗》于 2000 年由华夏出版社出版发行,深受读者欢迎。2002 年,我国台湾台北合记图书出版社出版发行了该书的繁体字版,也获好评。根据广大读者要求,卢教授反复修订,现将出版发行第二版《脑瘫的现代诊断与治疗》。

30 多年来,本书主编卢庆春教授一直从事小儿脑瘫的临床康复治疗工作,诊治了上万名脑瘫患儿。她还多次赴日本研修,学习国外的先进康复治疗方法。卢教授结合我国国情及她多年的临床实践经验,总结出一套"多功能、多项目、融合、强化、多维的脑瘫康复训练法",取得了较好的疗效,深受患儿的欢迎,被患儿家属誉称为"卢庆春治脑瘫十法"。该方法在本书中有详细介绍。

本书可供专业人员参考和交流经验,提高我国小儿脑瘫的防治水平。也可供患儿家属阅读,开展家庭疗育,帮助患儿早日康复。

林　庆

北京大学第一医院儿科教授、主任医师

原中华儿科学会神经学组组长

原中国残疾人康复协会副理事长

内容简介

本书是作者根据近40年从事脑瘫科研与临床工作经验及多次到日本研修脑瘫的体会,并参考国内外有关脑瘫的最新研究进展编写而成。

全书共分16章,主要介绍了6个方面的内容:①系统介绍了小儿脑瘫的国内外进展、分类方法、临床表现及体征,以及现代诊断与治疗方法。对引起脑瘫的高危因素及早期症状也做了详细的介绍。②从现代发育神经学观点,介绍了如何将小儿姿势发育、小儿反射发育、姿势反射发育、肌张力发育等神经生理发育检查法应用于临床及儿童保健。其中重点介绍了现代沃伊塔(Vojta)姿势反射检查法、Vojta早期诊断法、博巴斯(Bobath)评价法。③重点介绍脑瘫的现代治疗方法。如英国的Bobath疗法、德国的Vojta疗法、匈牙利的派特(Petö)疗法、日本的上田疗法。将每种疗法的发展史、治疗机制、神经生理学意义、评价方法、治疗的操作手法等一一做了说明。对各型脑瘫附有治疗原则及实际治疗案例分析。④根据脑瘫患者多有重复障碍的特点,介绍了作业疗法、语言疗法、呼吸训练、摄食训练、矫形器的应用、药物及合并症的治疗,并论述了中医对脑瘫的认识及治疗。⑤详细介绍了脑瘫患者的心理问题、教育问题、心身障碍问题、社区康复问题等,为脑瘫患者全面康复提供了一些有效途径。⑥介绍了作者从20世纪80年代开始学习、研究脑瘫,40多年来从事脑瘫康复治疗工作的经验,及适合中国脑瘫儿童康复的"卢庆春治脑瘫十法"。这十法是多功能、多项目融合快捷的脑瘫训练法,简单易学,见效快且适合各康复机构,更适合开展家庭疗育,可坚持康复训练,对我国脑瘫儿童十分有利。

本书介绍的诊断与治疗方法,也完全适用于成人脑瘫,以及各种原因如脑出血、脑外伤、脑栓塞等所致的瘫痪。

为便于学习及理解,本书编入200余幅图片,附有最新国内外婴儿发育量表。在写作上力求语言简练,图文并茂,并附有参考文献。

本书可作为儿科医师、小儿神经科医师、妇产科医师、儿童保健医师、康复医师、康复治疗师及其他康复工作者的临床、科研、教学参考书;也是广大患者及家属学习治脑瘫方法、进行自我康复、有效开展家庭康复疗育的必备工具书。

再版前言

2000年1月,《脑性瘫痪的现代诊断与治疗》(第一版)由华夏出版社出版发行,得到广大读者的厚爱,这是笔者最大的快乐与慰藉。

在中国小儿脑性瘫痪(简称脑瘫)康复方面,该书是较早出版的专业性书籍。笔者从20世纪80年代初期在国内最早研究脑瘫,建立研究课题时,便开始为之进行多年的考察与研究、查阅收集并翻译了大量外文资料;出国到日本札幌医科大学、北海道立札幌肢体不自由儿综合疗育中心,专门学习与研究小儿脑性瘫痪诊疗、早期及超早期脑瘫诊断方法及康复训练方法。经过系统学习,1986年与孙世远医师一起把发达国家康复脑瘫的方法,如英国的Bobath疗法、德国的Vojta疗法、匈牙利的Petö疗法、日本的上田疗法引进国内,写成《脑性瘫痪的早期诊断与早期治疗》一书,由黑龙江科学技术出版社出版发行。经过多年脑瘫康复临床实践,笔者把这些经验与体会几经易稿写成《脑性瘫痪的现代诊断与治疗》(第二版),把脑瘫康复专业方面的知识与康复方法介绍给广大读者。

回忆起脑性瘫痪在中国被认定是"不治之症"的年代,那时提出研究脑性瘫痪科研课题,我与我的伙伴都承受着巨大的压力,经历了诸多的艰辛与坎坷,但好在大家信心百倍、团结一致,经过近十年的努力,1987年我国第一所专门从事小儿脑性瘫痪康复与研究的中心——黑龙江省小儿脑瘫防治疗育中心诞生了,中国有了自己的脑瘫康复医院,脑瘫儿童康复有希望了,从此我国小儿脑性瘫痪康复事业步入了科学正规有序发展的轨道。那时这个中心被卫生部(现为国家卫生健康委员会)定为全国康复培训基地,向全国推广普及脑瘫康复与技术。今天看到全国各地的脑瘫康复中心雨后春笋般发展起来,被认定为"不治之症"的脑性瘫痪变为可治之症了,无数的脑瘫儿童因此获得了康复,笔者心中充满了无限的感慨与快乐,那是无法用语言来表达的。

至今,《脑性瘫痪的现代诊断与治疗》(第一版)已经出版19年,我也已经退休,但为了继续为脑瘫儿童服务,为了继续研究小儿脑瘫,特别是研究小儿脑瘫康复的技术,寻找适合我国国情的脑瘫康复训练方法,借2000年深圳市引进人才的机会,笔者于2003年在深圳创建了专门为脑瘫儿童康复服务的"庆春特殊儿童康复中心"。因为这个基地及广大患儿的需要,至今笔者仍然坚守在脑瘫康复一线。

多年来的脑瘫康复实践工作使笔者深深地感受到,我国脑瘫儿童的康复训练,不能照搬照抄国外的康复训练方法,一些书籍中大篇幅直接翻译引进国外繁琐的康复训练方法也很不适用。国外对脑瘫儿童康复训练是手法轻轻,动作温柔,有时间、慢节奏的训练方式,这与发达国家脑瘫儿童的家庭关系不大,因为这些国家小儿脑瘫的康复治疗是免费的。但我国的社会福利设施、医疗保险制度还不够完善,脑瘫儿童康复需要的时间长,累计起来的费用很高,这对一个靠工资生活的家庭来说,要承担全部费用,谈何容易,这给脑瘫儿童家庭在精神上与经济上带来非常大的压力,极大地影响了脑瘫儿童的康复质量,所以,工作中我们不断观察、总结经验,研究出了适合我国国情,适合我国脑瘫儿童体质,适合靠工资生活的中国家庭脑瘫儿童康复的快捷康复方法,这种方法在我们中心已经应用了近20年,效果好,家长认可,被大家称为"卢庆春治脑瘫十法"。这十法,简单、易学、经济、适用,不仅适合各类型康复中心,还可培训家长,开展家庭疗育,在家里为孩子做康复训练,不用出门,不用花钱,这样脑瘫儿童的康复训练就能坚持下去,对脑瘫儿童的康复十分有利,所以笔者把它总结出来,写进再版书里,供读者参考,欢迎批评指导。

世界康复医学飞快发展,康复理论不断更新,中国康复医学进步神速,随着高危新生儿抢救成活率提高,以及其他诸多有害因素影响,脑瘫儿童有逐年增多的趋势。随着社会的发展,小儿脑瘫康复事业日益受到重视,康复医学工作者更要用智慧与双手为脑瘫儿童服务,不断更新康复理念、研究新方法。只有大家团结起来为脑瘫儿童撑起蓝天,努力提高他们的生活质量,他们就能享受到与普通儿童一样的生活,早日回归社会。

本书第一版在2000年1月出版发行后,早已售罄,感谢广大读者的厚爱。今日仍有很多人来信寻问,为了使该书更适应当前康复事业不断发展的需要,应读者要求,决定再版此书,书中做了多处修改与补充,增加了最新内容,供读者参考,因本人水平有限,书中定有不妥之处,望批评指正。

卢庆春
2019年6月
于深圳

初版前言

我国康复医学的发展，体现了我国经济和社会的发展，随着残疾人事业的发展和迫切需要，康复医学的作用越来越明显。作为一名儿科医生，在许多传染病逐渐被消灭的今天，正面临着新的抉择。

1980年初，我们从外文资料中了解到小儿姿势对早期诊断脑瘫及脑损伤性疾病具有重要意义，发达国家早已对脑瘫患儿开展治疗的情况后，即对我国脑瘫患儿进行了两年多的科研调查，亲眼目睹了患儿的痛苦及家长对治疗的强烈企盼，受到了很大震动。想到如果我们能关注这些患儿，早期发现、早期治疗，也许能使他们获得康复或减轻伤残，这不仅是儿科医生义不容辞的责任，更是造福人类的千秋伟业，于是我们决心为脑瘫患儿的康复做出贡献。

1986年，我应邀到日本著名的札幌医科大学及其附属的脑瘫疗育中心——北海道立札幌肢体不自由儿综合疗育中心学习脑瘫及治疗方法。日本的人口有1亿多，全国有100多个专门治疗脑瘫的机构，这些机构设备都很先进，很多优秀的医务工作者在这里工作，全日本所有的脑瘫患儿都能得到系统治疗。而我国是一个拥有12亿人口的大国，按脑瘫发病率2‰计算，全国就有200多万脑瘫患者，这是一个十分惊人的数字。可当时我国却没有一家专门治疗脑瘫的医院，想到此，我的心情十分沉重。20世纪70年代末，中国康复医学刚刚起步，我们要研究治疗传统上被人们认为是"不治之症"的脑瘫，那真是困难重重，别人在背后议论我们，嘲笑我们，说我们也是"脑瘫"。就在那种情况下，大家团结起来，搞科研，呼吁动员社会。从1979年开始，经过七八年的艰苦奋斗，在各级领导的支持下，在国际友人的帮助下，终于在1987年9月23日，中国第一个脑瘫疗育中心——黑龙江省小儿脑瘫防治疗育中心在佳木斯成立了。该中心从1990年开始受卫生部委托，每年举办一期全国康复培训班，我们承担了大量的讲课及实习带教任务，最早将引进治疗脑瘫的Bobath疗法、Vojta疗法、Petö疗法向全国推广普及，并把以上内容在1986年与孙世远医师合编的《脑性瘫痪的早期诊断与早期治疗》一书中做了详细介绍，受到学员们的欢迎，成为康复班人手一册的教材，也成了全国各地康复工作者及广大患儿家长的重要参考书。购书的信件络绎不绝，发行了近万册，但是仍然满足不了学员对脑瘫康复知识的迫切需要,以及各地康复工作者对脑瘫现代治疗方法的需求。于是在我的脑海里萌生了一个念头：把自己从1980年开始学习国外有关脑瘫的最新资料、康复方法进行整理,取其精华,结合自己几次去日本研修学到的治疗脑瘫的新知识、新技术,与个人20年来专门从事小儿脑瘫研究及临床工作的经验体会,以及在卫生部康复学习班和各地讲学的讲稿融合在一起,写成一本既介绍国际上最新进展及现代康复手段,又发挥祖国医学的优势,密切结合国情,更系统、全面,更深层次的治疗脑瘫的教学科研的参考书,以指导康复实践,为提高脑瘫患儿的康复水平做一点贡献。经过两年多紧张地写作,这本书终于和广大读者见面了,由于笔者学识水平有限,缺点错误在所难免,欢迎广大读者批评指正。为了保持各专题的完整性和系统性,本书在内容上保留了一些必要的重复。

在编写本书过程中,承蒙日本札幌医科大学小儿科千叶俊三教授、若井周治副教授,北海道立札幌肢体不自由儿疗育中心津川敏院长、佐久间和子博士、三岛与志正、小神博、水上八行、落合等主任技师提供外文资料与技术指导;承蒙我国著名的小儿神经病学专家、北京医科大学儿科佐启华教授、林庆教授及同济医科大学南登昆教授的支持与鼓励,以及脑瘫防治疗育中心领导和同志们的大力支持;特别受到第九届全国人大代表、"五一"劳动奖章获得者、优秀企业家赵林中总经理为首的浙江富润集团的大力协助,以及为本书付出辛勤劳动的朋友们,在此表示深深的谢意。

卢庆春

1998年6月

作者自述

卢庆春：我 1956 年从哈尔滨医士学校毕业，1963 年从佳木斯医学院医疗系本科毕业后，一直在其附属医院小儿科从事临床、教学与科研工作。1979 年，在北京儿童医院内科、北京医科大学（现为北京大学医学部）血液科进修，期间有机会查阅了大量有关脑性瘫痪方面的外文资料，从中得到了启迪。1980 年返回本院后，我率先在中国提出建立儿童脑性瘫痪的研究课题，从此开始了对脑性瘫痪及相关方面的科学研究与调查工作，如小儿姿势反射、新生儿反射、婴儿反射、沃伊塔（Vojta）姿势反射、脑瘫高危因素、脑瘫发病率、脑瘫伴随疾病等；总结出了中国儿童的发育量表，先后在《中华儿科杂志》、北京医科大学校刊，以及日本《小儿科学杂志》上发表论文十余篇；从 1982 年到 1986 年，先后获得黑龙江省优秀科技成果奖一等奖两次及博巴斯（Bobath）先进技术应用二等奖。我院多次与日本医师会联络，经过努力，小儿脑瘫康复项目被确定为黑龙江省与日本北海道医师会合作的省道交流项目，从 1986 年开始，佳木斯医学院每年得到日本脑瘫专家来院指导，每年都有医务人员得到日本医师会赞助，被邀请到日本北海道札幌医科大学及其所属北海道立札幌肢体不自由儿综合疗育中心学习、研修。我也因此多次应邀去日本，专门学习以脑性瘫痪为主的小儿神经系统疾病及脑损伤疾病的诊断与治疗、脑性瘫痪的超早期诊断与治疗、脑性瘫痪康复的博巴斯疗法（Bobath 疗法）及沃伊塔疗法（Vojta 疗法）。在日本学习期间曾经两次获得札幌医科大学颁发的研究员证书，回国后马上把学到的知识用于脑瘫的临床治疗，填补了国内空白，也改变了百年来我国对脑性瘫痪"束手无策"的局面，化"不治之症"为"可治之症"，为中国众多的脑瘫儿童找到了康复的途径。

卫生部（现为国家卫生健康委员会）为尽快向全国普及脑瘫康复技术，将佳木斯医学院定为全国脑瘫康复培训基地，我连续做过十期主讲教师，向来自全国各地的康复工作者传授脑瘫知识及康复脑瘫的 Bobath 疗法与 Vojta 疗法。经过多年的努力，1987 年中国第一所脑瘫康复中心——黑龙江省小儿脑瘫防治疗育中心成立了，我作为主要创始人，在该中心的脑瘫康复部任职主任医师，一直工作到退休。

为了尽快向读者传递脑性瘫痪的知识与康复方法，1986 年，我与孙世远医师合编《脑性瘫痪的早期诊断与早期治疗》一书，由黑龙江科学技术出版社出版发行。2000 年，我主编了《脑性瘫痪的现代诊断与治疗》一书，由华夏出版社出版发行，这是国内较早出版的脑瘫专业性书籍，书中详细介绍了脑瘫的有关知识和康复的 Bobath 疗法与 Vojta 疗法，因为出版及时且内容新颖，特别是详细讲述了脑瘫康复的方法,受到读者的好评。此后,我又参与编写了北京医科大学林庆等教授主编的脑瘫类书籍五部。

2000年,我退休后应深圳市人才引进计划的邀请,为深圳市妇幼保健院创建了脑瘫康复中心,该中心被深圳市评为重点科室,运作良好。

为了争取时间,为脑瘫儿童多做点事,尽快研究出适合中国脑瘫儿童康复的训练方法,我辞去了这份工作,于2003年在深圳创建了"庆春特殊儿童康复中心"(以下简称"中心"),有了这个康复基地,我将自己从国外学到的方法结合自己多年对脑瘫儿童康复实践的经验,大胆创新,采用以训练核心肌群为主的核心稳定训练法,设定一个具有多种功能、多个项目融合强化训练模式的项目,用多快好省的方法,让脑瘫患儿快点好起来,让家长能省钱,这个项目的方法在中心应用了15年,效果好、见效快,由此总结出"卢庆春治脑瘫十法"。不仅适合各康复机构,更适合培训家长开展家庭疗育。中心有来自俄罗斯、美国、日本及全国各地的脑瘫患儿。2014年,我又在深圳创建了第二个分支机构,这是一个占地面积为4000多平方米,设备先进、技术优良、服务一流的综合服务脑损伤儿的康复平台,该机构与国内外专家全面合作,为这里的脑损儿童服务。

2016年,中心为深圳狮子会的"非常学堂"无偿提供100平方米的房间用作教学,使脑瘫儿童在接受康复训练的同时,接受非常学堂的免费教育,开辟了脑瘫儿童康复与教育同步进行的先河。2016年,应江西省残疾人联合会邀请,我在吉安创建了一所脑瘫康复中心,为革命老区的脑瘫儿童奉献爱心。

我虽已年老,但帮助脑瘫儿童获得康复的信心不能老,"做实事","厚德载物"是我的座右铭;"求真务实"是我的本分;"脑瘫儿童康复"是我的责任! 生命不息、工作不止,感谢各位同仁对我的厚爱,感谢华夏出版社给我再版的机会,让我们用智慧与双手为脑瘫儿童撑起蓝天,让脑瘫儿童与普通儿童一样过上幸福的生活!

目 录

第一章 总论 ………………………………………………………………… 001

 一、脑瘫的国内外研究 …………………………………………………… 001

 二、脑瘫的定义 …………………………………………………………… 009

 三、脑瘫的发病率 ………………………………………………………… 015

 四、脑瘫的病因 …………………………………………………………… 016

 五、脑瘫的病理 …………………………………………………………… 020

 六、脑瘫的神经生理学改变 ……………………………………………… 025

 七、脑瘫的分类 …………………………………………………………… 032

 八、脑瘫康复的基本方针 ………………………………………………… 038

 九、脑瘫的预防 …………………………………………………………… 039

 十、脑瘫的障碍程度 ……………………………………………………… 040

 十一、脑瘫的伴随障碍 …………………………………………………… 041

第二章 发育神经学知识 ………………………………………………… 045

 一、神经发育 ……………………………………………………………… 045

 二、反射发育 ……………………………………………………………… 046

 三、姿势发育 ……………………………………………………………… 062

 四、Vojta 姿势反射发育 ………………………………………………… 075

 五、肌张力 ………………………………………………………………… 087

第三章 脑瘫的临床表现 ………………………………………………… 095

 一、脑瘫的早期临床表现 ………………………………………………… 095

 二、各型脑瘫的临床表现 ………………………………………………… 096

第四章　脑瘫的诊断与鉴别诊断 ... 112

一、脑瘫的早期诊断 ... 112
二、脑瘫的诊断 ... 113
三、鉴别诊断 ... 117
四、脑瘫的辅助检查 ... 124

第五章　脑瘫的评价 ... 131

一、身体状态评价 ... 131
二、心理与精神状态评价 ... 131
三、智力评价 ... 132
四、运动功能评价 ... 133
五、发育神经学评价 ... 143

第六章　Bobath 神经发育疗法 ... 151

一、概念 ... 151
二、Bobath 认识脑瘫的基本观点 ... 152
三、神经生理学机制 ... 153
四、评价 ... 161
五、治疗方法与阶段性 ... 166
六、基本治疗手法 ... 167
七、治疗原则 ... 184
八、训练用具及使用方法 ... 190
九、案例介绍 ... 194

第七章　Vojta 运动发育疗法 ... 208

一、发展史 ... 208
二、Vojta 疗法概述 ... 209
三、理论基础 ... 211
四、治疗手法 ... 216
五、治疗效果 ... 225

第八章　Petö疗法 226

- 一、发展史 226
- 二、Petö疗法的理论基础 227
- 三、应用范围与年龄 228
- 四、疗效判定标准 229
- 五、Petö疗法与Bobath疗法、Vojta疗法的比较 229
- 六、引导式教育促通方法 229

第九章　脑瘫治疗的其他方法 236

- 一、上田疗法 236
- 二、作业疗法 239
- 三、语言训练 249
- 四、呼吸训练 257
- 五、摄食训练 260
- 六、水疗 264
- 七、矫形器 264
- 八、手术疗法 271
- 九、药物治疗 278
- 十、中医中药治疗 291

第十章　脑瘫的心理问题 297

- 一、心理障碍的复杂性 297
- 二、心理康复 300

第十一章　重症心身障碍 302

- 一、概念 302
- 二、病因 304
- 三、临床症状 304
- 四、康复治疗原则 305

第十二章　脑瘫的全面康复 ... 308

一、概念 ... 308
二、全面康复的任务 ... 308
三、全面康复的内容 ... 309
四、全面康复的方法 ... 310

第十三章　脑瘫的特殊教育 ... 311

一、概述 ... 311
二、特殊教育的国内外发展情况 ... 311
三、脑瘫的特殊教育 ... 312

第十四章　脑瘫的职业问题 ... 314

一、职业能力评价 ... 314
二、职业咨询 ... 316
三、就业前训练 ... 316
四、职业开发问题 ... 317

第十五章　脑瘫的社区康复 ... 318

一、概述 ... 318
二、社区康复的国内外进展 ... 318
三、三级社区康复网 ... 320
四、三级社区康复的工作任务 ... 320
五、社区康复的工作程序 ... 321
六、脑瘫儿童社区康复的关键性问题 ... 322

第十六章　卢庆春治脑瘫十法 ... 323

一、十法的理念与特点 ... 323
二、具体训练内容 ... 326
结语 ... 340

参考文献 ... 341

第一章

总论

一、脑瘫的国内外研究

脑性瘫痪（cerebral palsy, CP，简称脑瘫）是一种古老的疾病，过去被认为是不治之症，是继小儿麻痹症后，又一个以肢体运动功能障碍为主的致残性疾病。

（一）国外

脑瘫早在1839年由英国伦敦著名学者、整形外科专家威廉·约翰·利特尔（Willian John Little）博士发现，并首先在《柳叶刀》(《Lancet》)杂志上报道了因难产发生脑损伤引起痉挛性瘫痪的病例，利特尔（Little）从而成为世界上第一位发现脑瘫的学者。所以凡是谈到脑瘫都必须从脑瘫发现者Little的成果谈起。人们将脑瘫称为"Little氏病"，并把两者看作同义词沿用多年。

1839年，Little对异常分娩与脑瘫的关系做了大量的调查研究工作，写了数篇论文。在1839年发表的《关于足畸形与类似障碍性质》的论文中，就异常分娩与脑瘫的关系做了论述，并在英国妇产科学会上做了演讲。当时演讲的主要目的是提醒大家要重视小儿出生时的状态。难产对发育尚未成熟的小儿神经系统会造成非常严重的损伤，这就是脑瘫儿童运动障碍的原因，并且这些障碍的原因与小儿出生时的疾病相吻合，也与其以后发生脑瘫的病理生理学相吻合。

文章明确指出，如果未足月及难产、分娩时头部与颈部等损伤的小儿能存活下来，出生不久就会出现痉挛，明显的四肢运动性障碍，Little把这些障碍称为新生儿四肢痉性挛缩（spastic rigidity），认为这是由新生儿窒息造成的。Little的这种观点与当时人们普遍认为的"新生儿窒息后如果能生存下来则不会引起任何障碍"的观点不同。这在当时是难以被人接受的，直到现在我们对新生儿窒息，特别是严重的窒息，是否需要抢救、是否留有后遗症仍持有不同的认识。

此后，Little又做了大量的尸体解剖，进一步证实了他的观点，充分说明在分娩过程中由于子宫收缩，胎盘和脐带被挤压，影响了胎儿的血液循环，不可避免地使氧与物质交换发生障碍，尤其是造成二氧化碳潴留。二氧化碳刺激延髓的呼吸中枢，对出现肺呼吸十分有利。但如果此时因产程过长、产钳分娩、臀位分娩、急产、脐带绕颈或脐带脱出等各种原因而不能建立肺呼吸,就会造成新生儿窒息,导致呼吸障碍,静脉瘀血;严重缺氧引起循环衰竭,使脑静脉、脊髓周围的静脉丛、大静脉、右心以及肺瘀血;或因机械牵拉等物理损伤,使硬脑膜破裂,矢状窦、横窦破裂,造成脑表面及颅底出血,严重者可涉及小脑和延髓。从异常分娩死亡的小儿死因分析中发现,这些问题普遍存在,如果引起神经系统毛细血管出血,则将引起永久性的四肢变形及痉性挛缩。

在 Little 的记载中,造成脑瘫的原因虽然很多,但最主要的是胎盘循环障碍,由于脐带血液循环障碍,造成小儿缺血缺氧性脑病,产生脑组织的永久性损伤。脑损伤后除引起痉性挛缩、麻痹外,还有智力低下等多方面障碍。Little 也在论文中详细报道了脑瘫的症状,共 64 例,见表 1-1。这是他多年实践的研究和总结,现仍为后人所采用。

Little 他本人就是一个肢体障碍者。他从小患有小儿麻痹症,左侧下肢运动功能障碍,是德国的外科医生斯特罗梅耶(Stromeye)给他做了跟腱(Achilles tendon)手术,使他左腿的功能得到了显著恢复。由于对疾病的自我感受和自强的信念,使他集中精力、全神贯注地研究肢体障碍的病因,这也许就是他有如此杰出贡献的主要原因吧。

表 1-1 Little 记载的病例

病因及表现	病例数
1. 分娩异常、早产、窒息引起痉挛性强直	47 例
2. 分娩异常、出生后窒息引起斜颈	2 例
3. 新生儿窒息引起痉挛性强直	5 例
4. 分娩异常、早产、新生儿窒息引起肌无力或麻痹	4 例
5. 出生后窒息引起抽搐伴瘫痪	1 例
6. 难产导致大脑半球萎缩	2 例
7. 无骨盆异常引起脑毛细血管出血	2 例
8. 呼吸窘迫引起痉挛性强直	1 例

Little 的论述不仅详细地记载了脑瘫的临床症状、病因,还全面地描述了脑瘫的运动障碍特点与肌张力的关系。他指出,脑瘫是全身性的痉性挛缩,并伴有随意运动障碍与肌肉的挛缩,其分布不等,表现为一侧重一侧轻,以髋关节、膝关节、踝关节的障碍最明显,并以大腿的屈肌、内收肌,膝关节的屈肌(腓肠肌)为主。随着时间延长,多数患者发生肌肉及关节韧带挛缩,关节变形,影响下肢的外展与伸展,膝关节也难以伸直,足跟不能着地,肘关节半屈曲、腕关节屈曲、内旋,手指不能随意活动,躯干无力,脊柱后弯成圆背状,胸肌与腹肌挛缩平坦。

Little 对手足徐动型脑瘫做了详细描述,如护士对脑瘫患儿不能像给正常小儿那样顺利地穿衣服、脱衣服及洗漱。与舞蹈病相似,这些患儿对外界刺激非常敏感,对声音刺激有惊吓的表现,稍一触碰就像破伤风患者那样出现僵硬症状。他指出,新生儿由于脑组织尚未发育成熟,症状不典型,往往以痉挛为初始表现,新生儿窒息常引起痉性挛缩。

另外,他十分重视治疗。作为一个整形医生,他对早期治疗很感兴趣,认为了解患儿出生时的情况及患儿精神与身体的状态,可早期发现脑瘫,对障碍的治疗会有好处,从整形的角度看,后期的治疗也有一定的作用。

从预防脑瘫的观点出发,Little 提出,为减少脑瘫的发病,要防止早产、加强围产期的保健及新生儿的护理、预防新生儿并发症等。Little 不愧为脑瘫治疗的创始人,以他的智慧和成果赢得了世人的尊敬。

Little 不足的一面就是,他认为脑瘫多伴有智力低下,在他的论述中认为"脑瘫即智力不足""脑瘫是不治之症"。他这种悲观论调持续了近一个世纪,使脑瘫的康复研究受到一定的影响。

1916 年,日本东京大学名誉教授、日本整形外科总会的高木博士开始研究脑瘫的治疗,一直没有新进展,直至 1925 年,接到一位实业家打来的电话,说他患脑瘫的儿子,在玩收音机的时候,旋转刻度盘的旋钮使收音机发出了声音,然后他每天把收音机旋钮插在笔杆上,不久他的儿子能握住笔,并能画圆圈和四方图形。这个消息启示了高木,使他产生了脑瘫可以治疗的设想。高木当时称此为"上天的启示",以此为契机,他用音乐、玩具并结合心理因素治疗脑瘫。他认为,脑瘫的治疗是以运动为目的调节中枢神经的活动,使肢体运动功能恢复;治疗时不只是训练手脚,还要使支配手脚的大脑功能得到恢复,这是最重要的,并提出了"诱发意欲""指导方法"与"自我锻炼"三大方案;在治疗概念上,他又提出脑瘫需要社会治疗与医学治疗两大方面。

1924 年 6 月 20 日,高木博士在日本的医学杂志上发表文章,提出对脑瘫患者要采用特殊教育,做手工及工艺练习,以及职业咨询等多方合作,才能使脑瘫患者成为一个独立的人。在这种思想的指导下,1939 年,高木博士创立了东兴学园,这是一所专门收治脑瘫患者的康复机构。高木博士是一位有远见卓识的学者,为日本及世界康复医学的发展做出了巨大贡献。

1932 年,美国学者费尔普斯(Phelps)发表论文指出,利用矫形器为主的训练治疗方法是可以治疗脑瘫的,为脑瘫的康复带来了新希望。1938 年,他根据脑瘫是以中枢性运动功能障碍为特点,正式提出应该将"Little 氏病"改为"脑瘫"这一诊断名称。

1941 年第二次世界大战开始之后,对脑瘫患者的治疗从用整形外科手术的方法,发展到用矫形器纠正异常姿势再配合功能训练的方法。Phelps 经过多年临床实践,对脑瘫的治疗总结出15种训练方法:按摩、被动运动、借助运动、自动运动、抵抗运动、条件运动、自动混合运动、组合运动、休息、弛缓松弛运动、松弛位运动、平衡运动、手伸展运动、抓握运动、精细运动,设计十分全面合理。同时,他还做了大量的调查工作,最早在世界上报告了脑瘫的发病率为4‰;非常明确地提出治疗脑瘫主要通过训练,改变了脑瘫是不治之症的观点,以此提高人们关心脑瘫的意识,加强积极治疗脑瘫的信心。

1942年,日本高木博士在东京又创立了整肢疗育园,是现在心身障碍儿综合疗育中心的前身。用"克服训练"(诱发克服意欲,克服指导方法,以及努力克服自我锻炼)的方法治疗脑瘫,取得了较好的效果。

1943年,英国博巴斯(Bobath)夫妇开始致力脑瘫的研究与治疗工作,收治了大量脑瘫患者,开始用训练的方法治疗脑瘫。

1951年,登霍夫(Denhoff)提出癫痫、智力低下、行为异常不只是脑瘫的伴随症状,而应看成小儿脑组织在生长发育过程中受损伤后产生的必然结果,最先在世界上提出脑损伤综合征(Syndromes of Cerebral Dysfunction)的概念,使人们对脑瘫有了进一步认识。同年Denhoff又将脑瘫的定义分为标准定义、限定定义与实用定义三种,明确指出脑瘫是分娩时损伤造成的,是脑损伤综合征的一个侧面,即运动功能障碍。

1956年,美国脑瘫协会(American Academy for Cerebral Palsy,AACP)将脑瘫从不同方面进行了分类,(见第33页),这是世界上最早、最系统全面的分类方法,被世界各国广泛采用。

1961年,日本学者福山幸夫提出,应将脑瘫分为痉挛型、手足徐动型、混合型三种类型。

1964年,日本学者猶林参考Denhoff的观点,规定脑损伤综合征必须具备以下四大特点:①脑瘫;②智力不足;③癫痫;④行为异常。根据脑损伤重复障碍的特点将脑瘫分为八种类型,这种分类方法对判定脑瘫的程度、治疗和预后都有重要的意义。将脑瘫的研究工作又向前推进了一步。

1965年,著名的博巴斯疗法(Bobath)疗法问世了,并很快得到世界各国学者的认可,被世界各国采用。该疗法主要从神经生理学、神经生理发育学的观点认识、治疗脑瘫,所以又被称为"发育神经治疗法"。主要采用反射性抑制姿势(reflex inhibiting posture,RIP)抑制脑瘫的异常姿势及姿势反射,在一定部位采用关键点调节(key point of control),以促进正常姿势和姿势反射的形成,恢复正常功能。Bobath疗法为脑瘫的康复及所有肢体障碍者的康复带来了希望,在脑瘫的发展史上是划时代的创举,建立了不朽的功勋。

1966年,瑞士医师柯尼希(König)报告了早期治疗脑瘫的效果和意义,明确提出患儿脑的可塑性及患儿未成熟脑（发育中的脑）运动发育的可能性；早期治疗可以促进脑组织向正常方向发展，促进中枢性协调运动功能的发育；如果在婴儿发育初期开始治疗，可以干预异常姿势的形成。根据神经生理学论点，又提出神经发育学治疗法（neurodevelopmental treatment），得到国际认可。

1966年，西德学者沃伊塔（Vojta）博士创立了著名的Vojta诱导疗法。该疗法是Vojta从1954年开始研究脑瘫的治疗，在总结前人经验的基础上，做了大量的研究与实地观察，经过十多年的努力奋斗才创立的。他是当前世界上早期诊断、治疗脑瘫最有代表性的学者之一。其主要贡献有以下三点：

（1）提出早期诊断脑瘫的Vojta七种姿势反射。通过调查，制成世界上最早的Vojta量表。该量表是早期发现、诊断脑瘫的重要依据。利用七种姿势反射，在新生儿期就可以发现异常，早期诊断脑瘫。

（2）提出中枢性协调障碍的概念（Zentrale Koordinationsstörung, ZKS）。这是Vojta博士用于早期诊断脑瘫的代名词。中枢性协调障碍多用于小儿姿势与运动协调性发生紊乱的阶段，具有姿势反应性异常的脑瘫危险儿，或用于早期诊断脑瘫的脑损伤儿。在这个阶段如能早期治疗可以获得较好的效果。

（3）提出Vojta诱导疗法。Vojta博士在患儿身体的一定部位（又称诱发带）进行手法刺激，诱导产生反射性翻身及反射性匍匐爬行的移动运动，这种运动在小儿的种系发生中早就存在，是正常儿出生后就能正常发育的协调性运动。脑瘫患儿这种协调综合能力发生障碍，通过Vojta诱导疗法反复刺激诱导，可以促进这种功能再现。Vojta应用这种方法治疗207例8个月以下患儿，有效率为96.1%。Vojta疗法已得到世界学者的认可，成为当今早期治疗脑瘫的又一个有代表性的学派。

1967年，Denhoff又把语言障碍及轻微脑损伤综合征（MBD）也列入脑损伤综合征内。并提出两种以上的脑损伤为重复脑损伤，三种以上的脑损伤为重度心身障碍，更加完善了脑损伤综合征的概念。

1968年，日本厚生省脑瘫研究班对脑瘫的定义是：从受孕到出生后4周，由于脑的非进行性病变引起的永久性的可以变化的运动与姿势异常，其症状在2岁前出现，进行性的、一过性的及将来可正常化的发育延迟则应除外。该定义基本上统一了脑瘫的定义，十分完整，属于纯医学定义。同时，日本东京大学专门研究小儿姿势与异常姿势的有马正高教授在《神经进步》杂志上连续做了报道，强调小儿姿势与神经系统发育及脑损伤的关系，提出小儿姿势是诊断脑瘫的重要依据。

1970年，匈牙利派特（Petö）教授创立了治疗脑瘫的集团指导疗法，又称Petö疗法，现称"引导式教育法"。Petö教授从1933年开始从事脑瘫的研究，经过近40年的努力才完成。他主张全面系统的康复训练，为避免各种方法在各自训练中只强调自己重要而造成混乱，提出由一个训练人员组织多个脑瘫患儿完成规定训练内容的集团指导方法。他收治了 866 人，取得了较好的治疗效果。Petö 疗法在日本开展最好的是大阪枚方市的藁稭（わらしへ）学园。该学园是医学博士村井正直先生创办的，工作人员都在匈牙利 Petö 教授处受过培训。Petö 的《集团疗育》一书已经由村井正直先生翻译成日文，于 1980 年正式出版发行。

1970 年，日本圣母整肢园的梶浦一郎先生与纪伊克昌先生，先后到英国 Bobath 中心，学习了 Bobath 疗法，首先在日本应用该疗法治疗脑瘫，发表了数十篇很有价值的论文，并将 Bobath 的三本原著译成日文。梶浦一郎在日本大阪建立 Bobath 医院并担任院长，目前这所医院已成为培训 Bobath 疗法人才的中心，每年举办学习班，培养了大批 Bobath 疗法专门人才。Bobath 夫妇在 1973 年与 1978 年先后两次来到这个中心讲学，为日本培养了近 50 名 Bobath 疗法训练师。

1982 年，Vojta 博士到日本，传授 Vojta 诱导疗法。我们也派人参加了这次培训。

由于康复医学的进步和世界各国学者对脑瘫的深入研究，提高了全社会重视脑瘫、关心脑瘫、积极治疗脑瘫的意识。

（二）国内

我国对脑瘫的研究起步较晚，20 世纪 70 年代前，人们传统地认为脑瘫是"不治之症"。医生诊断患者为脑瘫后，告诉患者家属这种病没办法治疗，或仅可用针灸、理疗、按摩等方法对症治疗；对较重的肢体畸形，如尖足、下肢交叉等也采用一些外科手术矫形的方法。在我国很多城市的儿童福利院里有许多脑瘫患儿，多数是被遗弃的孤儿。福利院只以收养、护理为主，没有治疗。可以说人们对脑瘫束手无策，在脑瘫是"不治之症"传统认识的影响下而对此放置不管。20 世纪 70 年代以前我国竟没有一家治疗脑瘫的专科医院，致使很多患儿由于得不到及时治疗而终身残疾。那时，按照发病率为 2‰ 计算，我国约有 200 多万名脑瘫患儿，如此惊人的数字，可想而知给每位患儿家庭和社会带来多么沉重的负担，对每位患儿来说更是深重的灾难。

中国脑瘫康复事业的发展要从 1980 年开始说起。

1980 年初，佳木斯医学院（现为佳木斯大学医学院）附属医院儿科的孙世远医生和笔者在阅读日本学者东京大学有马正高教授连续发表在《日本小儿科诊疗》上的《小儿姿势》一文时受到启迪，开始研究脑瘫的治疗；查阅了大量的有关外文资料，摘录、翻译、编写成册，并得到了儿科主任李树春的支持，从 1980 年开始，确定研究脑性瘫痪课题，首先在佳木斯地区进行了中国正常小儿姿势、小儿反射、Vojta 姿势反射及小儿运动发育的调查研究工作。在正常小儿姿势反射运动功能的调查研究中，我们发现了更多的脑瘫患儿，亲眼目睹了患儿的痛苦及家长对康复治疗的强烈企盼，开始意识到儿科的病种随着医学的发展，正在发生着变化，儿科医生正面临着新的挑战。治疗小儿脑瘫，尽最大可能减轻伤残程度，是儿科医生义不容辞的责任。中国应该有治疗脑瘫的专科医院,康复医学应该得到发展,这是造福人类的千秋伟业。我们从学习、研究小儿姿势入手,终于找到了方向,确定了以脑瘫为中心的脑损伤研究课题,并把重点放在脑瘫的早期诊断、治疗上,决心为中国的脑瘫患儿开辟一条康复途径。

为便于科学研究及患儿就医,1981 年佳木斯医学院附属医院开设了小儿发育门诊,这个门诊就是后来黑龙江省小儿脑瘫防治中心的雏形。为进一步向前发展,少走弯路,学习国外先进经验并得到国际上的支援,由孙世远与笔者共同执笔签名,在 1981 年的秋天给日本札幌市北海道立肢体不自由儿疗育中心副院长佐久间和子博士写了第一封信,不久收到了她的回信,由此拉开了中日友好共同合作交流、发展中国脑瘫康复事业的序幕。

从 1982 年开始,我们研究的课题连续得到专家的认可。1982 年,脑瘫早期诊断研究之一——《1265 名正常婴儿姿势与 Vojta 姿势反射调查》一文,获黑龙江省优秀科技成果一等奖,同年参加了日本全国第 86 次小儿科学术会议,在大会上做了发言,并收录在 1983 年第 87 卷第 10 号《日本小儿科学会》杂志和 1984 年第 22 卷第 6 期《中华儿科杂志》上。1983 年 5 月,由日本北海道医师会派遣的第一批日本专家佐久间和子博士与训练部主任技师三岛与志正先生来访中国,在佳木斯医学院做了为期两周的学术交流工作,同时举办了东北三省第一期脑瘫防治学习班,有 20 多位学员参加。

1983 年 6 月,我们发表的第二篇论文,脑瘫早期诊断研究之二——《652 名新生儿原始反射调查及 1430 名正常婴儿反射调查》,又获黑龙江省 1983 年度优秀科技成果一等奖,并在 1989 年第 27 卷第 6 期《中华儿科杂志》上发表。经过大量调查研究后,建立了佳木斯地区小儿发育正常量表,并综合成为《婴幼儿神经发育综合判定标准表》,不仅在我院常规使用,还通过卫生部的学习班向全国推广,为诊断小儿脑瘫打下了基础。1983 年 6 月,李树春与孙世远医生应邀赴日本参加 Vojta 博士举办的为期 1 个月的脑瘫早期诊断、治疗讲习班,得到 Vojta 博士的言传身教。

1984 年,第三篇研究论文《智力不足早期诊断》,获黑龙江省优秀科技成果二等奖。

经过 4 年的实地工作和准备,在佳木斯医学院附属医院领导的支持下,1984 年 6 月在医院儿科成立了脑瘫病房,收住的第一批脑瘫患儿有 11 名,均由母亲陪住。用引进的 Vojta 诱导疗法治疗,收到了较满意的效果。以后患儿从全国各地赴我院治疗,结束了我国没有脑瘫治疗医院的历史,使脑瘫的科研、医疗迈出了坚实的一步。同年,我院成立了小儿脑瘫研究室。

由于患者的迫切需要,为进一步学习国内外治疗脑瘫的其他方法,1986 年,受日本北海道医师会及北海道民间团体邀请,李树春、笔者和陈秀杰三人赴日本学习,其中笔者在北海道札幌医科大学、札幌肢体不自由儿疗育中心学习小儿神经系统疾病及治疗脑瘫的 Bobath 疗法,陈秀杰在大阪的藁稭学园学习 Petö 疗法,回国后马上应用于临床,收到良好的治疗效果。1986 年三人在日本学习期间,受到日本友人稻垣是成先生的帮助,为了援助中国的脑瘫事业,他还在日本成立了"李教授应援会",这个组织对后来的黑龙江省小儿脑瘫防治疗育中心给予了无私的援助,对疗育中心的发展起到了巨大的作用。三人在日本学习期间,还受到了正在日本访问的时任黑龙江省省长候捷的接见与鼓励。1986 年这个项目正式被黑龙江省政府与日本北海道列为黑龙江省与日本北海道的省道交流项目,至今几十年未变。这些年来中国多次派出研修人员到日本学习,并多次邀请日本优秀专家来中国指导,使佳木斯脑瘫疗育中心在技术水平上有了长足的进步与发展。

由于多项科研成果的影响和日本的大力支持,佳木斯脑瘫疗育中心的声誉日益扩大。在各级领导的支持,全体同事的努力和社会各界力量的支持下,几经周折,1987 年在佳木斯医学院,2600 平方米的小儿脑瘫大楼正式峻工了。中国第一所脑瘫疗育中心——黑龙江省小儿脑瘫防治疗育中心(以下简称中心),终于在 1987 年 9 月 23 日迎来了开院典礼。中心设有病床 80 张,同时采用 Bobath 疗法、Vojta 诱导疗法、Petö 疗法治疗脑瘫,从此中国有了治疗脑瘫的专科医院,结束了脑瘫是"不治之症"的历史,它是中国在脑瘫康复发展史上的转折点。

1988 年 6 月,中国康复研究中心(北京博爱医院)落成开院。它是一个现代化的,集医疗康复、职业康复、教育康复、社会康复为一体的综合性康复机构。技术力量雄厚,设备先进,是目前国内最大的康复疗育中心。

我国于 1988 年(佳木斯)、1992 年(佳木斯)、1994 年(杭州)、1996 年(西安)、2006 年(长沙)等先后召开了全国小儿脑瘫学术研讨会。第一次(1988 年)学术研讨会有来自全国 20 个省、市、自治区的代表参加了会议,日本佐久间和子博士等 5 人出席了会议,我国著名的小儿神经病学专家,北京医科大学(现为北京大学医学部)佐启华教授、林庆教授,白求恩医科大学(现为吉林大学白求恩医学部)的孙丹枫教授,上海医科大学的汪梅先教授也出席了会议,并做了重要的发言。会议主要讨论与制订了我国小儿脑瘫的定义、分类及今后的科研方向。在第三、第四次会议上颁发了优秀论文奖。第四次会议还邀请了英国、荷兰、香港的专家进行讲学,有力地促进了我国小儿脑瘫康复工作的开展。2004 年《中华儿科杂志》、中华医学会儿科分会神经组提出,引起小儿脑瘫的原因不仅有脑损伤还有发育缺陷。2006 年(长沙)会议,正式强调脑损伤、脑发育缺陷可以引起脑瘫,并正式写在定义中。

1990~1992 年黑龙江省小儿脑瘫防治疗育中心受卫生部优生优育协会委托,在佳木斯举办了三期"全国优生优育脑瘫防治学习班",有 57 名学员接受了培训。1994~1996 年再次受卫生部委托,在佳木斯举办了三期"全国小儿脑瘫康复技术培训班",共有来自全国各地的44名学员接受培训,重点培训我们从国外引进的治疗脑瘫的理学疗法,如Bobath疗法、Vojta诱导疗法及Petö疗法。目前,这些学员大部分从事脑瘫康复工作,对推动全国小儿脑瘫康复事业的发展起到了重要作用。

为进一步发展中日友好关系,促进两国的学术交流,并感谢日本的无私援助,黑龙江省政府决定于1990年10月起将中心命名为黑龙江省中日友好小儿脑瘫防治疗育中心。从1992年开始,经黑龙江省政府与日本北海道厅福利部协商,将该中心与日本的交流正式纳入双方政府的省道交流计划。该中心接受了日本援助的大量仪器设备,其中有SSD-210、SSD-650超声装置,X射线机,救护车,7050血液自动生化装置,诱发电位,脑电图机,心电图机,摄像机,电视机,康复器材,书刊及玩具。这些器材对该中心开展脑瘫康复工作发挥了重要的作用。

目前,全国各地新设立的防治脑瘫的康复中心逐渐蓬勃发展。如山东省在青岛市专门拨款修建了设备齐全的康复中心,目前已经收治了较多的脑瘫患者;广西省南宁康复中心也初具规模,领导重视,群策群力,收到了良好的治疗效果;北京海淀区神经伤残儿医院采用中西医结合方法治疗脑瘫;北京管庄医院以神经受体疗法治疗脑瘫有其独道之处。

但是脑瘫是一个相当复杂的疾病,其康复不单纯是治疗方面的问题,还涉及患者今后的学习、教育、职业培训、生活安排等多方面,需要社会各界的努力与帮助,只有这样才能使脑瘫患者回归社会,平等参与社会。目前,在这些方面我国才刚刚起步,任重而道远。

脑瘫康复事业的出现,顺应了我国经济社会发展和残疾人事业的需要。在近40年的发展过程中,它的作用日益明显,并逐步向前发展,只要我们坚持不懈,克服困难,发掘祖国医学资源,在不久的将来,一定会建立起具有我国特色的脑瘫全面康复体系。

二、脑瘫的定义

(一)各国有代表性的脑瘫定义

世界各国学者虽然对脑瘫做了大量的研究工作,但因脑瘫是一个比较复杂的疾病,迄今为止还没有一个十分完整、清楚、能被各国学者都认可的定义。为了防治脑瘫,了解其发展变化,现将世界各国不同时期有代表性的脑瘫定义介绍如下:

1948年,美国Phelps定义为:脑瘫是以大脑各部病变为基础的随意运动障碍的总称。这是世界上较早的脑瘫定义,明确提出脑瘫是随意运动障碍。不足的是没有看到脑瘫还存在不随意运动障碍。

1951年,Denhoff按照使用目的不同将脑瘫分为两种定义,称为Denhoff定义。其中的标准定义(standard definition)是采用了珀尔斯坦(Perlstein)的定义:以大脑运动中枢（皮质运动区）病变产生的瘫痪、肌张力低下、协调运动障碍及其他运动功能异常为特征的疾病称为脑瘫。其实用性定义（practical definition）指脑瘫是广泛性脑损伤症候群（brain damage syndrome）的一个侧面，即运动功能障碍。实用性定义在临床上常用，并得到世界各国学者的认可。

1956年，美国脑瘫协会（AACP）定义为：分娩前与分娩时，因各种原因引起脑损伤所致的，以中枢性运动功能障碍为主要特征的疾患称为脑瘫。这个定义在美国及世界其他国家被广泛采用，有较大的影响，明确地提出了引起脑瘫的时间是在围产期前后，将脑瘫的研究又向前推进了一步。

1959年，利特尔俱乐部备忘录（Little Club Memorandum）定义为：人生初期，由于大脑的非进行性病变，产生的永久性可以变化的运动与体位异常称为脑瘫。这个定义曾在欧洲使用。其对发生脑瘫的时期只提出是人生初期，与AACP的定义相比，时间范围不十分确切。

1965年，日本文部省脑侵袭后遗症研究班定义为：在婴儿发育期，由各种原因引起的，非进行性中枢性运动功能障碍称为脑瘫。这个定义是由文部省研究班确定的，所以只在文部省使用，定义中只指出在婴儿发育期，比较笼统。

1967年，国际障碍者康复协会（International Society for Rehabilitation of the Disabled）常设脑瘫委员会定义为：脑在生长发育未完成前受到损伤，产生永久性但可以变化的姿势与运动异常，常合并其他多种障碍称为脑瘫。

1968年，日本厚生省脑瘫研究班定义为：从受孕到新生儿（生后4周之内）所致的、以脑的非进行性病变为基础的、永久性但可以变化的运动与姿势异常，称为脑瘫。其症状在2岁前出现，要排除进行性的疾患和一过性的运动障碍及将来可以正常化的运动发育迟缓。这个定义在日本广泛运用，较以前的任何一个定义都完整，不仅具体说明了引起脑瘫的时期是在受孕到出生后4周之间，而且明确提出脑瘫是脑的非进行性病变，是永久性存在，并且是可以变化的运动与姿势异常，阐明了出现症状的时间及要排除的重点，比较完整地概括了脑瘫的特点，使脑瘫的研究又得到新的进展。

1988年7月，我国第一届全国脑瘫座谈会佳木斯会议确定我国的脑瘫定义为：出生前到生后1个月，由各种原因引起的非进行性脑损伤，表现为中枢性运动障碍及姿势异常，多伴有智力低下、癫痫、行为异常，症状在2岁前出现。应排除进行性疾患所致的中枢性瘫痪和一过性的运动发育落后，病因清楚者应冠以疾病名称或某疾病后遗症。这个定义是佳木斯医学院小儿脑瘫疗育中心经过10年的临床实践，吸收了国际上特别是日本厚生省脑瘫定义的精髓，提出初步意见，后经与会专家代表充分讨论确定下来的。这个定义与日本厚生省的定义基本相似，但更明确地提出了患脑瘫后多伴有智力低下、癫痫及行为异常等，这个定义的确定为我国进一步深入研究小儿脑瘫奠定了基础。不足之处是,这个定义只提到出生前,没有完整到出生前的具体时间。

2004年,《中华儿科杂志》编委会、中华医学会儿科学会神经组又提出,脑性瘫痪是出生前到出生后1个月内,由各种原因引起的脑损伤或发育缺陷所致。2006年8月,第九届长沙全国小儿脑瘫康复学术会议(以下简称长沙会议)再次讨论并通过了新的脑瘫定义:脑性瘫痪是由受孕至婴儿期脑发育阶段的非进行性脑损伤与发育缺陷所致的中枢性运动功能障碍与姿势异常综合征。2004年与2006年(长沙会议)两次修改了定义,都强调了引起脑瘫的原因,除了脑损伤,还有脑发育缺陷。

脑瘫定义衍变至今百余年,仍然离不开以下几个要素:

脑瘫是脑在发育过程中受到的损伤,因为脑在生长发育中,所以表现出发育的特点,受损伤时期定为从受孕到婴儿期,比1988年佳木斯脑瘫会议定义从出生前到生后1个月延长到婴儿早期。

脑瘫的症状与病情是非进行性的,诊断一经确定,就是永久性的。婴儿期明确病因的脑损伤虽然也有中枢性运动功能障碍,但应冠以清楚的诊断名称,婴儿期发现的脑发育缺陷,诊断清楚的发育缺陷,如脑穿通畸形等应诊断其病名,而不应称为脑瘫。

脑瘫的定义虽然有了新的变化,但还不能包括全面的情况,相信康复医学在发展与实践中,会有完整的定义出现。

(二)脑瘫定义的三要素

分析不同时期世界各国的脑瘫定义不难看出,人们对其研究在逐步深入。脑瘫的定义中存在着三个要素,临床医生诊断脑瘫,必须符合这三个要素。

1. 发育性　脑瘫是脑组织在生长发育过程中受到的损伤,指各种原因作用在未成熟的正在生长发育的脑组织上,而不是作用在已发育成熟的脑组织上。例如,成人脑出血时,也出现与脑瘫相似的症状,但不能诊断为脑瘫,因为它不是作用在发育中的脑组织上,而是成熟的脑组织上,不符合发育性的特点。所以定义中规定从受孕到出生后1个月,任何原因造成的脑损伤都是作用在发育中的脑组织上,这一点是十分重要的。受孕以前及出生1个月以后的脑损伤不能称为脑瘫,因为受孕之前的问题,多为先天性遗传性神经疾患,由于医疗水平及检查手段的提高,这些疾病大多能被诊断。但实际中也有搞不清楚而误认为是受孕后的问题。

出生后1个月以内如果能找出脑损伤原因,应冠以某疾病的名称,如某脑炎后遗症等,而不应该诊断为脑瘫。实际上,出生1个月以后能明确脑损伤原因的并不多,这些方面又是使脑瘫定义不确切的原因。

日本学者小池文英认为,如果从纯医学的观点可以理解,但是把后天的原因从脑瘫中完全排除也并不容易,虽然病因症状不同,但是从另外的角度看,如从康复、职业教育、社会福利等方面有很多相同之处。发育中的脑组织,究竟指的是小儿的哪一个时期,还不十分肯定,所以这些问题有待人们继续探讨。

2. 非进行性　指脑瘫的病变是非进行性的,症状是非进行性的,病情以不再向前发展为特点。在临床上我们看到很多疾病,如脑炎、脑水肿、脑肿瘤,也表现出与脑瘫相同的症状,但是由于症状是进行性的,病情逐渐加重,所以不能诊断为脑瘫,而应诊断为某疾病。根据脑瘫症状是以非进行性为特点,可以与其他疾病进行鉴别。但是那些进行性不明显或进展缓慢的脱髓鞘疾病或先天性疾病,也与脑瘫难以区别。此外我们在临床实践中常常看到,很多脑瘫患儿确诊后因为各种原因没有治疗或治疗不恰当时,其肢体愈来愈硬,尖足症状愈来愈明显,病情在逐渐加重。这是因为患儿异常姿势、异常运动的感觉传导神经释放的痉挛因子(兴奋性递质)积累到一定程度产生毒性,对神经、血管、肌肉产生继发性损伤并形成恶性循环。所以Bobath博士认为,脑瘫的临床症状至少在青春期前是进行性的,临床症状随着成长在变化。这给脑瘫的诊断,尤其是脑瘫型别的诊断又增加了一定的困难,因此在诊断婴儿脑瘫时更应慎重。

3. 永久性　脑瘫不是一过性疾病,而是永久存在的中枢性运动功能障碍性疾病。例如,患脑炎后引起的运动功能障碍,其症状会随着治疗慢慢消失,呈一过性。脑瘫则不然,可以导致永久性的运动功能障碍。如果能早期诊断、早期治疗,症状可以减轻,但不能完全消失恢复正常也是事实。由于小儿神经系统发育的特点,早期诊断脑瘫是很困难的。

脑瘫定义三要素,即脑瘫是脑在生长发育时期受到的损伤;其损伤的病变是非进行性的;症状不是一过性,而是永久性的运动功能障碍。这三大特点对诊断脑瘫十分重要,可以依此与其他疾病进行鉴别。

(三) 脑损伤综合征

随着对脑瘫研究的深入,人们发现,患儿脑损伤后除表现出中枢性运动功能障碍外,还有癫痫、智力低下、行为异常等多种症状或重复症状。因此很多学者认为,脑瘫并不是一个独立的疾病,而是一个症候群。1951年,美国学者Denhoff在世界上首先发表论述,提倡用脑损伤综合征这一定义。Denhoff根据使用的目的不同,将脑瘫分为三种定义。其中的第三种——实用性定义,就是从临床使用出发,在定义中明确提出,脑瘫是广泛性脑损伤症候群(brain damage syndrome)的一个侧面,是运动功能方面的障碍,而癫痫、智力低下、行为异常等也是一个侧面,是脑损伤后的必然结果。其明确提出脑损伤综合征(syndromes of cerebral dysfunction)的概念,又称为Denhoff概念。这个概念的提出,拓宽了人们的视野,使脑瘫的研究又进了一步。

1960年,登霍夫(Denhoff)和罗比诺(Robinault)又提出了新定义,称为Denhoff and Robinault定义:脑瘫就是由于中枢神经的构造、生长、发育异常所致的神经功能障碍的一种表现或一群表现。造成这种广泛偏差与异常有多种多样的原因及表现形式,反映为身体或精神的多方面障碍,也包括从遗传背景到将来潜在某个个体的全部生涯。从这个定义可以看出癫痫、智力低下、行为异常及中枢性视听认知障碍是脑瘫的伴随症状或合并症,其原因是相同的,神经病理学所见也是相同的,只不过是有各自不同的特殊病理学改变而已。所以把这些在神经生理学上有密切关系的障碍分割开,是毫无意义的,如果用脑损伤综合征的概念概括理解脑瘫与其他伴随疾病的关系就更加容易了,无伴随症状的单纯脑瘫也容易解释。

1967 年,Denhoff 从神经功能方面做了大量研究工作,提出神经障碍的功能分类,见表 1-2 与图 1-1。

表 1-2 神经障碍功能分类 （Denhoff 1967）

功能方面	临床诊断	表现
运动	脑瘫:各种类型	粗大及精细神经肌肉协同运动障碍
智力	智力低下:器质性	理解力、学习能力低下
意识水平	痉挛性疾患	皮质及皮质下电活动的不稳定性,以及由此引起的意识障碍
知觉	知觉障碍	神经性视力、听力障碍
行为	多动、行为异常	注意力涣散,情绪易变化,固执
认知	认知障碍	因视、听、触觉异常而学习困难
精神病	小儿精神病	逃避环境

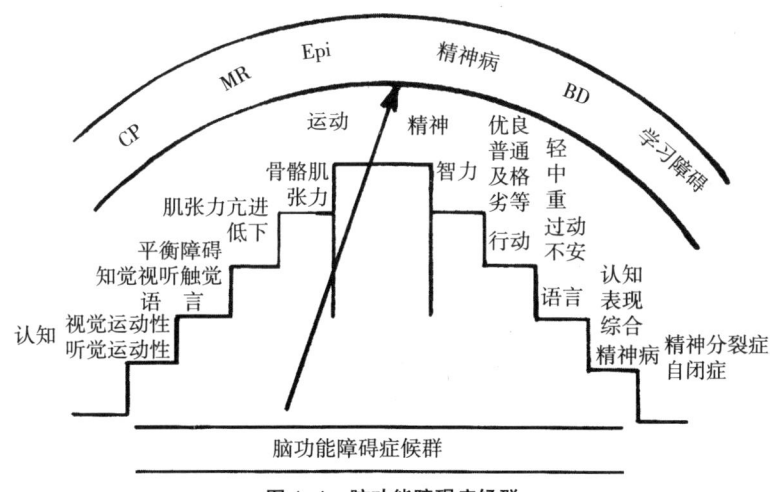

图 1-1 脑功能障碍症候群

CP= 脑瘫,MR= 智力低下,Epi= 癫痫,BD= 行为异常

同年,Denhoff 把微细脑损伤(minimal brain dysfunction, MBD)及语言障碍,从广义角度列入脑损伤综合征的范畴,更便于应用。

根据 Denhoff 的观点,1971 年日本学者猶林博太郎把脑损伤的概念做了进一步总结。他指出,所谓脑损伤儿,就是在出生前后或婴儿时期,由于中枢神经(脑)损伤而表现出四大症状或症候群的患儿。四大症状为:①脑瘫(CP):运动功能障碍;②智力低下(MR):智力低下;③癫痫(Epi):痉挛发作;④行为异常(BD):行为情绪异常。

根据患者临床表现共有以下八种情况:① CP;② CP+MR;③ CP+Epi;④ CP+BD;⑤ CP+MR+Epi;⑥ CP+MR+BD;⑦ CP+Epi+BD;⑧ CP+MR+Epi+BD。

为了便于观察和理解,找出其间的相互关系,便于记忆和应用,犹林先生又将其绘制成图,见图1-2。

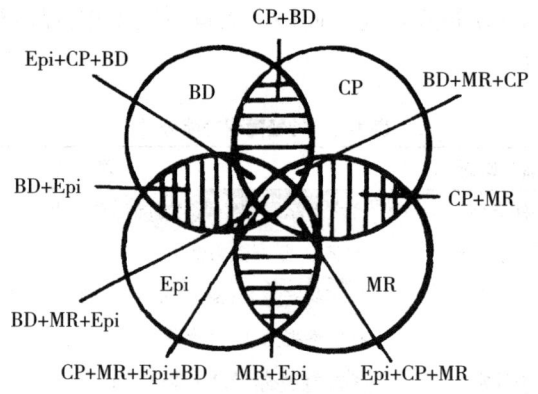

图1-2 脑损伤的临床表现

这种分类方法对临床应用、治疗与预后的判断,以及科研工作,都有重要的实用价值,其精湛的总结及图表的表示方法,已被世界各国学者广泛采用,使脑损伤综合征的概念更加完善。

一般情况下,临床上将两种以上的脑损伤称为"重复脑损伤",三种以上的脑损伤称为"重症心身障碍"。

(四)中枢性协调障碍

中枢性协调障碍(Zentrale Koordinationsstörung,ZKS)是德国学者Vojta博士在1976年提出的,是早期诊断脑瘫的代名词。多用于1岁以下的婴儿,将那些有脑损伤病史,有发育障碍、脑性运动障碍等临床表现,但又不能确诊为脑瘫,而将来又有可能发生脑瘫的危险儿,出于早期诊断、早期治疗的目的,诊断为中枢性协调障碍。

Vojta认为,正常小儿姿势与运动的协调是在中枢神经调节作用下,通过姿势变化的反应性实现的。当中枢神经的调节作用发生障碍时,姿势的反应性发生异常,而出现异常的姿势与运动,形成脑瘫。实际上中枢性协调障碍就是Vojta用于早期诊断脑瘫的新概念。它是由于中枢神经障碍,产生姿势运动协调性紊乱的一个阶段,是一个过渡阶段的名称。Vojta提出中枢性协调障碍的概念,为临床治疗提供了极大的便利,对患儿与家长也非常实际,容易解释病情,使家长理解,早期接受治疗,是使患儿向正常化方向发展的良好途径,目前已被世界各国学者认可,并广泛采用。

(五)重症心身障碍

重症心身障碍就是重度智力障碍与重度肢体运动功能障碍,精神和运动二者同时存在障碍。一般情况多指智商(IQ)35分以下,合并身体1、2级障碍的患者(详见第十一章)。

三、脑瘫的发病率

关于脑瘫的发病率,世界各国有很多报道,为了清楚了解脑瘫的发病情况,现将世界各国有代表性的脑瘫发病率介绍如下。

(一)国外

世界上最早报道脑瘫发病率的是美国学者Phelps先生,根据他的推算结果,脑瘫发病率为4‰(1941年)。美国另一学者斯克内克塔迪(Schenectady)的调查结果表明脑瘫的发病率为5.9‰(1949年),这个报道是有史以来世界各国文献报道发病率中最高的。1949年以后,美国、英国、瑞典、丹麦、日本及欧洲各国也进行了发病率的调查,与以上调查相比,都较低。详细的发病情况,请参考表1-3。

表1-3 世界多地脑瘫发病率

调查地点	时间	作者	发病率(‰)
美国(新泽西)	1941	Phelps	4.0
美国	1949	Schenectady	5.9
美国(明尼苏达)	1950	Pohl	1.8
英格兰(伯明翰)	1950	Asher Schonell	1.0
瑞士	1951	Nilsonne	0.6
丹麦	1952	Thomsen	1.6
日本	1954	文部省	1.0
苏格兰(爱丁堡)	1955	Ingram	2.3
新西兰(奥塔哥)	1956	Barclay	2.5
挪威(厄斯特福尔)	1957	Andersen	1.9
美国(明尼苏达)	1957	Kurland	0.6
丹麦	1960	Hansen	1.3
苏格兰(敦提)	1961	Henderson	2.0
日本(鸟取)	1961	池田	2.2
日本(冈山)	1964	浜本	1.9

美国脑瘫协会、国际障碍者协会的脑瘫委员会事务长米勒(Miller)先生概括了欧美各国脑瘫的发病率,推算脑瘫的发病率为2‰。

1965年,日本学者池田先生在日本人口移动性较小的鸟取县进行了长达8年的调查工作,对78岁以下各年龄组进行了一次彻底调查,结果脑瘫的现存率如表1-4。

表1-4 日本鸟取县8年脑瘫现存率调查表

年龄(岁)	0～9	10～14	15～19	25～29	40～44	50～59	60～64
现存率(‰)	2.235	1.776	1.384	0.736	0.450	0.117	0.086

可见脑瘫的现存率平均为1.004‰,城市与农村几乎没有区别,各年龄组脑瘫的现存率随年龄增大而逐渐减少。

1964年,日本冈山大学医学部浜本教授对本县0～6岁138414名小儿进行调查,发现脑瘫268人,发病率为1.9‰。1969年,日本学者藤井先生报告,在东京都立筑地产院,从出生开始进行的追踪调查显示,从1963年到1967年的5年间共出生小儿9520名,其中有15名发生了脑瘫,其发病率为1.6‰。日本心身障碍综合医疗疗育中心所长小池文英先生,综合了以上的报道,推算脑瘫的发病率为2‰左右,如果更精确些至少是1.5‰。

苏联脑瘫的发病率较高,1960年为8‰,1970年为2.5‰～5.9‰,1978年莫斯科报道为3.3‰。

(二)国内

我国对脑瘫研究起步较晚,有关脑瘫发病率报道的资料非常少。1990年佳木斯医学院小儿脑瘫疗育中心的孙世远医师等,对佳木斯近郊的桦南县及佳木斯郊区0～4岁儿童进行了为期两年的调查,共调查了89991人,桦南县的脑瘫发病率为2.74‰,佳木斯市郊为2.06‰。另外,九五国家攻关项目"全国脑瘫流行病学调查"项目组对江苏省七个城市0～6岁儿童进行调查,共调查了388192名儿童,得出结果是:男性患病率为1.95‰,女性患病率为2.15‰,1岁以下患病率为2.15‰,6岁患病率为1.04‰。

以上国内调查结果均与国际调查结果相似。

与国外的资料相比,我国脑瘫发病率较高所以脑瘫是一个不容忽视的重要疾病。近年来,由于围产医学的发展与进步,很多濒临死亡的新生儿经过抢救得以生存,也使很多脑瘫患儿长期生存下来,因此脑瘫的发病率与过去相比似有上升的趋势,这一点应该引起注意。

四、脑瘫的病因

根据脑瘫定义的要求,有可能成为脑瘫病因的是:从受孕开始到生后4周内,凡能引起脑组织损伤的一切因素都能引起脑瘫,如妊娠、环境污染、烟酒等。引起脑瘫的原因十分复杂,脑瘫形成分为出生前、围产期和出生后三个时期。

（1）出生前：父母吸烟酗酒、先兆流产、妊娠用药、接触毒物、外伤、妊娠中毒症、风湿病、梅毒、糖尿病、弓形虫病、胎盘功能不良等。

（2）围产期：产钳分娩、臀位分娩、产程过长或急产、生后窒息、早产儿（未熟儿）或过熟儿、双胎或多胎、核黄疸等。

（3）出生后：头部外伤、颅内出血、抽搐、感染、中毒、营养障碍等。

在这三个时期引起脑瘫的因素中，以围产期因素最多（70%～80%），其次是出生前因素（20%～30%），出生后因素最少（10%～20%）。

Vojta 博士经过多年研究，非常详细地总结了脑瘫的原因。他把引起脑瘫的原因称为高危因素，共总结出 43 种，分成四个方面绘制成表（表 1-5）。如果产科医生与儿科医生掌握这些因素，注意围产期保健，仔细询问病史及追踪观察，不仅可以预防脑瘫发生，而且是早期诊断脑瘫的重要依据。但是实际临床工作中，能准确掌握这些情况是十分困难的。因此 Vojta 总结的高危因素，不仅要求医生掌握，还要对妊娠期妇女进行宣传，对优生优育十分有利。

表 1-5　Vojta 高危因素表

Ⅰ	家族史	（1）家族中有无脑瘫患者，变性患者与精神迟钝者 （2）家族中有无先天性畸形者 （3）高龄初产妇 （4）反复的早产、流产和死产
Ⅱ	围产期前因素	（1）4 次以上分娩 （2）妊娠中做过妇科手术 （3）母亲患精神疾患及神经官能症 （4）重度妊娠呕吐 （5）①反复阴道流血；②先兆流产；③边缘胎盘 （6）① Rh 溶血；② ABO 溶血；③羊水过多症；④水肿 （7）①妊娠高血压综合征（妊高征）；②妊娠肾病；③妊娠子痫 （8）先兆早产 （9）提前 3 周分娩 （10）延迟 2 周分娩 （11）胎儿发育障碍
Ⅲ	围产期因素	（1）胎心 100 次/分以下，宫内乏氧症 （2）20 小时以上迁延阵痛 （3）2 小时以上娩出时的阵痛 （4）前置胎盘 （5）臀位，颜面位 （6）产钳分娩，胎头吸引产 （7）①骨盆狭窄剖宫产；②臀位；③子痫；④其他难产；⑤产时子痫 （8）①坠落分娩；②滞产 （9）压出性分娩

续表

Ⅲ	围产期因素	（10）双胎分娩
		（11）①早期破水引起分娩；②先兆子痫引起分娩
		（12）脐带坠落脱出
		（13）绿色羊水
		（14）低氧血症，早期或晚期无氧症候群
		（15）①发绀；②围产期及围产后呼吸困难；③围产期及围产后循环衰竭；④生后1天至1周以上保温箱保育；⑤生后至数周的电热毯保育
		（16）低氧血症
		（17）①迁延性新生儿黄疸；②重症新生儿黄疸；③新生儿换血
		（18）新生儿无欲状态
		（19）新生儿易激惹
		（20）4000g以上巨大儿
Ⅳ	分娩后因素	（1）①抽吸性哭泣；②鼻饲营养；③吸吮力弱；④哺乳困难
		（2）分娩后抽搐
		（3）分娩后早期呕吐
		（4）①分娩后1周内重度营养障碍；②分娩后1周内重度贫血
		（5）生理性体重下降恢复缓慢
		（6）生后发绀
		（7）易激惹
		（8）分娩后及早期中耳炎、气管炎、支气管肺炎

Vojta 认为，最有代表性的脑瘫高危因素是早产儿、窒息、重症新生儿黄疸及低出生体重儿（分娩1小时内，体重小于2500g者）。

脑瘫患儿可由一种高危因素引起，也可由两种以上的高危因素引起，还有很多患儿找不到高危因素。Vojta 总结的高危因素有数十种，究竟哪一种因素与脑瘫的关系密切？笔者曾在佳木斯医学院小儿脑瘫疗育中心对1027例脑瘫患儿进行调查。结果发现：窒息、早产、黄疸是引起脑瘫的三大高危因素。此外，在临床上也常见到其他引起脑瘫的原因，如新生儿痉挛、低体重、妊娠早期用药等，也是不可忽视的重要高危因素。

国外资料则有不同，日本学者高桥滋先生在1977～1979年对日本大阪桥医院住院的264例高危新生儿进行了调查，结果依次为缺氧性脑损伤、痉挛、新生儿窒息、早产等。其中包括缺氧、新生儿窒息与早产，但无黄疸。

1959年，美国的一项调查表明，引起脑瘫的主要高危因素为：母亲智力低下、妊娠期用药、阴道流血、早产等，无新生儿窒息与黄疸，说明发达国家由于围产期保健医学的进步与发展，重视围产期孕妇的监护，使新生儿窒息降到最低限度，减少或消灭了核黄疸。特别是在日本，如果患儿生后发生核黄疸，那将是负责保健医生的最大责任事故，因此由黄疸引起的脑瘫非常少见。这说明良好的围产期保健完全可以预防新生儿窒息和黄疸的发生，它已不是引起脑瘫的重要因素。因此提醒我们要想降低脑瘫的发病率,一定要在围产期保健上下功夫。

(一)新生儿窒息

不论任何原因,凡是影响母体与胎儿之间血液循环和气体交换的,都可以使胎儿或新生儿乏氧,发生在产前称宫内乏氧,多数都发生在产程开始后。

造成新生儿窒息的原因很多,如出生前脐带脱垂打结、脐带绕颈、胎盘早剥、前置胎盘;分娩时因胎位不正、儿头过大、使用吗啡抑制呼吸;产后因呼吸中枢发育不成熟、吸入羊水阻塞呼吸道、感染影响呼吸。多用 Apgar 评分法判定,8~10 分为正常,4~7 分为轻度窒息,0~3 分为重度窒息。

脑组织乏氧可引起脑损伤。最容易侵犯的部位是大脑皮质、脑干及大脑基底神经节。如果大脑皮质受侵犯,则出现智能障碍与痉挛,如果基底神经节与脑干受损,由于部位与程度不同而表现出不同的肌张力增强与不随意动作、痉挛型脑瘫或手足徐动型脑瘫、新生儿缺血缺氧性脑病(HIE)。因脑缺血缺氧而发生脑损伤的脑瘫最常见。

(二)早产

早产儿又称未成熟儿,指胎龄不足 37 周的活产婴儿。早产的原因很多,如妊娠中毒症、感染、内分泌功能失调、外伤、子宫畸形、双胎等。

由于早产使脑组织未发育成熟,易发生损伤。体重低于 1500g 的极低体重出生儿有 20% 出现脑损伤。造成脑损伤的原因是脑出血,主要因分娩时的挤压,脑部血管最容易发生撕裂,多在脑室周围,锥体束也不同程度地受到影响,多数是左右对称性出血,症状也是左右对称的。发生脑瘫多为痉挛型,上肢轻、下肢重的痉挛型双瘫。所以当未成熟儿发生下肢过伸展时,一定要仔细观察,早期发现,千万不可因为是早产儿而忽视。

(三)核黄疸

核黄疸是病理性黄疸,指未结合胆红素升高时,通过血-脑屏障导致的胆红素脑病。

临床上最常见的原因是 ABO 溶血及 Rh 溶血。含有从父亲遗传而来、恰为母亲缺少的血型抗原的胎儿红细胞,在妊娠期间进入母体,刺激母体产生 IgG 血型抗体,此抗体经胎盘进入胎儿体内引起特异性抗原抗体反应,破坏胎儿的红细胞而发生溶血反应。由于红细胞被破坏,产生大量的胆红素,又由于生后一周左右,脑组织防御功能差,而未结合的胆红素则容易进入脑内,主要是损害基底神经节及小脑,以及与听觉有关的神经核。患儿黄疸加深、嗜睡、肌张力降低,很快发展成肌张力增高、尖叫,之后出现听力障碍、眼球运动障碍、智力落后、手足徐动。这样的患儿治疗效果差,但是大脑皮质损害轻,故该类型患儿智力较好,所以一定要做好围产期保健,防止核黄疸发生,一旦发生要立即治疗,如采用药物、光疗、换血疗法,防止胆红素脑病发生。

五、脑瘫的病理

在对临床诊断为脑瘫的病例进行分析时,可以看出造成脑瘫的主要原因以脑的先天性异常和围产期脑损伤后遗症最为多见。脑先天性异常的种类较多,无特征性的病理学改变;围产期脑损伤后遗症也有很多种类,与后天性脑损伤后遗症要进行鉴别。

马拉默德(Malamud)等对2357例智力低下及小儿脑瘫病理诊断进行分析时发现,脑的先天发育异常最多,为1590例,占总数的2/3(67.5%);其次为损伤性疾病后遗症约占1/3(25.4%),代谢性疾病(5.7%)及增殖性疾病(1.4%),见表1-6、1-7。

表1-6 2357例智力低下及小儿脑瘫的神经病理学诊断

类　型	例　数	百分率(%)
1. 先天发育异常	1590	67.5
特异性畸形	390	
非特异性脑发育障碍	867	
伴Down's综合征	333	
2. 损伤性病变	598	25.4
围产期损伤后遗症	248	
感染性疾病后遗症	120	
痉挛性疾病后遗症	53	
新生儿黄疸后遗症	35	
血管闭塞后遗症	18	
生后损伤后遗症	8	
原因不明	116	
3. 代谢性疾病	136	5.7
4. 增殖性疾病	33	1.4
总　　计	2357	100.0

表1-7 1590例先天性异常的脑瘫病理诊断

类　型	例　数	百分率(%)
1. 脑回异常(移行障碍引起)	150	9.33
无脑回-厚脑回	28	
脑回移位	56	
脑回异常	9	
复合脑回	57	

续表

2. 全单前脑症（前脑分裂障碍）伴或不伴无嗅脑畸形或小眼症	12	0.75
3. 神经管闭锁障碍	40（127*）	2.5
脑积水	19	
脑穿通畸形	19	
脑膜膨出、脑脊膜膨出及脊膜膨出	（87*）	
4. 脑脊液循环通道发生障碍（脑积水）	164	10.3
Arnold-Chiari 畸形（脑复合畸形）	87	
中脑水管狭窄	29	
Dancly-Walker 综合征（乳儿高颅压综合征）	20	
交通性畸形	28	
5. 胼胝体发育不全**	15	0.9
6. 非特异性脑异常	1209	76
伴唐氏综合征者（易位型 21-三体综合征）	333	
不伴唐氏综合征者（标准型 21-三体综合征）	876	

* 同样数量的病例见于脑积水项下 Arnold-Chiari 畸形
** 胼胝体发育不全为主要异常，不伴有其他明显的大体解剖异常

从表 1-7 可见，以非特异性脑异常（1209 例，占 76%）为最常见，其中易位型 21-三体综合征 333 例、标准型 21-三体综合征 876 例；其次为脑脊液循环通道发育障碍（164 例，占 10.3%）及脑回移行障碍（150 例，占 9.33%）。

患儿尸检报道的资料非常少，其中日本岛田疗育园、府中疗育中心及东京小儿疗育医院报道了 184 例脑瘫病理情况分析，见表 1-8。

表 1-8　184 例脑瘫成因

病因	例数	百分率（%）
先天性脑异常	63	34.2
围产期脑损伤	59	32.0
生后脑损伤	20	10.8
核黄疸	32	17.3
其他	10	5.40
总计	184	100

先天性脑异常、围产期脑损伤各占 1/3。其中 63 例先天性脑异常，以各种脑畸形及 21-三体综合征占多数，见表 1-9。

表 1-9 63 例先天性脑异常病理分类

病因	例数	百分率(%)
厚脑回	3	4.76
小多脑回	8	12.7
脑回异常	2	3.2
脑穿通畸形	5	8.0
无嗅脑畸形	1	1.6
原发性小头症	1	1.6
巨脑症	1	1.6
脑积水	5	8.0
脑复合畸形	1	1.6
小脑蚓部缺损	3	4.8
小脑发育不全	2	3.2
胼胝体缺损	2	3.2
21-三体综合征及非特异性脑异常	23	36.5
小脑镰异常	1	1.6
宫内一氧化碳中毒及妊娠晚期循环性疾病	5	8.0
总计	63	100

（一）先天性脑异常

先天性脑异常，以胎儿早期神经管闭锁障碍所致的畸形，无脑儿最严重。出生后很快死亡，多不列入脑瘫的统计之内。

全前脑症是前脑发育障碍，左右两侧大脑半球不分离，这类患者尸检机会极少。

先天性脑异常从发育方式看，是神经元发生及移行障碍，多在胎生 3 个月后形成。一种为脑表面光滑，沟回不明显，称为无脑回症（agyria）；一种为脑回可以形成，但不完全，脑回幅度变宽，称为巨脑回症（pachygyria）；胎生后期发生的脑回异常，主要是脑回形成不正常，皮质表面浅表凹陷形成细小脑回，称小多脑回症。

无脑回症多在顶叶及枕叶，而额叶及海马多正常。巨脑回症从剖面上看，灰质增厚可达数厘米，脑室扩大而脑体积缩小。组织学上增厚的灰质由以下四层构成：第一层，细胞核少，边缘由神经突起组成；第二层，无层状结构，是神经细胞的集聚；第三层，少数的神经细胞散在于有髓纤维间；第四层，不规则散在神经细胞的增厚层，可见从脑室壁白质发出、放射状走行的有髓纤维束。

前两层为皮质，第三层相当于皮质下的弧形纤维。第四层为未到达皮质的神经细胞异位层，相当于胎生 3～4 个月移行的神经元。斯图尔特（Stewart）等认为，第三层以上是胎生 4 个月时大脑主干动脉末端血液运行障碍发生的层状坏死，此时端脑皮质因有发自脑膜的多数血管吻合支供血而免于坏死;皮质下白质因血流末端供血不足而发生层状坏死。

厚脑回症多合并延髓橄榄核异位。正常时在胎生3~4个月,未成熟的神经细胞由第四脑室底增殖,向脑干外缘移行形成橄榄核。厚脑回则不能移行到最终的部位,在延髓背侧残留,呈异位岛状。

小多脑回症从剖面上看,灰质呈不规则的弯曲状态,形成复杂的脑回。有四层结构:第一层,分子层;第二层,小细胞及锥体细胞层;第三层,神经元少,有髓神经纤维稀疏;第四层,锥体细胞与多形细胞层,与厚脑回不同,是神经元移行后发生的。

里奇曼(Richman)认为,27周的胎儿大脑半球已呈现四层结构,第五层因选择性,病理表现相当于细胞较少的第三层。由于血肿、低氧血症,使第五层的神经元坏死消失,上一层的神经元继续分化,上下两层增殖不均等,使上部皮质形成不规则皱褶,表面凹凸不平。德罗克(Drorak)及费特(Feit)经过动物试验,将大鼠大脑皮质速冻数秒,使脑膜及皮质表面完全坏死,使与其相邻的第五层神经元血流障碍完全坏死而消失,使从血管及脑室壁上行的放射状神经胶质细胞残留形成坏死灶。第六层残留,神经母细胞残留,胶质细胞移向坏死灶,使坏死部位缩小、凹陷形成微小脑回。

小多脑回症多由在妊娠5~6个月时因一氧化碳中毒、巨细胞包涵体病、先天性肌营养不良及脑白质变性等引起。

在大脑的小多脑回中,合并小脑回畸形的并不少见。小脑的分子层、浦肯野细胞(Purkinje cell)、颗粒层虽然保持一定关系,但皮层呈不规则的弯曲状,形成没有脑沟的团块状结构。虽然可涉及小脑两半球,但多局限于小脑动脉供血的区域,多由于低氧血症使浦肯野细胞被破坏,颗粒层细胞增殖不均等,造成小叶沟回迂曲,出现严重的结构紊乱。

大脑回异常最严重的是侧脑室壁完全消失,脑室与脑表面相通,形成脑穿通畸形,多为缺氧及脑坏死所致。严重的脑穿通畸形为无脑性脑积水(无脑症),大脑上部完全缺损,只保留脑底的结构。大脑回异常临床上多为痉挛形脑瘫。

胼胝体缺损多合并其他畸形,由风疹病毒等感染及脑白质严重发育不良所致。正常时胼胝体在胎儿5个月时形成;缺损多因胎儿3个月时,神经元在形成脑室壁向脑膜移行时发生异常所致。

小脑发育不全(颗粒细胞型),临床上主要表现为智力低下、四肢瘫痪,多在婴幼儿时死亡,有家族史。小脑很小,大脑也小,几乎看不到颗粒细胞,个别的在小脑蚓部可见颗粒细胞,浦肯野细胞少,位置异常,排列不规则,树突走行不规则,呈星状、车轮状变形,坏死部分可见神经胶质细胞增生。

(二)核黄疸后遗症

由于新生儿医学的发展,围产期预防保健工作的开展,核黄疸的发病率明显下降,因而尸检率也减少。核黄疸急性期死亡的病例,肉眼下脑组织呈淡黄色,丘脑下核、苍白球、海马、动眼神经核、橄榄核、小脑齿状核被染成橙黄色。切片上可见弥漫性黄色颗粒聚集。间接胆红素侵犯线粒体和内质网,使细胞变性坏死。

由核黄疸引起的脑瘫,主要为丘脑苍白球病变。表现为手足徐动型脑瘫,病变部位神经细胞减少,有髓纤维减少,星状胶质细胞增生肥大,纤维形成。锥体束发育不良,有髓纤维数量减少,未成熟儿更明显,通过髓鞘染色可见大脑白质着色不良。

(三)分娩后脑损伤后遗症

分娩后脑损伤后遗症多为缺氧与机械损伤所致。病理表现为细胞减少或消失,胶质增生,组织破坏,产生空洞为多发性、对称性,以皮质为主,严重者涉及皮质下部。

1. 大脑皮质　多发生在大脑主干动脉供应的区域,如额中回(大脑前、中动脉)、顶枕叶交界区(大脑中、后动脉),呈对称性分布。

新生儿窒息,大脑主干动脉的末梢部分血流障碍,使该部受到损伤。如大脑后动脉供血的枕叶视区常受侵害,急性期出现坏死灶、胶质瘢痕、脑回凹陷、皮质结构消失、有空泡及含铁血黄素的吞噬细胞、第三层和第五层细胞消失、细胞钙化、纤维胶质细胞增生。

2. 中心白质　多见于侧脑室外侧壁,急性期发生小坏死灶,形成空洞,白质被增生的胶质细胞围绕,多由大脑大静脉血流障碍引起。严重时白质被大小不等的空洞占据。神经胶质增生,顶叶脑皮质只剩下第一层并逐渐消失,空洞清晰,称为囊泡变性,是由于低氧血症,中心白质多处出血以后溶解造成。白质神经胶质增生,被壳呈大理石样变性,扣带回及中央回等处的大脑皮质形成瘢痕。

围产期脑损伤出现运动障碍,主要表现为运动神经受累,锥体系变性的痉挛型脑瘫。

3. 基底神经节　两侧纹状体发生大理石样变性,肉眼观呈大理石条纹,有髓纤维残存,血管周围可见髓鞘束形成较细的髓鞘。基底神经节是神经细胞存在的部位,正常时无有髓纤维,因而有髓纤维出现时应视为异常。有时有假性钙化及胶质纤维增生,这不是轴索而是有髓神经纤维异常的再生。

4. 丘脑　最容易受损伤的部位是丘脑背内侧核,其次为丘脑外侧后部的核群、腹侧核群、视丘枕部等,丘脑前核及中心核多不受累。主要为神经细胞脱落、神经胶质增生及大理石样变性。

5. 小脑皮质　与大脑相比,小脑病变较少,多为小脑的深部受累。如半月叶,因是小脑上、下动脉血流的末梢部位,而常发生损伤。

(四)痉挛脑

痉挛脑是由于抽搐痉挛引起的脑损伤,很多脑瘫是由抽搐痉挛引起,在海马及丘脑可见神经胶质增生。婴儿痉挛症时可见大脑回异常。

急性脑病多由循环障碍、脑水肿所致,病理上有缺氧、缺血性改变,海马及丘脑有胶质增生。

六、脑瘫的神经生理学改变

用神经生理学的观点认识脑瘫,就是按照脑损伤的部位及其相对应的功能,即从神经系统的形态构造分析其功能和运动的方法。脑瘫是由于窒息、缺氧、血运障碍、外伤、畸形、感染等多种原因引起的,脑损伤的部位复杂,功能障碍表现也复杂。分析脑瘫时,不能把形态与功能完全一对一地看,因为神经系统在不断地发育,所以分析脑瘫障碍的程度、发展方向、神经生理学的特点,应该从以下四方面进行。

(一)运动功能与神经系统解剖形态的关系

脑瘫的运动障碍是由于脑损伤,造成中枢神经系统功能异常,根据病灶的部位不同,可从解剖、生理上分为:锥体系损伤、锥体外系损伤和小脑损伤。

1. 锥体系损伤 锥体系主司骨骼肌的随意运动。组成锥体系的神经元为巨型锥体细胞〔贝茨(Betz)细胞〕和其他类型的锥体细胞。胞体位于大脑顶叶中央前回运动前区和旁中央小叶的皮质中,其轴突组成下行纤维束,因大部分纤维通过延髓锥体,固而得名为锥体束。其终止于颅神经的运动核,称皮质脑干束,支配头面部骨骼肌;终止于脊髓前角的运动细胞,称皮质脊髓束,支配躯干和四肢骨骼肌。

皮质脊髓束经内囊枕部前2/3,下行到大脑脚,占3/5,然后下行到桥脑、延髓,在锥体下端70%~90%的纤维形成锥体交叉,到对侧脊髓侧索,形成皮质脊髓侧束,终于脊髓同侧的前角细胞。在延髓内还有10%~30%没交叉的纤维在脊髓前索,形成皮质脊髓前束,经白质前连合交叉到对侧,终止到对侧前角运动细胞。其上神经元为锥体细胞,下神经元为颅神经核及前角细胞。通常将上运动神经元损伤后功能障碍的客观表现称为锥体束征。锥体束损伤,引起随意运动障碍,出现肢体瘫痪,出现失去上神经元抑制作用的功能释放症状,肌张力增强,呈痉挛型硬瘫。因肌肉尚能接受脊髓前角发出的神经冲动,所以营养障碍轻,肌肉萎缩不明显。深反射因失去上运动神经元控制呈亢进状态。浅反射途径长,又须依赖锥体束的完整性,当锥体系损伤后,阈值升高,反射减弱或难以引出,同时出现病理反射。

大脑皮质分6层,各层厚薄、细胞成分、纤维疏密都不同。根据功能特点把大脑皮质分成许多区,其中布罗德曼氏分区(Brodmann,1909)最有代表性。他把大脑进行分区,运动中枢为4、6区;感觉中枢为3-1-2区。胚胎早期,前脑向腹面屈曲,故皮质运动区代表身体各部的关系呈倒置人形,头面部是正的,手区最大,提示手对人类的作用是非常重要的。

中央前回运动区损伤,产生痉挛型还是弛缓型瘫痪,已争论多年。但目前认为4区受运动中枢调节,是判定外界刺激、决定与执行命令的意志中枢。4区损伤出现弛缓型瘫痪。6区也包括在运动区内，称为锥体外系投射中枢，与皮质下各核、纹状体相连，是保持与调节姿势与随意运动的中枢。6区损伤，则肢体近端肌肉瘫痪伴有痉挛，一般是痉挛型瘫痪。由于锥体系与锥体外系在皮层的起源互相重叠，故皮层运动区的损伤，难以区分是锥体系还是锥体外系的损伤。此外，其病理过程也无选择性。临床上多为锥体系和锥体外系同时受损的痉挛型瘫痪。

锥体系各部位损伤的特点如下：

（1）皮质部：皮质为锥体细胞所在地，如局部损伤，只产生局限性的运动障碍，如一侧上肢或下肢的单瘫。

（2）内囊部：锥体纤维在内囊集中呈规律性排列，皮质脑干束通过内囊膝部，控制头面部骨骼肌运动；皮质脊髓束通过内囊枕部，控制躯干与四肢骨骼肌运动，内囊损伤引起对侧偏瘫。如内囊枕部及后半部的感觉传导路与视觉传导路损伤，则出现对侧偏身感觉障碍与偏盲。

（3）脑干部：锥体束经脑干腹侧，损伤时出现对侧偏瘫与同侧颅神经瘫。锥体交叉处损伤出现四肢瘫。

（4）脊髓部：损伤后出现病灶同侧平面以下运动障碍。

锥体束分别控制 α 运动神经元（发动肌肉活动）和 γ 运动神经元（调节肌梭的敏感性，以配合运动）。两者互相协调，调节肌肉活动。锥体束的下行纤维还与脊髓中间神经元形成突触联系，调节脊髓拮抗肌运动神经元之间的对抗平衡，使肢体运动具有适当的强度，保持运动协调性。

锥体束损伤时，四肢随意运动障碍的程度不同，其特点如下：

（1）上肢：前臂伸肌瘫痪比屈肌严重，故上肢屈曲；旋后肌比旋前肌严重，故前臂呈内旋状态；腕关节伸肌瘫痪比屈肌严重，出现腕屈曲；拇外展肌比内收肌严重，故拇指呈内收状态。

（2）下肢：膝关节的屈肌比伸肌瘫痪严重，故出现下肢伸展；外展肌比内收肌严重，故下肢呈内收状态；足背屈肌和足外展肌比足跖屈肌严重，故足部呈跖屈状态，尖足是常见症状。

2. 锥体外系损伤　锥体系以外的躯体运动传导路（终于脊髓前角细胞的运动性中枢传导路）为锥体外系。由大脑皮质下行并通过皮质下核团接替，转而控制脊髓运动神经元的传导系统称皮质起源的锥体外系统（cortically originating extrapyramidal system）。由锥体束侧支进入皮质下核团，控制脊髓运动的另一下行传导束称旁锥体系（parapyramidal system）。皮质起源的锥体外系是大脑皮质控制躯体运动的另一下行传导束。锥体外系的皮质起源比较广泛，几乎包括全部大脑皮质，但主要是额叶和顶叶。皮质的锥体系和锥体外系的起源互相重叠，故皮质运动区损伤，难以区分是属于锥体系还是锥体外系。此外，由于锥体束下行纤维经过脑干时发出侧支，进入皮质下核团的旁锥体系起调节作用,所以从皮质到脑干之间,很多病理过程产生的运动障碍,往往都是锥体系和锥体外系合并损伤的结果。

锥体外系的主要功能是调节肌张力,协调肌肉活动,调节姿势,进行习惯性、节律性动作及粗大运动。锥体外系必须在锥体系调节下进行功能活动,两者不可分离,如锥体外系在使肢体保持稳定和一定肌张力的情况下,锥体系才能进行精细动作。有些运动,如骑自行车、杂技,开始是由锥体系控制的,当成为习惯动作后,则由锥体外系控制。所以大脑皮质对躯体运动的调节,是由锥体系与锥体外系共同完成的,两者互相协调,互相依赖,才能完成人类各种复杂的动作。

锥体外系包括丘脑、纹状体(尾状核与壳)、苍白球、黑质、红核、丘脑下核、中脑顶盖被盖核、脑桥核、前庭核、下橄榄核、小脑及脑干网状结构。大脑皮质锥体外系区以额叶为主。主要传导纤维经纹状体或小脑,最后到脊髓前角,主要有纹状体苍白球与小脑两个系统。

从发生学的先后来看,纹状体分旧纹状体(苍白球、黑质)与新纹状体(尾状核与壳)两部分,统称为纹状体苍白球系统。该系统损伤主要表现为肌张力增高或降低及运动状态异常,运动过多或过少。

苍白球、红核、黑质(旧纹状体)病变:

(1)肌强直:遍及全身,颈肌强直时头前屈,脊柱前倾;面肌强直时,表情呆板,形成"假面具脸";四肢强直时,肩胛上提,上臂内收,前臂屈曲、内旋,腕背屈。

(2)静止性震颤:身体固定成某种姿势时明显,随意运动时暂时被抑制,精神紧张时加重,睡眠时消失。多见于头部与上肢,表现为手指交替屈曲与伸展,拇指内收或外展,呈点钞或搓丸样动作。

尾状核与壳(新纹状体)病变:

(1)手足徐动:肌张力忽高忽低,变化无常,肌张力在肌痉挛时增高,肌松弛时降低,呈间歇的、缓慢的、不规则的手足扭转运动。痉挛多发生在相互拮抗的肌群,手指呈过度外展、内收或伸展状态。如发生在面部,常出现挤眉弄眼的表情。如发生在下肢,足趾伸展呈尖足。严重时影响发音和吞咽动作,有的则形成以躯干为轴的不自主旋转的扭曲动作,颈部与躯干扭曲称为扭转痉挛。

(2)舞蹈动作:上肢明显,也可表现在面部及全身。肢体远端明显,肌群收缩交替出现,不规则。影响语言、发音及吞咽动作,影响手部日常的随意动作。

(3)肌阵挛:发生在个别肌肉或肌群的短暂快速、大小不一、不规则的收缩,轻者不妨碍关节运动,严重时肢体阵挛。

一般认为,肌张力增高、运动过少是苍白球受损、脊髓前角细胞被释放的结果;肌张力降低,运动过多,是由于纹状体损伤后,解除了苍白球的抑制,使脊髓前角细胞功能增强。在正常情况下有皮质→黑质→苍白球→丘脑→皮质的抑制环路。其抑制和调节皮质运动区发放的冲动,如这一环路遭到破坏,皮质发放的冲动得不到正常的抑制和调节,则发生震颤与不自主性运动。近年来研究表明,黑质、纹状体内神经介质多巴胺和乙酰胆碱平衡失调是发病的重要因素。纹状体与苍白球在结构上、功能上密切相关,病变后临床表现难以区别。

锥体外系与锥体系在走行与纤维终止上有很多相似之处,似乎不易绝对分开,所以近年来多不主张分为锥体系与锥体外系。但在临床表现上,锥体系以大脑皮质为中心;锥体外系则在很多方面是以基底神经节为中心,所以两者还不能混同起来。

3. 小脑损伤　小脑位于颅后窝、大脑半球腹侧。小脑的种系发生与动物生存、运动方式的演变有密切关系。动物在进化过程中,不断反射性调整身体重心保持平衡,根据这种需要,在前庭系统上发展起来中枢器官就是小脑。小脑的分叶大致经历了三个阶段。

（1）绒球小结叶:是小脑最原始的部分,称为原始小脑。它是原始动物对躯体运动实现平衡调节的中枢,高级动物仍然保留这一部分。

（2）前叶:是小脑蚓部,称旧小脑。蚓部接受小脑前后束纤维,传导深部感觉,调节肌紧张和协调肌肉运动。

（3）后叶:又称新小脑,这是动物为支撑躯体、克服地心引力、抗重力肌发育、保持平衡及行走而发育的。新小脑对人类直立行走、手的使用,以及随意运动的调节起重要作用。

小脑通过上脚,经结合臂交叉,终止于中脑红核与丘脑外侧核。由此再达皮层的6区或4区,红核发出纤维组成红核脊髓束,交叉后下行至脊髓前角细胞。小脑通过中脚,又称脑桥臂,接受大脑皮质(皮质脑桥小脑束)发出的运动冲动,终止于齿状核与脑桥联系。小脑通过下脚,经延髓绳状体与延髓联系,接受身体运动时肌肉、肌腱、关节及头部平衡器官发出的感觉冲动。

小脑通过脊髓小脑束、皮质脑桥小脑束、橄榄小脑束、前庭小脑束,不断获得四肢、躯干、头部各种姿势及冲动,根据这些传入冲动,通过小脑中央核、前庭脊髓束、内侧纵束、红核脊髓束、网状脊髓束、小脑丘脑皮质束等传出纤维,对这些肌肉系统发挥促进与抑制作用,维持行走与站立时身体平衡与肌肉的协调作用。

从生理上看,小脑具有维持身体平衡(前庭脊髓束)、调整姿势反射(脊髓小脑束)、调整随意运动(皮质脑桥小脑束)三大功能。临床上小脑发生损伤,则产生平衡障碍、共济失调、协调运动障碍、动幅测定障碍,如步行时举足过高,抓物时摇摆不定等。脑瘫多为大脑皮质的损伤,单纯由小脑损伤引起的脑瘫极为少见,实际上由大脑皮质或基底神经节引起的脑瘫最多见。

以上从中枢神经系统形态、构造、功能的相互关系,按照损伤部位介绍了运动障碍,但是根据脑瘫的临床症状,明确地指出脑损伤的部位往往比较困难。脑瘫不是一个单一的疾病,而是脑广泛性的器质性损伤,出现的症状十分复杂,多为锥体系及锥体外系症状并存,以及神经系统发育的异常,所以脑瘫的分类也较困难。

(二)姿势运动异常

姿势和运动并不是单个肌肉的活动,脑瘫的运动障碍也不单是肌肉的瘫痪,而是各种运动姿势的障碍。

运动是姿势的连续变化,而脑瘫就是这种姿势连续协调动作发生障碍。由于动作运动的肌群活动的时间、空间、顺序发生障碍,出现异常姿势、异常运动。

神经系统的征候有两种,一种为阴性征候(negative sign),如脑瘫患者发生随意运动障碍,丧失正常功能。另一种为阳性征候(positive sign),脑瘫患者出现了正常人不应该出现的症状,如异常的肌紧张。这是脑损伤后抑制功能减低的一种释放症状(release phenomenon)。脑瘫时原始运动残存,运动发育停止,失去了上位中枢的正常抑制,而出现了脊髓、延髓或中脑等下位中枢的释放症状——一种异常的姿势反射(abnormal postural reflex),这种异常的姿势反射影响了正常的运动。

Bobath 指出,脑瘫患者的姿势、运动发生异常的原因为:

1. 肌紧张异常(abnormal muscle tone) 肌肉不收缩的状态称为弛缓(relaxation)。即使肌肉完全弛缓,由于其理化性质、弹性、对刺激的反应性等特点,肌组织仍具有一定的紧张性(tension),这种紧张性被称为肌紧张(muscle tone)。肌紧张受上位中枢神经调节,由脊髓反射引起的肌收缩状态,也称为肌张力。肌紧张检查多用于对肌肉的抗重力作用,如在仰卧位或俯卧位时,被动屈伸身体各部位,观察被动屈伸运动时肌肉的抵抗情况。检查时须注意中枢神经疾患,在仰卧位时,由于受紧张性迷路反射的影响,常使伸肌群作用增强,故常利用侧卧位做检查。

脑瘫时肌紧张的程度不完全相同,检查时须按正常发育阶段与正常儿做对比。从发生学看,正常儿从出生 2 个月开始,出现躯干的屈曲运动、内收运动,可诱发出屈肌的逃避运动;出生 6 个月,脑干发育,屈肌受抑制,出现紧张性颈反射、拥抱反射;出生 8～9 个月时,出现手、足抓握反射,屈曲、伸展、交叉运动等中脑水平的发育;出生 10 个月时,颈、躯干、四肢屈曲,基底神经节、视丘发育,锥体束髓鞘化或部分髓鞘化。出生后屈曲姿势逐渐减弱,伸肌发育,支撑身体,足底着床,出现立位支持反射;出生后 5 个月时伸肌紧张减少,随意运动出现。如果出生后原始反射残存,则影响正常发育,持续下去则形成脑瘫。

临床上根据小儿姿势、异常运动及发生部位对脑瘫进行分类,以下从神经生理学观点试述异常肌紧张。

(1)痉挛与挛缩(spastity):痉挛是被动运动时,肌紧张亢进的一种特殊类型。多为锥体系损伤,其肌紧张多在四肢被动运动时有抵抗。这种抵抗在运动开始时非常强,随着肌肉伸展运动而逐渐降低,这种现象被称为折刀现象(claspknife phenomenon）。检查时要注意肌紧张特点、发生部位及时间。如痉挛型脑瘫,上肢是屈肌群痉挛,下肢是伸肌群痉挛。痉挛的原因是牵张反射阈值低下,使反射范围扩大。阵挛反射及肌电图检查,是判断病态牵张反射、确定痉挛的重要手段。

（2）强直（rigidity）:强直是被动运动时肌紧张亢进的一种类型,通常是由于锥体外系损伤,肌肉持续的紧张,呈亢进状态。强直与痉挛两者之间有量与质的差别,可用肌电图区别。检查时从被动运动的抵抗来判定,如果是持续性的弯铅管样（lead pipe）感觉,称铅管样强直。如果被动抵抗是断续的齿轮样（cogwheel）感觉,称齿轮样强直。造成强直的原因为抗重力肌和拮抗肌受侵犯。表现的特征无论肢体是伸展或屈曲,当全过程为被动活动时,都表现出持续不变张力过高的抵抗。

根据动物实验,从神经生理学上分析,痉挛、强直性肌紧张异常,是脊髓水平的反射。近年来研究表明,肌紧张亢进的机制有两种:一种是高级中枢的下行作用,直接或间接地通过脊髓中间神经元,提高脊髓 α 运动神经元的活动,导致肌紧张加强,出现僵直,称为 α 僵直。另一种是由于高级中枢的下行作用,提高 γ 运动神经元的活动,提高肌梭敏感性,使传入冲动增多,肌梭收缩,通过肌梭张力感受器,使脊髓前角 α 运动神经元活动提高,从而肌肉收缩、肌紧张增强,出现强直,称为 γ 僵直。

当肌肉收缩时,肌梭张力感受器发生弛缓,又可使肌梭张力感受器兴奋性降低。α 运动神经元兴奋性下降,结果又发生肌弛缓;当肌弛缓时,肌梭伸展,又再次引起 γ 运动神经元兴奋而调节肌紧张。

脑瘫的肌紧张异常,实质上就是脑损伤后上位中枢抑制不充分,使 α 系统、γ 系统某种形式的兴奋功能异常的一种下级中枢脊髓水平的释放症状。如痉挛型脑瘫就是由于皮质内囊损伤,皮质脑桥束破坏,使网状结构对 α 运动神经元的抑制减弱引起脊髓反射造成的。一般认为 α 系统损伤产生痉挛性肌紧张,γ 系统损伤产生强直（僵直）性肌紧张。

临床上由于两者强弱不同而有不同的表现,如果两方面因素都存在,互相混淆,鉴别也是十分困难的。

（3）手足徐动症:指四肢、躯干不能保持一定姿势,随意运动障碍,肌张力或高或低,呈动摇状态。通常婴儿期肌张力多低下,以后呈或高或低动摇性的手足徐动型脑瘫,多为纹状体、苍白球被破坏所致。

2. 紧张性反射活动　紧张性反射指头部、躯干、四肢与重力方向相对的位置关系改变,或身体各部的位置关系改变,或给身体某部位刺激,产生运动的姿势反射。如果在紧张性反射的支配下,运动的随意性就会受到破坏,使保持平衡的能力受到障碍。与脑瘫关系最密切的紧张性反射有紧张性颈反射、联合反应、阳性支持反射,这些紧张性反射并不单独存在,而是几种同时存在,给随意运动与平衡造成一定的困难。

脑瘫就是运动发育迟缓,原始的紧张性反射残存的结果,也可以说是一种上位中枢抑制减低的释放现象。

3. 相反神经支配　谢灵顿(Sherrington)认为,四肢肌相反神经在脊髓支配。发生屈曲运动时,伸肌并不是一直弛缓,而是根据屈曲的强度决定弛缓的程度。缓慢屈曲肘关节时,不单是屈肌(肱二头肌)收缩,伸肌(肱三头肌)也同时收缩,如果不同时收缩,随意动作则不能进行,肱三头肌收缩起到了固定关节的作用。精细动作时,必须有拮抗肌群同时活动。由于有协调性的必要运动与按照目的动作的必要运动姿势,肌群才相互成为拮抗肌或协同肌。

相反神经支配的神经生理学机制是将感觉神经元的冲动传至脊髓,如对屈肌α运动神经元起兴奋作用,同时对支配伸肌的神经单位(neuromuscular unit, NMU)起抑制作用。如伸肌肌梭的传入纤维(Ia传入纤维)进入中枢后,直接兴奋伸肌的α运动神经元,同时发出侧支兴奋一个抑制性神经元,抑制屈肌的α运动神经元,导致伸肌收缩,屈肌舒张,这种通过相反神经支配,使各种运动呈协调的状态,称为相反神经支配或交互抑制。实质就是受上级中枢的脑干、基底神经节、大脑皮质或小脑的调节作用。

脑瘫就是调节机制紊乱,相反神经支配活动异常的结果。如痉挛型脑瘫就是相反神经支配过少,拮抗肌抑制不足,使动作肌与拮抗肌同时收缩,不能进行随意动作。手足徐动型脑瘫和失调型脑瘫是相反神经支配的抑制过剩。表现在运动开始时由于拮抗肌活动被强烈地抑制,肌肉呈弛缓状态,而后作为共同肌活动,必要的收缩也被抑制,而不能调节运动量或终止运动,出现运动过剩(度)现象。或者由于停止运动进而对拮抗肌的抑制减少,自动发生反作用,拮抗肌收缩,运动呈动摇性。由于过剩(度)运动、运动的动摇性及缺乏同时收缩性,因而手足徐动型脑瘫患者难以固定或保持一定的姿势,呈现不随意动作。

(三)运动发育与调节

脑瘫引起的运动障碍与成人的运动障碍完全不同。脑瘫是小儿在生长发育中,脑未发育成熟前发生的脑损伤,而且是永久存在的,因此运动功能的发育与全身的成长呈并行关系。由于在发育中存在脑的器质性病变,所以对患儿运动功能的发育与运动功能的获得,将会造成重大的影响。

中枢神经系统的作用是感受刺激、传导兴奋、发放运动命令,具有综合判断的能力。脑各个部位发育的速度不尽相同,最早发育的是维持生命的中脑、桥脑、延髓等脑干部位,然后是视丘、间脑等边缘系统,最后发育的是大脑皮质。

人类的运动基本上是由反射和随意运动两部分构成。反射与单纯运动由脊髓、脑干等下位中枢神经支配,复杂的精细动作由上位中枢神经调节。随着中枢神经系统的发育,原始反射逐渐消失,立直反射、平衡反射相继出现,同时髓鞘形成,网状结构发育,抑制功能也逐渐完善。

马格努斯(Magnus)用动物实验发现:从脊髓到皮质在不同的水平面切断时,出现下位中枢支配运动功能的释放现象,损伤表现与发育顺序一致。如在脑干与脊髓处切断时,出现脊髓防御功能的屈曲反射;在中脑处切断时,出现立位姿势的抗重力肌的紧张亢进;去皮质时,出现立直反射。该实验证明,从脊髓到皮质,在不同水平离断后,表现出离断后下位中枢的释放现象,其功能调节顺序与个体发育及运动发育的顺序完全一致,即脊髓与防御功能、脑干与姿势反射、间脑与立直反射都与中枢神经的发育完全一致。

如果分析脑瘫的姿势与运动,患儿表现为相当于正常儿的正常姿势和与正常儿相比的未成熟姿势、异常姿势同时存在。根据正常姿势与异常姿势的比例决定运动障碍的程度。

脑瘫是发育早期中枢神经受到损伤,导致神经系统发育不完善,其功能也不完善,因此原始反射残存,影响其他姿势反射的出现,使运动协调及随意运动出现异常。

(四)运动功能康复的神经学基础

近年来对以脑瘫为中心的中枢神经运动障碍等疾病的治疗,主要从神经生理学或神经发育学的观点入手,以姿势、反射、随意运动为基准,按照正常发育的规律进行评价、诊断,选择治疗方法,抑制异常运动,促进正常运动。这些治疗方法不仅适用于小儿,也适用于成人。

治疗方法主要是在末梢部位给予一定的刺激,不断从末梢感受器向中枢传入正常的感觉刺激,以促进正常运动的建立。通过其他部位与途径,代偿受损的中枢神经系统的功能及神经突触发生,这就是神经系统存在可塑性的缘故。

这一点在临床上已被证明,有人将大脑半球切除后,经过一段时间,上肢近端肌肉的活动、手指的分离运动均能再恢复,如成人脑出血偏瘫后运动功能还能再恢复。因此这种功能的再恢复,不仅仅靠大脑,还靠脊髓等各种代偿功能的存在。

雷斯曼(Raisman)认为,神经系统损伤时,末梢神经从解剖上、功能上有可能完全恢复。中枢神经则不然,它从神经纤维萌出新芽,形成一个新的分支、通路,以恢复中枢神经系统的功能。

七、脑瘫的分类

(一)世界各国有代表性的脑瘫分类

世界各国学者对脑瘫的分类进行了大量的研究工作,报道的资料较多,但因为脑瘫是由多种原因引起,损伤的部位不同、程度不同,临床表现也十分复杂,所以对脑瘫进行准确分类并不容易,世界上至今没有一个国际通用的分类标准,以下将从对脑瘫分类的研究进展入手,介绍世界上有代表性的脑瘫分类情况。

1. 1893年,美国学者弗罗伊德(Freud)较早提出脑瘫的定义,他根据临床表现、病因,将脑瘫分为六类:先天性脑瘫伴全身运动功能障碍、瘫痪性运动障碍、痉挛性截瘫、两侧性偏瘫、舞蹈病、双侧手足徐动症。

这种分类比较模糊,临床使用也不方便,所以未能普及。

2. 1940年,美国学者费尔普斯(Phelps)将脑瘫分为六类:痉挛型脑瘫、手足徐动型脑瘫、震颤型脑瘫、共济失调型脑瘫、强直型脑瘫、混合型脑瘫。

Phelps完全是以临床症状进行分类,比之前其他的分类有很大进步,为脑瘫的分类奠定了基础。

3. 1945年,库利斯(Coollis)将脑瘫分为三类:锥体性脑瘫、非锥体性脑瘫(锥体外系性脑瘫)、共济失调型脑瘫(小脑性脑瘫)。

这是依据脑损伤的解剖部位进行的分类,也是比较实际的分类方法。

4. 1956年,美国脑瘫协会(AACP)将脑瘫做了如下分类:

(1)生理学分类:①痉挛型脑瘫(spasticity)。②手足徐动型脑瘫(athtosis):a紧张性(tension),多由窒息引起,任何时间其姿势都呈肌紧张状态,多出现角弓反张;b非紧张性(non-tension),多由黄疸引起,仰卧位安静时或睡眠时,肌张力正常,姿势也正常;c张力障碍性(destonia),又称异常紧张性,躯干四肢位置异常,动摇,有异常运动,似蠕动样躯干扭曲,不随意运动;d震颤性(tremor)。③强直型脑瘫(rigitys)。④共济失调型脑瘫(ataxia)。⑤震颤型脑瘫(tremor)。⑥肌张力低下型脑瘫(又称弛缓型,atonia)。⑦混合型脑瘫(mixed)。⑧分类不明型脑瘫(unclassified)。

(2)瘫痪部位分类:①单瘫(monoplegia):指一个肢体的瘫痪。②两下肢瘫,又称截瘫(paraplegia):指两下肢的瘫痪。③偏瘫(hemiplegia):指一侧上、下肢的瘫痪。④三肢瘫(triplegia):指三个肢体的瘫痪,多数为双下肢与一侧上肢的瘫痪。⑤四肢瘫(quadriplegia,tetraplegia):指四肢完全发生瘫痪。⑥双瘫(diplegia):指两下肢重于两上肢的一种四肢型瘫痪,多为痉挛型脑瘫。⑦两侧双瘫(double hemiplegia):指两侧上肢重于两侧下肢的一种四肢型瘫痪,多为手足徐动型脑瘫。

(3)病因分类:①出生前:a遗传病,b宫内问题。②围产期:a缺氧症,b损伤与出血。③出生后:a损伤,b感染,c中毒,d血管意外,e缺氧症,f发育缺陷。

(4)辅助分类:①智力评价:智力低下。②身体状态:a体格发育评价,b发育水平,c育龄。③痉挛发作。④姿势行为。⑤手眼协调状态:a优势眼,b眼运动,c眼位,d凝视,e聚合,f抓握方法,g抓,h操作法,i优势手。⑥视觉状态:a感觉:弱视、视野缺损,b运动:同向偏斜、注视缺陷、痉挛、斜视、内斜视、外斜视、上斜视、下斜视、眼球震颤、假性麻痹。⑦听觉状态:音调、分贝障碍。⑧语言障碍。

(5)神经解剖分类。

(6)功能分类:1级:行动不受限制;2级:行动轻度或中度受限制;3级:行动中度

到重度受限;4级:行动完全受限,没有有用动作。

(7)治疗分类:1级:不需要治疗;2级:需要轻微的矫形器治疗;3级:需要矫形器,需要进行治疗及必要的服务;4级:需要长期住院治疗。

美国脑瘫协会从7个方面对脑瘫进行了非常细致的分类,是目前世界上最全面、最系统的分类方法,因而被世界各国广泛采用。

5. 1958年,英国利特尔俱乐部(Little Club)的学者将脑瘫分为六类,这个分类在英国及欧洲其他地区广泛使用,也是一个很有代表性的分类:痉挛型脑瘫(又分为偏瘫、双瘫、重复偏瘫),张力障碍型脑瘫,舞蹈样手足徐动型脑瘫,混合型脑瘫,共济失调型脑瘫,肌张力低下型脑瘫。该分类比美国脑瘫协会的分类简单,是一种纯临床上的分类。

6. 1961年,日本学者福山幸夫将脑瘫分为六型:痉挛型脑瘫,手足徐动型脑瘫(又分为紧张性手足徐动型脑瘫、非紧张性手足徐动型脑瘫),强直型脑瘫,失调型脑瘫,混合型脑瘫,不能分类型脑瘫。

该分型比美国脑瘫协会的生理学分类减少了两型(震颤型、肌张力低下型),其理由是这两型非常少见,特别是肌张力低下型,以后逐渐转为手足徐动型或其他类型的脑瘫。这个分类很有实用价值,在日本被广泛应用。

7. 1966年,苏联学者麦热尼娜教授将脑瘫按发生原因、损伤部位、瘫痪部位、肌张力状态、病情轻重做了如下详细的分类:

(1)按疾病原因分为:出生前(占30%~40%)、出生时(占27%~30%)、出生后(占10%~15%)。

(2)按损伤部位分为:锥体系损伤型(占50%~55%)、锥体外系损伤型(占30%~32%)、小脑损伤型(占6%~7%)、混合型。

(3)按瘫痪部位分为:单瘫、偏瘫、截瘫、三肢瘫、四肢瘫。

(4)按肌张力状态分为:肌张力增高型、肌张力低下型、混合型。

(5)按病情轻重分为:轻度脑瘫、中度脑瘫、重度脑瘫。

麦热尼娜从脑瘫的各个方面对其进行了区分,但缺少临床上的分类,因而未能普及应用。

(二)我国的脑瘫分类

1. 1988年7月,第一届全国脑瘫座谈会在佳木斯召开,会上讨论并制订了我国的脑瘫分类:

(1)按临床表现分为八类:痉挛型脑瘫(apastic)、手足徐动型脑瘫(athetoid)、强直型脑瘫(rigid)、共济失调型脑瘫(ataxia)、震颤型脑瘫(tremor)、肌张力低下型脑瘫(hypotomi)、混合型脑瘫(mixed)、无法分类型脑瘫(unclassifiable)。

(2)按瘫痪的部位分为八类(图1-3):单瘫(monoplegia):指一个肢体的瘫痪。

截瘫(paraplegia):指两侧下肢的瘫痪。偏瘫(himiplegia):指一侧上、下肢的瘫痪。三肢瘫(triplegia):指三个肢体的瘫痪。四肢瘫(quadriplegia):指四肢都发生的瘫痪。双瘫(diplegia):是四肢瘫的一种类型,指两侧下肢重于两侧上肢的瘫痪。日本称其为两麻痹,美国脑瘫协会称其为双侧瘫。多为痉挛型脑瘫。双重瘫(double hemiplegia):也为四肢瘫痪的一种类型,指两侧上肢重于两侧下肢的瘫痪。日本称其为两侧双瘫,美国脑瘫协会称其为重复性偏瘫。这种类型的瘫痪多为手足徐动型脑瘫。重复偏瘫(repeat paralysis):也为四肢瘫痪的一种特殊类型,指一侧上、下肢重于另一侧上、下肢瘫痪的脑瘫。

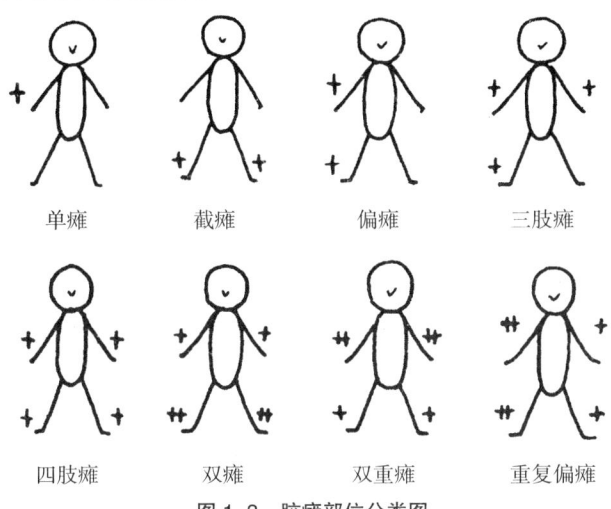

图 1-3 脑瘫部位分类图

首次对脑瘫的定义,是第一届全国脑瘫座谈会根据佳木斯小儿脑瘫疗育中心经过近十年的临床观察与研究调查,结合世界各国对脑瘫的分类,特别是美国脑瘫协会与日本福山幸夫的分类,提出初步方案后,由与会专家代表充分讨论制订的,基本上接受了美国脑瘫协会的定义。在手足徐动型分类中,没有像美国脑瘫协会分得那样详细;在瘫痪部位分类中增加了重复偏瘫一项,因为这一类型脑瘫在临床上较多见。

2. 2006年8月,中国长沙第9届全国小儿脑瘫康复学术会议(简称长沙会议)再次讨论研究,将脑瘫分为六类:痉挛型(Spastic type):锥体系损伤。不随意运动型(Olyskinetic type):锥体外系损伤(手足徐动型)。强直型(rigid type):以锥体外系损伤为主。共济失调型(ataxia type):小脑损伤。肌张力低下型(hypotonic type):常常是锥体系及锥体外系损伤的早期表现,以后有型别变化。混合型(mixed type):锥体系与锥体外系均受损伤。长沙会议分型与1988年佳木斯会议分型相比,去掉了震颤型与无法分类型。

按瘫痪部位分为五类:单瘫:指一个肢体瘫痪。双瘫:指双下肢重于双上肢的瘫痪。三肢瘫:指三个肢体发生瘫痪。偏瘫:指一侧上下肢瘫痪。四肢瘫:指上下肢全部瘫痪。与1988年佳木斯会议相比,去掉了截瘫及重复偏瘫,似乎更精练了。其实根据临床瘫痪发生情况更应该去掉双瘫这一类型,因为所谓双瘫就是四肢瘫的一个类型,表现为下肢重于上肢,三肢瘫也是四肢瘫的一种,只是有一个肢体相对表现较轻而已,临床上很难看到这种类型。

（三）脑瘫分类的困难与型别的变化

世界各国学者在研究脑瘫时,遇到的最大问题就是分类。以上列举了不同时期的分类方法,但是可以看出,到目前为止,世界上还没有统一的分类标准,脑瘫的分类仍然存在着一定的困难。其主要原因为脑瘫是由多种原因引起的疾病,其发生的障碍也相当复杂,所以分类比较困难。现阶段人们不得不从解剖学、部位上进行分类,这与临床应用又有一定的距离。

如果从临床方面,根据病因与临床症状的关系进行分类也是比较困难的。因为很难正确掌握病因所在与临床症状的对应关系,所以不得不从临床症状、临床应用方面去考虑脑瘫的分类,因此也不全面。

如果从神经生理学方面,根据脑瘫定义中的要求、引起脑瘫的原因、瘫痪的性质进行分类,多数学者认为比较理想。但是由于脑瘫并不是单一的运动功能障碍,而是一种脑损伤综合征,所以又给分类造成一定的困难。今后如何正确对脑瘫进行分类,还是一个需要继续研究的课题。

例如,脑组织病变的范围与病型的分类就有直接的关系。如果以痉挛型脑瘫范围广泛的脑部病变和手足徐动型脑瘫仅限于基底神经节的病变相比较,二者临床表现就不相同,前者多有智力低下、癫痫等症状;后者只有不随意动作,发生智力低下的较少见,合并癫痫的更少见。如图1-4所示。

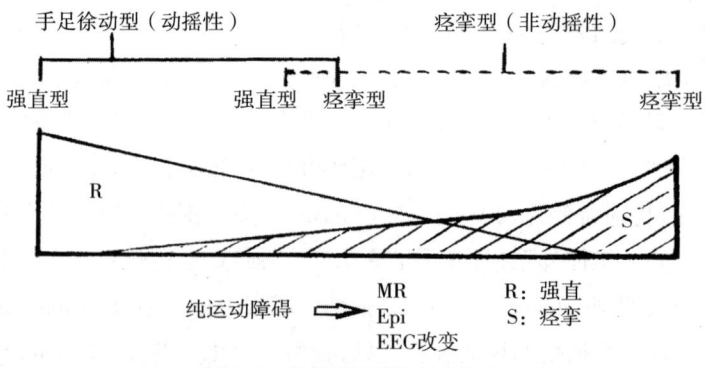

图1-4　脑损伤程度与智力关系

单瘫、截瘫、三肢瘫在临床上十分少见,如果能追查到确切的原因,应该诊断为某疾病的后遗症,而不应诊断为脑瘫。但是临床上常见到只在一个肢体上发生的单瘫,继续发展下去又变成偏瘫,这也可能是偏瘫的早期症状轻,看上去是单个肢体,误认为是单瘫,实际上是偏瘫,多为痉挛型脑瘫。手足徐动型脑瘫都是四肢瘫,绝对没有单瘫。三肢瘫的区别,只有紧张型的手足徐动症与非紧张型的手足徐动症。日本学者廿乐为了便于理解,从临床考虑,提出一个脑瘫分类,见表1-10。

表1-10 考虑临床的脑瘫分类

Ⅰ痉挛型(S)	①单瘫 ②偏瘫 ③全瘫(双下肢瘫) ④双瘫 ⑤三肢瘫 ⑥四肢瘫 ⑦重复瘫
Ⅱ混合型(M)	A　S＞A→①～⑦ B　S≈A→①～⑦ C　S＜A→①～⑦
Ⅲ手足徐动型(A)	紧张型(四肢瘫) 非紧张型(偏身瘫、四肢瘫)

从表中可见,大多数脑瘫都是混合型。脑部病变范围与临床型别的关系见图1-5,从图中可见由核黄疸引起的手足徐动型脑瘫病变范围小,在基底神经节处;由窒息或半球萎缩引起大范围脑损伤,则产生痉挛型或强直型脑瘫。

关于型别的变化,在脑瘫的定义中规定得最明确。特别指出,脑瘫病变是非进行性的,然而运动与姿势是可以变化的,这种变化就是指脑瘫型别的变化。因此型别的变化,也是造成脑瘫分类困难的一大原因。

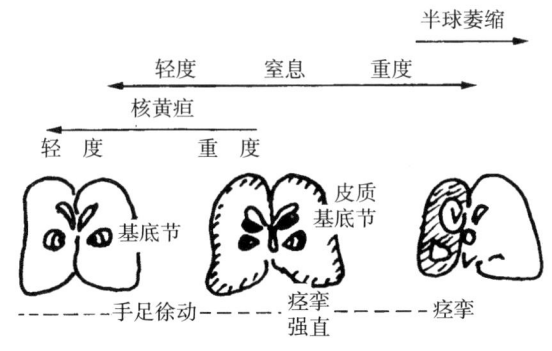

图1-5 脑瘫病变范围与临床型别关系

脑瘫型别的变化与中枢神经系统的发育、功能完善程度密切相关,这是发育神经学需要进一步研究的课题。为了在临床上便于理解,可参考图1-6。例如,痉挛型双瘫或痉挛型四肢瘫,都是广泛的脑损伤,发展下去可形成痉挛型四肢瘫伴智力低下及癫痫,或痉挛型重复偏瘫伴智力低下及癫痫;而由黄疸引起的脑损伤,多不引起智力障碍,多为紧张性手足徐动型,婴儿常表现为肌张力低下型,肌张力逐渐增高,变为紧张性手足徐动型脑瘫。由于脑瘫型别的变化,对脑瘫分类带来了一定的困难,因此在诊断是哪一个类型前,要仔细询问病史,根据发病原因、表现特点,慎重决定。

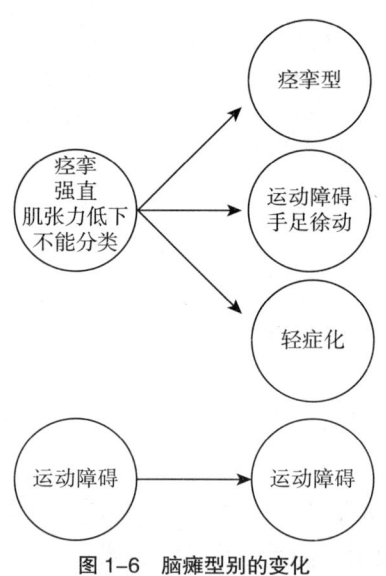

图 1-6　脑瘫型别的变化

八、脑瘫康复的基本方针

脑瘫康复的基本方针是:通过医疗的、工程的、心理的、教育的、社会的手段,等等,使脑瘫患者从身体上、心理上、社会上、职业上得到最大程度的恢复和补偿,使他们面对现实、克服困难、努力拼搏,以健康的心态和良好的素质参与社会,成为社会大家庭中平等的一员。

1982 年,联合国大会第 37 届会议确定 1983 ~ 1992 年为"联合国残疾人十年",制定了《关于残疾人的世界行动纲领》,呼吁各国采取行动。我国政府高度重视,成立了联合国残疾人十年中国组织委员会,并于 1988 年 3 月成立了中国残疾人联合会。1988 年 9 月经国务院批准,颁布了《中国残疾人事业五年工作纲要(1988 ~ 1992)》。从此,我国残疾人的事业步入正轨,有了明确的方向与任务,有了代表残疾人共同利益、维护残疾人合法权益的组织,残疾人的康复教育事业进入了全面发展的新时期。

(一) 提倡早期治疗

从神经生理学的观点出发,婴幼儿的脑组织处于生长发育旺盛时期,脑功能的代偿性强,可塑性大,如果能在这个时期从外界给予刺激性治疗及功能训练,可以使损伤的脑组织在不断的发育过程中,得到最大程度的代偿。年龄越小,运动功能恢复的可能性越大。因异常姿势尚未固定,容易调节与纠正,早期治疗可防止患儿肢体挛缩、变形等继发性损伤。

世界各国学者都提倡早期治疗,例如,英国学者博巴斯(Bobath)认为,早期训练治疗是恢复脑瘫患儿中枢神经系统功能的最有效手段;沃伊塔(Vojta)博士在早期治疗上已取得了卓越的成效,主张在3~6个月前开展治疗。早期治疗是脑瘫康复的重要途径。

(二)脑瘫康复与日常生活相结合

日常生活直接或间接影响患儿运动功能的发展,因此脑瘫的康复必须与日常生活动作密切结合。在脑瘫的康复治疗中,物理治疗师与作业治疗师虽然发挥了重要的作用,但是由于脑瘫患儿多,从事治疗的专职人员少,目前我国培养这些人员的学校也较少,所以患儿能得到专门人员训练治疗的机会较少。况且治疗时间长,不可能都住院治疗。因此对脑瘫患儿的康复除了进行正规系统的训练之外,还要与日常生活的各种动作结合起来,培训家长,开展家庭疗育,通过日常生活动作的康复训练,使患儿掌握穿衣、脱衣、洗漱、如厕、进食、入浴、学习、游戏等日常生活的能力。在治疗中,家长与治疗人员密切配合,鼓励患儿增强信心,克服困难,自食其力,掌握最基本的生活功能,为将来参与社会做好准备。

(三)脑瘫康复必须遵循发育神经学的规律

世界各国学者报道了多种治疗脑瘫的方法,但不论哪种方法,都必须遵循发育神经学的规律,才能收到较好的效果。Bobath疗法之所以能被世界各国学者认可,就是因为它是建立在发育神经生理学基础上,从发育神经学入手进行治疗的。

九、脑瘫的预防

脑瘫是除小儿麻痹症外,又一个重要的肢体致残性疾病。脑瘫不仅给患儿本人带来痛苦,给其家庭带来沉重的损失和负担,也使社会丧失了大量的劳动力,因此预防脑瘫尤为重要。

脑瘫的预防,首先应该从病因入手,按照病因的不同时期,采取必要的措施。具体方法如下:

1. 出生前　做好母亲的孕期保健工作,广泛进行卫生宣传和优生优育工作,保证营养充足,防止外伤,减少有毒物质接触,防止不合理用药,防止妊娠中毒症、流产、早产及感染性疾病与全身性疾病,定期进行产前检查,早期发现母子血型不合的溶血性黄疸,做好必要的预防措施。

2. 出生时　做好分娩时的处理,包括胎心监护等,注意产程变化,防止宫内窒息及新生儿窒息,防止缺血缺氧性脑病发生。如果有血型不合,出生后要仔细观察,防止高胆红素血症,必要时入院光疗或换血,这是防止脑瘫的重要手段之一。

3. 出生后　做好新生儿护理工作,做好各种预防接种,防止传染病发生,做好皮肤护理,防止感染,防止脑外伤,并注意发现早期症状,一旦发现要早期治疗。

目前,围产医学的发展,使新生儿大多都能得到良好的保健与护理,相信在不远的将来脑瘫的发病率一定会逐渐减少。

十、脑瘫的障碍程度

诊断脑瘫时,必须考虑其障碍程度。在临床上对脑瘫的诊断只有一个,但是每个脑瘫患儿障碍的程度却千差万别,其障碍程度可由于脑损伤的原因、部位、程度、范围等情况不同而不同。例如,有的患儿只表现出比同龄儿延迟的运动发育,随着成长会逐渐达到或接近同龄儿的运动功能。但也有的患儿永远达不到同龄儿的标准,并有明显的姿势异常与运动异常。因此对每个患儿的障碍程度必须认真确定,这对评估预后,观察疗效,决定伤残级别等都十分重要。

(一)瘫痪程度分级

我国对瘫痪的程度采用0～5度6级分类法,具体如下。

0级:完全瘫痪。1级:有肌肉轻微收缩而无肢体运动。2级:肢体可在床上移动,但不能抬起。3级:肢体可抬离床面,但不能抵抗阻力。4级:有抵抗阻力运动,但比正常减弱。5级:正常肌力。

锥体束征阳性时,四肢肌肉随意运动障碍的程度并不相同,某些肌群表现严重,某些表现轻微。如上肢前臂伸肌瘫痪比屈肌严重,所以上肢呈屈曲状态;腕关节伸肌瘫痪比屈肌严重,所以腕关节呈屈曲状态;拇指外展肌瘫痪严重,因而多呈拇指内收状态。下肢的内收肌群肌紧张(肌张力)增强,因此患儿下肢呈内收状态;跖屈肌痉挛严重,因此患儿经常呈跖屈尖足状态。

(二)脑瘫功能障碍程度分级

美国脑瘫与发育医学协会(AACDPM)根据功能障碍的程度将脑瘫障碍程度分为4级。

Ⅰ级:患者活动几乎不受限制。Ⅱ级:患者活动轻度或中度受限。Ⅲ级:患者活动中度或重度受限。Ⅳ级:没有有用的活动。

关于以上各级所占的比例,有学者做过调查推算。日本小池文英教授推算的结果为:Ⅰ级占10%～20%,Ⅱ级占30%～40%,Ⅲ级占30%～40%,Ⅳ级占10%～20%。

(三)从治疗的角度进行程度分级

AACPDM从是否需要治疗的观点出发,将脑瘫障碍程度分为4级。

Ⅰ级:不需要进行治疗的脑瘫患者。Ⅱ级:需要矫形器和功能训练的脑瘫患者。

Ⅲ级:需要矫形器和支具,需要进行治疗和集体照顾的脑瘫患者。Ⅳ级:障碍严重,需要长期治疗与收容照顾的脑瘫患者。

十一、脑瘫的伴随障碍

脑瘫除了有中枢性运动功能障碍外,还合并有其他多种损伤,脑瘫与同时存在的其他障碍统称为合并障碍或伴随障碍。

1951年,美国学者登霍夫(Denhoff)在世界上首先提出脑瘫是广泛性脑损伤的一个侧面,而另一个侧面就是同时伴有癫痫、行为异常、智力低下等多种障碍。他明确指出,这些障碍是脑损伤的必然结果。1971年,日本猶林博太郎教授将脑瘫的合并障碍分为八类,并用图形方式清楚地表示出来,这种方法临床应用十分方便。

因为造成脑瘫的原因十分复杂,脑损伤又没有选择性,所以脑瘫的合并障碍也较多,现将常见的合并障碍简介如下。

(一)语言障碍

绝大多数脑瘫患儿都合并有语言障碍。有资料(小池文英,1986)表明,65%~95%的脑瘫患儿伴有语言障碍。每个患儿的语言障碍程度不完全相同,可从完全不会讲话的重度语言障碍到稍有障碍或几乎没有障碍。

发生语言障碍的原因有:①脑损伤后,脑组织发育障碍,特别是语言中枢的发育受到影响;②脑瘫后,颜面肌、舌肌、发音器官肌肉受累,导致构音障碍。

各类型脑瘫都有不同程度的语言障碍,以手足徐动型脑瘫表现最突出,其次是痉挛型脑瘫。目前普遍主张在开展早期治疗脑瘫的同时,还必须开展语言训练,对发声、构音都有一定的好处。

(二)智力障碍

智力障碍是脑瘫患儿最常见的合并障碍之一,每个脑瘫患儿几乎都有不同程度的智力障碍。英国学者李特尔(Little)博士于1843年最早报道脑瘫合并智力低下,他认为脑瘫就是智力低下,脑瘫与智力低下是同义词,因为智力低下难以治愈,所以脑瘫也是不治之症。1932年,美国学者费尔普斯(Phelps)给予了纠正,他经过调查研究,认为脑瘫伴有智力低下的只占1/3,而且是可以治疗的,为脑瘫患儿的康复打开了希望的大门。以后其他各国学者对脑瘫合并智力低下都做了大量的研究调查工作。卡德韦尔(Cardwell)报道了13位学者对3705例脑瘫患儿经心理学评价的智力调查结果,表明智商(IQ)小于70的为30.5%~58.6%,说明脑瘫患儿合并智力低下约占脑瘫总数的1/3~1/2,此结果与Phelps的观点相似(表1-11)。笔者曾对1027例脑瘫患儿进行调查研究,发现有智力低下(IQ<70)者728例,占70.8%,说明并不是所有的脑瘫患儿都有智力低下,但是智力的高低可影响脑瘫的治疗效果。

因为智力好可以配合治疗,容易取得较好的治疗效果;智力差的不容易配合训练,治疗困难,因此效果差。而这些智力差的患儿,往往又因同时存在视觉、听觉及语言障碍,增加了治疗的困难。测定智商也很困难,需要反复进行,这提示我们治疗脑瘫的同时,要重视提高智力水平,只有提高患儿的智力,增强其自我训练意识,积极配合治疗,才是取得疗效的最好方法。

表 1-11 Cardwell 心理学评价脑瘫患儿智力(IQ)调查分布

研究者	例数	智力不足 <70(%)	临界线 70~85(%)	一般 85~120(%)	优 >120(%)
Asher Schnell	354	49.0	26.8	23.1	
Bice	992	49.0	22.5	21.9	6.6
Burgemeister & Blum	38	50.0	11.0	33.0	6.0
Connecticut Study	131	30.5	21.4	45.8	
Dunsdon	916	58.6	17.2	24.2	
Fouracre	65	41.5	23.1	24.6	10.8
Heilman	78	47.0	30.0	23.0	
Hohman	462	58.0	25.0	12.0	5.0
Hoiden	80	45.0	25.0	25.0	5.0
Holoran	139	36.0	38.0	26.0	
Miller & Rosenfeld	330	50.0	22.5	27.5	
Strong Memorial Hospital	90	43.0	30.0	26.0	
Usher	30	43.3	13.3	43.3	

(仿 Cardwell)

(三)癫痫

癫痫也是脑瘫患儿最常见的合并障碍之一。世界上很多学者对脑瘫患儿做了大量的脑电图(EEG)调查,发现脑电图的异常率很高。如表 1-12 所示,脑电图的异常率最低为 18%,最高为 81%,癫痫发病率最低为 4%,最高为 49%。笔者调查的 1027 例脑瘫患儿中有 230 例合并癫痫发作,占 22.4%,与表中日本丸山整肢疗护园资料基本接近。

表 1-12 脑瘫患儿脑电图异常率与癫痫发病率

时间(年)	调查者	脑电图异常率(%)	癫痫发病率(%)
1946	Perlstein	65	47

续表

时间(年)	调查者	脑电图异常率(%)	癫痫发病率(%)
1950	Aird	81	
1953	Perlstein	65	
1955	Winfield	80	
1956	安川	32	
1957	坂口	66	49
1958	Shatvedt	61	
1961	长畑(东京大学医学部小儿科)	40	21
1961	铃木	37	4
1961	铃木	18	13
1961	染井	52	32
1963	北疗育园	54	34
1965	丸山整肢疗护园	60	32

脑瘫患儿合并癫痫,治疗时必须首先控制癫痫发作,如果不能控制或控制得不好,由于痫性放电会对脑组织造成新的损伤,对患儿极为不利,所以要常规检查脑电图,发现异常后要及时给予治疗。

(四)视力障碍

脑瘫患儿中有视力障碍的也较多,婴儿多为视网膜发育不良或枕叶大脑皮质及视神经核变性,传导路性损伤较多见;较大的儿童斜视发病率也较高。国外学者报道见表1-13。

笔者调查的1027例脑瘫患儿中有124例合并视力障碍,占16.9%;151例斜视,占14.7%。日本学者丸尾调查了各型脑瘫中斜视的发病率:手足徐动型占17.4%,痉挛型占40.9%,混合型占22.5%,以痉挛型多见。

表1-13 脑瘫患儿斜视发病率

报道者	斜视发病率(%)
Guibor	60
Grffith Smith	54.8
Breakey	48
Schacht	44
加藤	41
Asher Schnell	25
Ellis	17

可见脑瘫患儿视力障碍是一个较为普遍的问题,斜视会给患儿日常生活带来诸多不便,由斜视引起的弱视也严重影响患儿的视力。此外,还有屈光不正、远视等伴随眼疾困扰着患儿,因此要及早发现视力障碍,纠正异常的头位姿势,防止和纠正斜

视,对有严重眼疾的患儿应送至专科医院诊治。

(五) 听力障碍

听力障碍多由核黄疸及 Rh 溶血或 ABO 溶血引起,手足徐动型脑瘫合并听力障碍最多。由于核黄疸造成耳蜗蜗壳病变,多为高音区耳聋,患儿表现为不同程度的听力障碍,严重者则完全障碍,也有一部分言语障碍的患儿有中枢性耳聋,这是由听力障碍引起的言语障碍。目前,听觉诱发电位检查应用于临床,对判断听力障碍起了重要作用,怀疑脑瘫患儿有听力障碍时,应及时检查并纠正,必要时应配戴助听器。

第二章

发育神经学知识

小儿与成人不同,机体处在不断生长发育的阶段,随着神经系统的逐渐成熟,小儿的反射、姿势、姿势反射等运动功能在发育神经学上也表现出一定的特点与规律,这些特点与规律被称为发育神经学。发育神经学知识不仅可用于健康检查、婴幼儿保健,更重要的是可以作为一种检查手段,发现和判定,异常,尤其对在发育过程中发生的脑瘫等脑损伤性疾病更有诊断价值。

一、神经发育

小儿的神经系统发育最早,胎儿时期脑的发育最迅速。新生儿脑的重量约为370g,约占体重的10%;成人脑约1500g,仅占体重的2.5%。出生后6个月时可为出生时的2倍,达600~700g,2岁时可达900~1000g,7~8岁时接近成人脑的重量,男女几乎无差别。出生时脑细胞数量与成人相同,大约140亿。但轴突与树突少而短,功能不完善。主要是髓鞘化不完善,故刺激引起的冲动传入大脑时,传导速度慢,而且易泛化,不能形成明显的兴奋灶,运动呈总体反应,活动主要由皮质下系统控制。新生儿时只有脊髓水平与脑干有髓鞘化,随着生长逐渐向大脑皮质发育,2个月可达桥脑,6个月达中脑,1岁时大脑皮质髓鞘化才开始出现,4岁时才能完成,髓鞘化后才能建立神经纤维之间的联络。所以小儿时期神经系统的发育只能从原始反射开始,逐渐向高级水平的大脑皮质反射发育,从本能的反射向随意动作发展。

胡滕洛赫尔(Huttenlocher)研究指出,新生儿时期神经细胞的密度大于成人,随着发育逐渐降低。由于神经细胞密度大,突触过剩,所以必须在出生后的适当时期给予必要的刺激,如果不给予刺激,就会影响正常的感觉及神经发育。小儿脑组织对刺激具有应变的能力,所以婴幼儿脑损伤具有较强的恢复能力,这提示我们发现脑损伤后要早期治疗,通过一定的方法,给予一定的刺激,损伤是会恢复的。影响小儿脑发育的因素很多,如遗传因素、环境因素、教育问题、营养、疾病等。

二、反射发育

机体在中枢神经系统的参与下,对内、外环境刺激所做出的规律性应答称为反射。反射必须由感受器、传入神经、神经中枢、传出神经、效应器五部分组成的反射弧来完成,是人类一切神经活动的基本形式,是随意运动的基础。从发育神经学的角度观察小儿反射的发育,其表现出明显的规律性,即新生儿期的反射是脊髓、脑干下部水平的神经发育,这时的反射称为原始反射。随着神经系统的发育,出生后2个月时的反射对应桥脑水平的神经发育,以紧张性颈反射占优势。出生后4个月时,神经的发育达中脑水平,原始反射逐渐消失,出现中脑水平的立直反射。出生后10个月左右,神经的发育达皮质水平,因此小儿出现皮质水平的平衡反射。反射的发育与神经发育的关系见表2-1。

表2-1 中枢神经成熟水平与反射关系

中枢神经成熟水平	该水平的反射	姿势发育	月 龄
脑干下部脊髓	手把握反射、阳性支持反射、逃避反射、交叉伸展反射、自动步行反射、踏步反射	仰卧位、俯卧位	新生儿
桥脑	对称性紧张性颈反射、非对称性紧张性颈反射、紧张性迷路反射、拥抱反射	仰卧位、俯卧位	2个月
中脑	颈立直反射、躯干立直反射、迷路性立直反射、视性立直反射、俯卧位悬垂反射	俯爬、坐位	4个月
大脑皮质	俯卧位平衡反射、仰卧位平衡反射、坐位平衡反射、立位平衡反射	抓立、牵手走、步行	10个月以后

立直反射与平衡反射是构成姿势反射的重要内容,是人类维持正常姿势、正常运动的基础。由此可见小儿反射的发育与神经系统的发育有着密切的关系。脑瘫患儿神经系统发育障碍,反射必然异常,表现为原始反射不消失,立直反射及平衡反射不出现或延迟出现。小儿反射发育准确地反映着神经系统的发育情况,因此可以说,反射是衡量神经系统发育的一把标尺,是判定脑损伤的客观标准,其方法简单、无痛、无损伤、不受患儿主观影响,经济实用,是一种理想的检查方法。

(一)脊髓水平的反射(spinal reflex)

反射中枢在脊髓的反射称为脊髓反射,也称为原始反射。新生儿或婴儿早期已存在,随着神经系统的逐渐成熟,脊髓水平的反射逐渐消失,所以又称新生儿反射或暂时性反射。脊髓反射的种类较多,现将临床上最常用的类型介绍如下。

1.手把握反射(hand palmar grasp reflex)

检查方法 小儿取仰卧位,上肢呈半屈曲状态,检查者把自己的拇指从尺侧放入小儿手掌中并压迫手掌,此时小儿手指立刻屈曲,握住检查者的手指,如果检查者上提手指,小儿可短暂地被拉起(图2-1)。出现在0~5个月。

意义 在出生时就可以观察到,此后更明显,2个月以后逐渐减弱,3~4个月后被有意识的抓握动作取代。手把握反射减弱或消失,见于上位神经元损伤;一侧减弱或消失,多为产伤,如臂丛神经损伤;如果5~6个月后还存在,多为脑损伤。

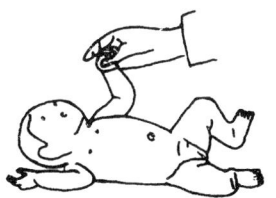

图 2-1 手把握反射

2. 足把握反射(foot palmar grasp reflex)

检查方法 小儿取仰卧位,检查者用拇指压迫其踇趾球部第一、二趾间的足底部位,出现全趾屈曲(图2-2)。出生后即出现,3个月开始消失,10个月左右完全消失,多在开始步行时消失。为了调节站立时的平衡状态,足趾背屈时消失。

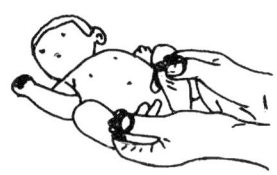

图 2-2 足把握反射

意义 与手把握反射相同。

3. 足伸展反射(magnet reaction reflex)

检查方法 小儿取仰卧位,下肢呈半屈曲状态,检查者用手指触碰屈曲侧下肢的趾尖,小儿的足趾像铁碰到磁石一样顶着检查者的手指,做下肢伸展的动作,也被称为磁石反射(图2-3)。出生后出现,4周开始消失,2个月后完全消失。

4. 支持反射(positive supporting reflex) 又称阳性支持反射。

检查方法 检查者用两手扶于小儿腋下,将其垂直提起,然后下落,当小儿足底接触检查台时,由于皮肤受到刺激,引起下肢屈肌、伸肌同时收缩,下肢伸直支撑体重,躯干直立(图2-4)。出生后出现,1~2个月消失。

意义 新生儿因受分娩的影响,肌张力低而不易引出;在异常的低紧张状态或屈曲优势时也不易引出。与第一伸展期的发育一致,是原始的站立姿势。脑损伤后,中枢神经抑制功能减弱,阳性支持反射增强,出现硬性伸直的姿势,如3个月以后足跖屈不消失,提示有脑损伤。

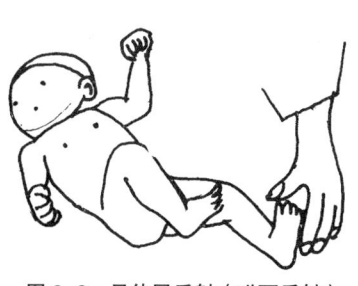

图 2-3 足伸展反射(磁石反射)

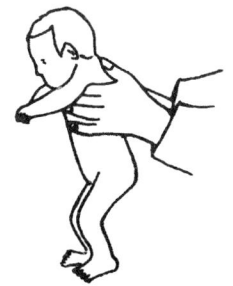

图 2-4 支持反射

5. 足屈曲反射(flexion reflex) 又称逃避反射(withdrawal reflex),是皮肤受到刺激的反应,是发生学上最原始的反射之一,所有的脊椎动物都存在。人类从出生

7~8周就开始出现,其反射是由皮肤的感受器接受到刺激引起的。

检查方法 小儿取仰卧位,下肢伸展,检查者用手指刺激小儿一侧足底,其双下肢立刻屈曲,出现逃避刺激的反应(图2-5)。出生后出现,4周开始消失,2个月完全消失。

意义 脊髓损伤或脑损伤时足屈曲反射减弱或消失。

6.交叉伸展反射(crossed extension reflex) 交叉伸展反射与足屈曲反射相同,在发生学上也是一种最原始的反射。在胎儿时已十分

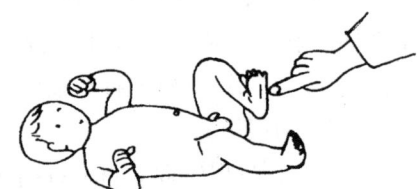

图2-5 足屈曲反射(逃避反射)

活跃,出生后立刻出现,该反射由皮肤的触觉、压觉及关节的感受器接受刺激,传入脊髓α运动神经元,然后兴奋同侧支配屈肌的神经元,抑制同侧支配伸肌的神经元(相反神经支配),使该侧下肢屈曲。而对侧正好相反,抑制支配屈肌的神经元,兴奋支配伸肌的神经元,而使对侧肢体伸展,这就是由两个重复性相反神经支配发生的交叉性伸展反射(图2-6)。

检查方法 小儿取仰卧位,方法有两种:

(1)检查者用一手固定小儿一侧膝关节,使下肢伸展,另一手刺激该侧足底,见小儿另一侧下肢出现先屈曲,后伸展的动作(图2-7A)。

(2)检查者用手握住小儿小腿,屈小儿一侧下肢膝关节于腹部时,其另一侧下肢出现先屈曲而后伸展的动作(图2-7B)。此反射出生后即出现,1个月左右消失。

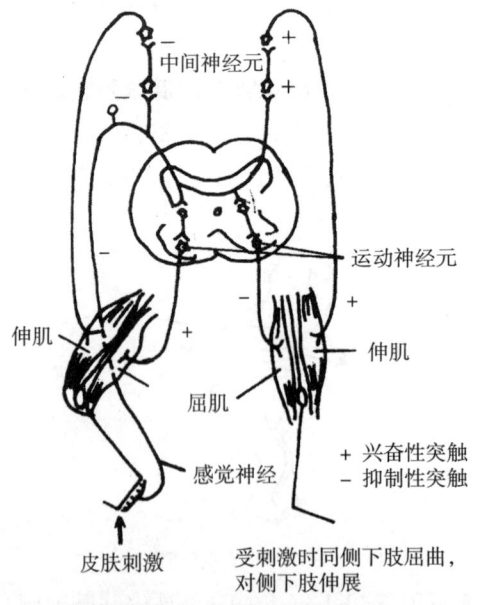

图2-6 交叉伸展反射神经传导示意图

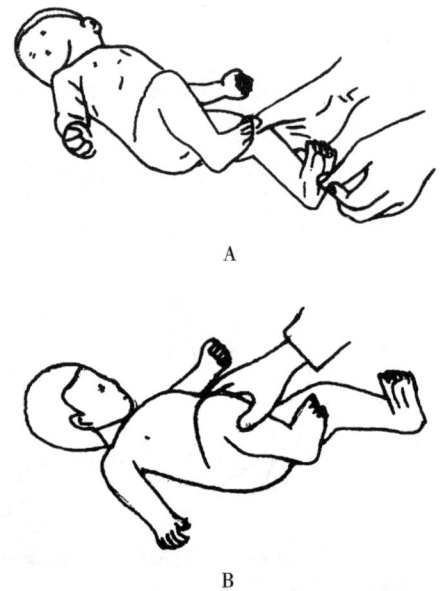

图2-7 交叉伸展反射

意义 当脊髓、锥体系损伤时此反射消失而出现第一趾背屈的巴宾斯基反射，对判定神经系统损伤有重要意义。

7. 跨步反射（placing reflex）

检查方法 检查者将小儿抱起成立位，用一手固定其一侧下肢，使另一侧下肢的足背触碰桌边或床边，小儿出现下肢屈曲，像迈步一样把脚从桌边的下方抬到桌面上的跨步动作，称为跨步反射（图2-8）。

意义 出生后出现，6周左右消失。如果左右不对称、减弱，可疑为脑损伤。

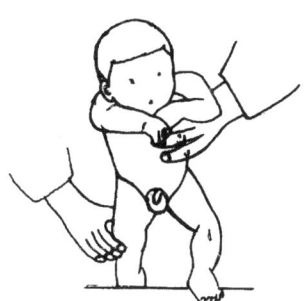
图2-8 跨步反射

8. 自动步行反射（stepping reflex）

检查方法 检查者扶持小儿腋下使之成立位，当足底着床后，检查者使小儿身体前倾，则其出现自然迈步的动作，称为自动步行反射（图2-9）。

意义 出生后出现，1~2个月消失，臀位分娩的小儿和肌张力低下者不易引出，屈肌优势时更难引出。

9. 吸吮反射（sucking reflex）

检查方法 用手指轻触小儿口唇与口角，或者将手指或母亲乳头插入小儿口内，其出现吸吮动作，称吸吮反射（图2-10）。

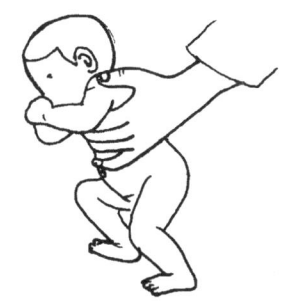
图2-9 自动步行反射

意义 出生后即出现，2~4个月被主动进食所取代。此反射减弱或消失，多为早产儿、生后窒息、外伤等脑干功能损伤；饱食后也不出现，饥饿时该反射呈亢进状态。

10. 觅食反射（rooting reflex）

检查方法 检查者用手或母亲乳头触碰小儿口角及上、下唇，小儿出现张口转向刺激侧，并上、下、左、右寻找乳头的动作，同时小儿头部也表现出屈曲伸展向侧方转动的动作（图2-11）。

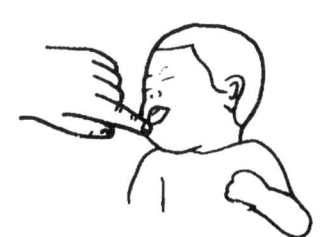
图2-10 吸吮反射

意义 出生后即出现，1个月左右消失。饱食后不易引出，饥饿时呈亢进状态。

11. 耻骨上伸展反射（suprapubic reflex）

检查方法 小儿取仰卧位，下肢屈曲，检查者用手压迫或刺激其耻骨联合处，小儿出现两下肢伸展的反应，称耻骨上伸展反射（图2-12）。此反射存在时期为

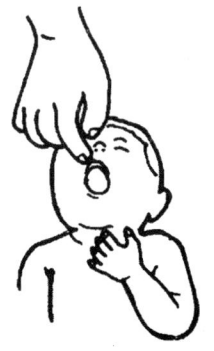
图2-11 觅食反射

出生后0~6周,2个月左右消失。

意义 脊髓损伤或脑组织损伤及早产儿此反射减弱。

12. 跟骨反射(fersen reflex)

检查方法 小儿取仰卧位,下肢屈曲,检查者用叩诊锤敲打小儿足跟,小儿出现下肢伸展的反射,称跟骨反射(图2-13)。此反射存在时期为出生后0~8周。

意义 与伸展反射相同,脑损伤时呈亢进状态。

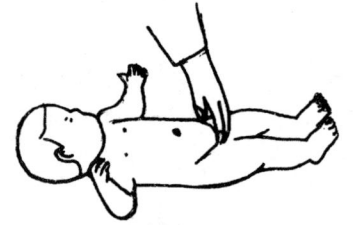
图2-12 耻骨上伸展反射

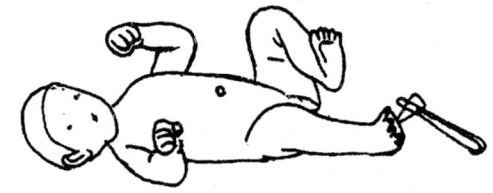
图2-13 跟骨反射

13. 侧弯反射(incurvation reflex or galant reflex)

检查方法 检查者用一手托起小儿胸腹部使之呈俯卧位,用另一手指尖在脊柱旁从上往下划至腰部,正常时躯干向刺激侧弯曲,同侧膝关节伸直(图2-14)。

意义 此反射出生后即可出现,随着月龄增长而逐渐减弱,3个月左右开始消失,如果以后持续存在,说明有脑损伤,偏瘫时左右不对称,手足徐动型脑瘫此反射活跃。

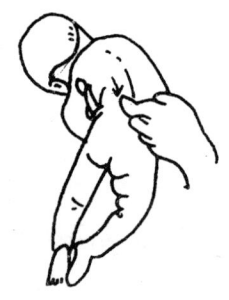
图2-14 侧弯反射

14. 上肢移位反射(arm pssage reflex)

检查方法 使小儿俯卧,颜面着床,两上肢放于脊柱两侧,稍候可见小儿首先颜面转向一侧,同侧的上肢从后方移向前方,手移到嘴边,称上肢移位反射(图2-15)。此反射存在时期为出生后0~6周。

意义 此反射缺失,提示有脑损伤,如果一侧缺失提示臂丛神经损伤及偏瘫。

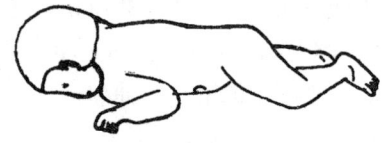
图2-15 上肢移位反射

15. 日光反射

检查方法 在较暗的房间里,把小儿抱到明亮的窗前或在其头部的一侧放置一光源,这时小儿渐渐把头转向明亮侧为阳性。

意义 此反射出生后出现,6~10天明显,如反射缺失,提示有视力障碍、皮质量盲或严重的脑损伤。

16. 张口反射（Babkin reflex）

检查方法 使小儿仰卧位,检查者用双手中指与无名指固定小儿腕部,然后以拇指按压其两侧手掌,小儿立刻出现张口反应,亢进时一碰其两手即出现张口反应(图2-16)。

意义 此反射出生后出现,持续4~6周,2个月开始消失,如果3个月以上不消失,提示有脑损伤,脑瘫时此反射亢进,持续存在的时间很长。

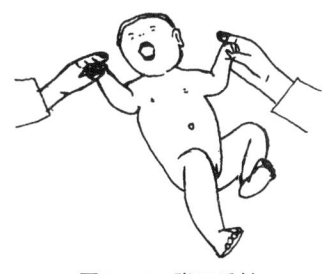

图2-16 张口反射

17. 视觉颜面反射（ROF）

检查方法 使小儿仰卧,在其一侧出示光亮或红色玩具,小儿将头部转向光源或玩具侧为阳性。

意义 此反射出生后即出现,如果缺失提示有视力障碍或脑损伤。

18. 听觉颜面反射（RAF）

检查方法 使小儿仰卧,在其头的一侧用小铃铛发出声响,小儿出现瞬目或将颜面转向声响处为阳性。

意义 此反射出生后即出现,10天最明显,3个月可转动头部,此反射缺失提示有听力障碍或脑损伤。

19. 足跖反射 也称跖反射或巴宾斯基反射（Babinski reflex）。

检查方法 使小儿仰卧,下肢轻度屈曲,全身放松,检查者用火柴棍或大头针等物的钝端由后向前划足底外侧,当划到小趾根部时转向内侧,小儿出现足趾跖屈为阳性。当锥体束病变时,正常的足跖反射消失,出现踇趾背屈,其余各趾轻度外展,称巴宾斯基征阳性(图2-17)。

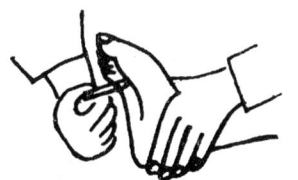 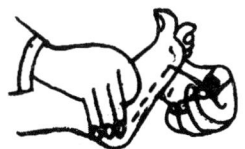

A. 足跖反射　　　　B. 巴宾斯基征阳性

图2-17 足跖反射

意义 此反射出现时期为0~1岁。由于小儿神经系统发育未成熟,锥体束髓鞘化尚不完全,故巴宾斯基征可见于1岁以内到会走路时的正常小儿,2岁前消失。如果小儿有明显的高危因素,1岁以后仍有巴宾斯基征阳性时,提示上运动神经元损伤,失去大脑的抑制作用,而出现下运动神经元的释放症状。这是一种病理性反射,是诊断脑瘫的依据。

由于检查的方法不同,刺激的部位不同,所以有很多反射名称,如划足背外侧缘的称为查多克征(Chaddock sign);用手指由上往下紧压胫骨前缘的称为奥本海姆征(Oppenheim sign);用手紧握腓肠肌的称为戈登征(Gordon sign),虽然引出反射的手法很多,临床意义却相同。有人做过比较,仍以巴宾斯基征的检查法阳性率最高(图2-18)。

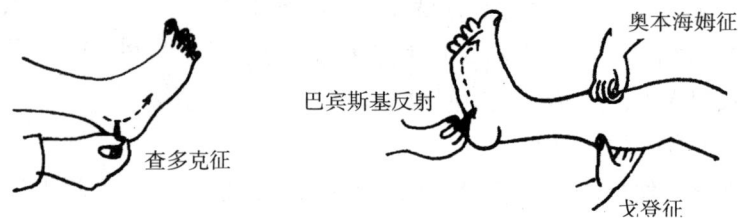

图2-18 各种检查手法

（二）脊髓、桥脑水平的反射

脊髓、桥脑水平的反射有拥抱反射、紧张性颈反射、紧张性迷路反射。这些反射是一种姿势反射,随着神经系统的逐渐成熟及抗重力伸展的发育,在出生后4个月左右逐渐消失。

1. 拥抱反射(moro reflex) 又称惊吓反射。由于头部和背部位置关系的突然变化,刺激深部颈肌固有感受器,引起上肢变化的反射。亢进时下肢也出现反应。

检查方法 有以下5种:

（1）小儿仰卧于床上,用力敲打附近床边发出声音,称声法。

（2）抬高小儿头部15cm,然后下落,称下落法。

（3）水平托起小儿,令头部向下倾斜15°,称托法。

（4）用手指轻弹小儿足底,称弹足法。

（5）拉小儿两手上提,然后突然松开,称拉手法。

反应分两型:①拥抱型:小儿两侧上肢对称性伸直外展,拇指、示指末节指间关节屈曲,呈扇形张开,然后上肢屈曲、肩收拢、前臂收拢呈拥抱状态,小儿有惊吓的表情或哭闹不安,亢进时下肢也出现与上肢相似的反应(图2-19)。②伸展型:又称不完全型,检查时可见小儿上肢突然伸直外展,迅速落于床上,小儿稍有不快的感觉。多见于3个月以上的婴儿。

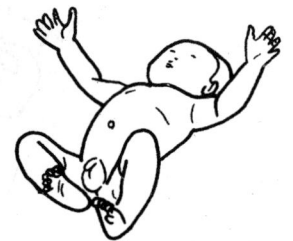

图2-19 拥抱反射

此反射出现时期:拥抱型为0～3个月,伸展型为3～6个月,在3个月内最明显,以后逐渐消失。如果此反射减弱或阴性,说明脑干功能低下,多见于刚出生,处于新生儿休克期或窒息、产伤的婴儿;如果左右不对称或一侧缺失,提示臂丛神经损伤、锁骨骨折;反射亢进,多见于早产儿、低钙、核黄疸;如果6个月以上反射不消失,为脑瘫及其他脑损伤性疾病的佐证,应迅速查找原因,早期治疗。

由于检查拥抱反射的方法不同,刺激部位不同,为了减少对新生儿的刺激,证实哪种检查方法阳性率高,笔者对625名新生儿原始反射进行调查发现,声法阳性率为40.65%,下落法为51.27%,托法为52.05%,弹足法为49.31%,拉手法为97.6%。表明以拉手法阳性率最高,此法不需抬高小儿头部,刺激性小,尤其对疑有颅内出血的小儿更为适用。

2. 紧张性迷路反射(tonic labyrinthine reflex,简称TLR) 又称前庭脊髓反射。这是由于头部在空间位置及重力方向发生变化时,中耳迷路感受器接受的刺激,经延髓前庭核、前庭脊髓束传到脊髓,产生躯干四肢肌紧张发生变化的反射,又称躯干四肢紧张性迷路反射。此外,刺激也可经中耳,从前庭核到中脑的动眼、外展及滑车神经核,兴奋或抑制眼外肌的运动神经元,产生眼紧张性迷路反射,又称前庭眼反射。

(1)躯干四肢紧张性迷路反射:主要特点是仰卧位时伸肌张力增高,俯卧位时屈肌张力增高。

检查方法 ①仰卧位时,使小儿头轻度背屈,因伸肌张力增高而出现四肢伸展,自然仰卧时小儿四肢伸展,也是受此反射的影响(图2-20A)。②俯卧位时,使小儿头前屈,因屈肌张力增高而出现四肢屈曲为阳性,自然俯卧位时小儿四肢屈曲,也是受此反射的影响(图2-20B)。

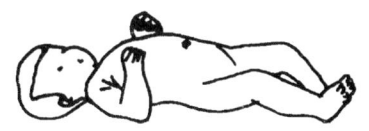 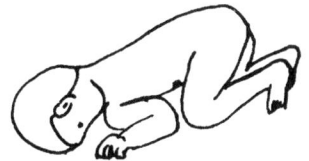

A. 仰卧位,头背屈,四肢伸展　　B. 俯卧位,头前屈,四肢屈曲

图2-20　紧张性迷路反射

此反射出生后出现,1~2个月最明显,3~4个月逐渐消失。如果反射不消失,运动与姿势必然出现异常,是形成脑瘫异常姿势的重要原因。严重时,在仰卧位出现角弓反张(opisthotonus)。

(2)眼紧张性迷路反射:又称前庭眼反射,主要特点是头部运动时,眼球向相反方向运动。

3. 紧张性颈反射(tonik neck reflex) 是头部位置对躯干四肢肌紧张变化的反射。当颈部肌肉关节固有感受器接受刺激,经颈髓后根进入颈髓,在第一颈髓与脑干处综合后,引起四肢肌紧张的变化,有对称性与非对称性两种。

(1)非对称性紧张性颈反射(asymmetrical tonic neck reflex,简称ATNR)

检查方法 小儿仰卧位,检查者将其头部转向一侧时,小儿颜面侧上、下肢因伸肌张力增高而出现伸展,后头侧上、下肢因屈肌张力增高而发生屈曲,呈现一种非对称性的姿势,称为非对称性紧张性颈反射(图2-21)。

出生后即出现,2~3个月时最明显,由于神经系统的发育而逐渐消失。为了进一步了解该反射的规律性,笔者对1430名健康婴儿进行了反射调查,从图2-22中可见ATNR阳性率虽然很低,却表现出一定的特点,即新生儿期阳性率低(8.3%),2个月时最高(21.6%),3个月开始下降(12.7%),到6个月时几乎消失,说明此反射最活跃的时期是出生后4周,与日本前川喜平教授的研究资料非常相似。

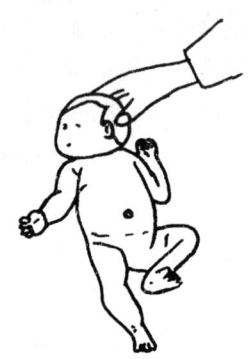

图2-21 非对称性紧张性颈反射(ATNR)

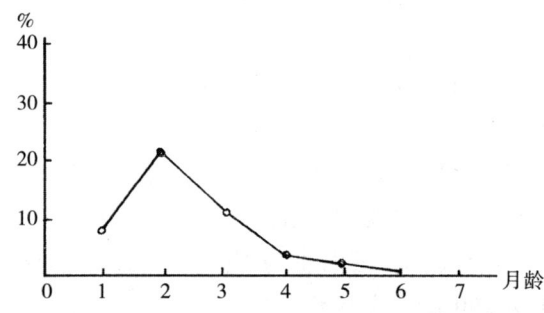

图2-22 1430名健康婴儿ATNR调查

ATNR在仰卧位时容易诱发,因为这种姿势受迷路的影响最小,当旋转头部时,即可引出。ATNR是种系发生中最古老的紧张性反射,在出生后只能短暂地存在,以后随神经系统的发育,在中枢神经的抑制下而消失。如果有脑瘫等脑损伤性疾病,则中枢神经的抑制功能降低,使这种反射残存下来,影响正常姿势与正常运动的发育,出现异常的姿势与运动,这是一种质的变化,是脑瘫的典型特征。

(2)对称性紧张性颈反射(symmetrical tonic neck reflex,简称STNR)

检查方法 使小儿成俯卧位后托起,头前屈时,两上肢屈曲,两下肢伸展;头背屈时,两上肢伸展,两下肢屈曲,呈现一种对称性的姿势,称为对称性紧张性颈反射(图2-23)。

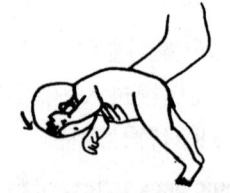 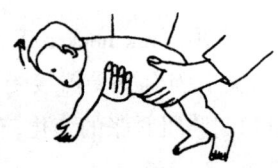

A. 头前屈,上肢屈曲,下肢伸展　　B. 头背屈,上肢伸展,下肢屈曲

图2-23 对称性紧张性颈反射(STNR)

这个姿势恰似动物在获取猎物时的典型姿势,如动物低头(头前屈)吃食时,两前肢屈曲,两后肢伸展;抬头(头背屈)猎取高处食物时,两前肢伸直,两后肢屈曲,这个反射也是古老的种系发生的一种紧张性反射,也只是短暂存在。如果3个月以后仍不消失,在头前屈时,上肢发生屈曲,而不能支撑身体;头背屈时,下肢屈曲,也不能支撑身体,站立不稳而跌倒,表明正常姿势发育受影响,这就是脑损伤的表现。

所以ATNR与STNR是评价脑瘫及其他脑损伤性疾病的重要反射检查法。

查阅国内外文献,有关原始反射的检查方法大约有30种,用如此多的原始反射检查婴儿,不仅需要的时间长,而且婴儿容易疲劳,影响检查效果,同时临床意义又基本相同,因此没有必要做过多的检查。究竟应该选择哪几种原始反射检查?为此笔者于1981年在佳木斯地区对625名新生儿调查其正常新生儿原始反射,并将结果进行统计学处理,打出散点图,计算出每种原始反射的平均阳性率(表2-2)。

表2-2 625名新生儿原始反射各年龄组平均阳性率分布表

项目	时间(小时) 1	6	12	24	48	72	168	336	672	平均阳性率%
拥抱反射	91.2	95.0	95.5	96.8	99.8	100	100	100	100	97.6
吸吮反射	75.6	84.6	92.1	96.2	96.3	97.9	98.0	97.5	97.5	92.8
觅食反射	62.7	62.6	73.7	85.2	90.5	94.6	95.8	95.2	92.6	83.7
手把握反射	75.5	79.0	74.5	80.0	100	100	100	99.8	97.5	90.1
足把握反射	61.5	61.1	71.1	85.2	100	99.3	97.9	96.3	97.2	85.7
ATNR	25.0	23.8	28.1	23.2	3.90	8.10	6.80	7.90	24.2	16.8
STNR	38.5	48.7	34.6	21.8	13.7	15.0	12.9	15.2	19.4	24.5
紧张性迷路反射(俯卧位)	63.1	67.1	67.2	73.0	89.7	87.5	89.5	93.1	97.4	80.9
紧张性迷路反射(仰卧位)	20.9	24.5	26.1	29.8	33.7	35.7	39.1	44.0	43.5	33.1
跟骨反射	12.8	13.7	20.2	19.4	10.8	11.4	11.8	12.1	19.6	14.7
足伸展反射	19.2	20.2	16.1	13.9	7.40	11.8	15.7	25.8	33.3	18.2
支持反射	30.4	26.9	37.5	54.7	71.1	80.8	84.7	85.1	85.8	61.9
耻骨上伸展反射	40.7	44.8	49.1	59.8	71.6	71.3	68.3	72.2	86.2	62.7
交叉伸展反射	16.2	18.9	15.9	15.3	9.00	9.70	13.5	24.7	24.4	16.4
自动步行反射	43.4	40.3	46.5	57.2	60.7	76.7	77.2	71.3	64.8	59.8
跨步反射	45.2	50.3	45.9	51.1	67.7	77.6	79.8	88.9	88.1	65.2
上肢移位反射	52.4	54.5	48.9	49.5	61.2	64.2	65.6	69.0	82.5	60.9
侧弯反射	52.3	56.6	64.3	76.8	87.7	94.0	92.3	90.0	91.4	78.4

续表

时间(小时) 项目	1	6	12	24	48	72	168	336	672	平均阳性率 %
足屈曲反射	37.2	30.9	42.1	56.4	76.2	76.0	78.7	77.8	83.4	62.1
颈立直反射	13.9	17.4	19.3	24.3	36.6	38.5	39.7	37.3	34.8	29.1
张口反射	29.6	31.9	44.4	55.2	69.8	65.1	62.5	58.5	70.4	54.2
足跖反射	69.3	77.1	88.7	97.3	97.1	100	85.4	69.7	85.3	85.6
视觉颜面反射	3.30	5.70	3.70	4.60	3.80	5.10	2.30	4.70	14.0	5.30
听觉颜面反射	2.20	0.50	4.90	8.70	8.50	8.70	8.90	14.0	31.0	9.50

从上表可见,阳性率高于60%的原始反射有以下12种:拥抱反射(97.6%),吸吮反射(92.8%),手把握反射(90.1%),足把握反射(85.7%),足跖反射(85.6%),觅食反射(83.7%),紧张性迷路反射(80.9%,俯卧位),侧弯反射(78.4%),跨步反射(65.2%),耻骨上伸展反射(62.7%),足屈曲反射(62.1%),上肢移位反射(60.9%)。

因此,笔者认为,检查新生儿时要选择阳性率高的反射,阳性率低的原始反射可不必检查。调查发现,新生儿生后有17种原始反射的阳性率较低,但经过48～72小时,阳性率逐渐升高趋于平稳。临床上观察这个时期的新生儿,多闭目、少动、萎靡、肌张力低下、反射减弱或难以引出、呈无欲状态,说明小儿处于分娩后休克期,这是由小儿对分娩时生理上巨大的变化不适应所致。所以原则上在新生儿分娩后休克期内不宜进行或尽量避免检查原始反射,如必须检查,需在生后3～7天过了休克期再复检一次,以免造成误诊,故提倡"二次检查法",即生后Afpgar评分时查一次,生后3～7天再查一次。

(三)中脑水平的反射

中脑水平的反射为立直反射,是指身体在空间发生位置变化时,主动将身体恢复立直的状态。各立直反射不能独立存在,而是互相影响,实现在空间保持身体平衡。出生后就可见到,但以4～12个月最明显,以后由于皮质的发育而逐渐完善,部分反射在2～5岁消失,其余终生存在。

1.颈立直反射(neck righting reflex) 是唯一能在新生儿期见到的立直反射。

检查方法 小儿仰卧位,检查者将其头向一侧转动时,小儿的肩部、躯干、骨盆都随头转动的方向而转动,为阳性反应,这是一种总体运动(图2-24)。

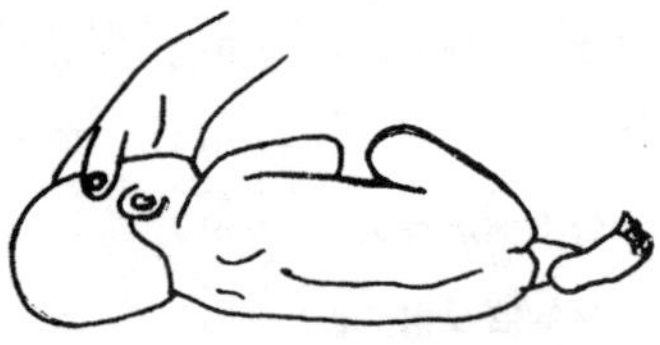

图2-24 颈立直反射

此反射出生后出现,持续6～8周。颈立直反射是小儿躯干对头部保持正常位置关系的反射,是由于头与躯干的扭转刺激了固有感受器,产生的非对称性肌肉收缩的应答反应,以后逐渐被躯干立直反射所取代。

2. 躯干立直反射（body righting reflex） 是躯干对头部保持正常位置的反射，分以下两种：

（1）躯干头部立直反射（body righting reflex on the head）

检查方法 小儿仰卧位，检查者握住其两下肢向一侧旋转成侧卧位时，小儿头部也随着转动，并有头部上抬的动作，称为躯干头部立直反射（图2-25）。

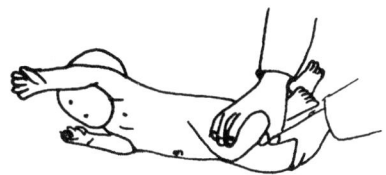

图2-25 躯干头部立直反射

（2）躯干躯干立直反射（body righting reflex on the body）

检查方法 检查者使小儿转成侧卧位后，小儿又主动回到仰卧位的状态，称为躯干躯干立直反射。

以上两种立直反射继颈立直反射之后出现，2～3个月时随着紧张性颈反射的消失而逐渐明显，躯干立直反射与颈立直反射一样，对小儿的翻身及从卧位到起立具有重要作用。婴儿早期头部旋转与躯干的旋转呈不分节总体运动，恰似圆木滚动（rodlike reaction）。随着月龄的增加，神经系统的不断发育，逐渐形成分节的躯干立直反射。如果脑损伤，紧张性颈反射群占优势，此时旋转头部，因产生非对称性紧张性颈反射，而妨碍了躯干的正常旋转。由于躯干立直反射的发育，7～8个月小儿翻身时，首先是头部的旋转，然后是肩部、躯干，最后是骨盆的旋转，这种分节的旋转动作，就是立直反射完善的结果。

3. 迷路性立直反射（labyrinthine righting reflex） 是身体位置发生变化时，头部在空间保持立直的反射。当头部位置发生变化时，从中耳发出的信号传到延髓前庭神经核，经过前庭脊髓束，使支配颈肌的运动神经元活动，调节头部的位置关系。

检查方法 检查者用布蒙住小儿双眼，双手扶持其腰部，然后使小儿身体向前、后、左、右各方向倾斜，无论身体怎样倾斜，小儿头部仍能保持直立位置（图2-26）。

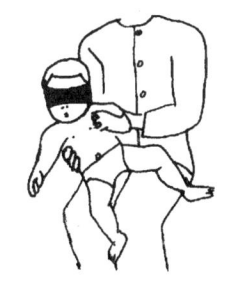

图2-26 迷路性立直反射

正常小儿几乎全部呈阳性反应，检查时须注意不可过分倾斜，以免刺激半规管，出现平衡问题，如果此反应阴性或延迟，可怀疑脑损伤，对判定脑损伤有重要意义。

4. 视性立直反射（optical righting reflex） 是头部位置随着视野变化保持立直的反射。视性立直反射在人类相当发达，是维持正常姿势的重要反射。

检查方法 检查者双手抱起清醒睁眼的小儿放于膝上，然后将其身体向前、后、左、右倾斜,此时小儿头部仍能保持直立的状态(图2-27)。出生后4个月出现,5~6个月明显。

若该反射缺失多为视力障碍,延迟出现提示有脑损伤。

5.降落伞反射(parachute reflex) 实际上是一种保护性伸展反射。

检查方法 检查者双手托住小儿胸腹部,使其呈俯卧位悬垂状态,然后将其头向前下方俯冲一下,正常时小儿迅速伸出两手,稍外展,手指张开,似防止下跌的保护性支撑动作(图2-28)。出生后6个月左右出现,一旦出现,终生存在。

检查时需注意观察两侧上肢是否对称,如果有一侧不出现支撑动作,提示臂丛神经损伤或偏瘫;如果此反射延迟出现或缺失,提示脑瘫或其他脑损伤性疾病。脑瘫患儿此反射还可出现双手向后伸呈飞机样的特殊姿势或上肢呈紧张性屈曲状态。

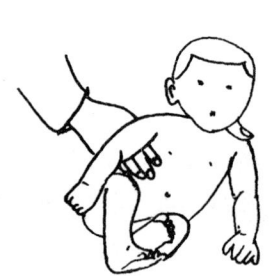

图2-27 视性立直反射

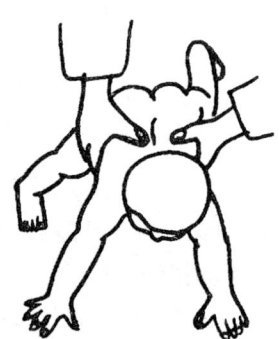

图2-28 降落伞反射

(四)皮质水平的反射

神经系统发育的高级阶段,最后出现的是皮质水平的平衡反射。完成平衡反射不仅需要大脑皮质的调节,而且需要基底神经节、中脑、桥脑、脊髓、小脑等综合作用才能实现。一般情况下,平衡反射多在立直反射出现不久即开始逐步出现,6个月~1岁才能逐渐完善,一旦出现,将参与人类的重要运动功能而终生存在。

所谓平衡反射就是当身体重心移动或支持面倾斜时,机体为了保持平衡,调节肌张力,支配四肢做出代偿动作,保持正常姿势的反应。

根据平衡反射的发育顺序简介如下:

1.倾斜反射(tilting reflex) 有两种:

(1)仰卧位倾斜反射:小儿仰卧于检查台上,四肢自由伸展,检查者抬高一侧检查台,使之发生倾斜,正常时小儿在头立直的同时,抬高侧的上、下肢因调节平衡而伸展,另一侧因保护性反应而出现支撑样的伸展动作。出生后6个月开始出现。

(2)俯卧位倾斜反射:小儿俯卧于检查台上,四肢伸展,检查者抬高一侧检查台,小儿出现头立直,抬高侧上、下肢伸展,另一侧上、下肢也伸展,呈支撑样的伸展动作

(图2-29)。如果倾斜反射发育完成,小儿则顺利地过渡到坐位。

2. 四爬位平衡反射(four foot kneeling reflex)

检查方法 使小儿成四爬位于检查台上,如果抬高一侧检查台,则小儿在头立直的同时,上方上、下肢为了保持平衡而外展、外伸,下方的上、下肢出现支撑体重的动作。出生后8个月出现,1岁左右完成。

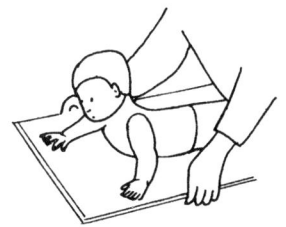

图2-29 俯卧位倾斜反射

3. 坐位平衡反射(sitting reflex)

检查方法 小儿坐位,检查者位于其一侧,用手向前、后、左、右推动小儿,使其身体倾斜,小儿头部直立的同时,通过上肢的保护性伸展反应保持平衡。坐位平衡反射有以下三种:

(1)坐位前方平衡反射:坐位时最早出现的平衡反射。当检查者由后向前推动小儿使其身体向前倾斜时,小儿两上肢迅速向前伸出,出现保护性的支撑动作,拱背坐位出现时,就是前方平衡反射完成的时候。多在出生后5~6个月出现(图2-30)。

(2)坐位侧方平衡反射:当检查者推动小儿向左右倾斜时,正常情况下,小儿的倾斜侧上肢立刻出现向侧方支撑的保护性伸展动作,另一侧上肢有时出现向上伸展调节维持平衡的动作(图2-31)。

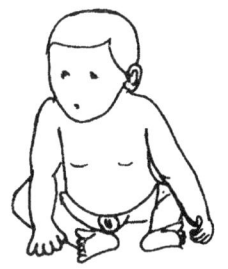 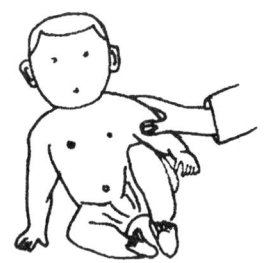

图2-30 坐位前方平衡反射　　　图2-31 坐位侧方平衡反射

(3)坐位后方平衡反射:当检查者在小儿前方,用力向后方推动小儿时,其两手迅速向后方伸展做支撑动作,以保护身体不向后方倾倒。该反射是坐位中最后出现的平衡反射,标志着坐位姿势已发育成熟,开始向立位姿势发展(图2-32)。多在出生后8~9个月出现。

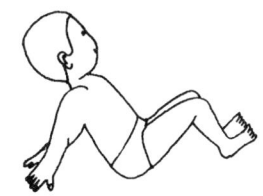

图2-32 坐位后方平衡反射

4. 立位平衡反射(hopping reflex)

检查方法 与坐位平衡反射相似,检查者首先使小儿呈站立姿势,然后从各个方向用力推动其身体向前、后、左、右方倾斜时,小儿上肢伸展以维持平衡,下肢肌紧张增强以支撑体重避免跌倒。立位平衡反射也分三种:

（1）立位前方平衡反射：检查者在站立位的小儿后方，用手推动其身体向前倾斜时，小儿出现一侧下肢向前迈出，腰部向前弯曲或向前走一步的状态（图2-33）。

（2）立位侧方平衡反射：检查者从侧方推小儿使其身体向左或右倾斜，小儿一侧下肢立刻迈出，交叉到倾斜侧支撑身体，保持重心稳定维持平衡，脊柱也向倾倒侧弯曲。有时也出现倾倒侧下肢向外迈出一步，扩大股角，增加支撑面积以保持站立位平衡的状态（图2-34）。

（3）立位后方平衡反射：是小儿反射中最后出现的一个，多在独立、独走时出现。检查者站在小儿前方，用手推其身体向后倾斜时，小儿出现向后退一步，另一侧下肢也向后退一步的动作，有时脊柱向后过度伸展，以调节站立时的平衡（图2-35）。

注意在检查平衡反射推动小儿时，一定要做好保护工作，防止意外发生。

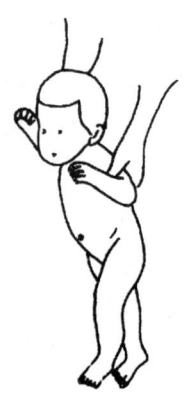 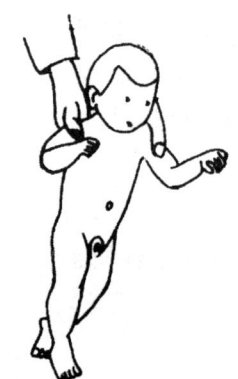 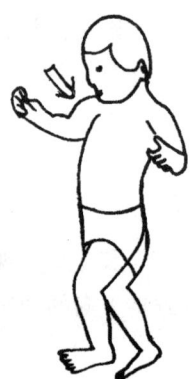

图2-33　立位前方平衡反射　　　图2-34　立位侧方平衡反射　　　图2-35　立位后方平衡反射

平衡反射发育完善，标志着小儿神经系统发育及功能的完善。平衡功能是人类保持正常姿势、正常运动的基础。脑损伤时，平衡反射必然出现异常，主要表现为延迟出现或缺失。治疗时主要采用促通平衡反射的方法，使小儿重新获得平衡功能。

以上从神经生理学的角度，按照发育规律，较系统地介绍了小儿的各种反射，可以看出小儿反射的发育十分准确地反映了神经系统的发育，因而利用小儿反射检查，对早期诊断脑瘫等脑损伤性疾病具有重要意义。国外对小儿反射研究得十分深入，已经建立了小儿反射正常消长量表，作为评定异常反射的依据。笔者在佳木斯地区对1430名0～13个月的健康婴儿进行了反射调查，将调查结果经过probit统计，得出佳木斯地区各月龄正常小儿反射阳性率分布与反射消长月龄（表2-3），并绘制成小儿反射消长标准月龄量表（图2-36），将此量表与日本前川喜平教授引用Milari Comparetti and Gidoni报道的资料做了比较，绘制成图，二者结果极为相似，供读者参考（图2-37）。

表 2-3 1430 名小儿各月龄反射阳性率分布与反射消长标准月龄表

反射项目 \ 组别	各月龄阳性率分布（月）												25% 消长标准月龄	
	1	2	3	4	5	6	7	8	9	10	11	12	消失 25%	增长 %
支持	74.2	55.8	12.7	0.90	0.76								2.0	
拥抱	100.0	97.2	93.2	58.1	45.3								4.7	
手把握	98.4	98.1	87.2	63.6	23.8	12.8	0.8						3.0	
ATNR	8.3	21.6	12.7	1.8	0.76	0.64	0.25						2.5	
STNR	2.6	0.0	1.6	0.9									1.0	
上肢移位	60.6	35.1	31.3	25.4	16.1	16.0	2.6						2.0	
足把握	98.1	92.7	83.0	95.4	44.6	41.0	31.5	7.1	33.9	31.2	27.9	3.6	10.6	
紧迷（仰）	29.1	0.9	3.3	0.0	1.5	0.6							1.7	
紧迷（俯）	89.3	61.2	27.1	10.0	0.7								1.5	
吸吮	81.8	93.6	71.1	40.0	7.69	0.64							2.0	
觅食	77.2	92.7	65.2	43.6	10.7	0.64							2.0	
张口	56.0	25.2	11.0	5.4									1.2	
跟骨	2.2	7.2	8.4	1.8									1.1	
交叉伸展	9.4	20.0	8.4	0.9									1.4	
耻骨上伸展	63.6	82.8	23.7	0.9									1.2	
足伸展	7.95	26.1	11.0	2.7									2.1	
足屈曲	73.8	66.6	15.2	1.8									2.3	
自动步行	56.8	36.0	8.4	0.9									1.3	
跨步	68.9	49.5	13.5	3.6									1.8	
侧弯	80.3	91.8	70.3	40.0	27.6	17.9	11.4	6.12	8.9	15.0	2.1	3.6	4.3	
足跖	96.5	79.2	54.2	31.8	7.6	13.4	10.5	3.0	4.9	2.5			4.6	
目光	12.1	75.6	53.3	30.9	12.3	10.8	17.5	3.0	6.9	5.0	1.0		1.2	
听觉颜面	9.4	81.0	73.7	96.3	100									0.5
视觉颜面	0.37	36.9	63.5	92.7	100									0.6
颈立直	31.4	51.3	34.7	11.8	0.67	0.64	0.87						2.4	
迷路立直		0.9	39.8	65.4	0.0	0.64	0.87						3.6	1.6
视性立直		0.9	4.2	59.0	92.3	96.7	99.1	98.9	100					2.4
躯干立直		1.8	5.0	30.9	40.0	62.1	86.8	97.9	100					2.9
降落伞			0.9	5.3	22.4	49.1	73.4	92.0	98.0	100				5.6
前方平衡				1.5	9.6	47.3	62.2	77.2	97.5	98.9	100			6.1
侧方平衡					1.2	21.9	60.2	74.2	90.0	93.5	100			6.4
后方平衡						5.1	9.9	12.5	38.7	52.7				9.7
立位平衡						3.0	0.9	6.2	6.4	54.5				12.5

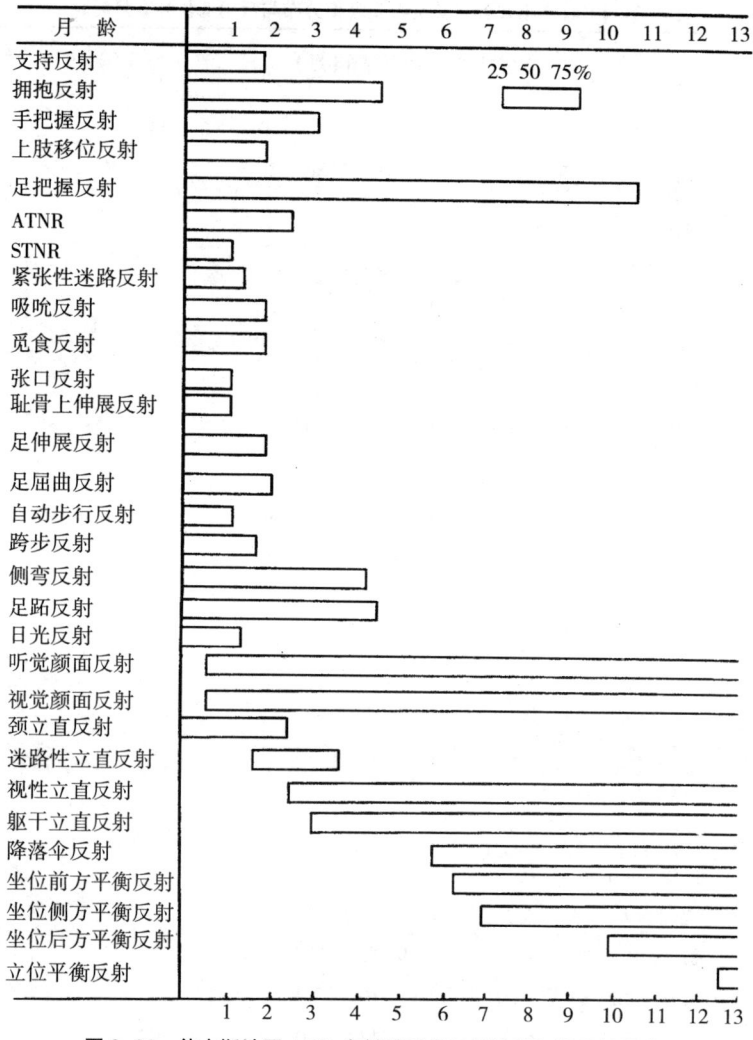

图 2-36　佳木斯地区 1430 名健康婴儿反射消长标准月龄量表

三、姿势发育

姿势是指从一个动作转换成另一个动作时，身体各部位之间所呈现的位置关系，也就是机体在相对静止时，克服地心引力所呈现的自然位置，如仰卧位、俯卧位、坐位、立位等。姿势是产生自发运动和随意运动的基础，只有保持正常的姿势，才能出现正常的运动，姿势随着神经系统的发育而发育，又在神经系统的调节下保持正常。如果发生脑损伤、神经系统发育障碍，必然影响姿势发育，出现姿势异常，所以姿势发育的情况能准确地反映神经系统的发育情况，是客观评价中枢神经系统发育的依据。通过检查小儿姿势，不仅能够评价健康小儿发育情况，还可以早期发现异常，对早期诊断脑瘫及其他脑损伤性疾病具有重要意义。小儿姿势发育的规律主要包括：

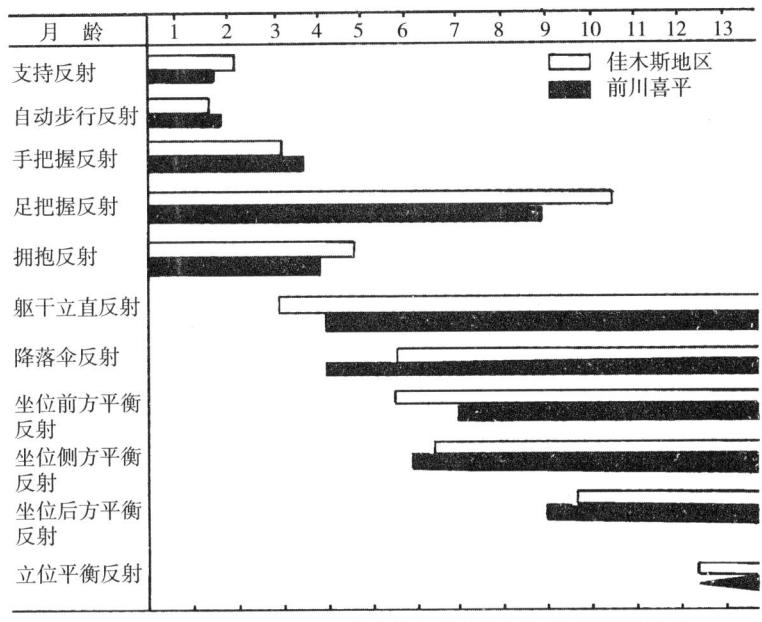

图 2-37　佳木斯地区婴儿反射消长标准月龄与前川喜平资料比较

1. 头尾发育规律　指小儿姿势的发育先从头部开始,然后是躯干与下肢。如脊椎的发育,首先是从头竖直开始,颈屈在胚胎时已形成,出生后支持头的抬起与竖直,然后是胸部离床,上肢支撑胸椎与腰椎的发育,最后才有坐位与立位的发育。

2. 近位到远位的规律　如俯卧位时,先有肩部的支撑、肘支撑,最后才是手支撑。爬行时也是如此,从腹部贴床的低位爬行到高位爬行,发展成膝立位,最后形成立位。在手指精细运动发育之前,先有肩部的摆动、肘和腕的屈曲伸展,表现了从近端向远端发育的规律。

3. 总体运动到分离运动的规律　小儿出生后神经功能不健全,髓鞘不完整,运动由皮质下及脊髓控制,受刺激后产生总体运动,3个月以后有近位关节运动及远位关节运动,然后才有手指关节屈伸的分离动作及髋关节分离动作与脊柱旋转动作。

4. 由反射向随意运动发育的规律　新生儿最初是反射性的不随意运动,如放在手掌中的物品,开始只是一种把握反射,以后才是随意的抓握动作。

5. 由粗大运动向精细动作发育的规律　如开始是全手的抓握,以后发展为拇示指对指、能捏起米粒大小物品的精细动作。

6. 连续不断的发育规律　姿势发育是连续的,在姿势发育的过程中没有明显的区分界线。目前教科书上的区分界线是为了科研观察、病案统计及临床工作需要制订的。

小儿姿势发育表现出一定的规律,在俯卧位、仰卧位、坐位、立位的姿势中也表现出一定的模式。掌握姿势发育的规律十分重要,同时要注意个体差异。

(一) 仰卧位姿势发育

背部贴床的卧位姿势称仰卧位姿势。

新生儿:头向一侧或呈正中位,四肢呈屈曲或半屈曲状态,左右对称或非对称状态,如果仔细观察有下面三种姿势:①上、下肢均呈半屈曲状态(图 2-38A)。②后头侧上肢伸展,下肢屈曲;前头侧上肢屈曲,下肢也屈曲(图 2-38B)。③新生儿前头侧与后头侧的上肢均呈伸展的姿势(图 2-38C)。

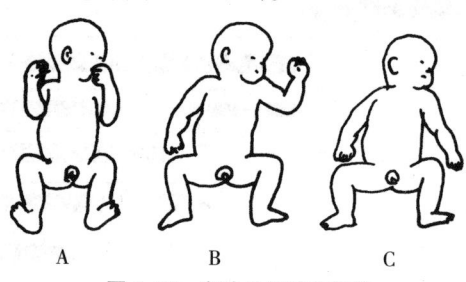

图 2-38　新生儿仰卧位姿势

1 个月:颜面向一侧或正中位,与新生儿姿势相同,多数情况下呈两侧上肢伸展或肘关节轻度屈曲或呈非对称姿势(一侧伸展一侧屈曲)。这时的小儿主要是以屈曲姿势为主,此期称**第一屈曲期**。

2 个月:头向一侧或左右旋转,由于头部位置的影响,小儿常呈非对称性紧张性颈反射的姿势,开始由屈曲姿势向伸展姿势发展,此期称**第一伸展期**。

3 个月:颜面多呈正中位,下肢交替伸展或呈对称性屈曲姿势,这个时期是正中位的准备阶段,非对称性姿势逐渐消失。

4 个月:头正中位,躯干稳定,四肢多呈对称性屈曲姿势。

5 个月:头部完全正中位,四肢呈对称性屈曲,手指的随意动作明显。小儿可用手抓自己的脚送到口中,呈手、口、眼协调的动作,此期称**第二屈曲期**。

6 个月:四肢呈自由伸展状态,随意动作增多,有的小儿厌烦仰卧姿势,开始有翻身的动作或已可自由地左右翻身。

7 个月:头部自由活动,四肢自由伸展,躯干有旋转动作,小儿可灵活地左右翻身。这个时期的小儿主要以伸展姿势为主,此期称**第二伸展期**。

仰卧位姿势的发育见图 2-39。

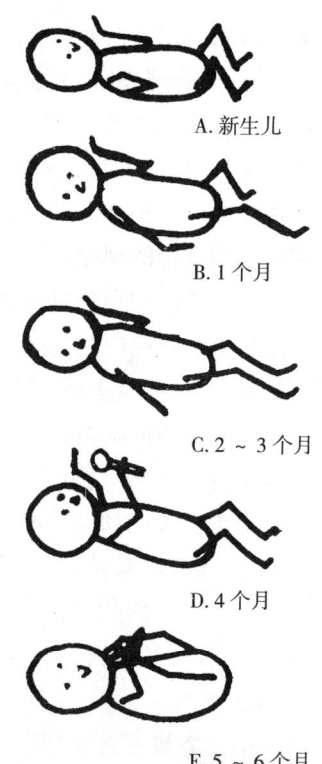

图 2-39　仰卧位姿势发育

仰卧位姿势发育规律:

(1)由屈曲向伸展发育:仰卧位的发育,大体可分为四个阶段,主要受肌紧张变化的影响,Lngram 将其进行了总结(表 2-4)。

表 2-4　小儿仰卧位姿势发育变化表

阶段	时间	姿式
第一屈曲期	0~6周	四肢躯干呈半屈曲状态
第一伸展期	7~15/16周	上肢或四肢伸展
第二屈曲期	4~7/8个月	手、躯干稳定
第二伸展期	8/9~12/14个月	可立位

第一屈曲期:出生后 0~6 周,是屈肌占优势的时期,小儿呈对称屈曲的姿势。

第一伸展期:出生后 7~16 周,受非对称性紧张性颈反射的影响,小儿出现交替伸展,多取非对称性的伸展姿势。

第二屈曲期:出生后 4~7 个月,由于随意动作的出现,非对称性紧张性颈反射逐渐消失,四肢呈对称性屈曲,手、口、眼协调的时期。

第二伸展期:出生后 7~8 个月,这个时期的小儿四肢多呈自由伸展的姿势。

(2)从反射活动到随意动作:新生儿及婴儿早期受紧张性颈反射及交叉伸展反射的影响,出现屈曲与伸展的动作,以及非对称性姿势。由于神经系统的发育,仰卧位的姿势则由反射性动作向随意动作发育,如随意翻身及自由伸展。

(3)手、口、眼协调:小儿从 4~5 个月开始四肢出现对称性屈曲,此时可用手抓住双脚放在嘴里玩,这时小儿虽然肩部与臀部都抬高,躯干弯曲,接触床面积很少,但仍然能稳定保持仰卧位的平衡状态,所以称此为手、口、眼协调,这是婴儿仰卧位发育的最高阶段。如果出现手、口、眼协调,则可以排除脑瘫。

(二)俯卧位姿势发育

腹部贴床的卧位姿势为俯卧位姿势,也称为腹卧位姿势。俯卧位的发育就是克服地心引力,抗重力肌伸展发育的过程,见图 2-40。

新生儿期(1 个月):头向一侧,下颌抵床,全身呈屈曲的状态,下肢屈曲于腹部,所以臀比头高,小儿不能抬头或时有瞬间抬头,此时支点在头部。

2 个月:俯卧位时头呈正中位或向一侧,头有上抬动作但不持久,为瞬间抬头,下肢呈半伸展状态,由于有抬头的动作及下肢的略伸展,所以此时臀、头等高,支点后移于颈部及上胸部。

3 个月:可用肘支撑,头部抬高≤45°,下肢伸展,此时小儿呈头高臀低位,支点向后移于胸腰部。

4 个月:用肘部支撑,胸部离床,头部上抬 45°~90°,十分稳定,下肢伸展,头高于臀,支点在腰部。

5个月:用双手或前臂支撑体重,下肢自由伸展,前胸大部分离床,可抬头90°,支点在腰骶部,头明显高于臀。

6个月:手指伸展,用手支撑体重,抬头90°以上,四肢自由伸展,支点在骶尾部,此时可翻身成仰卧位。

7个月:用双手或单手支撑体重或用一手支撑体重,另一手取玩具,也可以支撑向后成坐位,或者腹部不离开床面爬行,称为**肘爬**。

8个月:用双手支撑或肘部支撑,胸部离床腹部不离床爬行,又称**腹爬**,可见下肢交替动作。

9个月:手或肘支撑,腹部离开床面爬行或向后退着移动。

10个月:用手和膝关节爬行,称为**四爬**。

11个月:用手和脚支撑向前移动,称为**熊步**或**高爬**。

12个月:可以用膝关节支撑躯干立直地向前移动。

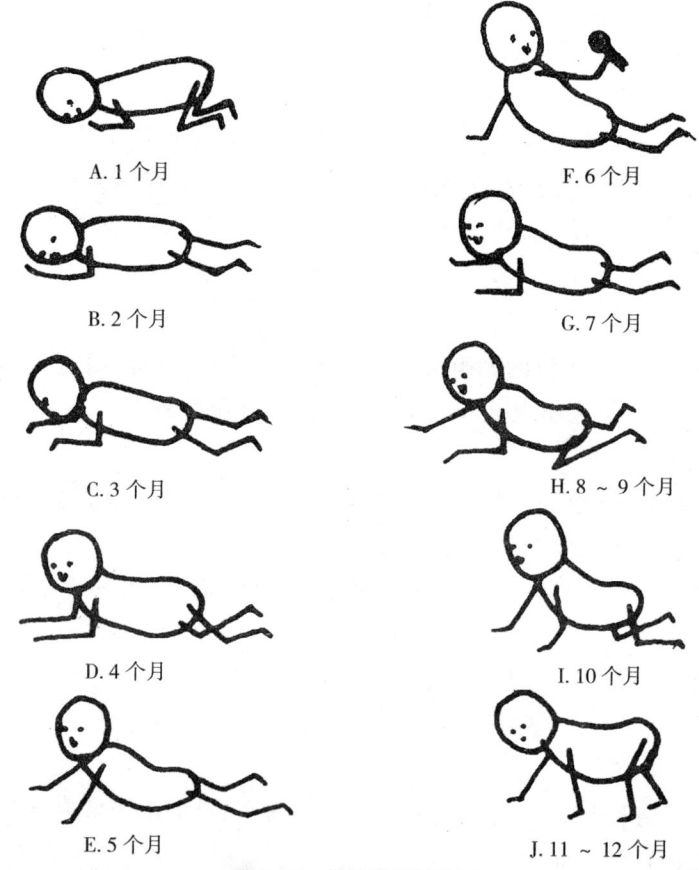

图2-40 俯卧位姿势发育

俯卧位姿势发育规律:

(1)由屈曲向伸展发育:由于受紧张性迷路反射的影响,小儿呈现屈肌优势,下肢屈曲于腹部下方,表现为由臀高头低到臀头等高,最后发展为头高臀低的姿势,这种姿势的变化是由屈曲姿势向伸展姿势发育的结果。

(2)抗重力伸展发育:俯卧位姿势的发育是由头部贴床,经过了头离床、胸离床、用肘支撑、用手支撑,最后用一只手支撑体重的抬头过程,体现了抗重力伸展、克服地心引力的发育过程,支点由头部、颈部、胸部、腰部逐渐向后移,当支点移行到骶尾部时,出现爬行,是为坐位、立位做好准备的阶段。所以小儿俯卧位的发育就是抗重力肌发育,支点由前向后移动(图2-41)。脑瘫患儿抗重力肌发育障碍,支点后移障碍,表现为臀高头低的姿势。

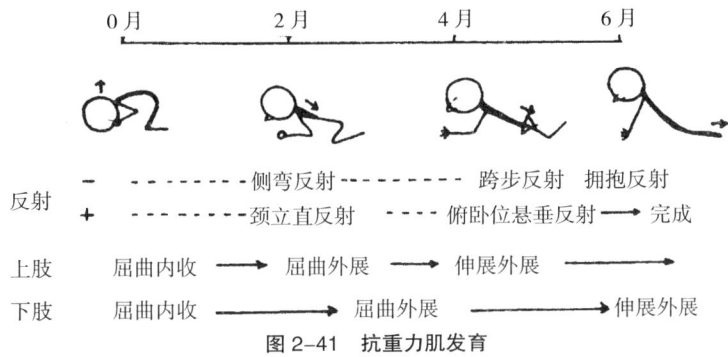

图2-41 抗重力肌发育

(3)由低爬向高爬的发育:爬行是俯卧位发育的一个组成部分,也体现了抗重力、抗地心引力的发育过程。开始爬行时,是由两侧肘部交替向前移动带动下肢,见不到下肢交替动作的**肘爬**或**拖爬**;然后出现下肢交替运动的俯爬,也称**低爬**;胸部离开床面,用手和膝关节进行交替运动的姿势,称为**膝爬**或**四爬**;最后是躯干完全离开床面,用手及脚像动物走路那样移动,称为**高爬**或**熊步**。如果违背这个发育规律则可怀疑异常。如痉挛性双瘫的患儿,爬行时只能用双肘支撑带动全身,呈现一种拖着下肢爬行的姿势,看不到下肢的交替动作。

(三)坐位姿势发育

坐位是卧位与立位的中间体位,指髋关节屈曲、脊柱垂直于床面的姿势。坐位是人类生活最基本的姿势,随着小儿月龄增长而逐渐完善。

新生儿期:此时因屈肌优势,脊柱不能充分伸展,当扶坐时,脊柱向前弯曲,呈现全前倾坐位,头部也不稳定,这是坐位的最初阶段。

2个月:脊柱比新生儿期有明显伸展,但仍向前屈曲,呈半前倾坐位,头部较新生儿期稳定。

3个月:坐位时脊柱向前弯曲,仍然呈半前倾姿势,但头部可以竖直。

4个月:脊柱伸展,扶持可坐,头稳定,为扶腰坐的早期阶段。

5个月:脊柱较4个月时伸展,两手稍扶持可坐,为**扶腰坐阶段**,头部十分稳定。

6个月:可以独坐,但需双手在前支持,脊柱略弯曲,呈**拱背坐位**。这是独坐的最早阶段,也是坐位前方平衡反射出现的时期。

7个月:脊柱伸展与床面成直角,是坐位的稳定阶段,称**直腰坐阶段**。

8～9个月:脊柱伸展,直腰坐位非常稳定,并可左右旋转身体,称**扭身坐阶段**,是独坐的高级阶段,并可由坐位变换成其他体位。

坐位姿势发育规律:

(1)坐位的发育顺序:可分为六个阶段,依次为全前倾、半前倾、扶腰坐、拱背坐、直腰坐、扭身坐。

(2)坐位发育与平衡反射发育密切相关:如拱背坐时,前方平衡反射发育完成,直腰坐时侧方平衡反射发育完成,扭身坐时后方平衡反射发育完成。

(3)坐位发育是抗重力肌发育的继续(图2-42)。

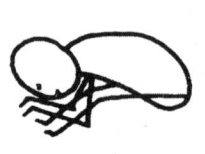

A. 新生儿全前倾坐位

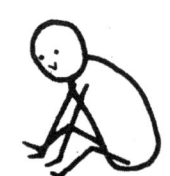

D. 6个月:拱背坐位

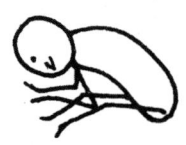

B. 2～3个月:半前倾坐位

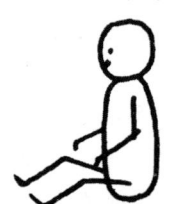

E. 7个月:直腰坐位

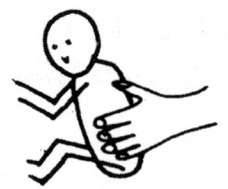

C. 4个月:扶腰坐位

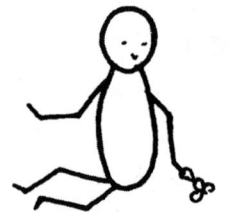

F. 8～9个月:扭身坐位

图2-42 坐位姿势发育

(四)立位姿势发育

立位姿势指身体站立的姿势,是人类姿势发育的最高级阶段。

新生儿期:足底一着床,小儿颈部、躯干及下肢就出现伸展的动作使身体立直,称**阳性支持反射**,这是人类站立的最初阶段。

2个月:阳性支持反射逐渐消失,下肢出现半伸展、半屈曲的状态但**不能支持体重**。

3个月:膝与腰部屈曲,可**短暂支持体重**。

4个月:由于伸肌发育,小儿下肢伸展能力加强,可以伸展支持体重,多呈**足尖支持状态**。

5~6个月:小儿站立时出现跳跃动作(jumping phase),称为**立位跳跃阶段**。

7~8个月:检查者扶持小儿腋下时,多数可站立,称为**扶站阶段**,也有少数不支持的。这个阶段的站立,髋关节多不能充分伸展。

9个月:此时小儿可抓物站立或抓住检查者的手后自行站起,站立时脊柱可充分伸展,称为**抓站阶段**。

10个月:在抓站的基础上,由于平衡功能的逐渐完善,小儿常表现为独自站立,开始时间较短,以后逐渐延长,称为**独站阶段**。

11个月:在独站的基础上,小儿站立稳定后,可以牵手迈步向前走,称为**牵手走阶段**。

12个月:小儿独立步行的阶段,称为**独走阶段**,步行早的小儿9个月便可会走,最晚不能超过18个月,存在个体差异。

立位姿势发育规律:

(1)从反射动作到随意动作:立位是由原始的阳性支持反射开始,逐渐发育到随意地站立与行走。

(2)连续不断地发育:体现了由量变到质变的过程。由阳性支持反射到支撑体重、双足站立。当平衡反射出现时,可以独自站立与步行,这是连续性的发育过程。

(3)立位发育分10个阶段:阳性支持反射、不能支持、短暂支持、足尖支持、立位跳跃、扶站、抓站、独站、牵手走、独走(图2-43)。

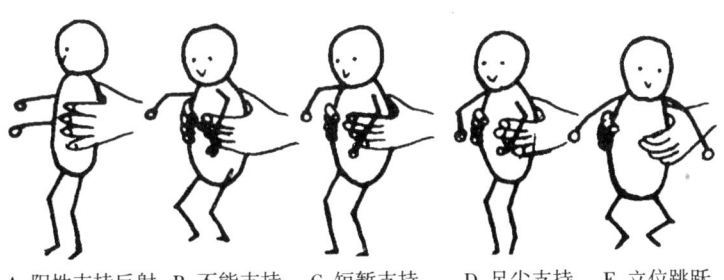

A. 阳性支持反射　B. 不能支持　C. 短暂支持　D. 足尖支持　E. 立位跳跃

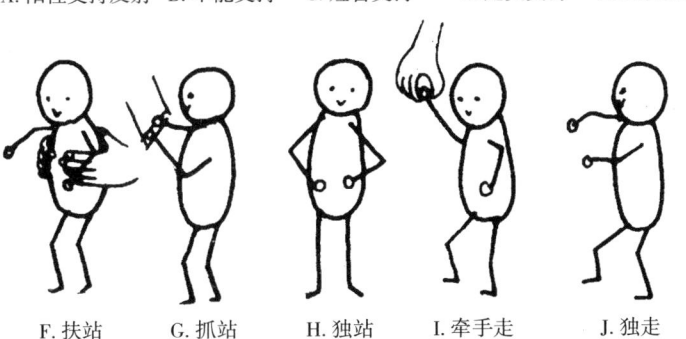

F. 扶站　　G. 抓站　　H. 独站　　I. 牵手走　　J. 独走

图2-43 立位姿势发育

（五）步行姿势发育

人与动物最大的区别是能用两脚走路,这标志着人的平衡功能十分完善。

步行姿势发育规律:

（1）由两脚分开大足距向两脚并拢小足距发展:身体的平衡与稳定取决于人体重心(人体直立时,重心位于第二腰椎前方7cm处)与支撑面积。支撑面积越大,稳定角越大(支撑面两边线与重心的夹角为稳定角),稳定性越强。所以小儿开始走路时,由两足分开大足距向两足并拢小足距发展。

（2）由上肢上举到上肢下降发展:小儿开始走路时,两上肢常常水平上举,目的是调节平衡。随着发育,上肢逐渐下降到躯干两侧(图2-44A)。

（3）由无上肢的交替运动到有上肢的交替运动:小儿开始走路时,只是同侧上、下肢的运动,看不到交替的运动,以后逐渐发育成上、下肢的交替运动。

（4）由肩与骨盆从无分离动作向有分离动作发育:小儿开始走路时,肩部与骨盆呈同一方向的无分离动作,以后逐渐发育为肩与骨盆有分离动作(图2-44B)。

（5）由走小步向迈大步的有节律步调发育:小儿开始走路时,常常迈小快步,这是由于步幅小,游脚期短,稳定性强,随着平衡功能的完善,逐渐向大步有节律步调发展(图2-44A)。

（6）步行接地期比游脚期长。

（7）足尖与后跟接地时间短,主要为全脚接地。

（8）接地时需很多肌肉参加活动,对游脚期作用大的是大腿肌肉。

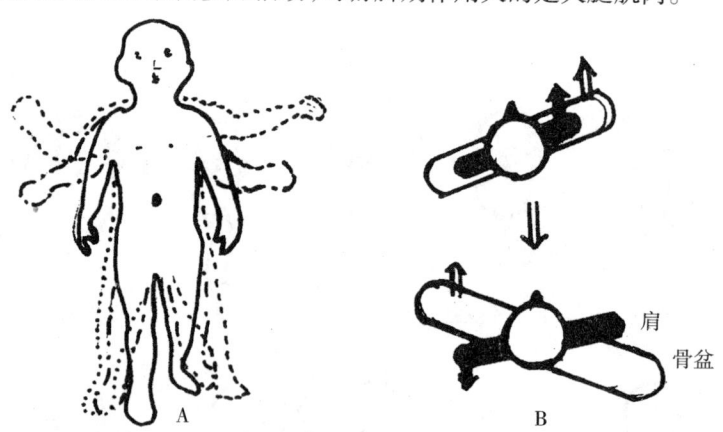

图2-44 步行姿势发育

（六）手指功能发育

手指功能发育又称精细动作发育,也是小儿发育中重要的内容之一。如轻度脑损伤者,粗大运动几乎正常,但是精细的协调运动多表现出异常,因此判定轻度脑损伤必须检查精细动作的发育情况。以下以小儿抓一个3cm³积木的方法为例,观察小儿手的发育。

新生儿期:手握紧,拇指握在四指之中,是一种**把握反射**。

2～3个月:手指呈半张开状态,让其抓积木时,能**握一会儿**后松开。

4～5个月:手指张开,有意识动作增加,握积木时是**全手掌握**。

6～7个月:见物可伸手去拿,抓积木的方法是**桡侧手掌握**。

8～9个月:随意动作十分明显,手指灵活,抓积木的方法是**桡侧手指握**。

10个月:手指十分灵活,抓积木的方法是用拇指和其他指的指腹抓,是一种夹起方法(**手指夹**)。

11～12个月:抓积木的方法是用**指尖**捏起的一种捏的方法,可捏起米粒大小的东西,是一种十分精细的对指动作。

总之,手指精细动作的发育过程为:手握紧、全手掌握、桡侧手掌握、桡侧手指握、手指夹、手指尖捏起来的对指动作(图2-45)。

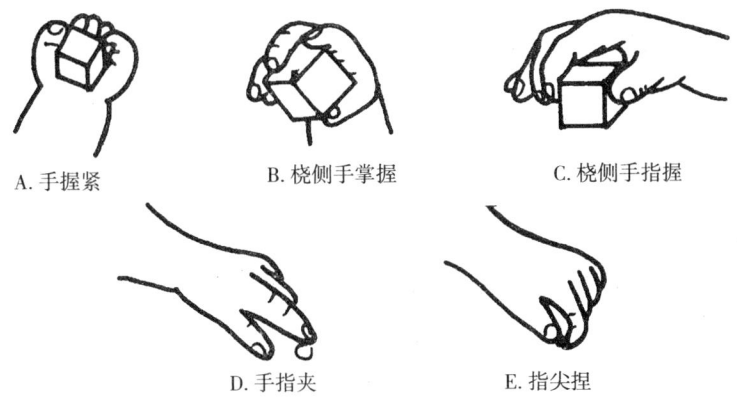

A. 手握紧　　B. 桡侧手掌握　　C. 桡侧手指握

D. 手指夹　　E. 指尖捏

图 2-45　手指精细动作发育

为了更好地理解小儿姿势发育的规律,清楚地掌握各姿势间相互的变换关系,日本学者儿玉和夫教授把小儿的各种姿势绘制成一个流程图,该图全面地概括了小儿姿势发育的全过程,生动逼真,深入浅出,极具参考价值(图2-46)。

图2-46按仰卧位、俯卧立、坐位、立位、手指精细动作发育的顺序介绍了小儿姿势的发育。目前,国外对小儿姿势做了大量深入细致的研究工作,各国都建立了本国的小儿姿势量表,我们于1980年在佳木斯地区随机选择1265例0～12个月的健康婴儿,进行了小儿姿势发育情况调查,将结果采用probit分析进行统计处理,计算出25%～90%通过月龄。为了便于观察判定、使用方便,绘制成正常小儿姿势发育量表供参考(表2-5)。其中部分项目与日本资料及丹佛资料比较,结果十分相似,可作为判定异常的依据。

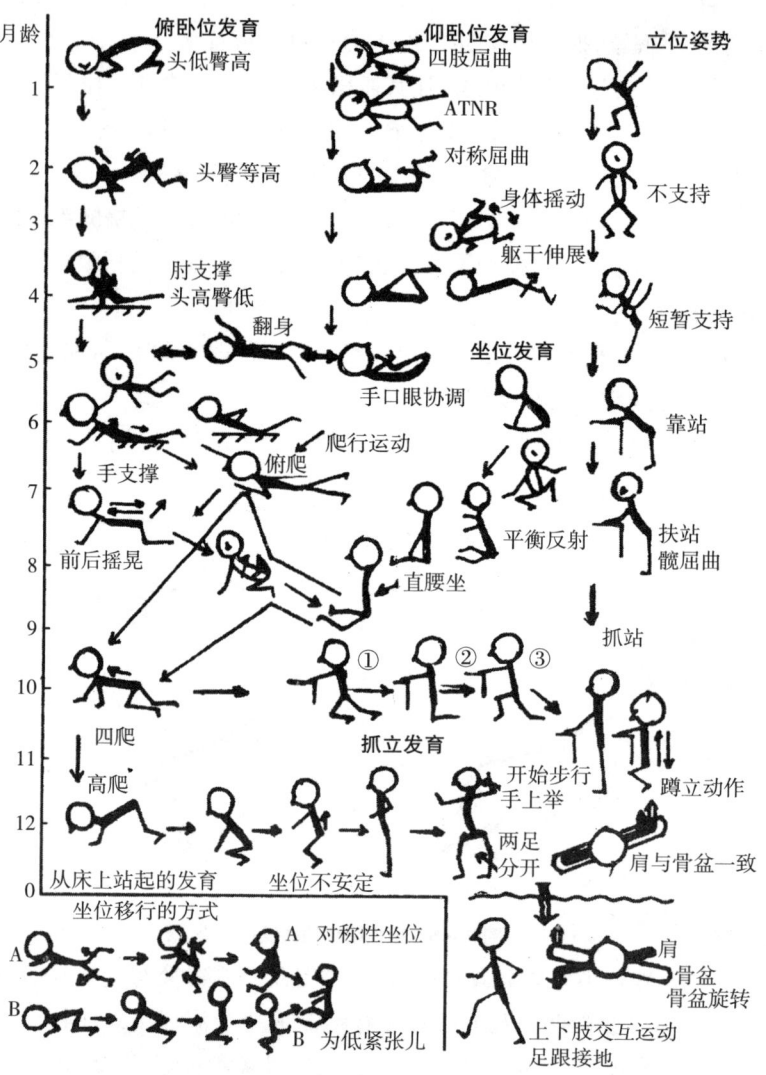

图 2-46　小儿正常姿势运动发育顺序图

表 2-5　佳木斯地区 1265 例正常小儿姿势标准月龄量表

姿势名称	标准月龄	姿势名称	标准月龄
仰卧位		**俯卧位**	
头向一侧	1.1 ~ 3.2	瞬间抬头	0.7 ~ 2.0
头正中	1.9 ~ 3.1	45° 抬头	2.5 ~ 3.5
四肢屈曲	1.0 ~ 5.3	45° ~ 90° 抬头	3.2 ~ 7.0
手口眼协调	5.0 ~ 6.0	90° 抬头	6.0 ~ 8.2

续表

姿势名称	标准月龄	姿势名称	标准月龄
四肢伸展	5.8～7.1	**立位**	
坐位		阳性支持反射	0～2.0
全前倾坐	0.6～2.7	不能支持	2.0～3.0
半前倾坐	1.5～3.3	短暂支持	2.4～3.8
扶腰坐	3.3～5.5	足尖支持	4.2～6.0
拱背坐	4.6～6.5	立位跳跃	4.7～7.0
直腰坐	6.0～9.0	扶站	6.5～8.7
扭身坐	7.9～10.3	抓站	7.9～10.8
		独站	10.0～11.5
		牵手走	10.6～12.3
		独走	12.2～13.7

运动和反射与小儿的姿势有着密切的关系,都反映神经系统的发育状态,国外很多人从事这方面的研究,米拉尼(Millani)等在研究小儿姿势时,认为小儿姿势运动功能与反射之间有着密切的关系,二者互相影响,因此将自发的运动功能与诱发反射相结合进行比较来评价小儿,制成了米拉尼运动发育评价图(Millani-Comparetti)(图2-47),这种评价方法更具体、更确切,具有特殊的意义。评价图分上、下两大部分,分别对患儿的自发运动及诱发反射进行对比评价。

姿势是自发运动的基础。自发运动指躯干对重力的控制能力,以及头部、躯干、四肢对抗重力的控制能力。姿势正常才能保持与获得这种能力,完成抬头,保持坐位、四爬、站立与步行的动作。而诱发的反射与小儿姿势相同,也是随着神经系统的发育而发育,反射是自发动作的基础,图2-47列举了脊髓水平的原始反射,中脑水平的立直反射,大脑水平的平衡反射及倾斜反射,与上半部分的自发运动互相对应。从图中可以明显看出:

(1)把握反射消失时,前臂的支撑就出现了。也可以说当前臂支撑时,原始的把握反射就应该消失,如果违背了这个规律,可以评价为异常。

(2)非对称紧张性颈反射消失时,躯干的旋转出现,可以翻身并逐渐向前发展。

(3)对称性紧张性颈反射消失时,躯干旋转,四肢支撑完成,才能出现爬行动作。

(4)拥抱反射消失,才能出现中脑以上的反射,如立直反射、平衡反射;保护性伸展反射消失时,降落伞反射才能完成。

(5)足把握反射消失时,患儿才能支撑站立。

(6)矢状面躯干的调整就是俯卧位悬垂反射。这时当检查者托起小儿腹部悬空后,小儿会出现头上抬,髋、膝关节伸展的姿势(要根据月龄),说明随着神经系统的发育,躯干调节作用由全身屈曲姿势向伸展姿势发展。

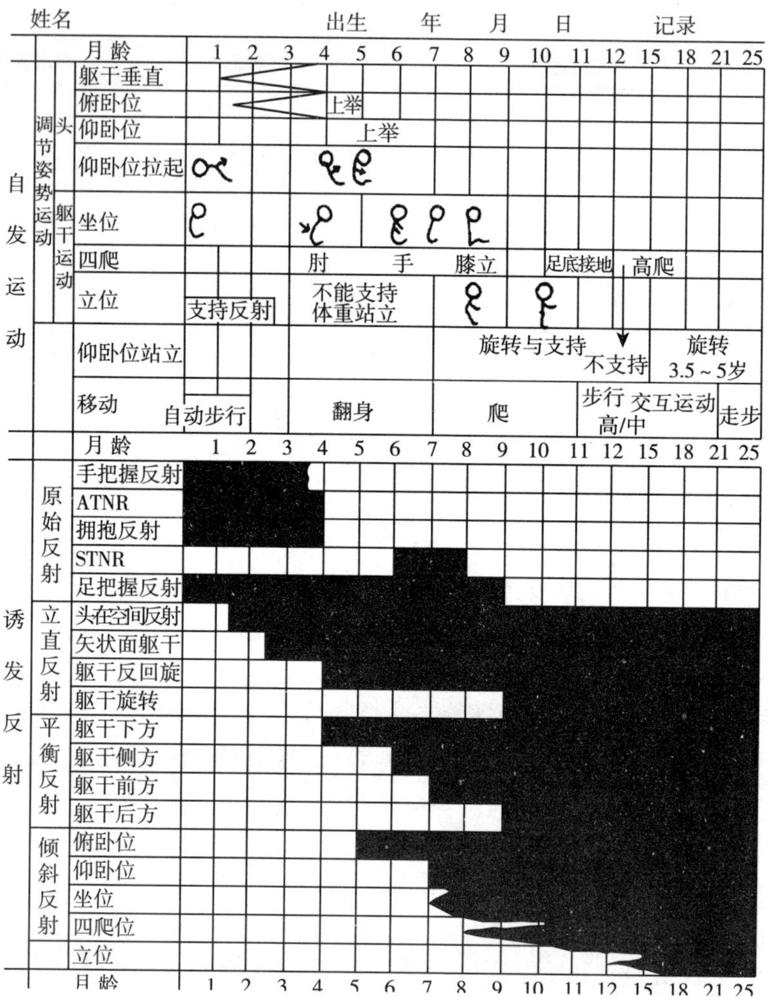

图 2-47 米拉尼运动发育评价图

（7）躯干反旋转，即小儿取仰卧位，当检查者屈曲其一侧下肢并旋转骨盆时，其上肢也同时出现屈曲，或者检查者使小儿头部前屈并旋转，下肢也出现屈曲即为阳性。如果非对称性紧张性颈反射不消失，此反射就不会出现，说明姿势的发育是由非对称向对称方向发育的。

（8）躯干旋转，即小儿通过躯干的旋转与上肢的支撑动作，完成坐起的动作，这就是一种旋转坐起的调整反射，如果此时非对称性紧张性颈反射不消失，这种调整则难以进行。

（9）两手支撑体重，保持坐位的稳定，这是坐位平衡反射完善的结果。

（10）当立位平衡反射发育完善时，小儿才会站立、行走，两上肢由向上抬起摆动的保护性伸展姿势，逐渐发育为手在躯干的两侧随着步行节律性地摆动。

以上说明了小儿姿势运动与反射的密切关系。通过两者对比评价,能更准确地发现问题,对临床很有价值,使用十分方便,所以该运动发育评价图在国际上被广泛应用,又因有数量化,所以是评价小儿发育的重要依据。

四、Vojta 姿势反射发育

Vojta 姿势反射是 Vojta 博士经过多年实践及反复研究后,于 1966 年创立的(参考第 5 页),用于早期诊断脑瘫等脑损伤性疾病的七种姿势反射。Vojta 利用每个小儿在不同的空间位置中表现出不同姿势反应,且随着月龄的增长又表现出一定的规律和特点,在各种姿势下观察小儿姿势反应的状态。这是一种简单、快捷、准确的检查方法,可以早期发现异常,对早期诊断脑瘫等脑损伤性疾病十分便利,并有重要的诊断价值。Vojta 七种姿势反射得到了各国学者的认可,已被广泛采用。

(一) Vojta 七种姿势反射

1. 拉起反射(traction reflex,简写 Tr.)

诱发方法:小儿仰卧位,检查者面对小儿,把两手的拇指从小儿尺侧送入其手掌中,用其余四指固定小儿腕部,注意勿碰其手背,当检查者确定小儿发生手把握反射,并紧握检查者拇指时,将小儿从床上拉起,使躯干与床面成 45°,观察小儿头部与下肢的变化。反应分五相(图 2-48A):

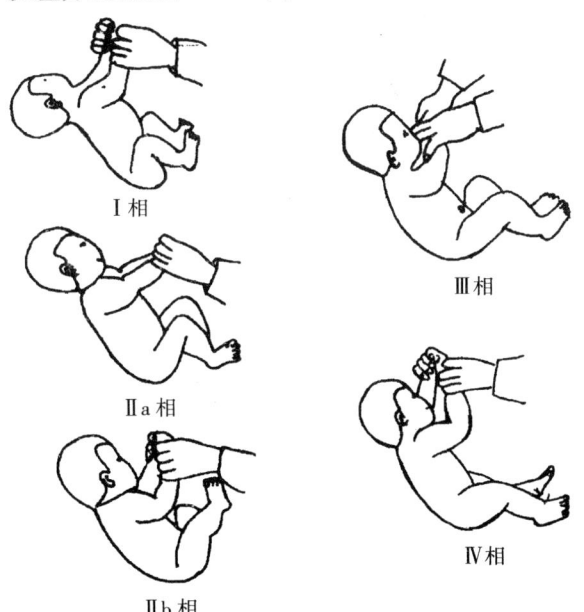

图 2-48A 拉起反射

I 相:小儿头背屈,两下肢轻度屈曲外展。时期:0~6 周(0~3.4 个月)[*]。

---

[*] 括号内的时期数字均为佳木斯地区标准。

Ⅱa相:拉起时,头在躯干延长线上,双下肢屈曲。时期:7周~3个月(2.1~5.1个月)。

Ⅱb相:拉起时头颈前屈,下颌抵胸,躯干屈曲,下肢屈曲抵腹部,标志着第二屈曲期发育成熟。时期:4~6个月(4~6.4个月)。

Ⅲ相:躯干伸展,肩外展,被拉起时上肢有用力的表现,下肢呈半屈曲、半伸展状态。时期:7~8个月(6~10.3个月)。

Ⅳ相:躯干伸展,上肢用力主动拉起,下肢轻度外展、伸展,足背屈,足跟贴床。时期:9~10/12个月(8.4~12个月)。

异常姿势(图2-48B):

(1)头极度背屈,多为肌张力低下型脑瘫拉起时的表现。

(2)一侧或两侧下肢硬性伸展、内收、内旋,尖足,全身发硬,拉起时呈棒状或角弓反张,多为痉挛型脑瘫拉起时的表现。

(3)头背屈、下肢屈曲。

(4)各项较同龄儿延迟。

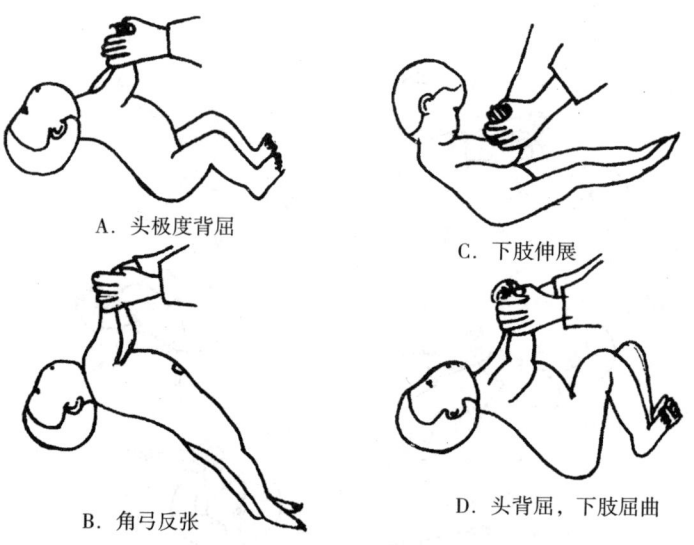

A. 头极度背屈

B. 角弓反张

C. 下肢伸展

D. 头背屈,下肢屈曲

图2-48B 异常拉起反射

2.立位悬垂反射(axillar suspension reflex,简写 Ax.)

诱发方法:小儿俯卧位,检查者用双手扶持其腋下并垂直提起,注意勿碰其背部,观察小儿两下肢动作。反应分三相(图2-49A):

Ⅰa相:两下肢呈弛缓性半屈曲、半伸展状态。时期:0~3个月(0~3.9个月)。

Ⅰb相:两下肢主动屈曲向腹部。时期:4~7个月(2.6~7.6个月)。

Ⅱ相:两下肢主动自由伸展。时期:8~12个月(6.4~12个月)。

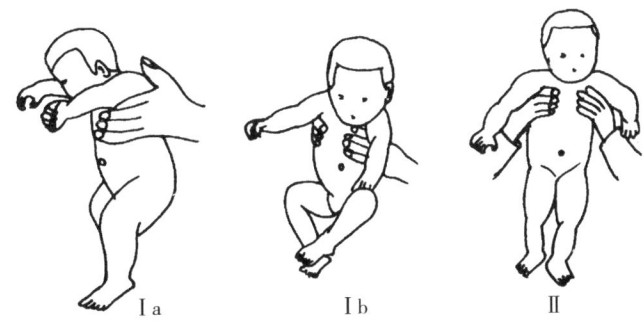

图 2-49A　立位悬垂反射

异常姿势(图 2-49B)：

（1）下肢内收、内旋，硬性伸展，有时交叉或尖足，多见于痉挛型脑瘫。

（2）两下肢一侧伸展一侧屈曲呈非对称姿势，由于受非对称性紧张性颈反射的影响而产生。

（3）下肢屈曲，上肢伸展或上下肢全呈痉挛性屈曲状态。

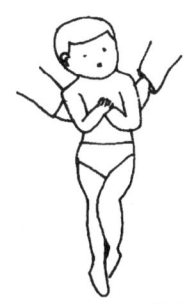 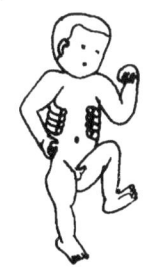 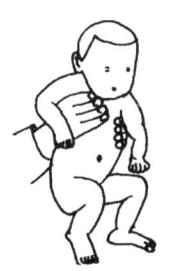

A. 下肢交叉伸展　　B. 一侧伸展一侧屈曲　　C. 下肢屈曲
　　　　　　　　　　　呈非对称姿势

图 2-49B　异常立位悬垂反射

3. 俯卧位悬垂反射(landon reflex，简写 L.)

诱发方法：小儿俯卧位，检查者用双手扶持其腋下并水平提起，观察小儿头部、躯干及四肢的变化。反应分三相(图 2-50A)。

Ⅰ相：头、躯干与四肢依重力呈自然下垂及轻度屈曲状态。时期：0～6个月(0～2.5个月)。

Ⅱ相：头颈伸展在躯干延长线上，脊柱也较前伸展，四肢呈轻度屈曲状态。时期：7周～3个月(1.8～6.6个月)。

Ⅲ相：抬头，躯干伸展，6个月可伸展到骶尾部，上肢自由伸展，下肢轻度屈曲或伸展。时期：6个月以后(3.6～12个月)。

异常姿势(图 2-50B)：

（1）手握拳，上肢屈曲紧贴胸部，下肢硬性伸展。

（2）受紧张性颈反射的影响，上、下肢均呈伸展状态。

（3）头与四肢下垂，脊柱上凸，呈倒 U 字形，多为肌张力低下型脑瘫或脊髓性肌营养不良的特点。

（4）头背屈，脊柱与下肢呈硬性伸展，下肢交叉尖足，呈角弓反张状态，多为痉挛型脑瘫或强直型脑瘫的特点。

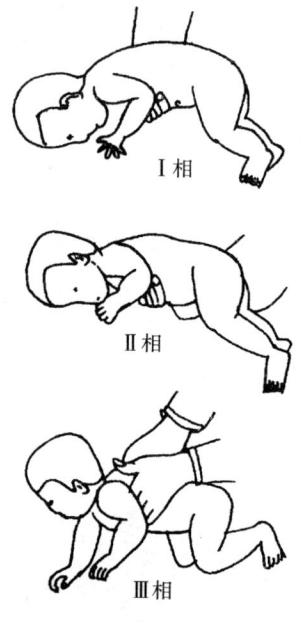

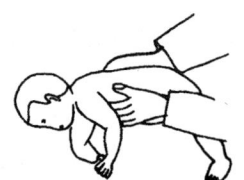

A. 手紧握拳，上肢屈曲

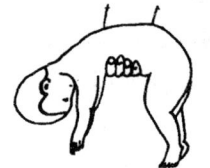

B. 脊柱上凸，呈倒 U 字形

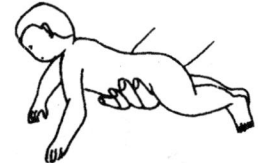

C. 头背屈，脊柱与下肢伸展

图 2-50A　俯卧位悬垂反射　　图 2-50B　异常俯卧位悬垂反射

4.Collis 水平反射（Collis horizont reflex，简写 Ch.）

诱发方法：小儿仰卧位或侧卧位，手指伸开，检查者位于其身后或一侧，一手握住其上臂，另一手握住其下肢大腿根部，从检查台上将其向上水平提起，观察小儿另一侧上、下肢的姿势变化。反应分四相（图 2-51A）：

Ⅰa 相：上肢突然伸展，手指张开呈拥抱反射样，下肢呈屈曲状态，头部下垂。时期：0～6 周（0～2.2 个月）。

Ⅰb 相：手指张开但不呈拥抱样，上肢轻度屈曲或伸展，下肢轻度屈曲，头与躯干几乎呈平行状态。时期：7 周～3 个月（1.9～5.8 个月）。

Ⅱ相：手指张开，支撑在检查台上，下肢屈曲或略伸展。时期：3～8 个月（4.0～8.8 个月）。

Ⅲ相：上、下肢对检查台侧呈支撑动作。时期：6～12 个月（6.2～12 个月）。

异常姿势（图 2-51B）：

（1）头背屈，手握拳紧贴胸部，上肢呈屈曲状态。

（2）上肢呈拥抱反射样动作，上肢伸展，下肢呈硬性伸展。

（3）上肢与下肢无支撑动作，均呈伸展状态。

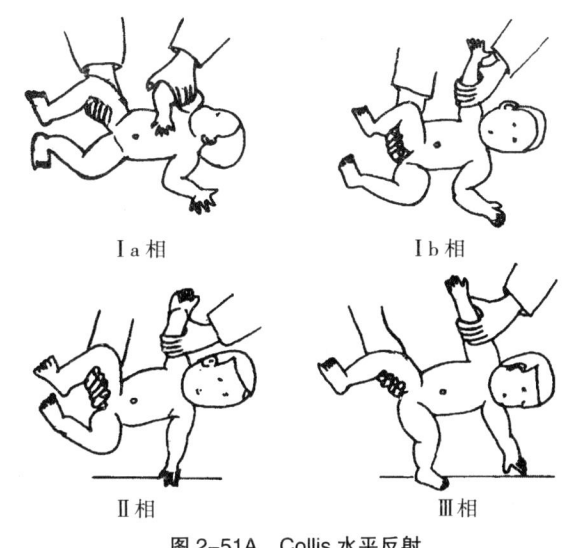

图 2-51A Collis 水平反射

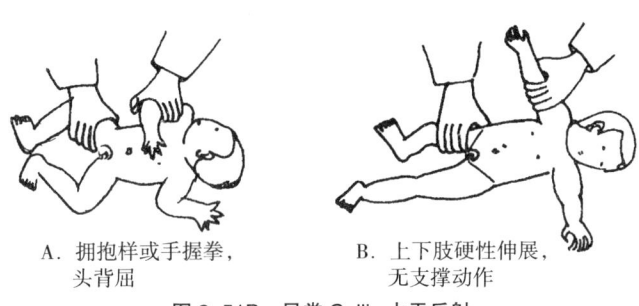

A. 拥抱样或手握拳，头背屈
B. 上下肢硬性伸展，无支撑动作

图 2-51B 异常 Collis 水平反射

5.Collis 垂直反射（Collis vertical reflex，简写 Cv.）

诱发方法：小儿仰卧位，头部对着检查者，足部在远端，使身体与检查者呈直线。检查者用手握住其一侧大腿，待肌紧张发生后，向上提起，使小儿呈垂直倒立姿势，观察小儿自由侧下肢的状态。反应分两相（图 2-52A）：

Ⅰ 相：自由侧下肢屈髋、屈膝成 90°。时期：0～6 个月（0～7.6 个月）。

Ⅱ 相：髋关节屈曲，膝关节伸展，上肢呈保护性伸展，反射样出现双手支撑动作。时期：6～12 个月（5.6～12 个月）。

异常姿势（图 2-52B）：

（1）自由侧下肢呈硬性伸直姿势，尖足，上肢呈屈曲或伸展姿势。这种异常的 Collis 垂直反射最常见，多为痉挛型脑瘫。

（2）自由侧下肢呈屈曲状态。

（3）肌张力低下时，小儿呈倒垂状，无头颈躯干的伸展及双手的支撑动作，自由侧下肢呈无力的伸展状态。

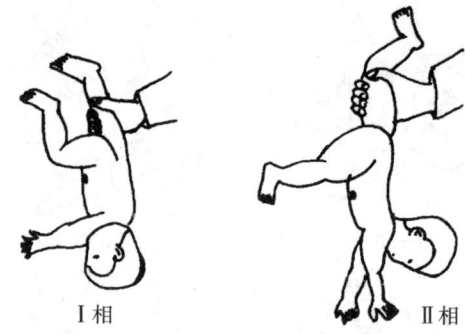

图 2-52A　Collis 垂直反射

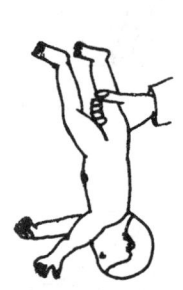
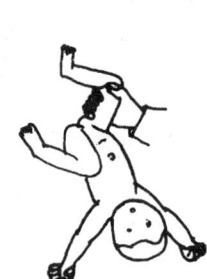
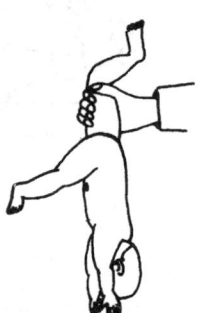

A. 下肢硬性伸展　　B. 下肢屈曲　　C. 无头颈躯干伸展，下肢呈无力性伸展

图 2-52B　异常 Collis 垂直反射

6. 倒位悬垂反射（Peiper isbert reflex，简写 P.）

诱发方法：5 个月以内的小儿取仰卧位，5 个月以上的取俯卧位，多数取小儿俯卧位，使其足底对着检查者，头在远端，躯干与检查者成垂直状态。检查者双手握住小儿两侧大腿上提使其呈倒立悬垂状态，观察小儿头、颈、躯干的伸展状态，以及上肢与躯干所呈角度。反应分五相（图 2-53A）：

Ⅰa 相：小儿头朝下呈倒位悬垂后，上肢出现拥抱样反射，头颈部无伸展动作。时期：0～6 个月（0～2.4 个月）。

Ⅰb 相：两上肢呈拥抱反射伸展相动作，上臂与躯干成 90°，颈部正中位稍有伸展，骨盆稍屈曲。时期：7 周～3 个月（1.6～4.5 个月）。

Ⅱ相：头、颈伸展到胸腰部，骨盆也有伸展，上臂与躯干成 135°。时期：4～6 个月（3～7.3 个月）。

Ⅲ相：头、颈、躯干均伸展到骶尾部，上肢向下方伸展，有保护性伸展样动作，上肢与躯干成 170°。时期：6 个月（7～12 个月）。

Ⅳ相：自发的随意运动，当小儿头朝下呈倒位悬垂后，其躯干屈曲有主动抓住检查者的抓人动作。时期：9～12 个月（7.9～12 个月）。

异常姿势（图 2-53B）：

（1）手紧握拳，上肢屈曲紧贴胸部，头、颈、躯干无伸展动作。

(2)双手伸展,肩后伸,上肢向后或呈非对称性姿势。

(3)上肢屈曲于胸前或呈吃手姿势。

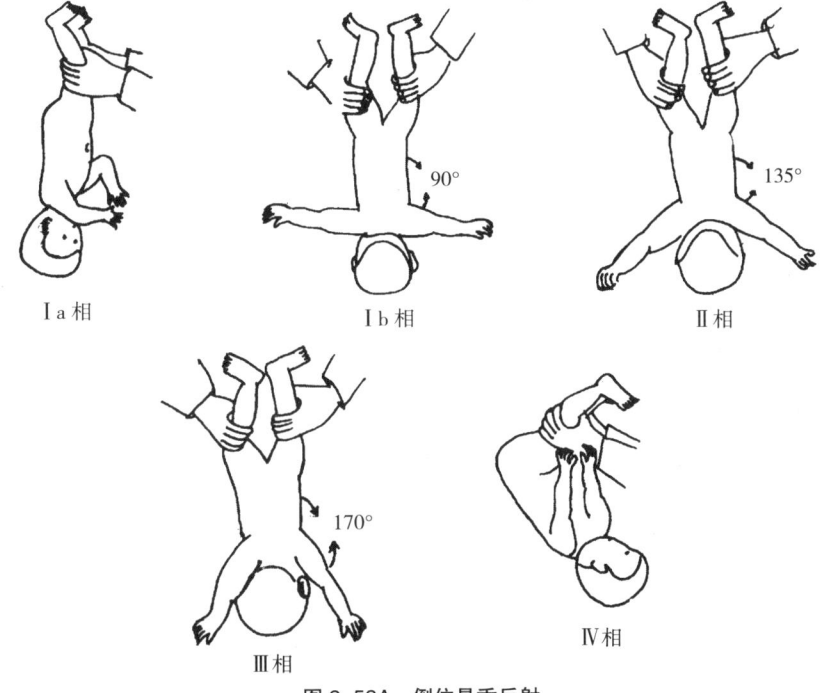

图 2-53A 倒位悬垂反射

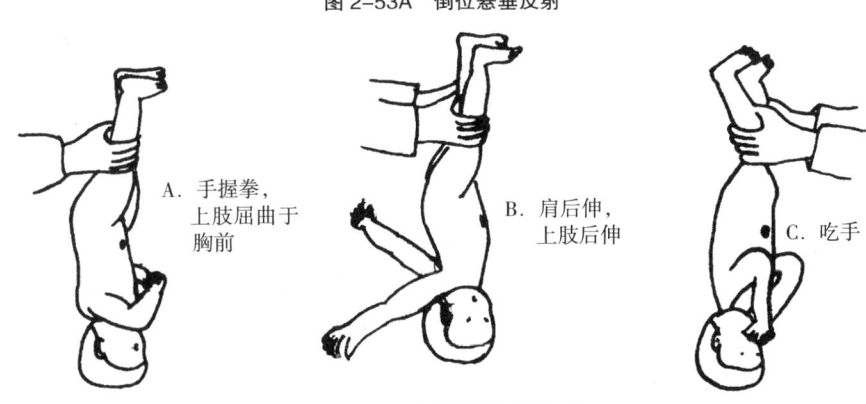

图 2-53B 异常倒位悬垂反射

7.斜位悬垂反射(Vojta reflex,简写 Vo.)

诱发方法:小儿俯卧位,检查者用双手握住其胸腹部上提呈垂直位后,迅速向一侧倾斜,观察小儿上侧上、下肢及头部与脊柱的变化。反应分五相(图 2-54A):

Ⅰ相:上肢呈拥抱反射样动作,上侧下肢屈曲,足背屈、内旋,趾张开,下侧下肢伸展,足背屈,趾屈曲,脊柱侧弯上凸。时期:0~10周(0~2.7个月)。

Ⅰu相:是Ⅰ相与Ⅱ相的过渡相,表现为上肢呈拥抱样,下肢屈曲,头颈部比Ⅰ

相有伸展。时期:11～20周(1.9～5.6个月)。

Ⅱ相:上、下肢对称性屈曲,手指伸展,下肢屈曲略外展,足呈中间位有时外旋。时期:4～7个月(4.7～8.1个月)。

Ⅱu相:为Ⅱ相与Ⅲ相的过渡相,上肢稍外展,下肢缓慢地屈曲或伸展。时期:7～9个月(6.9～9.1个月)。

Ⅲ相:头立直,上侧上、下肢充分伸展外展,下侧上、下肢轻度屈曲。时期:8～12个月(8.3～12个月)。

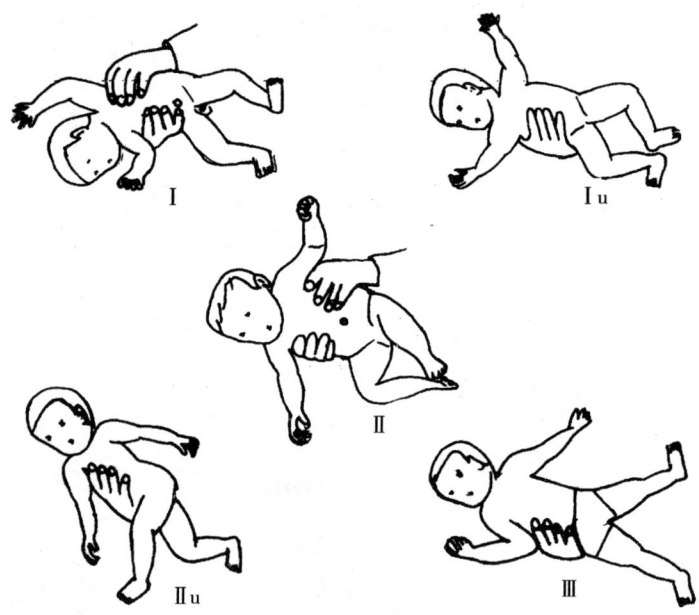

图 2-54A 斜位悬垂反射

异常姿势(图2-54B):

(1)上肢呈拥抱反射样姿势,下肢呈硬性伸展状态。

(2)手紧握拳,紧贴胸部,下肢伸展。

(3)上肢屈曲,吃手,下肢伸展。

(4)头背屈,肩后伸,四肢伸展,下肢内收、内旋、交叉,尖足。

(5)头下垂,脊柱上凸,上、下肢呈弛缓性伸展状态。

(二)Vojta姿势反射特点

1.Vojta姿势反射与婴儿反射相同,随着神经系统的发育而逐渐发育完善,表现出明显的规律性。如新生儿或3个月之内的婴儿,大脑皮质发育不完善,运动由皮质下控制,由原始反射支配,所以早期多表现为原始反射的特点。由于神经系统不断发育,立直反射与平衡反射发育,小儿才开始出现头、颈、躯干的伸展,以及为调节平衡而出现的上、下肢保护性伸展动作。所以Vojta七种姿势反射可以客观衡量小

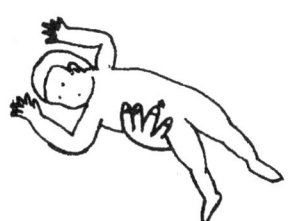
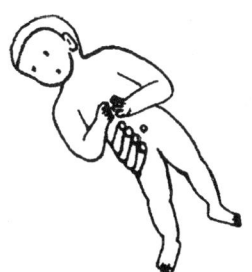

A. 上肢拥抱样，下肢硬性伸展　　B. 手紧握，手贴胸部，下肢伸展

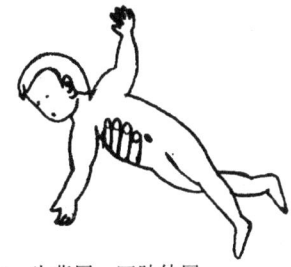
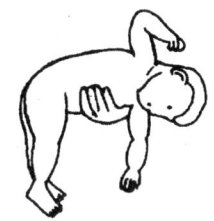

C. 头背屈，四肢伸展，下肢内收、内旋、交叉、尖足　　D. 头下垂，脊柱上凸，上、下肢弛缓性伸展

图 2-54B　异常斜位悬垂反射

儿神经系统发育的情况，方法简单，容易掌握而又非常准确。

2.Vojta 姿势反射是用于早期或超早期诊断脑瘫最重要的方法。Vojta 博士提出利用七种姿势反射检查可以早期诊断脑瘫，并且提出了用于早期诊断脑瘫的中枢性协调障碍概念（参考第四章）。

3.Vojta 姿势反射与月龄的关系：Vojta 姿势反射随着小儿月龄的增长而逐渐发育完善，不同的月龄有各自一定的特点。

1～2 个月：由于小儿神经系统发育不完善，运动反应由皮质下控制，表现为原始反射的特点。如拉起时，颈部和腕部的反应很弱；斜位悬垂时，呈上侧肢体屈曲、下侧肢体伸展的非对称性姿势；倒位悬垂时，出现原始的拥抱反射。

4～6 个月：这一时期是全身屈曲姿势优势，如拉起反射的Ⅱb相，腕部和颈部向前用力屈曲，下肢也屈曲；斜位悬垂反射的Ⅱ相、立位悬垂反射的Ⅰb相、Collis 垂直反射的Ⅰb相，也都表现屈曲优势的特点。以后由于上肢支撑抗重力伸展的发育、由屈曲向伸展的发育，以及躯干旋转的发育，逐步实现翻身的动作。在 Vojta 姿势反射中，倒位悬垂反射、俯卧位悬垂反射与 Collis 水平反射最能说明这一点。

7～9 个月：这一阶段由屈曲优势过渡到伸展优势。由于躯干的伸展、上肢的支撑，平衡功能逐渐发育并完善，从坐位、爬行、站立到步行，需要脊柱的伸展，才能维持人的基本功能。

10 个月以后：下肢可以支撑体重，上、下肢共同完成平衡及各种保护性防御功能。拉起反射中上肢的主动用力，俯卧位悬垂反射中躯干的伸展，Collis 水平反射中手与下肢的支撑都说明了这一点。

（三）检查Vojta姿势反射时的注意事项

1. 检查时小儿应处于清醒、非饥饿状态，动作要轻，尽量不使其哭闹，因哭闹时发生肌紧张会影响检查结果。

2. 检查Vojta姿势反射前，对小儿姿势、反射、肌张力、精神状态、视觉听觉功能等要进行全面了解。

3. 早产儿要减去早产的月份，然后再与同月龄儿进行比较判定。

4. 婴儿早期在正常情况下，也可见到下肢呈伸展状态，这是因为受非对称性紧张性颈反射的影响，并非病态，但如果检查拉起反射时出现下肢伸展则为异常，如再伴有下肢的内收、内旋，则可以肯定为异常。

5. 很多小儿在发育过程中往往上半身发育差，如拉起时颈部不伸展，头背屈，倒位悬垂反射头颈也不伸展，比正常小儿明显落后，这时则难以判断。遇到这种情况，要结合其他方法，如姿势、反射、肌张力等综合判定。

6. 检查时注意身体左右侧的差别，偏身瘫常表现出左右不一致。

7. Vojta姿势反射不仅用于健康检查、脑瘫的早期诊断，也用于治疗后对治疗效果的判定。

（四）异常Vojta姿势反射的判定

见《异常Vojta姿势反射判定表》（表2-6）。

表2-6 异常Vojta姿势反射判定表

姓名：　　　出生：　　年　月　日　检查：　　年　月　日　年（月）龄：

	异　常　反　射	正常反应（项）	判定
Tr.	1. 下肢内收、伸展、尖足、内旋及过度交叉 2. 颈部和头部反应性分离 3. 躯干角弓反张 4. 8～9个月以后，伸展、外展的下肢过度抬高，同时躯干震颤（小脑共济失调） 5. I相（3个月）以后的婴儿，拉起时手紧握、握力有异常变化（手足徐动） 6. I相以上的延迟	肌张力低下 髋关节外展	
Ax.	1. 两下肢平行内收、尖足交叉、硬性伸展 2. 常见一侧下肢伸展（左右不对称）		
L.	1. 头、躯干不对称，伴有上肢屈曲、躯干歪斜 2. 头过度背屈（角弓反张），伴有上肢屈曲、下肢伸展 3. 头、躯干弛缓，伴有下肢伸展或上肢屈曲 4. 颈部弛缓，伴有下肢伸展及上肢向前伸出、手握拳	躯干弛缓，但头背屈	

续表

异 常 反 射	正常反应（项）	判定
Ch. 1. 自由侧下肢呈硬性伸展,伴有尖足 2. 自由侧上肢硬性伸展,手握拳 3. 5~6个月以后自由侧上、下肢末端出现不规则运动：手及手指运动,足内旋、外旋回转运动,足趾挠动(手足徐动) 4. 自由侧下肢缓慢和延迟的伸展屈曲运动,伸展时内旋,足趾分开,4个月以后伸展倾向有意义 5. 自由侧上肢肩回缩,肘硬性屈曲,手握拳		
Cv. 1. 自由侧下肢与握持下肢平行、硬性伸展,伴有尖足 2. 自由侧下肢的伸展倾向(提起时伸展、屈曲延迟)		
P. 1. 上肢向前硬性伸展,手多握拳 2. 上肢硬直,手握拳向头上伸展 3. 躯干角弓反张 4. 头颈不伸展 5. 上肢常屈曲,手握拳 6. 头及躯干不对称 7. I 相以上的延迟		
Vo. 1. 上侧上肢呈硬性屈曲,手握拳 2. 上侧上肢肘关节硬性伸展,有时手握拳 3. 上侧上肢肩回缩,肘屈曲,手张开 4. 上侧下肢内旋、伸展 5. 躯干肌张力低下 6. 上侧下肢屈曲延迟 7. I 相以上的延迟		

最低水平　　M $\frac{(\ )}{7}$　异常　　　病型_____
最高水平　　M　　　　　　　　　　延迟(≤3M)_____
肌　张　力(高　低　正常)　　　　(<3M)_____
判　　定(重度　中度　轻度　极轻度)　正常_____
患儿状态(哭闹　饥饿　激动)　　　MR
　　　　　　　　　　　　　判定者

(五)Vojta 姿势反射标准月龄及正常量表

Vojta 博士经过大量调查研究,将 Vojta 姿势反射经过统计学处理制成 Vojta 姿势反射标准月龄,并绘制成正常婴儿 Vojta 姿势反射标准量表图(图 2-55),这个量表图集标准月龄与各项检查表示法图形于一体,简单明了,被世界各国学者广泛采用。

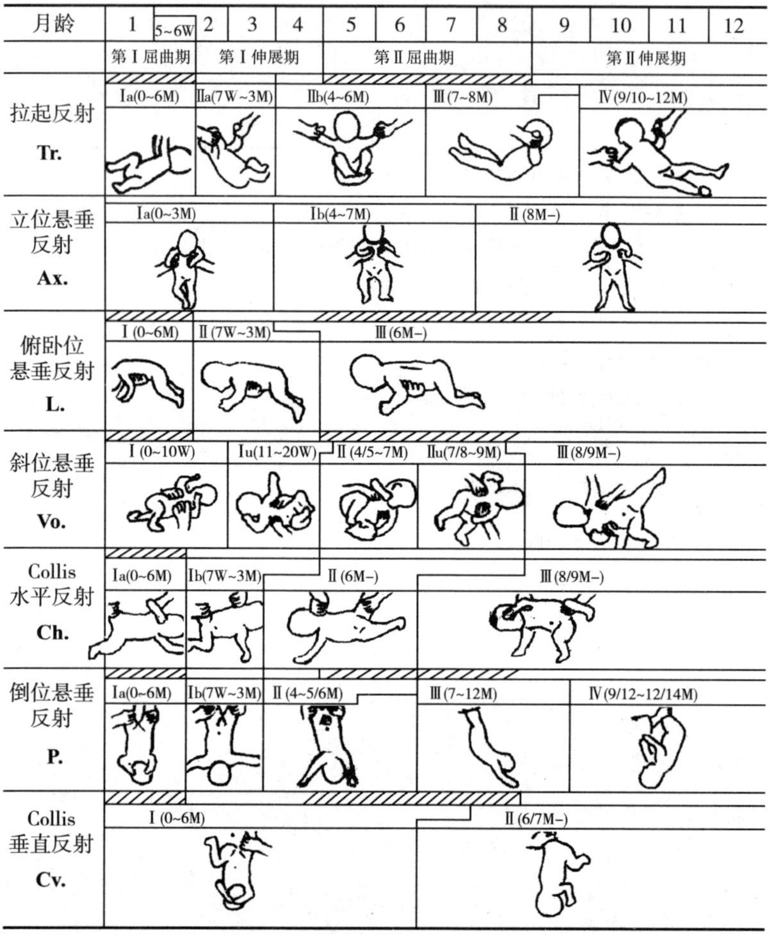

月龄	1	5~6W	2	3	4	5	6	7	8	9	10	11	12
	第Ⅰ屈曲期			第Ⅰ伸展期		第Ⅱ屈曲期				第Ⅱ伸展期			
拉起反射 Tr.	Ⅰa(0~6M)			Ⅱa(7W~3M)		Ⅱb(4~6M)		Ⅲ(7~8M)		Ⅳ(9/10~12M)			
立位悬垂反射 Ax.	Ⅰa(0~3M)				Ⅰb(4~7M)				Ⅱ(8M~)				
俯卧位悬垂反射 L.	Ⅰ(0~6M)			Ⅱ(7W~3M)		Ⅲ(6M~)							
斜位悬垂反射 Vo.	Ⅰ(0~10W)			Ⅰu(11~20W)		Ⅱ(4/5~7M)		Ⅱu(7/8~9M)		Ⅲ(8/9M~)			
Collis水平反射 Ch.	Ⅰa(0~6M)			Ⅰb(7W~3M)		Ⅱ(6M~)				Ⅲ(8/9M~)			
倒位悬垂反射 P.	Ⅰa(0~6M)			Ⅰb(7W~3M)		Ⅱ(4~5/6M)		Ⅲ(7~12M)		Ⅳ(9/12~12/14M)			
Collis垂直反射 Cv.	Ⅰ(0~6M)							Ⅱ(6/7M~)					

W: 周
M: 月

（仿Vojta）

图 2-55 正常婴儿 Vojta 姿势反射标准量表图

我们于 1980~1982 年在佳木斯地区对正常婴儿进行了 Vojta 姿势反射调查,对资料完整的 1265 名正常婴儿经 probit 分析进行统计学处理,得出佳木斯地区 1265 名正常婴儿 Vojta 姿势反射标准月龄量表,并与 Vojta 姿势反射标准月龄进行比较(表 2-7),结果多数项目比较相似。为便于应用,绘制成佳木斯地区 1265 名正常婴儿 Vojta 姿势标准量表图(图 2-56),以供参考。

表 2-7 佳木斯地区 Vojta 姿势反射标准月龄与 Vojta 标准比较

姿势反射		标准月龄		比较结果
		佳木斯地区	Vojta	
Tr.	Ⅰ	初生~3.4	初生~1.5	出生 6 个月以前明显延迟,6 个月以后基本相同
	Ⅱa	2.1~5.1	1.5~3.0	
	Ⅱb	4.2~6.4	4.0~6.0	

续表

姿势反射		标准月龄		比较结果
		佳木斯地区	Vojta	
	Ⅲ	6.0 ~ 10.3	6.0 ~ 9.0	
	Ⅳ	8.4 ~ 12.0	9.4 ~ 12.0	
Ax.	Ⅰa	初生 ~ 3.9	初生 ~ 3.0	早期明显延迟,后期基本相同
	Ⅰb	2.6 ~ 7.6	3.0 ~ 7.0	
	Ⅱ	6.4 ~ 12.0	7.0 ~ 12.0	
L.	Ⅰ	初生 ~ 2.5	初生 ~ 1.5	各相均明显延迟
	Ⅱ	1.8 ~ 6.6	1.5 ~ 4.0	
	Ⅲ	3.6 ~ 12.0	3.0 ~ 12.0	
Vo.	Ⅰ	初生 ~ 2.7	初生 ~ 2.5	除Ⅱ相明显延迟外,各项均稍延迟
	Ⅰu	1.9 ~ 5.6	2.5 ~ 5.0	
	Ⅱ	4.7 ~ 8.1	4.0 ~ 7.0	
	Ⅱu	6.9 ~ 9.1	7.0 ~ 9.0	
	Ⅲ	8.3 ~ 12.0	8.0 ~ 12.0	
Ch.	Ⅰa	初生 ~ 2.2	初生 ~ 1.5	除Ⅲ项基本相同外,各项明显延迟
	Ⅰb	1.9 ~ 5.8	1.5 ~ 4.0	
	Ⅱ	4.0 ~ 8.8	3.0 ~ 8.0	
	Ⅲ	6.2 ~ 12.0	6.0 ~ 12.0	
P.	Ⅰa	初生 ~ 2.4	初生 ~ 1.5	同上
	Ⅰb	1.6 ~ 4.5	1.5 ~ 3.0	
	Ⅱ	3.0 ~ 7.3	3.0 ~ 6.0	
	Ⅲ	5.5 ~ 10.0	6.0 ~ 9.0	
	Ⅳ	8.3 ~ 12.0	9.0 ~ 12.0	
Cv.	Ⅰ	初生 ~ 7.6	初生 ~ 6.0	早期明显延迟,后期基本相同
	Ⅱ	5.9 ~ 12.0	6.0 ~ 12.0	

五、肌张力

正常人清醒时在安静休息状态下,全身肌肉不完全松弛,保持一定程度的紧张状态称为肌张力(muscle tone),又称肌紧张。肌张力是维持身体各种姿势及正常运动的基础,不论哪种有效的肌肉运动,如反射性的、自主性的或有目的性的运动,都必须依赖正常肌张力、牵张反射来实现。

肌张力的发育也是发育神经学的一个内容,是按照一定规律进行的,从肢体近端开始,从尾向头的方向发育。胎儿28周前肌张力非常低,肢体相当松软;随着胎龄增长,当达到40周接近分娩时,肌张力逐渐增强,屈肌表现最明显,呈屈曲体位;到出生时,屈肌张力更强,表现为上肢屈曲、内收,手握拳、拇指内收,下肢髋关节屈曲、轻度外展,膝关节屈曲,表现出明显屈肌优势的屈曲姿势,称为第一屈曲期;出生

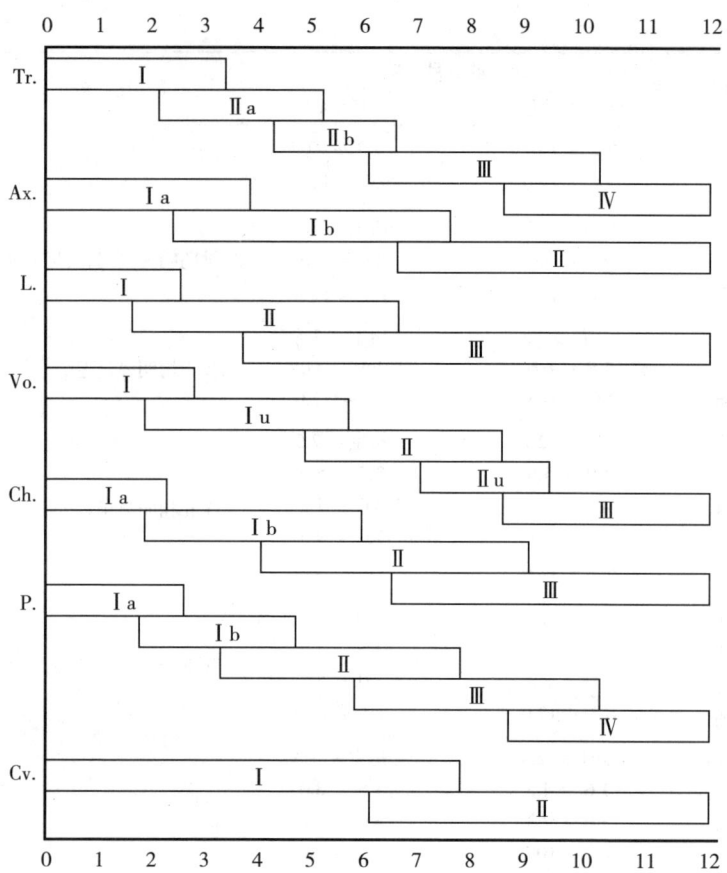

图 2-56　佳木斯地区 1265 名正常婴儿 Vojta 姿势反射标准量表

后 2～3 个月屈肌张力逐渐减弱，伸肌张力逐渐增强，小儿伸展的姿势增多，以后由于非对称性紧张性颈反射的消失，手、口、眼协调，主动活动肌张力增强，小儿姿势向对称性伸肌张力增强的自由伸展阶段发展。

胎儿肌张力发育与胎龄的关系见表 2-8。

表 2-8　肌张力发育与胎龄的关系

胎龄（周）	28	30	32	34	36	38	40
姿势	完好无张力 髋关节开始屈曲		明显屈曲	蛙样体位	四肢屈曲	肌张力增高	肌张力明显增高
用足跟碰耳							

续表

胎龄(周)	28	30	32	34	36	38	40
腘角	150°	130°	110°	100°	100°	90°	80°
足背屈角度			40°~50°		40°~50°		未成熟儿至40周时 足月儿
围巾征	典型围巾征,且无阻力		明显受限制		肘关节略超过中线		肘关节只达中线

（一）肌张力的表现形式

维持身体各种姿势及正常运动的肌张力有多种表现形式:

1. 静止性肌张力　人在安静休息时,身体各个部位所具有的张力即静止性肌张力。以颈肌最明显,当静卧时颈肌仍有一定张力,熟睡后颈肌的张力才逐渐降低。

2. 姿势性肌张力　在主动或被动运动时,姿势变化产生的肌张力即姿势性肌张力。人在站立时,虽然看不到肌肉的收缩,但躯干却保持一定的肌张力,以维持站立的姿势,也是姿势性肌张力。当人体姿势变化,重心移动时,姿势性肌张力立刻发生变化,调节活动,维持新姿势的稳定与平衡。

3. 运动性肌张力　肌肉在运动过程中的张力即运动性肌张力。由于运动性肌张力的作用,才能保证肌肉运动的连续性与协调性。

在日常的活动中,上述三种肌张力不是单独发挥作用,而是在不同部位同时表现出肌张力。例如,人坐在椅子上吃饭时的肌张力变化就可以说明这个问题:下肢肌肉的张力就是安静休息状态的静止性肌张力;躯干肌肉为了维持身体坐位平衡姿势的肌张力就是姿势性肌张力;为了进食,上肢与手的肌张力变化就是运动性肌张力。只有这三种肌张力有机结合、互相协调,才能维持和保证人的正常姿势与运动的顺利进行,否则就出现异常。脑瘫就是肌张力异常所致的运动功能障碍。

（二）肌张力检查法

1. 静止性肌张力检查　静止性肌张力是肌肉处于安静状态的张力,所以检查时小儿应当保持安静状态,不要活动,精神不能紧张,临床多取卧位姿势检查。此检查包括肌肉形态、软硬度与肢体运动幅度的改变,以及关节伸展度。

（1）肌肉形态:静止性肌张力异常时,多表现为肌肉形态上的改变,注意观察肌肉的外观、形态,进行肌容量的测量及肢体与关节的形态观察。肌张力减低时,肌肉由于重力作用失去正常的丰满度而平坦、萎缩,如三角肌、胸大肌、斜方肌的肌张力减低时,出现肩下垂;肌张力增高时,肌肉硬韧、丰满隆起、肌腱凸出,发生肢体挛缩变形,如上肢肌张力增高时,肘关节屈曲,腕关节内收。

(2)肌肉硬度改变:触诊肌肉可了解其软硬程度。肌张力减低时,肌肉硬度减低,变得松软,失去正常的弹力;肌张力增高时,肌肉硬度增大,变得坚实,多发生肌纤维挛缩,为上运动神经元损伤或锥体外系损伤。

(3)肢体运动幅度改变:肌张力减低时,肢体被动运动幅度增大;肌张力增高时,肢体被动运动幅度减低。临床上用关节的摆动度进行检查,用手固定近端关节,被动摆动远端关节,观察摆动度大小。肌张力减低时,关节抵抗小,摆动度大;肌张力增高时,关节抵抗大,摆动度小。上肢用摆手试验、摆肩试验,下肢用摆足试验。

(4)关节伸展度:被动伸展、屈曲关节,观察角度变化。肌张力减低时,关节伸展过度;肌张力增高时,关节伸展受限。

1)头部侧向转动试验:使小儿头转向一侧,观察颈肌活动程度和抵抗。肌张力正常时下颌可达肩峰,左右相同;肌张力减低时,下颌超过肩峰;肌张力增高时,下颌达不到肩峰。

2)头背屈角:将仰卧的小儿用双手拉起成坐位,观察头背屈角度,肌张力增高时,头背屈角小;肌张力减低时,头背屈角增大。做此项检查,必须结合年龄进行判定。

3)臂弹回试验:使小儿上肢伸展后,突然松开手,正常时在伸展上肢时有抵抗,松手后,上肢又马上恢复原来的屈曲位置。肌张力减低时,臂弹回能力减弱;肌张力增高时,则难以伸直上肢,松手后迅速弹回。此法适用于新生儿或婴儿,随意运动出现后此反应消失。

4)围巾征(scarf征):是观察肩胛肌及上臂肌伸展度的试验(图2-57)。检查者一手托起小儿颈部,一手握住其手向对侧肩部牵拉,观察小儿肘关节是否越过中线及上臂是否紧密地围在颈部。正常时,肘关节不超过中线,下颌与肘关节间应有一定空隙;肌张力减低时,肘关节越过中线,肘关节与下颌间无缝隙,像围巾一样,紧密地围在颈部;肌张力增高时,肘关节距下颌甚远,与下颌之间空隙加大。

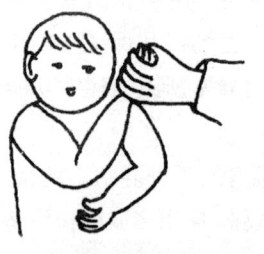 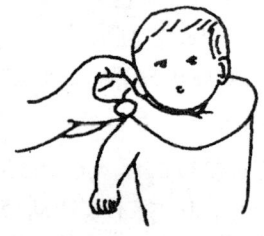

正常儿　　　　　　　　　　　异常儿

图2-57　围巾征试验

5）手掌屈角：检查者压迫小儿手背，使其腕关节屈曲，观察小儿小指掌面与前臂的角度，正常为0°~30°。

6）腘角：小儿仰卧位，骨盆不抬高，一侧下肢伸展，一侧下肢屈曲髋关节并伸展膝关节，观察小儿小腿与大腿之间的夹角（腘角）。正常时，腘角大于90°；小于90°，说明肌张力增高；大于130°，说明肌张力减低（图2-58）。

7）足背屈角：小儿仰卧位，检查者使其足背屈，观察小儿足背与小腿之间的角度，正常为40°左右。肌张力增高时，足背屈角增大，大于100°；肌张力减低时，足背屈角减小（图2-59）。

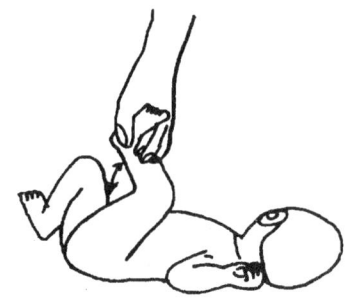
图2-58 腘角

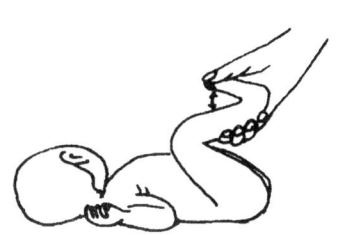
图2-59 足背屈角

8）跟耳试验：又称跟碰耳试验。小儿取仰卧位，检查者一手固定其骨盆，一手抓小儿一侧足跟向上碰其对侧耳郭。正常儿此试验阴性；未成熟儿及肌张力减低儿此试验阳性；肌张力增高时，此试验阴性，足与耳距离加大（图2-60）。

9）股角：又称外展角，指两侧下肢最大外展后的角度。检查者握小儿两侧小腿，使两下肢伸直并外展，测量两侧大腿之间的角度。正常时应等于90°；

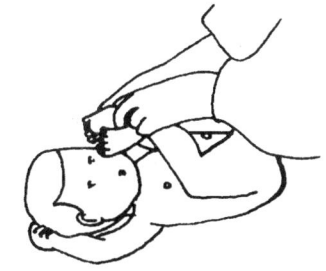
图2-60 跟耳试验

肌张力增高，内收肌紧张，股角小于90°；肌张力减低，股角大于90°。

2.姿势性肌张力检查 姿势性肌张力在姿势变化时出现，在安静时消失。可检查小儿四肢姿势及躯干姿势的肌张力，以观察体位变化时肌张力变化。

四肢姿势性肌张力检查，利用四肢的各种姿势变化观察肌张力高低，如利用下蹲试验检查下肢姿势性肌张力。正常人下蹲时，小腿三头肌收缩，足跟稍离地面；肌张力减低时，足底全部着地；肌张力增高时，仅足尖着地。

躯干姿势性肌张力检查，主要是利用躯干与四肢各肌群的协调关系及各种平衡反射进行观察。如立位时由后向前推，正常时出现跖屈，躯干前倾，上肢平衡动作，胫前肌腱凸起；肌张力减低时，则无上述表现。同样，转动小儿头部也会发生姿势性改变，如头向一侧转动时，前头侧上、下肢伸展，后头侧上、下肢屈曲；头前屈时，上肢屈曲;头背屈时上肢伸展。这些姿势性肌张力变化,受非对称性与对称性紧张性颈反射的影响,在0~6个月时出现为正常,6个月以后仍存在为异常。对姿势性肌张力的评价,是评价伴有异常姿势反射的体位变化产生异常运动抵抗性最有效的方法,具体方法可参考《姿势性肌张力评价表》(表2-9)。

表2-9 姿势性肌张力评价表　　　　　　　　(仿铃木恒彦)

图示	检 查 内 容	记 录
	仰卧位	
1 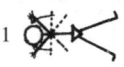	1. 在上举水平外展上肢的同时下肢也外展,在伸展与外旋的同时,检查上肢伸展、外旋、腕关节和手指伸展及拇指外展的抵抗情况	
2	2. 上肢伸展、外旋时向前拉起,检查肩关节、肘关节伸展时的抵抗,使肩部前屈,肘关节前屈,注意有无紧张	
3	3. 从仰卧位坐起,检查髋关节屈曲及外展时的抵抗情况	
4	4. 两下肢外旋、外展,然后屈曲、伸展,检查下肢外旋、外展的抵抗情况及踝关节和足趾背屈情况	
5 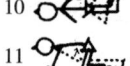	5. 使头上抬,然后向两侧旋转,检查头前屈或向两侧扭转时的抵抗,有无ATNR及立直反射出现,注意哪一侧	
	俯卧位	
6 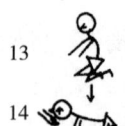	6. 使头部与肩部上抬后去掉支撑,检查头、肩、脊柱、髋关节的抵抗程度	
7	7. 上肢伸向头上方举并外旋,检查上肢上举、外旋、伸展及手伸展情况	
8	8. 上肢伸展、外旋后放在躯干的两侧,检查对伸展、外旋时的抵抗及脊柱、髋关节屈曲变化情况	
9	9. 下肢伸展、外旋位外展,检查下肢对外展、外旋时的抵抗,踝关节、足趾背屈情况,以及内收、外展时髋关节的屈曲程度	
10	10. 下肢内收或外展位,屈曲膝关节,检查内收、外展各范围内对屈曲的抵抗情况	
11	11. 从俯卧位到四爬位,检查髋关节对屈曲的抵抗程度	
	坐位	
12 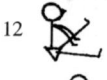	12. 下肢外展,双手在前方支撑的长坐位,观察下肢外展、伸展,踝关节足趾背屈情况及躯干前倾时髋关节的屈曲程度及抵抗情况。使颈部伸展,手支撑床,检查上肢在前方支撑的动作	
13	13. 两膝向一侧横坐,用两上肢支撑体重的横坐位,检查两下肢向一侧旋转,保持姿势的抵抗情况,检查者操作变换两方向,检查不同的抵抗	
14	14. 从横坐到四爬位,检查抬头、肘关节伸展、上肢外展的抵抗情况,以及屈曲90°时的抵抗情况	
15	15. 从四爬位抬起双肩成膝立位,检查髋关节的伸展及两上肢离开床面不支撑时的抵抗情况	
	立位	
16 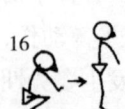	16. 从蹲位及立位站起,检查髋关节、膝关节、踝关节的屈曲抵抗程度;蹲位时,踝关节及足背屈的抵抗情况;站立时,头部、肩部、躯干的伸展方向及立直情况	

续表

图示	检查内容	记录
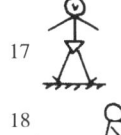	17. 足跟着床,下肢外展、外旋,保持立位时,检查下肢外展、外旋、膝关节伸展的抵抗;使躯干前倾,轻度屈曲髋关节时,检查膝关节伸展和踝关节背屈的抵抗情况 18. 从高爬位到直立位,检查头上举和躯干伸展是否可自动进行	
评价标准	1. 正常:对各种姿势变化反应迅速,能正确进行肌调节 2. 痉挛或强直型:对各种姿势变化表现出过度抵抗,肌调节缓慢,强直型比痉挛型更严重 3. 手足徐动型:对各种姿势变化表现出间歇性过度抵抗或无抵抗 4. 弛缓型:对各种姿势变化缺乏抵抗,关节过度伸展	

3. 运动性肌张力检查　多在身体运动时,利用主动或被动屈曲、伸展四肢观察主动肌与拮抗肌之间的肌张力变化。

被动运动各关节,测定肌肉有无抵抗,如锥体系损伤时,被动运动开始时没有抵抗,随着运动程度增大,抵抗也增大,抵抗在运动过程中不均匀,称为"折刀现象"。锥体外系损伤时,被动运动从开始到结束抵抗是均匀一致的,称为"铅管样"或"齿轮样"运动,利用这一特征,可以与其他疾病进行鉴别。

此外,锥体系损伤时,痉挛性肌张力增高有选择性的特殊分布:上肢以内收肌、屈肌及旋前肌明显,下肢以伸肌明显。锥体外系损伤时,屈肌群与伸肌群肌张力增高的程度相等。二者可依此进行鉴别。

(三)肌张力异常

1. 肌张力减低　有以下几种表现:

(1)蛙位姿势:小儿在俯卧位或仰卧位时,因肌张力低下,肌肉松弛,头、躯干、四肢紧贴床面,髋关节外展、外旋、屈曲,呈现弛缓性蛙位姿势。

(2)W字姿势:小儿仰卧位时,上肢外展、外旋,肘关节屈曲,下肢外展、外旋,髋关节屈曲,膝关节屈曲,四肢紧贴床面,形成上肢与下肢的W字姿势,此种姿势多见于臀位出生的新生儿。

(3)二折姿势:小儿坐位时,由于肌张力低下,上部躯干前倾,胸腹部与下肢紧密相贴,呈现二折姿势。新生儿出生后有一过性的这种姿势,也称为全前倾坐位姿势,肌原性疾病这种姿势多见。

(4)倒U字姿势:用双手扶持小儿两侧胸腰部,使其呈俯卧位悬垂状时,小儿表现为头下垂,上、下肢呈弛缓性下垂状,腰部上凸,呈现弛缓性倒U字姿势。肌张力低下型脑瘫或肌原性疾病多呈现这种姿势。

（5）外翻或内翻扁平足：因足底肌群及韧带组织松弛，肌张力低下，站立时不能形成足底弓（足弓），足内缘上翻形成内翻扁平足或足外缘上翻形成外翻扁平足。如图2-61所示，人站立时，足仅以后方跟骨结节与前方的第1、5跖骨头三点着地，足心向上呈穹窿状即通常所谓足弓，足弓分为前后方向的纵弓与内外方向的横弓。

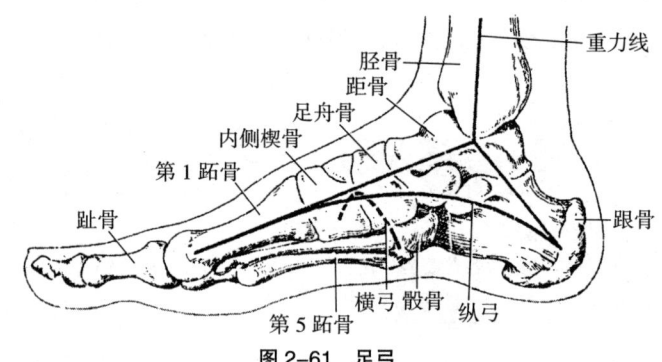

图 2-61　足弓

足弓与建筑上的拱形（凸面向上弯曲）横梁结构相似，轻便坚固，维持足弓的关节韧带具有良好弹性，保持人体站立时稳定，足底应力分布有重要意义，步行跳跃时缓冲震荡，保护脑、内脏等免受伤害，保护足底血管神经免受压迫。足弓的维持靠韧带、足底肌与小腿跟腱牵拉，如果足弓软组织过度劳损或出现神经病变，造成足弓下塌，则出现扁平足及其他变形。脑瘫儿童多见足弓变形，内外翻变形。

（6）其他：肌张力减低时，由于脊柱旁肌群肌张力低下，站立时腰椎前弯；臀肌张力障碍使骨盆固定性差，走路时左右摇摆呈鸭步；由于前锯肌张力低下，站立时肩胛向外，呈"翼状肩"；下肢膝关节周围肌群张力低下，形成膝反张。

2. 肌张力增高　有以下几种表现：

（1）头背屈：尤其以婴儿最明显，是最早的肌张力增高表现。

（2）角弓反张姿势：小儿除头背屈外，躯干过度伸展，向后弯曲成弓状，称为角弓反张。

（3）下肢交叉姿势：由于内收肌肌张力增高，下肢伸展交叉，走路时呈剪刀步态，是痉挛型脑瘫最常见的异常姿势。

（4）尖足：由于小腿三头肌痉挛，肌张力增高，足跖屈形成尖足。

（5）特殊的坐位姿势：因伸肌张力增高，髋关节屈曲不充分，形成坐位后倾姿势。手足徐动型脑瘫患儿由于头部与肩部后伸，髋关节屈曲不充分，上肢屈曲手握拳，下肢交叉、尖足，形成特征性的椅坐位姿势。

（6）非对称性姿势：受非对称性紧张性颈反射的影响，后头侧上肢屈曲，颜面侧上、下肢伸展的非对称性姿势，即所谓茶壶状姿势。

第三章

脑瘫的临床表现

一、脑瘫的早期临床表现

由于小儿脑组织处于生长发育的阶段,当其损伤后,根据发育神经学的观点,小儿在姿势、运动、反射、肌张力等方面的发育必然受到影响,表现出中枢神经运动功能发育的未成熟性,出现比同龄儿明显延迟的运动发育;或因中枢神经抑制功能减弱,引起下级中枢的释放症状,出现异常姿势、异常姿势反射等,所以小儿脑损伤后不可能与正常小儿一样,如果仔细观察,一定会发现异常,首先是脑瘫的早期症状。根据临床特点,按患儿不同时期的表现,将脑瘫的早期症状总结如下:

(一)新生儿期

1. 哺乳困难　出生后不会吸吮、吸吮无力、拒乳或吸吮后疲劳无力,因而多发生营养不良、体重不增加或增加缓慢。

2. 哭声微弱　出生后十分安静,哭声微弱或持续哭闹。

3. 自发运动少　出生后少动,呈无力状态。

4. 肌张力低下　全身松软,肌肉松弛。

5. 肌张力增强　全身发硬,好打挺,经常从襁褓中窜出去,头背屈呈对称性,有时头偏向一侧,双下肢硬性伸展。

6. 新生儿痉挛　易惊,抽搐,尖叫或呈烦躁不安状态。

7. 原始反射减弱或增强　如拥抱反射、非对称性紧张性颈反射等。

8. 上肢内收、内旋,手握拳。

(二)1~3个月

1. 拇指内收,手紧握拳,或上肢内收、内旋。

2. 不注意看人,不凝视。

3. 头不稳定,颈不能竖直,头左右摇动。

4. 俯卧位不能抬头。抬头动作标志着抗重力肌的发育情况,正常时2~3个月可抬头45°~90°。

5. 肌张力低下,全身发硬,躯干硬性伸展或全身发软,呈非对称性姿势。

(三) 4~5个月

1. 不追视,不注意看人,眼不灵活。

2. 表情呆板不灵活,逗时无反应。

3. 不会翻身,俯卧位抬头小于90°。

4. 身体逐渐变硬,有轻度角弓反张或下肢交叉。

5. 坐位呈全前倾或后倾。

6. 手不灵活,不伸手抓物或用一只手抓物。

(四) 6~7个月

1. 见不到手、口、眼协调姿势。

2. 手抓物很快松开。

3. 非对称性姿势。

4. 头背屈,肩后伸,下肢有交叉表现。

5. 肌张力增高,上肢有时内旋,手握拳。

6. 原始反射残存。

根据以上早期临床表现可以看出,脑瘫的症状随着患儿成长发生变化,不同时期临床表现也有一定的差别。

婴儿时期主要表现为运动功能的未成熟性,即此期患儿与同龄儿相比,运动功能的发育表现出明显的落后与停滞。如3个月不能抬头,6个月不会坐等。此外,婴幼儿时期原始反射残存,应该消失的原始反射不消失,应该相继出现中脑水平的立直反射与皮质水平的平衡反射不出现,说明脑组织损伤后出现反射发育障碍也是婴儿时期脑瘫的又一特征。

幼儿时期脑瘫的临床表现逐渐典型化,异常姿势、异常反射、肌张力都有明显的变化,逐渐出现脑瘫的特有表现,如肌张力逐渐增高,表现为上肢屈曲,下肢内收、内旋、交叉、尖足,运动功能障碍,所以幼儿期由于症状明显,诊断多不困难。

二、各型脑瘫的临床表现

脑瘫的临床表现比较复杂,由于型别不同,临床表现也不同,现分别介绍各型脑瘫的临床特点。

(一) 痉挛型脑瘫

痉挛型脑瘫病变在锥体系,以锥体系损伤症状为主,是临床上最常见的一种脑瘫类型,约占脑瘫患儿的1/2 (50.43%)。痉挛型脑瘫主要有牵张反射亢进、持续性肌紧张引起运动功能障碍两个特征。

(1) 由于牵张反射亢进,在临床上表现为腱反射亢进、跟腱反射亢进、踝阵挛等症状,当被动伸展关节时,有折刀样的感觉,称为"折刀征"。

（2）表现在肌群上，由于牵张反射亢进，引起持续性肌紧张呈亢进状态，出现姿势、运动异常，关节变形、挛缩。

肌紧张的程度受各种条件影响，如刺激的强度、患儿的兴奋性等。如果肌紧张增强，在障碍部位如肩胛、髋关节等周围的肌肉同时强烈收缩，可以出现典型的固定姿势。某一组肌肉可因拮抗肌痉挛的相反神经抑制障碍而发生弱化。

上肢：

（1）伸展肘关节的肱三头肌由于屈肘肌（肱二头肌、肱桡肌、肱肌）痉挛收缩而弱化，患儿伸肘困难，出现上肢屈曲、内收。

（2）旋前肌（旋前方肌）由于旋后肌（肱二头肌）痉挛收缩而弱化，患儿出现上肢内旋。

（3）腕关节伸肌（桡侧伸腕长肌、桡侧伸腕短肌、伸指总肌）由于腕关节屈肌（桡侧屈腕肌、尺侧屈腕肌、掌长肌）的痉挛收缩而弱化，患儿腕关节呈屈曲状态。

（4）拇指外展肌（伸拇短肌、伸拇长肌）由于拇指内收肌（屈拇长肌）痉挛收缩而弱化，患儿出现拇指内收。

下肢：

（1）髋关节伸肌（臀大肌）与腹肌由于髋关节屈肌（髂腰肌、阔筋膜张肌）痉挛收缩而弱化，患儿出现髋关节屈曲，躯干前屈。

（2）膝关节伸肌（股四头肌）由于膝关节屈肌（股二头肌、半腱肌、半膜肌）痉挛收缩而弱化，患儿出现膝关节屈曲、内旋。

（3）踝关节伸肌（胫骨前肌）由于踝关节屈肌（小腿三头肌的腓肠肌、比目鱼肌）痉挛收缩而弱化，患儿足背屈障碍而发生跖屈，形成尖足。

（4）大腿外展肌（臀中肌、臀小肌、阔筋膜张肌）由于大腿内收肌群（内收大肌、内收长肌、内收短肌、耻骨肌、股薄肌）痉挛收缩而弱化，使下肢外展障碍，患儿出现内收、内旋、交叉。

痉挛型脑瘫由于牵张反射亢进，肌张力持续增高，表现出抗重力肌的伸肌痉挛与屈肌痉挛，动作肌与拮抗肌相反神经抑制障碍所致的运动功能障碍，临床上可见典型的固定姿势。患儿由于受非对称性紧张性颈反射（ATNR）的影响，姿势呈非对称性。

（1）患儿上肢屈曲、内收、内旋，手腕屈曲，手握拳，拇指握在其余四指之中，称拇指内收（图3-1）。

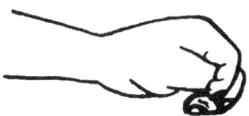

图3-1 拇指内收

（2）患儿髋关节内收、内旋，屈曲不充分，坐位时呈圆背的拱背坐位姿势。骨盆后倾，患儿呈后倾伸腿长坐位，这种坐位缺乏稳定性，如果抬头或手上举，经常向后仰倒，所以患儿出现下颌向前突出、颈前屈、头背屈、肩后伸的代偿性特殊姿势。也有些患儿为了增加坐位的稳定性，利用自身屈髋、屈膝的特点，常常把臀部坐于两侧大腿之间，形成典型的跪坐位，又称W字坐位（图3-2）。

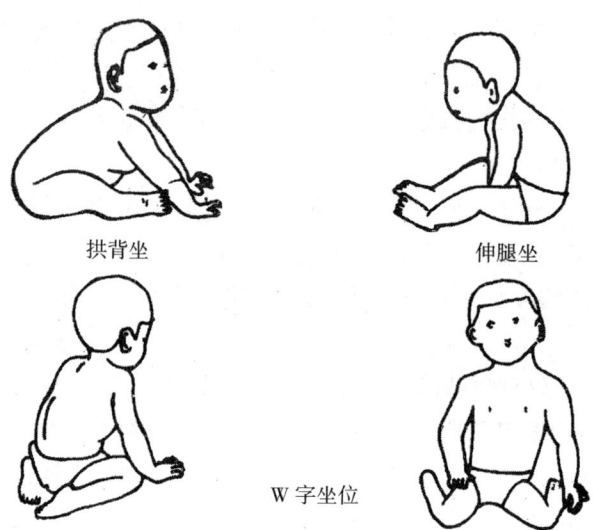

图3-2 痉挛型脑瘫坐位姿势

（3）患儿受体重负荷影响，以足外侧负重，常出现内翻足；以足内侧负重，常出现外翻足；足内侧弓下陷形成扁平足，也有的形成船形足。

（4）患儿不能站立或站立时用足尖支撑体重，足跟不能着地。如果从患儿腋下将其抱起上提，然后突然下落接触床面，患儿下肢交叉（图3-3）。步行时出现特征性剪刀步态，如能走路时，步态不稳定，容易跌倒，不能走坡路，不能上、下楼梯，常走快步，走起来又不容易停下来。

（5）痉挛型脑瘫典型的立位姿势：头部向前，下颌突出，颈椎前凸，胸椎后凸，腰椎前凸，髋关节屈曲、内收、内旋，膝关节屈曲，踝关节跖屈，尖足，内翻足或外翻足（图3-4）。

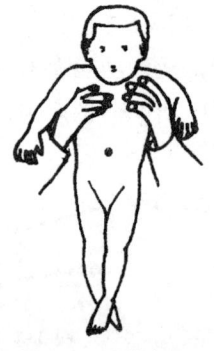
图3-3 下肢交叉

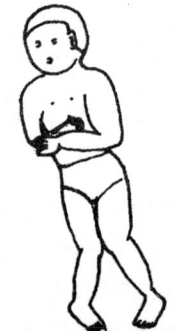
图3-4 痉挛型脑瘫立位姿势

也有的患儿表现为运动功能明显落后于同龄儿。痉挛型脑瘫根据肢体受累瘫痪的情况,又分为痉挛型四肢瘫、痉挛型双瘫、痉挛型偏瘫等多种类型。

1. 痉挛型四肢瘫 是痉挛型脑瘫中最常见的一种类型(53.1%),指患儿四肢都发生瘫痪,上半身重于下半身或上半身与下半身瘫痪程度相同。临床上多从运动发育延迟和异常症状等方面发现,故诊断多不困难。此型患儿因上半身障碍程度重,多表现有头部调节、眼调节、语言、构音、进食等多方面障碍。患儿除具备痉挛型脑瘫的特征外,还具有以下特点:

(1)仰卧位:四肢瘫患儿受 ATNR 的影响较大,头常向一侧旋转,躯干四肢呈非对称性姿势,颈部、肩部明显后伸,无颈立直反射。此时如果从头部开始翻身,由于患儿的非对称性姿势,颈背屈、肩后伸又妨碍了躯干向一侧翻动(图 3-5A),如果上部躯干旋转能力差,患儿不能从仰卧位翻向侧卧位,表现出颜面侧上、下肢伸展,后头侧上、下肢屈曲的 ATNR 样非对称性姿势(图 3-5B),更给翻身增加了难度。如果患儿四肢瘫痪均较轻或左右侧瘫痪程度不一样,则翻身时,多无脊柱旋转与髋关节伸展,而是利用全身屈曲姿势,使膝屈曲于腹部进行翻身或利用障碍轻的一侧向另一侧翻身(图 3-6)。

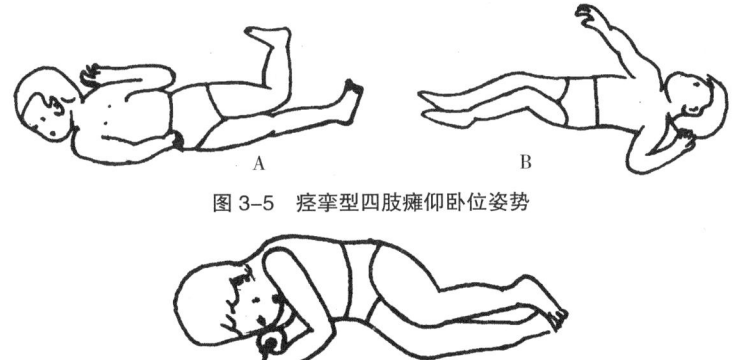

图 3-5 痉挛型四肢瘫仰卧位姿势

图 3-6 痉挛型四肢瘫利用全身屈曲进行翻身

(2)俯卧位:患儿在俯卧位时,头不能上抬,出现头低臀高的俯卧位姿势,这是因为抗重力肌发育障碍,不能用双肘和双手进行支撑。如果患儿能抬头,多半采用双肘支撑,呈屈曲状似小犬姿势,患儿便不能用一侧上肢支撑身体及用一手取物。由于俯卧位不能使用两手,有时头也不能上抬看物,所以患儿十分讨厌这种俯卧位姿势而经常采用仰卧位姿势。患儿在俯卧位时经常低头,全身呈屈曲的姿势,两膝同时向前进行俯卧位爬行的移动(图 3-7),看不到下肢的分离动作,称"兔跳状爬行"。

(3)坐位:由于受 ATNR 的影响,患儿上肢难以伸到前方正中位或用手支撑身体坐起。此外由于伸肌痉挛,髋关节不能充分屈曲,也影响坐起及坐位的稳定性。患儿在坐位时,支撑点不是耻骨而是骶骨,所以骶骨后倾,脊柱后凸呈圆背的拱背坐位

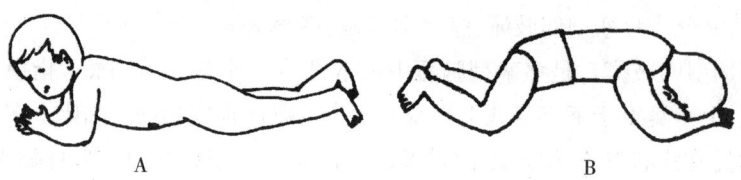

图 3-7 痉挛型四肢瘫俯卧位姿势

姿势,这种姿势可对屈曲不充分的髋关节进行代偿,以保持坐位的平衡稳定。一般情况下,患儿不能抬头向上看,如果向上看,由于头部抬高,脊柱伸展,背部伸肌痉挛,破坏了圆背的代偿姿势,则患儿立刻向后倾倒。如果伸肌与屈肌能保持平衡,头可以保持正中位,患儿可以坐在椅子上,如果使身体后倾,患儿则采取头向前,颈部过伸展,脊柱后凸的姿势以保持坐位稳定。

由于痉挛型四肢瘫内收肌紧张,髋关节屈曲,坐位基底面狭窄,上肢屈曲,手不能支撑,又难以保持坐位的稳定状态,因此患儿经常需要颈部过伸展、下颌向前突出、脊柱后凸、屈髋、屈膝,长期下去形成了特殊的坐位姿势(图 3-8)。

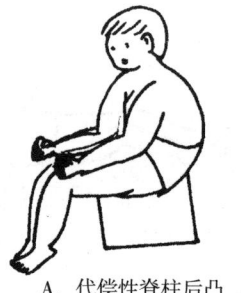 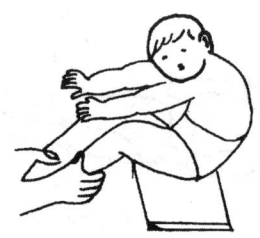

A. 代偿性脊柱后凸　　B. 上肢与头防止向后倒

图 3-8 痉挛型四肢瘫坐位姿势

(4) 立位:痉挛型四肢瘫的患儿中,有一部分可以达到立位,为了站立,患儿常常用手抓物引体向上以从仰卧位到尖足站立,因上肢及手的力量有限,又常常松手坐下去。患儿从俯卧位抓物站起十分困难,说明上肢的支持功能及躯干的旋转对立位非常重要。

(5) 步行:因为患儿尖足站立,下肢伸展、内收、内旋,立位时基底面狭窄难以保持平衡(图 3-9),所以此型患儿常利用异常的姿势走路或难以独立步行。

患儿经常出现侧弯,发生髋关节脱位,且多为一侧。原因有:①由于患儿不能站立与行走,下肢运动不足,使髋臼窝形成障碍。髋关节发育不良是髋关节脱位的主要原因。②内收肌痉挛,下肢内收,髂腰肌短缩,引起髋关节脱位。③骨盆倾斜,屈曲侧的躯干屈肌痉挛,躯干短缩,使骨盆上提并向后方旋转发生

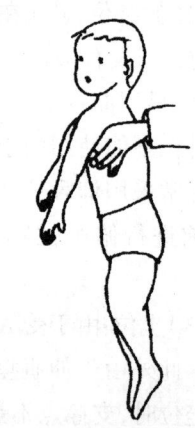

图 3-9 痉挛型四肢瘫立位姿势

脱位。

2. 痉挛型双瘫　也是痉挛型脑瘫中一种较常见的类型，指下半身重于上半身的一种四肢瘫痪型脑瘫。此型脑瘫症状较轻者，出生后 4～6 个月可完全正常，看不到脑瘫的体征，这是婴儿早期屈肌优势的缘故，当发育到伸肌优势时，躯干下部、髋关节等处才开始出现异常。

此型患儿 ATNR 对上肢影响不明显，上肢的保护性伸展反应，如降落伞反射可以出现；但对下肢影响较大，由于头部旋转，上肢用力，引起下肢肌紧张，后头侧下肢屈曲或有踢蹬动作，颜面侧下肢伸展，早期呈外旋位，以后发展为内收、内旋的痉挛性伸展姿势。较重的患儿出生后 6 个月就可见到这种姿势。

（1）仰卧位：痉挛型双瘫的患儿，因为上半身障碍轻，出生后早期又以屈曲姿势占优势，所以可从仰卧位翻向侧卧位，却难以从仰卧位翻向俯卧位，主要原因是患儿躯干的旋转能力差，不能屈曲下肢向对侧翻动。典型的翻身姿势是：用上肢与头、两肩、上半身的力量先翻过来，然后带动下肢，再将身体翻过来，有时还需治疗师固定下肢才能翻身（图 3-10），见不到肩与骨盆间的旋转动作。

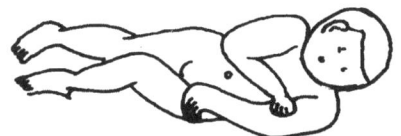

图 3-10　痉挛型双瘫翻身姿势

（2）俯卧位：患儿由于下肢重于上肢，下肢伸肌痉挛呈硬性伸展状态，交替动作差，因此爬行十分困难。典型的爬行姿势是：上肢屈曲，低头，用上肢的力量努力拖着下部躯干向前做拖拉式爬行（图 3-11）。由于上肢用力引体向前，发生联合反应，使下肢痉挛更加严重呈现硬性伸展，出现下肢伸展、内收、内旋的痉挛性伸展姿势。

（3）坐位：患儿可用双手支撑抬头，双手可以伸向前方抓物，但是用手支撑从仰卧位坐起来则十分困难。这是因为髋关节屈曲障碍，下肢内收、交叉的缘故，如能坐起，大约需到 3 岁或更晚。典型的坐位姿势是：头与躯干向前倾斜，髋关节与膝关节轻度屈曲起代偿作用，双上肢伸展，支撑全身保持坐位的稳定平衡（图 3-12）。

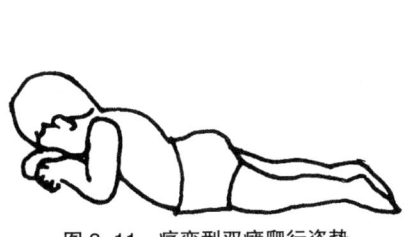

图 3-11　痉挛型双瘫爬行姿势

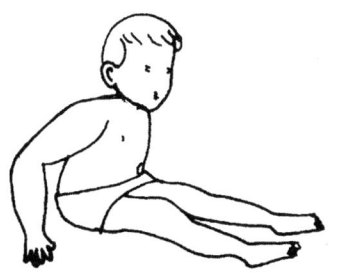

图 3-12　痉挛型双瘫坐位姿势

由于内收肌肌张力高,屈髋、屈膝,下肢内收、内旋,坐位很不稳定,因此患儿常利用屈髋、屈膝的特点,把臀部坐于屈曲的两侧大腿之间,形成典型的跪坐位(W字坐位)。因这种坐位可加大基底面积,增加坐位的稳定性,容易保持坐位平衡而不易倾倒。患儿有时也利用这种坐位姿势向前移动,用手玩玩具,但是如果长期利用这种姿势坐位,下肢就会处于完全屈曲状态,足跖屈更加严重,加重尖足、髋关节脱位等异常姿势,对患儿极为不利,应及时给予纠正。

(4)立位:痉挛型双瘫患儿,尽管髋关节屈曲,但仍可直立。为了维持直立姿势,必须使头与肩向前伸展,并出现代偿性腰椎前凸。由于髋关节与膝关节周围肌肉同时收缩,出现下肢交叉及步行时的剪刀步态,因此痉挛型双瘫患儿典型的立位姿势是:头、肩部向前,腰椎前凸,髋关节屈曲,膝关节屈曲,下肢交叉,剪刀步态(图3-13)。

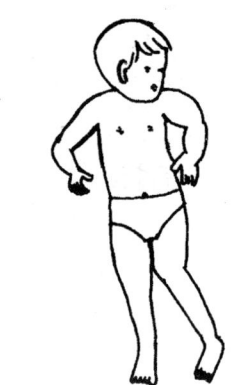

图3-13 痉挛型双瘫立位姿势

(5)步行:正常儿2岁左右时,躯干与下肢的平衡功能发育良好,手与上肢可以自由活动。但痉挛型双瘫患儿,由于经常利用上肢支撑、抓物站立或俯卧位时用力拖着下部躯干向前爬行,过多地利用上肢与手,引起联合反应,加重了下肢的痉挛,使下肢逐渐变硬,呈硬性伸展状态。步行时,体重难以向立脚侧移动或使体重施加在足内侧形成外翻足,步行时不能保持平衡,不能独立站立,常向一侧倾倒。

此型患儿基本步行特点如下:①由于胸椎后凸,腰椎前凸,骨盆前倾,步行时当一侧下肢上抬向前方移动时,躯干向后倾斜,当重心移向另一侧下肢时,躯干又迅速倾向前方,呈"鸠样步态"。②胸椎后凸,腰椎前凸,髋关节周围屈肌(髂腰肌)痉挛,下肢硬性伸展,步行时,躯干从腰部开始左右侧屈,过度活动。

痉挛型双瘫的患儿用足尖站立步行,如果踝关节跖屈,下肢屈曲,则不可能站立与行走,所以较大的患儿,下肢的屈肌、伸肌同时收缩或对屈肌活动给予相对抑制,形成伸肌紧张的姿势,以达到站立步行。以上代偿功能多引起以下变形:①胸椎后凸。②腰椎前凸。③一侧或两侧髋关节半脱位或脱位(下肢内收、立位延迟造成髋臼窝形成不良所致)。④髋关节、膝关节屈曲、内收、内旋,下肢交叉。⑤形成内翻尖足或外翻尖足。

3.痉挛型偏瘫 也是一种比较多见的脑瘫类型,多由难产、早产、窒息等原因引起。右侧偏瘫较多,这与患儿出生时多以左枕前位的产式有关。

临床上诊断该型脑瘫并不困难,但出现症状、接受治疗的时间却很晚。由于患儿的异常表现不明显,家长与患儿已经适应了这种异常状态,所以发现晚,治疗比较困难。因此必须早期诊断、早期治疗,才能取得较好的治疗效果。如果延误治疗,异常姿势固定下来,患儿习惯利用健侧肢体,患肢活动受限,长期下去患儿不愿并讨厌使用"笨拙的"患肢,患肢因缺乏活动能力和运动的体会,感觉与认知能力也都十分缺乏,因此如果治疗过晚,改变这种状态是相当困难的。

此型患儿早期多不出现肌紧张,甚至有的有肌张力低下的表现或只表现为发育落后,特别是平衡反射落后,身体经常向一侧(患侧)跌倒。因此患儿为了保持平衡,多利用健侧。由于平衡障碍,存在恐惧心理及过多利用健侧而引起联合反应,使患肢痉挛更加严重,健侧为代偿患侧立直反应与平衡反应的缺失而过度活动。

(1)翻身:患儿典型的翻身姿势为开始时先把脸从患侧转向健侧,然后用健侧上肢支撑,拖着患侧上、下肢,把身体从仰卧位翻向俯卧位。常因患侧肩关节后伸,给翻身造成一定困难(图3-14)。

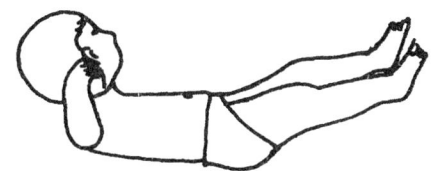

图3-14 痉挛型偏瘫翻身姿势(右侧为病侧)

(2)坐位:此型患儿可以只利用健肢支撑坐起来,坐起后患肢向后拖,由于过多地利用健侧上肢引起联合反应,使患肢肌紧张增强,对患肢的忽视及父母的不正确育儿方法,都会使患侧病情加重。患儿不能用双手及双膝支撑爬行,在坐位的情况下,用健侧上肢拖拽着患肢向前移动,将这种坐位向前的移动方式称为"坐爬"。只有当患儿利用健肢建立坐位与立位的姿势后,才能逐步掌握立位平衡与步行时平衡功能(图3-15)。

(3)立位:立位时用健侧支撑体重,这是由于患肢发生肌弱化,伸肌张力发育不好,足跟一触地,膝关节就发生屈曲而不能支撑体重。上、下楼梯是最好的观察方法,正常儿下楼时,是双下肢交替屈曲伸展,屈曲的下肢还能支撑体重,而患儿却出现下肢外展,内翻足或外翻足,足趾跖屈呈鹫爪样。立

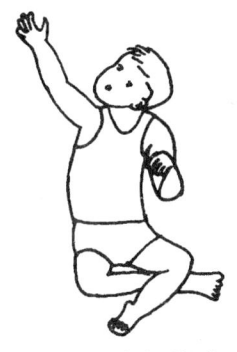

图3-15 痉挛型偏瘫坐位与坐爬姿势

位时多向后倒,足跟不能负荷体重,如果患肢上抬屈曲,髋关节、膝关节、踝关节都发生屈曲,下肢外展。

(4)步行:当患儿能走路时,患侧下肢可以短暂地支撑体重,这是利用伸肌的肌张力。用足尖走路,足趾一触地,伸肌肌张力就增高,形成"鹫爪趾"或"内翻尖足"。

步行时,由于体重向前移动,体重负荷在足部,髋关节伸展不充分,出现膝反张。如果足跟触地时,骨盆向后旋转,髋关节轻度屈曲,出现把患侧向后拖拉的步行姿势。上肢因联合反应、屈肌痉挛而吊着,跑动时更严重。

由于患儿健肢过度活动及联合反应的作用,使患侧肌紧张加强,症状逐渐加重,平衡功能障碍,患侧手指伸展困难,有时只能在腕关节掌屈时手指才能张开。

痉挛型偏瘫患儿可发生如下变形:前臂内旋和腕关节尺侧偏位的肘关节与腕关节屈曲挛缩;拇指内收;脊柱侧弯向患侧,由于患侧躯干屈肌痉挛引起收缩,使患侧骨盆上提,出现肩、骨盆倾斜,肩关节也因挛缩而被拉向下方,患侧下肢因废用性萎缩而短缩;跟腱短缩形成内翻尖足或外翻尖足。

(二)手足徐动型脑瘫

手足徐动型脑瘫病变在锥体外系,是临床上以不随意运动为主要特征的一种常见的脑瘫类型,约占脑瘫的1/4(24.3%)。

引起该型脑瘫的原因较多,但在临床上最常见的是核黄疸,多由ABO溶血或Rh溶血引起,也可由新生儿窒息、低氧血症所致。目前由于围产医学的进步,血型不合的溶血完全可以控制,一旦发生又可通过换血等得到治疗,所以由黄疸引起的该型脑瘫在逐渐减少,发达国家已基本控制。

手足徐动型脑瘫在早期做出诊断比较困难,因为早期只能从姿势、反射、肌张力等方面发现异常,部分患儿表现为肌张力低下、肩后伸、角弓反张、姿势异常,当临床出现不随意运动时,症状多明显化,所以要注意观察,争取尽早诊断。

1. 分类　美国脑瘫协会将手足徐动型脑瘫分为紧张性、非紧张性、异常紧张性及震颤性四种类型。临床上以前两种多见,后两种罕见,在日本已经将后两种删除,本书也只介绍前两种类型。

(1)紧张性手足徐动型脑瘫:多由新生儿重度窒息引起,病变发生在尾状核及苍白球。临床上既有手足徐动型的特点,又有痉挛型的特点,由于肌肉呈持续紧张亢进状态,使肌张力波动减少,不随意运动相对不明显,轻者异常姿势不明显,重者呈角弓反张,上肢屈曲、内旋,下肢内收,无意向性震颤。痉挛多发生在身体的近端,不随意运动多在身体的远端,需与痉挛型脑瘫相鉴别。前者虽然有肌紧张,但是肌紧张特点呈动摇性,表现为睡眠时低下,有意识活动时增强,与痉挛型脑瘫肌紧张程度固定不变是有区别的,因此两者可以鉴别。

(2)非紧张性手足徐动型脑瘫:多由核黄疸引起,病变发生在丘脑、苍白球、小脑齿状核。临床上有不随意运动,肌紧张轻,肌紧张多在随意运动时明显,安静时正常。但是在随意运动肌肉活动时,肌紧张明显增强,从低肌紧张到高肌紧张来回变化,表现出非常明显的肌紧张动摇性,不随意运动由近端到远端是本型最大的特点。此外,因间脑、小脑齿状核病变,而有意向性震颤与姿势性震颤,可以与紧张性手足徐动型脑瘫进行鉴别。此型多见于幼儿,随着年龄增长多转为紧张性手足徐动型脑瘫,也需与痉挛型脑瘫进行鉴别。

2. 临床表现　最主要的特征为肢体的不随意运动,这种不随意运动在安静时消失,在有意识动作时出现,表情奇特,挤眉弄眼,或哭或笑。如想取玩具,手却伸到相反方向而拿不到玩具;想拿食物送到嘴里,可是头却转到相反方向而吃不到食物。头的控制能力差;颈部有不随意动作,患儿有斜颈,颈不稳定,如令其伸展颈部或背屈头部时,患儿却出现头前屈的相反动作;手指的不随意动作多表现在抓物时,常常为手指过度伸展而后屈曲的不协调、不随意动作。较小婴儿在不随意动作未出现前,多表现为肌紧张低下,对各种感觉刺激十分敏感,例如,受刺激时突然出现肌紧张亢进,对声音、光线、触碰的感觉都过敏,呈现一种惊吓反应,出现过度异常运动,这一点与感觉反应系统阈值低下有关系。

（1）头部表现:手足徐动型脑瘫障碍广泛,多为四肢瘫痪,上半身障碍重,下半身障碍轻,全身障碍的分布呈非对称性。头部的控制调节能力最差,多有视力、听力、语言的障碍;患儿常常张口、流涎、摄食吞咽障碍;由于喉肌障碍,构音及发音障碍,患儿发音不清,语言不连贯,说话缓慢,拉长声说话。身体一侧间歇性收缩,扭转侧弯,常伴有斜颈并继发斜视。有些患儿呼吸异常,喘鸣,发音弱,由于心理紧张发出怪声。

（2）姿势张力:表现出明显的动摇性,动摇的程度因人而异,受障碍程度、刺激强度、患儿的意志等因素影响。由于相反神经支配障碍(过剩),缺乏维持姿势张力、关节固定、身体近位端同时收缩的能力,因而不能维持抗重力姿势,使手指等精细运动障碍,不能维持中间体位。

（3）不随意运动:在有意识活动时明显增强,这种不安定的姿势也是受紧张性反射群的影响,根据手足徐动型脑瘫基本姿势张力和对刺激肌紧张的反应又可将其分为三种形式(表 3-1)。

表 3-1 手足徐动型脑瘫对刺激肌紧张的反应

特点 \ 型别	Ⅰ型 非紧张性 手足徐动	Ⅱ型 紧张性手足徐动 （痉挛性）	Ⅲ型 舞蹈样或肌张力低下 失调型手足徐动
高肌紧张 正常肌紧张 低肌紧张			
不随意特点	肌紧张变化波动大	痉挛性肌紧张亢进多在手与下肢发生痉挛	肌紧张变化大、动作范围大、舞蹈样手足大动作、无目的动作、奇特表情与动作、肌紧张低下
分布	近端→远端	远端	近端→远端

注:每个三角形为一个病例,三角形底表示静止时肌紧张度,三角形尖表示受刺激时肌紧张的变化(仿 Bobath)。

在临床上Ⅲ型多转为Ⅰ型,少数转为Ⅱ型。

手足徐动型脑瘫不随意运动有三种表现:

1)间歇性紧张性痉挛:这种类型可以预测,是由于头部位置变化而发生的,也就是受紧张性迷路反射及紧张性颈反射的影响。由于这些反射影响全身姿势的变化,如受迷路性紧张性颈反射的影响,患儿出现全身屈曲与全身过伸展的两个完全相反的姿势;受非对称性紧张性颈反射影响,患儿出现颜面侧上、下肢伸展,后头侧上、下肢屈曲的非对称性姿势,而且这种情况常同时存在,称间歇性紧张性痉挛。

2)可动性痉挛:又称为易变性痉挛,表现为四肢的伸展与屈曲,内旋与外旋的交互迅速可变的动作,有节奏性,表现出明显的不自主动作,这种动作被称为有目的但达不到目的动作,以舞蹈或扭动形式出现,幅度大,有时无法控制,身体稳定性差,称手足徐动样舞蹈。实际上是一种脊髓性踏步反射,因患儿肌紧张的动摇性大,平衡反应障碍,动作时由于联合反应的出现,所以发生了手足徐动样舞蹈动作,当扶患儿站立时或较大儿童自己站立时,双脚一触地就发生这种左、右下肢交替性的、有节奏性的伸展与屈曲的动作,似舞蹈样。

3)一过性的局部收缩:一过性的局部收缩性不随意动作可发生在身体的任何肌群,不能预测。发生的原因是相反神经调节障碍,是临床上最常见的一种不随意动作,多见于面部与手指,如愁眉苦脸、挤眉弄眼的表情及手指多余的动作,出现奇特的夸张姿势和动作,与正常人相似而又不相似的动作,其特点是只限于局部性的收缩,一种局部性小的扭曲运动。

3.手足徐动型四肢瘫　手足徐动型脑瘫多为四肢瘫,多表现为上半身症状重于下半身。婴儿期多表现为肌张力低下,这时不随意运动、异常姿势运动等多不明显,有时只表现出比同龄儿运动及反射发育落后的特点。

(1)仰卧位:由于间歇性伸肌痉挛,身体变硬,患儿脊柱与髋关节伸展,头背屈,头颈部与两肩的非对称性后伸,间歇性伸肌痉挛姿势是仰卧位患儿在床上的唯一运动姿势。障碍较轻的患儿可用足顶着床移动。由于受非对称性紧张性颈反射的影响,全身呈非对称性姿势,进而引起骨盆倾斜,脊柱侧弯,有时也发生髋关节脱位与半脱位(图3-16)。肌张力减低时,下肢可以屈曲、外展;肌张力增高时,下肢出现伸展、内收、交叉的姿势。

(2)俯卧位:受紧张性迷路反射的影响,患儿不能抬头,脊柱与髋关节不能伸展,上肢不能支撑,患儿十分讨厌这种低头、屈膝、屈髋的极不舒服姿势。

(3)翻身:从俯卧位翻身时,其特殊的翻身姿势是从下肢开始,因该型患儿下肢障碍比上肢轻,用两下肢的力量使下肢先活动,然后是腰部,把脊柱、肩部、头向后反张(翘)弯曲;由仰卧位翻向俯卧位,也是用下肢带动躯干(图3-17)。

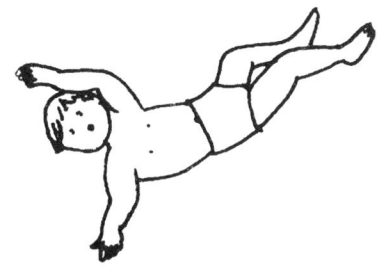

图 3-16　手足徐动型四肢瘫仰卧位姿势

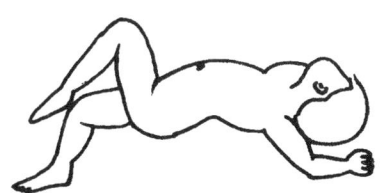

图 3-17　手足徐动型四肢瘫翻身姿势

患儿因上半身病变严重,不能用手支撑,抬头困难,下肢的交替性运动差,所以不能进行俯爬,取而代之的是坐爬,即在坐位的情况下利用下肢的支撑向前移动。

患儿从仰卧位或俯卧位坐起时,非常困难。当拉起患儿时,其头极度背屈,不能调节头与躯干成一条直线,而是头、肩、脊柱呈反张状态,姿势不对称,髋关节、膝关节屈曲,因而坐起相当困难(图3-18)。

患儿坐位时下肢外展,双腿分开,这样可以扩大坐位的基底面积,以增加稳定性;头与双肩后伸,挺胸,腆腹,髋关节屈曲,这样可以保持平衡状态(图3-19)。如果是紧张性手足徐动型脑瘫,坐位就更困难,因为髋关节屈曲不充分,头部与双肩后伸,脊柱反张,只能呈伸展样的椅坐位姿势,用足尖触地(图3-20)。

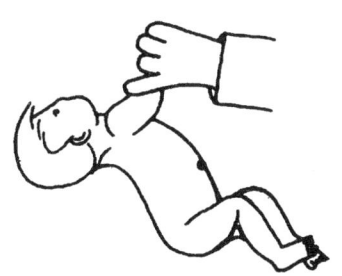

图 3-18　手足徐动型四肢瘫拉起成坐位姿势

以上两种坐位并不稳定,常因为患儿受刺激兴奋或向上抬头时,由于脊柱伸展,伸肌发生肌紧张而向后方倾倒。

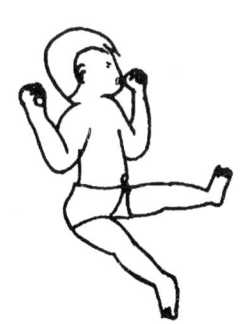

图 3-19　手足徐动型四肢瘫坐位姿势

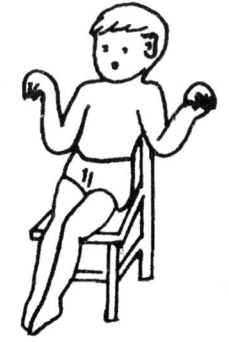

图 3-20　紧张性手足徐动型四肢瘫椅坐位姿势

(4)姿势:手足徐动型四肢瘫患儿能否起立与步行,取决于下肢是否接近正常及头部调节与平衡功能的发育,受肌紧张的影响,该型患儿站立与行走都相当晚。

站立时,头、颈、双肩极度后伸,挺胸,腆腹,似向后方倾倒的样子,脊柱伸展,两下肢伸展并内旋,足尖着地,有时下肢交叉。患儿步行时由于一侧下肢屈曲,会突然发生全身屈曲而跌倒,因此多数利用原始的踏步动作,即手足徐动样舞蹈样动作,进行快速地、有节律地伸展、屈曲的交互运动,抬高、外展下肢,加宽基底面;髋关节、膝关节伸展,躯干和肩部略向后方倾斜,以对抗屈曲。步行与立位主要靠伸肌肌紧张来维持(图3-21)。

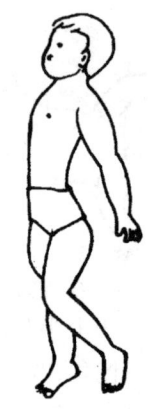

图 3-21　紧张性手足徐动型四肢瘫立位步行姿势

部分患儿因姿势不稳定与动摇性,下颌关节、肩关节、髋关节等常有脱臼发生。这种类型的患儿手指精细动作极差,多利用非对称的姿势,抓物时头转向相反方向,抓物后又很快松开,与痉挛型脑瘫完全不同。痉挛型脑瘫患儿手虽然伸展困难,但是把东西放在手里,却能牢固地握着而不松开。

(5)性格特点:手足徐动型脑瘫患儿的性格从表面上看极不安定,绝大多数性格外向或呈两面性,从一种状态迅速转变成另一种状态,自己往往不能控制,如突然生气大怒,一会儿又突然高兴得笑起来,爱动感情,此型患儿智商较高。

(6)挛缩与变形:手足徐动型脑瘫多发生以下挛缩与变形:①脊柱侧弯,胸廓变形。②肘关节、腕关节屈曲挛缩,手指不能伸展。③髋关节与膝关节挛缩,形成内翻或外翻尖足。④髋关节一侧或两侧脱位。

手足徐动型脑瘫共同特点如下:①头调节障碍。②瘫痪程度上半身重于下半身。③非对称性姿势。④不能保持一定姿势,不能同时收缩,不能在中间位进行调节。⑤正常的自动反应、保护性反应协调性差。⑥视力障碍,眼与手协调障碍。⑦听力障碍。⑧语言障碍,说话慢、吐字不清。⑨性格外向,情绪多变。

(三)强直型脑瘫

强直型脑瘫为锥体外系损伤,也称强刚型、固缩型脑瘫。临床上单纯的强直型脑瘫十分少见,多与痉挛型混合。Bobath 认为,强直型脑瘫的最大特点就是被动运动有抵抗,其主要特点及与痉挛型脑瘫的区别如下:

1. 被动运动时抵抗均匀一致　强直型脑瘫当被动运动时肢体有抵抗,肌紧张均匀地增高,被动运动所受的阻力与抵抗是均匀一致的,尤如弯铅管或摇齿轮的感觉,故称为"铅管样强直"或"齿轮样强直"。这种感觉与锥体系损伤时痉挛型脑瘫所致肌紧张增强不同,痉挛型的特点是被动运动肢体时,开始时阻力抵抗很大,终了时抵抗明显减弱,称为折刀样强直。

2. 被动运动时抵抗是双向的　强直型脑瘫肌紧张增强的另一特点是,无论肢体是伸展还是屈曲时,肌紧张相同,换句话说,无论如何被动运动肢体(伸展或屈曲),抵抗是相同的,表现了伸展与屈曲两个方向的抵抗。而痉挛型脑瘫则不同,被动运动时对伸展的抵抗大,对屈曲的抵抗小,只表现了伸展单方向的抵抗。

3. 被动运动的抵抗在缓慢运动时最大　这与痉挛型脑瘫在激烈运动时出现最大的抵抗不同。

4. 腱反射不亢进　因强直型脑瘫属锥体外系损伤,故腱反射不亢进或正常或呈减弱状态,无踝阵挛及不随意运动。痉挛型脑瘫牵张反射亢进,腱反射十分活跃,有踝阵挛,无不随意运动。

掌握以上特点,容易将强直型脑瘫与痉挛型脑瘫进行鉴别,便于早期诊断,评价预后。此外,强直型脑瘫除了肌紧张增强外,多数患儿存在智力不足。

（四）肌张力低下型脑瘫

肌张力低下型脑瘫又称低紧张型脑瘫或弛缓型脑瘫。单纯性肌张力低下型脑瘫在临床上非常少见。日本都立北疗育医疗中心从1969年~1987年共报道481例脑瘫,仅在1978年报道过肌张力低下型脑瘫占脑瘫患儿总数的5%。我中心从1986~1996年收治的1027例脑瘫中,肌张力低下型有50例,占4.8%。

此型脑瘫的主要特点是肌张力低下,患儿多数为婴儿,抗重力肌伸展发育障碍,自主活动的能力低下。肌张力虽然低下,但是仍有高低变化,不活动时完全呈瘫软状态,当被动运动或受刺激时,肌张力又可以升高,出现肌紧张状态,以伸肌明显,表现为下肢伸直,头背屈,躯干伸肌紧张,严重者出现角弓反张。

肌张力低下时,以抗重力肌最明显,表现为俯卧位不能抬头,四肢不能支撑,腹部贴床;仰卧位时,上、下肢处于外展、外旋状态,背部紧贴床面,称蛙肢位。

多数此型脑瘫患儿肌张力低下只是一个阶段,随着年龄增长,肌张力逐渐增高,转变为痉挛型或手足徐动型,因此诊断此型脑瘫应慎重,尤其是婴儿,必须随诊观察,以与其他类型脑瘫鉴别。

此型脑瘫患儿的姿势与运动明显落后于同龄儿,表现在抬头、坐、站、走等各种姿势。这些患儿呼吸功能低下,呼吸肌张力低下,呼吸浅表、无力,声音小,咳嗽无力,经常发生肺部感染,造成呼吸困难。

肌张力低下可通过检查肌肉硬度、摆动度、关节伸展度、上下肢伸展度、围巾征、跟耳试验等衡量判定。一般情况下判定多不难,比较难的是对肌张力低下的患儿早期做出型别的鉴别。通常,对肌张力低下的患儿,可以不必过早去分型,而应该早期治疗,在治疗中仔细观察,然后确定型别。

（五）共济失调型脑瘫

共济失调型脑瘫多由小脑损伤引起,由于围产期异常,引起未成熟儿小脑出血或先天性小脑发育不良或锥体系与锥体外系损伤所致。单纯的共济失调型脑瘫在临床上十分罕见,约占脑瘫的0.94%。该早期多有肌张力低下表现,常与中枢性遗传性疾病和肌张力低下性疾病混淆,所以诊断时应十分慎重,有些病例尚需追踪观察。

共济失调型脑瘫由于小脑损伤,引起运动感觉与平衡感觉障碍,并伴有触觉异常和深部感觉异常,出现不协调性运动和辨距障碍。

此型患儿早期呈肌张力低下状态,随着成长肌张力增强,成为共济失调型脑瘫,也有患儿伴有痉挛,多数患儿有不同程度的智力不足。1968年,Hagberg从该型脑瘫中分出平衡功能障碍症候群(dysequilibrium syndrome),这个症候群以平衡功能障碍、不能维持正常姿势为特征。患儿手与上肢功能正常,下肢与躯干平衡障碍较重,早期症状多不明显,当发育到站立步行时,这种平衡失调的特征就会逐渐明显,立直反射与平衡反射难以出现。因脑损伤的程度不同,共济失调型脑瘫需与其他类型脑瘫或其他疾病进行鉴别。

共济失调型脑瘫多由于脑损伤后,持续的肌张力低下及肌肉收缩时相反神经支配障碍,使抗重力调节和运动功能调节障碍,患儿难以维持固定姿势。

临床主要表现:

(1)运动发育与同龄儿相比有明显的延迟,表现为运动笨拙不协调,头与躯干调节障碍,1岁左右不会坐,即使会坐也不稳定。只有在两下肢屈曲、外展,支持面扩大的情况下才可能坐稳。站立时间在2~3岁或更晚,患儿站不稳,易跌倒,手指精细运动障碍,动作不灵活。

(2)有意向性震颤及眼球震颤,追视与有目的抓物十分困难。

(3)患儿经常张嘴,流口水,讲话慢且发音不清,语言障碍。

(4)患儿肌张力低下,但腱反射正常。

(5)平衡功能障碍,立位时重心在足跟部,为了维持平衡,患儿常将足尖翘起,加大足距以扩大支撑面积,向前弯腰以弥补重心后移。走路时因肌肉缺乏同时收缩的能力,维持姿势的能力障碍,而表现为躯干前后摇摆、东倒西歪的醉汉步态,欲停不能,为此患儿采取加宽足距,迈大步的方式。足着地轻重不等,经常向后跌倒,走路时两手摆动也不自然,怕地面不平而不敢走路或走快步,如图3-22。

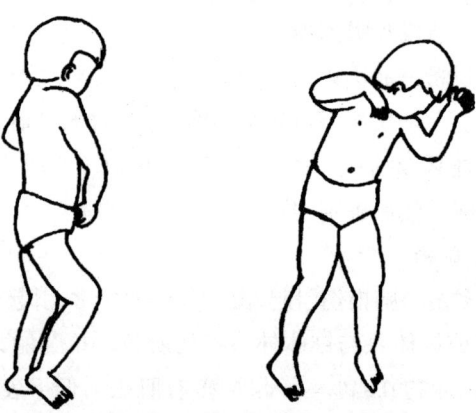

图3-22 共济失调型脑瘫步行姿势

（6）患儿由于平衡功能障碍，姿势不稳定，所以经常放慢运动速度，限定运动范围或注视不动的物体，尽量不活动头部或少活动头部，因此长期下去全身缺乏协调动作与分离动作，身体僵硬，少言寡语，声音颤动，缺乏表情，性格多内向。

（六）震颤型脑瘫

震颤型脑瘫是临床上较少见的一个类型，单纯的震颤型脑瘫十分罕见，多数与其他类型混合存在，日本已将此型脑瘫删除。

震颤型脑瘫多由锥体外系损伤及小脑损伤引起，临床上有两种类型：

1. 静止性震颤 多为粗大的节律性震颤，3~5次/秒，随意运动时可以被控制而停止震颤，多见于上肢与手部，出现交替屈曲与伸展动作，也有拇指的外展与内收，类似点钞的动作。

2. 动作性震颤 多由小脑损伤所致，为随意性震颤，表现为在随意运动时出现震颤，随意运动停止时震颤消失，手指越接近目标，震颤越严重、越显著。有的患儿有眼球震颤，临床上可用指鼻试验、跟膝胫试验等检查，有时伴有平衡功能障碍。2006年（长沙）全国脑瘫会议已将此型删除。

（七）混合型脑瘫

在同一个患儿身上具有上述任何两种类型特点的脑瘫称为混合型脑瘫，临床比较常见。例如，有不随意运动，又有腱反射亢进及肌张力改变，表现出手足徐动型与痉挛型脑瘫混合的特点。

日本福山幸夫把单纯的痉挛型脑瘫称为痉挛Ⅰ型，把痉挛型与手足徐动型混合的或与其他类型混合的脑瘫称为痉挛Ⅱ型。这种分类虽然尚未普及，但是在临床上还是比较适用和方便的。

（八）分类不明型脑瘫

在脑瘫患儿中有一种不能明确区分类型的脑瘫，称为分类不明型脑瘫，这种情况临床比较少见。2006年（长沙）全国脑瘫会议已将此型删除。

关于各类型脑瘫的发病率，国内外报道较多。日本整肢疗育园报道1963年~1973年门诊脑瘫患儿1163例，痉挛型713人，占61.3%；手足徐动型299人，占25.7%；其他86人，占7.4%；分类不明65人，占5.6%。

笔者从1986年~1996年在佳木斯医学院脑瘫疗育中心随机统计1027例脑瘫患儿，痉挛型518人，占50.44%；手足徐动型250人，占24.34%；混合型132人，占12.85%；强直型58人，占5.65%；肌张力低下型50人，占4.87%；共济失调型9人，占0.88%；震颤型7人，占0.68%；分类不明型3人，占0.29%。

第四章

脑瘫的诊断与鉴别诊断

一、脑瘫的早期诊断

由于康复医学的发展,各国学者十分关注脑瘫的早期诊断,究竟什么时间诊断为"早期诊断",意见尚未统一。有学者认为,生后6个月或9个月内做出脑瘫诊断为早期诊断。近年又有学者提出"超早期诊断",指在出生后3个月内做出诊断。

由于患儿神经系统处于不断发育的阶段,婴儿早期运动由皮质下中枢控制,受反射支配,此时脑组织虽然受到损伤,但症状多不明显。有些患儿早期运动发育落后,过一段时间又可达到正常;有些患儿早期表现肌张力低下,随着肌张力发育又逐渐接近正常。因此早期诊断脑瘫比较困难,超早期诊断就更困难,诊断时必须十分慎重。

在实践中,人们深刻体会到,只有早期诊断才能做到早期治疗,才能收到较好的治疗效果。因为婴儿早期,脑组织生长发育最旺盛,脑的可塑性强,代偿能力强,接受治疗后恢复效果好,可干预异常反射姿势及异常反射固定化,又可以防止肌肉挛缩,利于患儿心身健康。因此,早期诊断脑瘫是康复治疗的关键,虽然有一定难度,但是世界上众多学者还是非常重视这个问题,经过多年的研究,创立了很多有效的方法。

为了早期诊断,Vojta经过多年研究,首先提出一个用于早期诊断脑瘫的概念,即中枢性协调障碍(ZKS),他认为出生后2周就可以诊断,新生儿期就可以开始治疗。这个理论一经提出,很快受到各国学者的认可,在很多国家被应用。

Vojta利用Vojta七种姿势反射(第75页)早期诊断中枢性协调障碍的标准为:

(1)Vojta七种姿势反射中,有1～3种异常,为极轻度中枢性协调障碍。

(2)Vojta七种姿势反射中,有4～5种异常,为轻度中枢性协调障碍。

(3)Vojta七种姿势反射中,有6～7种异常,为中度中枢性协调障碍。

(4)Vojta七种姿势反射全部异常并有肌张力异常者,为重度中枢性协调障碍。

1978年,日本儿玉和夫教授提出,Vojta姿势反射如果有5种异常,必须进行追踪观察,如果两侧肢体有明显差别,应马上接受治疗。如果一般情况符合(2)、(3)、

（4）任何一种，再有肌张力异常者，都要进行治疗。

1979年，日本学者家森百合子报道，如果患儿有以上4种情况，不进行治疗，将来发生脑瘫的概率分别为：7%、22%、80%、100%。因此，发现Vojta姿势反射异常，必须重视，要追踪观察，必要时早期治疗。

笔者认为，如果患儿有明显的高危因素存在，如早产、窒息、黄疸等任何一项，再经过Vojta七种姿势反射检查，哪怕只有1种出现了明显异常，就应该开始早期治疗。这样不仅可干预脑瘫异常姿势、异常运动的形成，而且对患儿神经系统、运动功能的发育，都可起到良好的促进作用，对患儿有百利而无一害，方法简单，无损伤，容易掌握，应该提倡。

脑瘫的早期诊断实际上是对有高危因素的脑瘫或脑损伤危险儿的早期诊断，中枢性协调障碍就是早期诊断脑瘫的代名词，这对患儿有利，家长也能理解，可以早期开始治疗，医务人员可在治疗期间追踪观察，当症状明显后，再做脑瘫的确定诊断。所以在婴儿早期（3～6个月之内），除非高危因素明确，即患儿的姿势、反射、运动、肌张力及Vojta七种姿势反射均有异常，可诊断为脑瘫外，一般情况下应诊断为中枢性协调障碍。

二、脑瘫的诊断

诊断脑瘫时，必须遵守以下三大原则：

第一，有引起脑损伤的原因，即高危因素。

第二，有脑损伤的发育神经学异常，包括姿势异常、反射异常、肌张力异常及Vojta七种姿势反射异常。

第三，有脑损伤的症状，包括早期症状及临床表现。

日本前川喜平教授将诊断脑瘫的三大原则恰当地比作等边三角形，每一个原则尤如三角形的一个边，缺少哪一个边都不能构成三角形。因此诊断脑瘫时，必须按照三大原则，有重点、有步骤地进行。

（一）询问病史查找原因

诊断脑瘫时，医生一定要仔细询问病史，注意有无引起脑损伤的原因。脑瘫是由多种原因引起的复杂性疾病，Vojta将引起脑瘫的原因总结出43种，称为"高危因素"。在诊断前一定要注意发现高危因素，按照家族史、出生前、出生时、出生后的顺序仔细调查。如果患儿有明显的高危因素，对确诊脑瘫有很大的价值。同时还可以根据高危因素的种类，分析脑瘫的型别及预后。有的患儿可能只有一种高危因素，有的可有两种以上，也有的找不到高危因素，后者一定要注意与遗传或代谢性疾病相鉴别。笔者曾对佳木斯地区1027例患儿进行了病因调查，发现新生儿窒息、早产、黄疸为该地的主要致病因素。

（二）发育神经学异常

脑瘫的发育神经学异常包括以下几个方面：

1. 姿势异常

（1）静止时的姿势异常：

1）仰卧位：因为脑瘫患儿发育落后，多数情况利用仰卧位姿势进行检查，所以仰卧位姿势异常对脑瘫的诊断十分重要。

仰卧位的姿势异常有紧张性颈反射姿势、偏瘫姿势、角弓反张姿势、肌张力增强与肌张力低下等。最常见的是紧张性颈反射姿势，颜面向一侧歪斜时，颜面侧上、下肢伸展，后头侧的上、下肢屈曲，这种姿势在一定时期存在是正常的，但是生后3个月仍然存在则应视为异常。

此外，患儿自发运动少，2个月之后，手紧握拳，下肢呈硬性伸直，如果是偏瘫的患儿，表现为一手张开，一手紧握拳不张开，也不使用这只手，而且其同侧下肢也很少活动。

很多患儿表现有头背屈，逐渐表现为有角弓反张的姿势，特别是有窒息及难产史的患儿，如出现角弓反张的姿势、头背屈或在饥饿啼哭时也出现头背屈，应该高度重视这一体征，仔细观察。

2）俯卧位：脑瘫患儿由于肌张力异常，俯卧位时由于背部伸肌张力增高，而出现头背屈，上肢屈曲或用屈曲的上肢支持体重，头部上抬背屈，有时可达到抬头90°，看上去似乎是发育好，很结实的样子，实际上这是一种异常姿势。

3）坐位：利用坐位姿势诊断脑瘫时，患儿月龄一般都超过6个月，主要表现出特殊的坐位姿势，如前倾坐位、后倾坐位、拱背（圆背）坐位或W状（跪坐）坐位姿势，同时患儿上肢内旋，下肢伸展、交叉、尖足。

（2）运动时的姿势异常：轻度脑瘫静止时姿势基本正常，但是随意运动时则出现异常姿势，因此运动时的姿势检查是诊断脑瘫的重要手段。最好的检查方法是抓积木做随意运动。

1）不随意运动：例如，想抓积木或听妈妈说话指示时，患儿立刻全身肌张力增高，上肢内旋，头背屈，张口，表现十分兴奋，这是一种不随意运动，多为手足徐动型脑瘫的特点，这种类型的脑瘫，小婴儿自发运动少，有肌张力低下的一过性时期，以后逐渐出现不随意运动。

2）特殊的抓握方法：当患儿想抓物时，可见其口立即张开，角弓反张，出现不随意运动及奇怪的面部表情，手指也出现特殊的过度伸展而后又屈曲的奇特姿势（图4-1），这是手足徐动型脑瘫典型的特征，发现这种特征，可

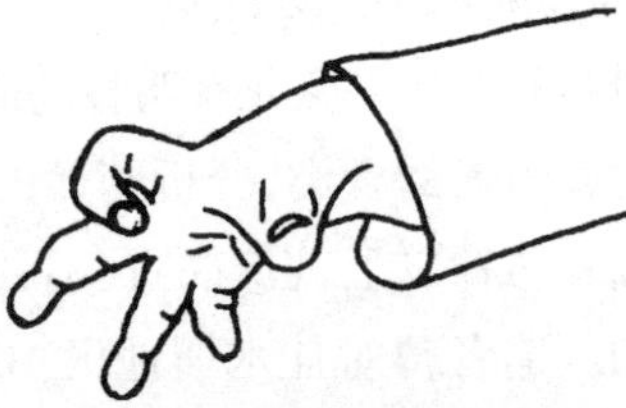

图4-1 脑瘫患儿的抓握方法

以诊断脑瘫。

3）张力障碍:指肌张力异常,增高或减低。例如,患儿为轻度异常时,当检查者突然改变患儿的姿势,如突然扶患儿腋下,使足底着床时,可见患儿下肢内收、交叉,同时双上肢内收、内旋。有的患儿变动体位时,出现头背屈及角弓反张,这都是由于张力障碍所致。脑瘫的型别不同表现也不同。

2. 反射异常　反射异常是脑瘫的又一特征,指按照小儿反射发育的规律,应该消失的反射(原始反射)不消失,应该出现的反射(立直反射、平衡反射等)不出现。

脑瘫患儿最多见的反射异常为:

（1）非对称性紧张性颈反射(ATNR):这种反射为原始反射,出生后就出现,4~8周最明显,2个月后逐渐消失,如果2~3个月之后,仍然存在,为原始反射残存,是异常表现,提示脑瘫。

（2）对称性紧张性颈反射(STNR):这种反射也是一种原始反射,出生后出现,最明显的时期是出生后1个月左右,以后逐渐消失。但是如果2~3个月后,使患儿在俯卧位悬垂的情况下,头背屈时上肢伸展,头前屈时上肢屈曲,就是异常。与正常儿的进食做比较,如果把食物放在脑瘫患儿嘴边,当患儿头向上看时,上肢如果伸展,这时其手则很难够到食物,不能把食物送入口中,这就是STNR残存造成的结果,与正常儿不同。

（3）拉起反射异常:当仰卧位拉起患儿成坐位时,其表现出头极度背屈,躯干成角弓反张样,尤如木棒或拱形桥,所以也称为"桥状拉起",出现这种异常姿势为脑瘫的特征性改变,这是正常儿在任何情况下都没有的拉起姿势。

（4）降落伞反射异常:当检查者双手固定小儿腋下提起后,突然向下俯冲时,正常儿有双手向下、上肢伸展的保护性支撑动作;脑瘫患儿表现为双手紧握,上肢屈曲在胸前,无支撑动作或双上肢向后伸不支撑,似飞机的两翼一样;偏瘫患儿则出现一侧支撑,病侧无支撑动作。降落伞反射对偏瘫型脑瘫的诊断十分有用。

（5）蒙脸试验:检查者用不透光的手帕盖在小儿脸上,正常儿会迅速用手掀掉手帕,可表现出不快感;脑瘫患儿则不能掀掉手帕或表现为动作缓慢或十分困难;偏瘫患儿不能用病侧的手掀掉手帕,此反射对脑瘫的诊断很有价值。对可疑偏瘫的患儿应反复做此检查,以确定病侧。

（6）Vojta七种姿势反射异常:可按照Vojta七种检查方法,顺序检查患儿,与正常标准作对照,参考Vojta异常姿势部分判定异常。

3. 肌张力异常　脑瘫的又一主要特征,表现为肌张力增高或减低。

脑瘫时肌张力增高,患儿有头背屈,角弓反张,拉起成棒样的异常姿势。部分小婴儿有肌张力低下的表现,如四肢发软呈蛙肢位,俯卧位悬垂时呈倒U字姿势。

肌张力的改变可通过肌张力检查法,用静止性肌张力、姿势性肌张力、运动性肌张力检查患儿,具体检查方法可参考第二章《发育神经学知识》中肌张力部分,参考本书第 87~94 页,结合肌张力异常特点进行诊断与评定。判定患儿肌张力情况,最重要的一点就是脑瘫患儿肌张力无论增高或减低,都可以引出腱反射,利用这一点可以与肌系统疾病进行鉴别。

(三)脑瘫的临床表现

诊断脑瘫时对小婴儿要重视发现早期症状,对婴幼儿要重视脑瘫各型的症状及体征。

1. 注意询问有无脑瘫的早期症状　可以从患儿发育的不同时期,询问不同的内容。如果患儿早期有全身发硬、头背屈、手握拳、不能抬头及肌张力改变,对诊断有一定的帮助。

2. 各型脑瘫的临床主要特点

(1)痉挛型脑瘫:主要病变在锥体系,是临床上最常见的脑瘫类型,以肌紧张亢进、运动功能障碍为主要特征,被动活动关节时有抵抗,称为折刀征。

上肢肘关节屈曲,腕关节掌屈,手握拳,拇指内收,髋关节屈曲、内收、内旋,膝关节屈曲,足跖屈成尖足;从腋下扶起时患儿两下肢交叉,步行时成剪刀步态;立位时呈头背屈,下颌突出,颈椎前凸,胸椎后凸,腰椎前凸,屈髋,屈膝,尖足的特征性姿势。

患儿运动明显落后于同龄儿,腱反射亢进,跟腱反射亢进,踝震挛,由于受累的部位不同,有单瘫、双瘫、偏瘫等不同类型。

(2)手足徐动型脑瘫:主要病变在锥体外系,临床主要特征为不随意运动。婴儿多表现为头不能竖直呈低张力状态,随着年龄增长肌张力逐渐增强,颜面、手、足等部位出现难以用意志控制的不随意动作。精神紧张时或有意识动作时不随意运动增多,如用手取物品时,不能准确地拿到物品,往往抬手过高或伸向后方或相反的方向,全身用力,躯干摇晃,张口、挤眉弄眼、颜面肌紧张等特殊的面部表情;安静时不随意运动减少;入睡后消失。

手足徐动型脑瘫由于损伤范围广,颜面肌肉、舌肌、发声器官肌肉都有不同程度受累,患儿多有发声、构音及语言障碍,有的患儿表现为张口流涎及摄食障碍,腱反射多不亢进,严重者呈非对称性姿势及侧弯。

(3)强直型脑瘫:又称强刚型,也为锥体外系损伤。此型脑瘫最大特点是肌紧张增强,被动运动时有抵抗,呈均匀的铅管状或齿轮状的状态,抵抗是双向的,即肢体伸展、屈曲都有相同的抵抗,缓慢运动时抵抗最大,腱反射不亢进,此点与痉挛型脑瘫可以鉴别。痉挛型脑瘫被动运动的抵抗是开始时抵抗大,终末时抵抗小,即所谓折刀样感觉;肢体在伸展时抵抗大,屈曲时抵抗小,呈单方向抵抗,在快速运动时显示最大的抵抗;腱反射多亢进,有踝震挛。

（4）肌张力低下型脑瘫：此型脑瘫比较少见，多为某些类型脑瘫的早期表现，以后肌张力慢慢增强，变为痉挛型脑瘫或手足徐动型脑瘫。

临床主要表现为缺乏抗重力伸展的能力，自主运动功能低下，抬头、坐位都很困难，患儿肌张力低下，常取仰卧位，四肢外展、外旋，形成蛙肢位；受刺激后肌张力又有一定程度的增高，腱反射可以引出。

（5）共济失调型脑瘫：多由小脑损伤引起，由运动感觉与平衡感觉障碍引起的不协调运动，有时有触觉和深部感觉异常，由于维持姿势和调节肌肉同时收缩的相反神经支配障碍，使肌肉缺乏同时收缩能力及抗重力肌调节能力。

患儿表现为运动发育落后，有意向性震颤，眼球震颤，张口流涎，肌张力低下，腱反射正常，平衡功能障碍，躯干摇摆多动，为了使重心落于足跟，患儿常采取足尖翘起、加宽足距以扩大支撑面积，腰向前弯，足跟着地轻重不等，呈醉汉步态，因感觉障碍辨距不良引起。

（6）震颤型脑瘫：多由锥体外系及小脑损伤引起，单纯震颤型脑瘫十分罕见，多与其他型混合存在。临床上主要表现为静止性震颤，粗大而有节律，有意识动作时可暂时被抑制，多见于上肢；有时为动作性震颤，动作时加重；有眼球震颤。

（7）混合型脑瘫：在患儿身上同时具有两种类型以上脑瘫的特点。痉挛型脑瘫与手足徐动型脑瘫的混合型脑瘫临床上最多见。

（8）分类不明型脑瘫：临床上将不符合以上各型脑瘫特点的，称为分类不明型脑瘫，但并不多见。

（四）符合脑瘫定义三要素

诊断时必须符合脑瘫三要素，即脑组织在生长发育过程中受到损伤（发育性）；脑损伤后的临床症状是非进行性的（非进行性）；脑损伤后的运动障碍是非一过性的（永久性）。如果患者的情况不符合这三要素，就要仔细检查、分析，否则不能诊断为脑瘫。

（五）脑瘫部位诊断

确诊脑瘫除了对病因、病型进行诊断外，还必须对脑瘫部位进行诊断，这对判定病情、决定治疗方案有重要的意义。

三、鉴别诊断

1. 一过性运动障碍、将来可以正常化的疾病或发育迟缓　诊断时应将此类疾病除外，如各种颅内感染性疾病，经过治疗后无运动功能障碍者；或发育暂时落后，经过训练后可达正常，而且无肌张力改变者。

2. 进行性疾病　应除外如脑肿瘤、脑炎等疾病，这些疾病的症状是进行性的，当诊断明确时应以某疾病的后遗症命名。

3. 智力低下　一部分脑瘫患儿有智力低下，但脑瘫患儿的主要症状是运动功能障碍及肌张力改变，因此鉴别并不困难，其中唐氏综合征患儿虽有智力低下，但有特殊的面容、通贯手等特点，比较容易区别，必要时做染色体检查可以确诊。

4. 脑畸形　如小头畸形、先天性脑积水、脑穿通畸形、胼胝体缺损、透明隔囊肿症、全前脑症、小脑发育不全等各种先天性的脑畸形，都有运动功能障碍、癫痫、智力低下等症状，常常与脑瘫混淆，CT或MRI检查可以明确诊断。

5. 肌张力低下型脑瘫与进行性肌营养不良鉴别　后者是遗传性神经肌肉性疾病，两者肌张力都低下，但前者腱反射存在并常伴有智力低下；后者腱反射消失、肌萎缩、有假性肌肥大、有特殊的起立姿势（Gower's征），智力正常，血清肌酸激酶（CK）增高，肌电图动作电位降低（低幅）或消失，有异常的多相电位，肌活检时肌纤维肥大呈玻璃样变，并有大量脂肪组织及结缔组织等特征性改变，可依此进行鉴别。

6. 肌张力低下型脑瘫与良性先天性肌张力低下鉴别　后者出生后运动发育迟缓，肌肉乏力，肌张力极低，但反射存在，有自主运动，智力正常，并逐渐好转，多在10岁前恢复正常。

7. 肌张力低下型脑瘫与先天性肌弛缓鉴别　后者出生时全身肌无力，肌张力低，腱反射弱，但智力正常，以后病情逐渐好转。

8. 多巴反应性肌张力失常（Dopa responsive dystonia，DRD）　脑性瘫痪因有运动及肌张力异常应与本病进行鉴别。DRD是一种少见的少数家族常染色体显性或隐性遗传疾病。儿童期发病，缓慢起病，具有独特临床表现的运动障碍性疾病，表现为：①早晨午前症状轻，下午晚上症状加重的"晨轻暮重"的波动特点。②肌张力失常，四肢僵硬呈强直或齿轮样抵抗，动作缓慢，行走活动困难。③肢体颤抖站立不稳，跨步大，步态异常，呈痉挛样或划弧样步态，因伴有帕金森氏症的一些表现而易被误诊为帕金森氏病。④足变形，足尖内钩呈马蹄内翻足或足跖屈呈尖足或尖足步态，躯干因肌张力异常，腰椎前凸，站立时明显。⑤腱反射亢进或活跃，因踇趾强直性伸展，常被认为是病理反射的巴宾斯基征。⑥面部呆板，缺乏表情，胆小慌张，抓人（抓母亲身体或衣服）不放，不知所措。

对小剂量多巴胺有明显疗效及快速效果，故可用小剂量多巴胺试服是关键性的诊断手段。左旋多巴是所有患者最有效的治疗方法，可长期服药，有长达10～22年的长期持续临床应用，效果稳定。

我中心在2003年治疗一个4岁儿童，生后8个月发病，开始为双足颤抖，静止时加重，活动时减轻，全身异常紧张，站立不稳，自己不能走路，精神紧张，胆小，双手紧紧抓住母亲衣服一刻不放，不会讲话，双下肢阵发性颤抖，早晨及上午不出现，下午出现，晚上加重，双足尖向内，呈内八字马蹄内翻足，行走困难易摔倒，双足呈划弧步态,巴氏征阳性,腱反射亢进,踝阵挛阳性,来中心后经过一周训练观察,初步诊断为多巴反应性肌张力失常,给予美多巴试验性治疗诊断,从50mg/d开始逐渐加量,当达到100mg/d时,阵发性颤抖基本消失(有时下午晚上出现),加量到150mg/d时消失,患儿精神好转,不用扶人可牵手走,一周后能自己独立行走,可讲两个字的语言且吐字清楚,经训练足内翻好转,又采用矫形鞋纠正足内翻后出院,一直服药未间断,现患者已成年,生活可自理,上学期间学习成绩一般。

9. 神经发育异常的雷特氏综合征　本病是1966年由奥地利医生Andreas Rett首先报道,后来得益于瑞典医生Bongt Hagberg的分类整理。1982年,应Rett医生邀请资深小儿神经病专家共聚奥地利,经过广泛探讨,1983年,Hagberg正式以雷特氏综合征之名在国际杂志上报道,从此雷特氏综合征被正式确立。1999年,Ruthie E Amir工作组确定本病致病原因是$MECP_2$基因异常,临床表现共分四期:

第一期:早期停滞期　6~18个月开始持续数周到数月。出生后数月发育正常,6个月后开始停滞,表现为眼注视少,对玩具不感兴趣,运动能力差,头围增长减慢,自闭症样表现,喂养困难,睡眠节律紊乱,过多的双手活动(绞手),发育减慢。

第二期:快速发育倒退期　1~3岁开始持续数周到1年,逐渐发生,且进展很快,手的刻板动作如搓手、拍手、绞手、洗手、吮手、单手指搓动等入睡消失;呼吸节律不规则,过度换气、屏气、吐唾液、呼吸加快,入睡消失;步态不稳,运动困难(以前会走、会站立,逐渐不会走、不会站立),睡眠紊乱,不入睡,情绪不稳定,发脾气,头围不长,惊厥。

第三期:假性稳定期　3~7岁开始临床表现相对稳定,可持续数年到十余年,运动障碍,出现惊厥,有自闭现象,对周围环境表现出兴趣,注意力、反应力、交流能力有改善与恢复。

第四期:恶化期　5~15岁开始活动减少,不能行走,肌张力异常,脊柱侧弯,四肢末稍萎缩畸型,双足双手变小,髋关节、膝关节脱位,踝挛缩、骨折用轮椅,手的刻板动作减少,交流、认知与手技能不再倒退。

诊断标准:

(1)必须标准:围产期正常;6个月前正常;出生头围正常;5个月开始头围增长减慢;6个月~2.5岁丧失了获得有目的的手技能;语言表达、理解能力受损;手的刻板动作如书写、洗手、拍手、咬手、绞手、搓手,有目的的手动作消失;1~4岁出现共济失调;2~5岁才能诊断。

(2)支持标准:呼吸异常,脑电异常,挛缩,惊厥,脊柱侧弯,生长缓慢,小足小手。

10. 影响神经系统的先天性代谢性疾病　先天性代谢异常大多属于单基因遗传性疾病,种类繁多,往往引起严重的神经系统损伤与运动功能障碍,如果能及早给予有效治疗,可以明显减轻症状及病死率。先天性代谢性疾病确诊需要较复杂的实验室设备及特殊生物化学诊断技术。

患儿临床症状、病程特点,结合家族调查及父母近亲结婚,对诊断有重要参考价值。表4-1～4列出了各年龄段先天性代谢异常及症状特点,供鉴别诊断时参考。

婴儿期以后的先天性代谢异常性疾病,有肌张力改变、运动功能异常,并有智力低下,常与脑瘫混淆,因而需要进行鉴别。

有些先天性代谢性疾病,因代谢障碍,异常代谢产物在体内蓄积,由尿、汗排出时有特殊气味,具有诊断意义(表4-5)。

表4-1 新生儿或小婴儿先天性代谢异常特征

疾病	呕吐、酸中毒	哺乳差、不生长	智力低下	神经系统异常	肝功能不全	肾小管功能不全	气味
果糖不耐受症	-	+	+	+	+	+	-
半乳糖血症	+	+	+	+	+	+	-
高氨血症(Ⅰ、Ⅱ型)	+	+	+	+	+	-	-
瓜氨酸血症	+	+	+	+	-	-	-
高甘氨酸血症	-	-	+	+	-	-	-
高缬氨酸血症	+	+	+	+	-	-	-
异戊酸血症	+	+	+	+	-	-	汗脚
乳酸血症	+	+	+	+	-	-	-
枫糖尿症	+	+	+	+	-	-	枫糖
甲基丙二酸血症	+	+	+	-	-	-	-
丙酸血症	+	+	+	+	-	-	-
焦谷氨酸血症	+	+	±	+	-	-	-
遗传性酪氨酸血症	-	+	+	+	+	+	±

表4-2 婴儿期起病的先天性代谢异常特征

疾病	惊厥肌阵挛	智力低下	肌弛缓	肌张力高	骨关节异常	肝脾大
苯丙酮尿症	+	+				
枫糖尿症	+	+				
高氨血症(Ⅰ型)	+	+				
其他氨基酸代谢异常	+	±				
GM₁神经节苷脂病	+	+	+			+

续表

疾病	惊厥肌阵挛	智力低下	肌弛缓	肌张力高	骨关节异常	肝脾大
GM$_2$神经节苷脂病	+	+	+			
球形细胞脑白质营养不良	+	+		+		
蜡样质脂褐质沉积病	+	+	+			
嗜苏丹性脑白质营养不良	+	+				
脑肝肾综合征	+	+	+		+	+
黏多糖病(Ⅰ、Ⅱ、Ⅳ、Ⅴ、Ⅶ型)		+			+	+
黏脂病(Ⅱ、Ⅳ型)		+			+	
尼曼-皮克氏病	+	+				+
神经酰胺沉积病	+	+			+	±
高雪氏病				+		
Lesch-Nyhan综合征		+		+		
中枢神经系统海绵样变性		+				
半乳糖血症	+	+				+
糖原病(Ⅱ型)						+
GM$_3$神经节苷脂病		+				+
岩藻糖苷病		+	+		+	+
甘露糖苷病		+				±

表4-3 学龄前期起病的先天性代谢异常特征

疾病	惊厥肌阵挛	智力低下	肌弛缓	肌张力高	共济失调	骨关节异常	肝脾大
GM$_1$神经节苷脂病(晚婴型)	+	+	+	+	+		
GM$_2$神经节苷脂病(晚婴型)	+	+	+	+			
黏多糖病(Ⅲ型)		+	+			+	+
异染性脑白质营养不良(晚婴型)	+	+	+	+	+		+
尼曼-皮克氏病(D型)	+				+		+
岩藻糖苷病		+				+	
甘露糖苷病		+					
天冬氨酰葡糖胺尿症		+					
蜡样质脂褐质沉积病		+	+	+			
佩梅病		+		+	+		
亚急性坏死性脑病		+					

续表

疾病	惊厥肌阵挛	智力低下	肌弛缓	肌张力高	共济失调	骨关节异常	肝脾大
黏脂病(Ⅰ型)						+	
高氨血症			±		+		

表 4-4 学龄期或青春期起病的先天性代谢异常特征

疾病	惊厥肌阵挛	智力低下	共济失调	肌张力高	不自主运动	骨关节异常	肝脾大	精神障碍
GM₂神经节苷脂病(Ⅲ型)	+	+	+	+	+			
异染性脑白质营养不良(少年型)	+	+	+	+				
黏多糖病(Ⅲ型)		+						
蜡样质脂褐质沉积病(成年型)	+	+	+		+			
肾上腺脑白质营养不良	+		+					
急性间歇性卟啉病	+							+
球形细胞脑白质营养不良(少年型)		+	+	+				
中枢神经系统海绵样变性(少年型)		+						
嗜苏丹性脑白质营养不良(少年型)		+						
黏多糖病(Ⅵ型)			+			+		
共济失调-多发性神经炎遗传病或多发性神经炎综合征			+					
肝豆状核变性	+	+	+	+			±	
尼曼-皮克氏病(少年型)		+	+				+	
黏多糖病(Ⅱ型)	+		+	+				
高雪氏病(非神经型)							+	
黏多糖病(Ⅰ型)		+				+		

表 4-5 先天性代谢性疾病与异常气味

病 名	异常气味	化合物
苯丙酮尿症	发霉味,鼠气味	苯乙酸
枫糖尿症	枫糖味,烧焦糖味,咖哩味	分支 α-酮酸

续表

病　名	异常气味	化合物
异戊酸血症	干酪或汗脚气味	异戊酸
蛋氨酸吸收不良	干芹菜或啤酒花烘炉气味	α-羟丁酸
高蛋氨酸血症	煮白菜味,腐败黄油气味	α-酮基-γ-甲巯基丁酸
丁酸-己酸血症	汗脚气味	丁酸及己酸
三甲胺尿症	腐败鱼气味	三甲胺
β-甲基丁烯酰甘氨酸尿症	猫尿气味,汗脚气味	β-甲基丁烯酰甘氨酸
焦谷氨酸血症	汗脚气味	
琥珀酰辅酶A:3-酮酸转移酶缺乏症	汗脚气味	
β-酮硫解酶缺乏症	汗脚气味	

此外,先天性代谢性疾病多半没有明显后天性原因的智力低下,它的特点有**皮肤色素改变**(苯丙酮尿症皮肤毛发色淡,神经酰胺沉积病(Farber氏病)棕色皮肤);**毛发异常**(多毛见于黏多糖病,少毛见于精氨基琥珀酸血症);**角膜混浊**(见于黏多糖黏脂病,Tabry病);**白内障**(见于半乳糖血症);**眼、脑、肾综合征**(甘露糖苷病);**先天性青光眼**(眼、脑、肾综合征,黏多糖病Ⅰ型);**晶状体半脱位**(同型胱氨酸尿症);**眼震**(GM_1神经节苷脂病,异染性脑白质营养不良,球形细胞脑白质营养不良,亚急性坏死性脑病,佩梅病(Pelizaeus-Merzbacher氏病));**黄斑樱桃红点**(GM_1神经节苷脂病Ⅰ型,GM_2神经节苷脂病Ⅰ型,尼曼-皮克氏病,异染性脑白质营养不良等);**视神经萎缩**(见于GM_1神经节苷脂病,异染性脑白质营养不良,球形细胞脑白质营养不良,肾上腺脑白质营养不良);**耳聋**(见于黏多糖病Ⅰ、Ⅱ、Ⅲ、Ⅳ型,异染性脑白质营养不良);**头围大**(GM_1、GM_2神经节苷脂病);**头围小**(见于球形细胞脑白质营养不良、肾上腺脑白质营养不良);**末梢神经炎**(见于黏多糖病Ⅰ、Ⅱ、Ⅳ型,黏脂病Ⅰ、Ⅲ型,异染性脑白质营养不良,球形细胞脑白质营养不良婴儿型,尼曼-皮克氏病);**容貌异常**(见于黏多糖病Ⅲ型,黏脂病Ⅱ,GM_1、GM_3神经节苷脂病,卷发病,Cockayne氏综合征,);**舌大**(见于黏多糖病Ⅰ型,黏脂病Ⅱ型,糖原病Ⅱ型,先天性甲状腺功能低下);**肝大**(果糖不耐症,精氨基琥珀酸血症,GM_1神经节苷脂病,高雪氏病,尼曼-皮克氏病,糖原病,黏多糖病Ⅰ、Ⅱ、Ⅲ型,半乳糖血症)。根据这些特点也可以鉴别,如果对疑有先天性代谢异常的患儿或原因不明的脑病症状,应该进行简单且有特异性的筛选检查,如果是阴性可作为初步诊断,如确诊必须进行准确的代谢物生化测定或酶活性检查。先天性代谢异常及简单的筛选检查方法详见有关文献。

在先天性代谢性疾病的鉴别中,重点要与中枢神经海绵样变性(Canavan病)和巨脑性婴儿白质营养不良(Alexander病)鉴别,因为这些疾病都有运动功能障碍。

Canavan病是常染色体隐性遗传性疾病,主要有严重的慢性脑水肿,脑白质水分增加、重量增加、体积增大，脑回变平，并扩展到基底神经节、小脑、脑干、脊髓，累及皮质及星形胶质细胞，发生脱髓鞘及胶质增生。临床特点是头围逐渐增大，在出生后 2～5 个月内最明显，肌张力低，以颈肌最明显，头不能竖直，以后肌张力逐渐增高，出现痉挛性瘫痪及去皮质样强直，但颈肌张力仍然低下，视神经萎缩，惊厥发作，预后不良，约 4 岁左右死亡。

Alexander 病是常染色体隐性遗传性疾病，与 Canavan 病相同，发病早，脑的重量增加、体积增大、脱髓鞘改变，但在电镜下可见软脑膜和室管膜下层及血管周围的星形细胞内，有广泛的玻璃样嗜伊红沉积物的特异性改变，这种沉积物为神经角蛋白，可依此与脑瘫鉴别。临床特点为头围大，从出生后半年开始增大，运动发育落后，惊厥发作，开始肌张力低下，以后逐渐增强，并出现肌强直与角弓反张，8 岁以前死亡。

11. 手足徐动型脑瘫与莱施—奈恩综合征鉴别　后者为 X 连锁隐性遗传，男性发病，为嘌呤代谢障碍的先天性疾病，黄嘌呤、鸟嘌呤磷核酰转化酶缺乏造成的嘌呤代谢障碍，形成高尿酸血症，产生神经系统症状，出生后不久出现神经系统发育障碍，智力低下，小头，2～3 岁时出现咬口唇、咬自己手指的自伤行为，有痉挛性躯干、大关节的粗大、不随意运动或舞蹈样动作，必要时做血液尿酸测定可以确诊。

12. 肌张力低下型脑瘫与分娩损伤鉴别　后者常见损伤为臂丛神经损伤，出现弛缓性瘫。臂丛神经损伤多有难产、产伤的病史，多为一侧，也有两侧，但非常少见。新生儿开始看不到肢体活动，是下位神经元性的瘫痪，肱二头肌、肱三头肌反射阴性，肌张力低下，可依此与脑瘫鉴别。肌张力低下型脑瘫多发生在婴儿早期，呈全身性肌张力低下，很少发生在一个肢体，而且随着年龄的增长肌张力逐渐增高，过渡为痉挛型或手足徐动型脑瘫。

四、脑瘫的辅助检查

（一）头部电子计算机断层扫描检查

电子计算机断层扫描（computed tomography，简称 CT）对脑组织形态学检查有重要的作用，特别是对脑瘫病因的分析有重要作用。有报道称，70.37%～92.59% 脑瘫患者，头部 CT 检查有异常；也有报道称，脑瘫 CT 的异常率为 74.7%，可见脑瘫约有 2/3 的患者表现出 CT 异常。

脑瘫的头部 CT 异常主要表现为皮质萎缩，脑室扩大（37.1%），全脑萎缩（38%），低密度灶（19.75%），高密度灶（2.17%），透明隔腔（12.35%），韦尔加氏腔（8.64%），中间帆腔（Vargde Venirile）（27.16%），透明隔缺损（2.17%），胼胝体缺损（2.17%），脑穿通畸形（1.23%），脑室周围局限性萎缩（4.94%），全脑广泛性低密度（2.47%），小脑异常（9.88%），脑裂脑回畸形等改变。临床上低出生体重早产儿引起的轻、中度脑瘫，以脑室扩大、皮质萎缩多见。偏瘫型脑瘫多显示一侧半球的低密度性、皮质萎缩或脑室扩大,CT对偏瘫型脑瘫的定位准确性可达100%。由新生儿缺血缺氧性脑病引起的脑瘫多为重度的四肢瘫痪,CT表现为广泛的皮质萎缩及多囊泡状的低密度灶改变。在脑瘫中以痉挛型CT异常率最高,手足徐动型CT异常率最低或没有改变。

CT对患者无损伤性,可提供完整确切资料,对颅内病变的性质、大小、部位反映清楚,故CT对脑瘫的诊断是一种理想的检查手段。

（二）头部核磁共振成像检查

头部核磁共振成像（MRI）,可做横断面、矢状面、冠状面等多方向扫描,对脑皮质、白质结构有清晰的分辨能力,对颅底、中线结构、颅后窝、大脑内侧面等部位能良好地观察,检出率高,并能解决CT不能区别、不能显示的病灶,如脑回畸形、胼胝体发育不良、灰质异位症、脑萎缩、白质病变等都能得到较好的影像,MRI的检出率极高。有研究报道,160例脑瘫患者有148例头部MRI异常（92.5%）,其中脑室旁白质软化58例,脑萎缩22例,脑梗死21例,脑内囊空洞6例,出血后脑局部萎缩空洞7例,先天性脑发育畸形34例（包括无脑回-巨脑回畸形8例,多小脑回畸形6例,灰质异位6例,裂脑畸形5例,先天性脑血管畸形2例）,其中伴胼胝体发育不良、髓鞘化不良13例,单纯胼胝体发育不良与髓鞘化延迟6例,左大脑无脑畸形1例。

脑瘫的MRI异常中围产期损伤占第一位,脑先天性发育畸形占第二位,与脑瘫的病因学完全相符。

此外,可以利用核磁共振血管扫描技术（MRA）,无创伤发现脑血管畸形。缺点为价格昂贵,检查时间长,小婴儿不合作等,可以选择性应用。

（三）单光子发射计算机断层扫描检查

单光子发射计算机断层扫描（SPECT）是利用放射性核素显影与CT技术结合,用三维成像显示出不同层面放射性同位素分布情况,可以准确反映脑局部的血流情况,通过该项检查,可以对脑瘫伴癫痫患者发现癫痫病灶,具有与脑电图一致的阳性率,准确性高,对脑瘫的鉴别诊断有价值。

（四）脑电图检查

脑瘫患者除运动功能障碍外,多伴有癫痫等疾病。因此对脑瘫患者要进行常规脑电图检查（EEG）,早期发现癫痫,早期治疗。

脑电图是利用电子学原理,将头部表面微弱的大脑生物电信号放大,并记录下来,判断大脑半球电生理功能的一种检测手段,对脑瘫合并癫痫的诊断、分型、药物选择有重要作用。近年来又发展为24小时脑电图监测,采用录像监测与脑电图遥测的技术,提高了异常脑电图形的阳性率,进而提高了癫痫的诊断效率。

小儿脑电图主要应用于以下几方面:惊厥疾病的鉴别诊断,意识障碍的鉴别诊断,癫痫治疗效果的判定,颅内病灶定位,智力障碍、行为异常的鉴别。

（五）颅骨 X 射线平片检查

该检查对脑瘫的鉴别诊断有重要作用，如做蝶鞍的测量并发现钙化影，可以确定某些疾病。颅咽管瘤 70% 以上有钙化影，多位于鞍上区，呈片状或斑片状。松果体瘤 69% 有钙化影，多见松果体脉络丛钙化。脑部慢性炎症的钙化影多分散在颅底区，为细小的斑片状。巨细胞包涵体病在双侧室管膜下，可大致勾画出脑室的轮廓。结节性硬化多数为散在的、大小不等的、多发的棉絮状钙化影。脑三叉神经血管瘤病，典型表现为双道钙化线，婴儿少见，年龄增大阳性率增高，钙化影呈火车轨道状，与脑回轮廓一致。此外，颅骨 X 射线平片检查对头颅大小、厚薄、囟门发育，血管压迹的显示都有一定效果。

（六）诱发电位

诱发电位是中枢神经系统感受各种刺激时所激发的神经电位，包括头颅记录到的皮质电位和脊髓记录到的脊髓电位。诱发电位用于检查中枢神经系统损伤的亚临床病灶、视觉通路、脑干及躯体感觉的病灶，用于 CT、MRI 不能完全显示的病灶，可提供中枢神经系统感觉、运动功能尚存的基本能力情况，可以对不同对象、不同时间的中枢神经系统电活动做定量分析。诱发电位分视觉诱发电位（VEP），脑干听觉诱发电位（BAEP），躯体感觉诱发电位（SEP）和皮-肌反射（CMR）。

诱发电位的电生理基础是人体感受器受到各种刺激时，与感受器有关的神经系统都会产生兴奋，出现相应的神经电位活动。它是由离子电流通过神经元细胞膜产生的，如动作电位或突触后电位。由于其电位的波形及波幅较为稳定，重复性好，并有一定的潜伏期，通过电子计算机等可将电位活动的信号经过采集、记录及叠加处理，产生不同神经系统水平的诱发电位。

1. 视觉诱发电位　目前用黑白棋盘格翻转做刺激，刺激单眼或双眼，多用 30° 视角、1～4Hz，在不同视野下，包括全视野、1/2 视野、1/4 视野与中心视野进行刺激，分瞬态与稳态的棋盘格翻转视觉诱发电位，记录时采用闪光刺激器，记录电极置于 O_z，O 的位置在全视野刺激时，于枕外粗隆上 2～5cm 处，一般的记录电极都可采用国际脑电图记录 10～20 系统放置方法。

判定标准：全视野棋盘格翻转瞬态刺激时，出现 P_{100} 等主波，P_{100} 的潜伏期正常人为 $102±5ms$，两眼分别刺激时差值不大于 10ms。波幅 $5.2\mu V$ 为正常视觉诱发电位。

视神经炎、多发性硬化等脱髓鞘疾病时，P_{100} 潜伏期延长；轴索变性、占位病变、脊髓小脑变性时，出现波幅降低。此项检查对诊断脑瘫的视力障碍有一定价值。

2. 脑干听觉诱发电位　刺激来源于换能器转换的短声的声刺激器，重复率为 0.5～100 次/s。

测试时记录电极应放置在颅顶及前额，记录产生于耳蜗神经、桥脑及中脑听觉诱发电位的电活动；参考电极置于乳突或耳垂；地电极置于对侧乳突或耳垂，以

$(2 \sim 5) \times 10^5$ 放大记录脑干听觉诱发电位。通频带为 $100 \sim 3000Hz$,扫描持续时间为 $10 \sim 20ms$。短声刺激的起始强度为 $60 \sim 80dB$,并以 $10dB$ 为一个单位逐次递增,观察脑干听觉诱发电位情况。

通常多用单耳刺激,频率为 $0 \sim 60Hz$,波宽 $0.1ms$,经耳机送入,另一耳用 $40dB$ 白噪音掩盖,防止外界干扰。

判定标准:正常脑干听觉诱发电位的波型为Ⅰ~Ⅴ波。

Ⅰ波:来源于听神经,潜伏期 $1.7 \pm 0.15ms$,振幅 $0.06 \sim 0.85\mu V$。

Ⅱ波:来源于耳蜗核,潜伏期 $2.8 \pm 0.17ms$。

Ⅲ波:来源于桥脑上橄榄核,潜伏期是 $3.9 \pm 0.19ms$,振幅 $0.03 \sim 0.55\mu V$。

Ⅳ波:来源于听放线,潜伏期为 $5.1 \pm 0.24ms$,振幅 $0.04 \sim 0.63\mu V$。

Ⅴ波:来源于四叠体下丘,潜伏期 $5.7 \pm 0.25ms$,振幅 $0.15 \sim 0.86\mu V$。

Ⅰ~Ⅲ波间隔代表听神经与桥脑延髓部听道的传导时间。Ⅲ~Ⅴ波间隔代表桥脑前部和中脑听道的传导时间。

脑干听觉诱发电位受年龄、性别、发育因素及短声刺激速度等因素影响。

Ⅰ波潜伏期延长或消失,见于器质性听神经损害、传导性耳聋、耳蜗损伤。

Ⅱ波以后不同程度的消失见于听神经瘤。

Ⅲ~Ⅴ间期>Ⅰ~Ⅲ间期,为脑干传导时间延长。

Ⅴ波消失为多发性硬化。

脑干听觉诱发电位可做听阈值测定,客观、稳定,对耳聋早期和耳聋具有重要的临床定位价值。

3. 躯体感觉诱发电位　刺激躯体神经记录的神经电位。SEP需放大20万倍,通频在 $100 \sim 2000Hz$,用表面电极刺激混合神经和上肢的尺神经、正中神经,下肢的胫神经与腓神经,刺激波宽为 $0.1 \sim 1ms$,频率 $0.5 \sim 1Hz$,刺激强度为 $30 \sim 50V$,记录电极置于中央后回感觉皮质投影区,参考电极置于头部前额或耳垂部。

正常SEP:上肢正中神经的各波起源 P_9 来自臂丛神经远端, P_{11} 来自颈神经根进入脊髓, P_{14} 来自丘脑下的内侧丘系, P_{15} 来自丘脑腹外侧核, N_{20} 是达皮质的第一个电位, N_{20} 以后 P_{25}、N_{35}、P_{45} 来自顶叶皮质。下肢胫后神经各波起源 N_9,在腘窝记录到的周围电位 N_{21}、N_{24}、T_{12} 为脊髓电位, P_{30} 头皮记录电位来自大脑皮质, P_{40} 是皮质电位。正常SEP具有以上各波的潜伏期和振幅,中枢神经感觉传导速度为 $60 \sim 70m/s$。

异常时表现各波绝对潜伏期改变,某一个波的成分消失或波幅较对侧低50%,如 N_{20} 延长, N_{11}、N_{13}、N_{14} 消失,为多发性硬化; P_9 消失,为臂丛神经损伤。

4. 皮-肌反射　CMR是在所测定肌肉持续稳定收缩时,刺激机体感觉末梢神经(兴奋来自外周),经脊髓后索到大脑皮质,进行感觉运动交替后,经皮质脊髓束返回外周,在所测定的肌肉表面记录到的生物电变化。CMR 为监测反射性控制肌肉的脊髓和经皮质通路的功能,提供一种非侵入方法。

小儿脑瘫以运动障碍与姿势异常为主要特点,CMR 的传导路恰好为脑瘫等脑损伤疾病的主要传导路,因此 CMR 检查从本质上可为脑瘫运动障碍的程度、损伤部位、治疗效果提供一个十分准确的客观指标。CMR 检测技术简便、快捷,波形容易获得,重复性好,与运动神经的发育和障碍具有密切的关系。

关于 CMR 的研究,1960 年 Hagbath 首先以未平均肌电图(EMG)阐述了下肢脊髓的下行反射,随着电子平均技术的应用,CMR 检查引起电生理学者的极大关注,CMR 各波的起源、成熟、变化及临床应用的研究都得到了长足的发展。国内对 CMR 的研究较晚,1993 年佳木斯医学院小儿神经专业研究生王冬兰研究了这个课题,通过两年多的研究及临床应用,将 CMR 首先应用于临床检测工作,并发表了《婴幼儿脑性瘫痪皮-肌反射临床研究》的论文,目前 CMR 检查已成为佳木斯脑瘫疗育中心常规检测项目之一。

(1) CMR 各波的起源:在成人的手、前臂和下肢肌肉随意稳定收缩时,以普通电或机械性刺激作用于指(趾)神经,在持续的肌电活动中产生三相反射波,经平均刺激后的 100ms 内有三个清晰的波形,首先为短潜伏期的上升波(E_1),接着为短潜伏期的下降波(I_1),其次为长潜伏期的上升波 E_2(图 4-2)。

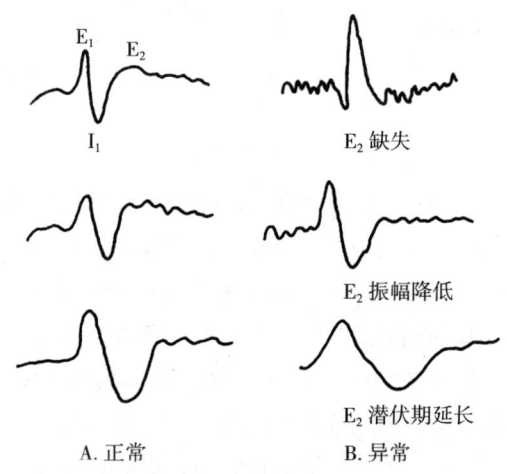

图 4-2 皮-肌反射图

很多学者对 CMR 的各波起源进行了深入的研究,其中 Janner 的研究最为全面,他利用 F 波、M 波、脊髓、皮质及运动诱发电位研究了各波的起源,在第一骨间背侧肌记录,刺激手指感觉末梢神经,兴奋自外周传入脊髓的传导时间,通过 C_7 诱发电位来记录和确定,传出时间以 F 波和 M 波的潜伏期总和减半来确定,结果传入和传出总和比 E_1 波潜伏期短,正常人第一骨间背侧肌平均为 4.6ms,所以 E_1 波的中枢延搁时间是很短的,只涉及简单的脊髓通路。

1983年，Helen Issler研究上肢CMR成熟变化时，将E_1波的潜伏期与腱反射相比，结果两者的潜伏期变化同步，证实E_1波与腱反射相同，起源于脊髓，属于易化H反射，是由于γ-传出神经兴奋，对H（Hoffman）反射产生易化作用的结果，所以E_1波与H波都是间接反应α与γ运动神经元的功能。

I_1波潜伏期短，也起源于脊髓的抑制性中间神经元，调节传入兴奋，皮肤刺激可兴奋抑制性中间神经元Ia与Ib，同时这两种神经元也接受来自皮质脊髓束的兴奋，所以I_1波依赖皮质脊髓束下行纤维通路的兴奋，更主要的是依赖大脑皮质功能的完善程度。所以E_1波和I_1波都起源于脊髓。

E_2波的潜伏期长，是经皮质通路传递，E_2波依赖皮质运动区功能的完善，所以也可以说E_2波起源于大脑，冲动是由脊髓后索传至皮质感觉运动区交换后，经皮质脊髓束传到下运动神经元，后索是主要通路。

（2）CMR的发育成熟变化：机体从出生到CMR的出现，振幅和潜伏期呈现规律性的成熟变化，反应周围神经与中枢神经系统髓鞘化的规律，反应上运动神经元与下运动神经元的联络情况，所以CMR是了解运动发育延迟、脊髓及皮质通路损伤情况的有效手段。CMR的发育成熟过程根据肌肉的不同而不同。

1）前臂屈肌、伸肌：出生时可见E_1波，随着生后时间的增加，E_1波振幅明显下降，I_1波则逐渐升高，说明新生儿大脑皮质发育差，皮质脊髓束功能差。I_1波振幅逐渐增大，说明脊髓以上的神经系统在逐渐发育，功能加强。

2）第一骨间背侧肌：4岁时出现E_2波，E_2波需脊髓、皮质感觉运动区和锥体束的完整。E_2波的出现和发育，反映此通路活动增多、功能逐渐完善。

3）胫前肌：出生时仅有E_1波，1岁后可见E_2波，4岁时出现I_1波，随着年龄增加，E_1波振幅逐渐降低，I_1波、E_2波则逐渐增加。

4）肱二头肌：与上述前臂屈肌、第一骨间背侧肌、胫前肌的CMR成熟变化相比，以肱二头肌成熟为早，出生后3个月CMR各波全部出现，所以建立肱二头肌CMR正常值，对脑损伤的早期诊断有重要价值。

（3）CMR与脑瘫的关系：

1）痉挛型脑瘫：主要表现为I_1波、E_2波、中枢延迟（CCT）延长，说明脑损伤后髓鞘的发育延迟。痉挛型脑瘫I_1波、E_2波缺失，以E_2波缺失最多见，E_2波即使出现，振幅也低。病情越重，CCT越延长，E_2波缺失率越高，说明痉挛型脑瘫是以锥体束损伤与运动皮质损伤为主的疾病。痉挛型脑瘫只有E_1波而且振幅极高，说明作用于Ia、Ib的皮质脊髓通路发育差，这是由于脑瘫造成皮质脊髓束功能降低，从而对Ia、Ib的抑制功能降低，使肌肉的兴奋性增高，主动肌与拮抗肌相反抑制功能障碍，肌张力增加，随意运动障碍，相反神经抑制障碍（过大）。

2）手足徐动型脑瘫：是以基底神经节病变为主的锥体外系损伤，可以影响网状结构的易化区,使活动增强,引起 α、γ 运动神经元和中间神经元的兴奋性增强,易化占优势,使 CMR 各波波幅增高。

3)肌张力低下型脑瘫:CMR 波缺失,主要因脊髓前角细胞兴奋性低,肌张力减低。

脑瘫经过治疗后,CMR 有明显变化,I_1 波、E_2 波、CCT 潜伏期均缩短,手足徐动型脑瘫 E_2 波波幅降低。说明通过康复训练,用 Vojta、Bobath 疗法治疗后,可促进髓鞘的形成,使中枢传导功能增强,建立新的突触联系,形成新的通路,恢复正常的传递功能,促进皮质内出现和完善调节各运动代表区,使未损伤的神经代偿失去的功能。通过 CMR 检查证实,痉挛型脑瘫治疗效果优于手足徐动型脑瘫。

此外,在临床研究中发现,训练时如被动地屈曲肢体,则无 CMR 波,因为被动活动无神经冲动传递,所以提示被动运动治疗脑瘫效果差,治疗时必须调动患儿的主动性,才会取得良好效果。

通过以上研究说明,CMR 可作为婴幼儿脑瘫等脑损伤性疾病的检查手段和评估治疗前后效果的客观依据。

(七)肌电图

肌电图记录肌肉静止和收缩时的电活动。主要用于诊断肌系统疾病及鉴别神经元性疾病与肌原性疾病,确定神经损伤的程度、部位与再生情况。下运动神经元受损时,出现轴索变性、肌肉失神经性及轴索狭窄或肌原性损害情况下的肌纤维变性、坏死都可用肌电图检查,所以肌电图检查可用于脑瘫特别是肌张力低下型脑瘫的诊断和鉴别。

第五章 脑瘫的评价

评价是脑瘫康复最重要的环节之一,通过评价可全面地了解患儿身体情况、运动功能及异常的运动障碍,可为脑瘫的早期诊断与正确治疗提供重要依据。根据评价可为患儿设计合理的康复方案,同时在治疗中又可通过评价判定治疗的效果,再次制订治疗计划。评价不仅为了诊断,更重要的是为了患儿早日康复,所以不仅要求医务人员深入细致认真观察,而且要多次反复评价。

由于脑瘫是由多种原因引起的脑损伤,障碍是多方面的,所以评价时也需要多方面专业人员参加,需要小儿神经科、整形外科、眼科、耳鼻喉科、心理科医生等参加,同时还需要物理治疗师(PT)、作业治疗师(OT)、言语治疗师(ST)、护士、保育员、教师等多方面人员参加,共同对脑瘫患儿进行全面的综合评价。现将评价脑瘫的具体方法介绍如下。

一、身体状态评价

患儿身体状态的评价包括一般状态、发育、营养、神志、面部表情、反应能力、皮肤色泽、身长、体重、头围、语言、哭声、听力、心肺功能等全身检查。通过对患儿身体状态的评价,可以全面了解其身体情况,虽然这与脑瘫的中枢性运动功能障碍没有直接关系,但是全面了解患儿身体状态、估计患儿对治疗刺激的承受能力,对治疗方案的设计、实施及预后等都有重要的意义,因此治疗前必须首先对患儿身体状态进行全面评价,做详细的全身检查。

二、心理与精神状态评价

脑瘫患儿存在心理与精神等方面障碍,如自我认知能力不足,强烈的不安恐惧感,怕见人,自卑感,对人有依赖性,兴奋或抑郁等。从心理上对周围表现出明显的不适应,特别是智力不足的患儿表现得更为突出。由于这些因素对患儿十分不利,不仅影响治疗效果,对预后也有较大影响,所以治疗前要对患儿的心理与精神状态进行评价,注意其精神状态、反应能力、情绪、行为、性格特点与心理与可通过询问病史或与父母交谈发现问题。

三、智力评价

脑瘫患儿多合并智力不足(70.5%),智力的高低直接影响患儿的预后。所以治疗前应常规对患儿进行智力测定,临床常用方法有下列几种:

(一)筛查性质的测定

1. 丹佛发育筛查试验(DDST) 适用于6岁以下患儿,属于筛查性质。

2. 皮博迪图画词汇试验(PPVT) 适用于2.5~18岁的患者,用150张图片,每张用黑白线条画四幅,讲一个词汇,找出相应的一幅,方法简单省时,用于语言障碍及运动障碍筛查。

3. 绘人像试验 适用于5~9岁患儿,要求患儿在一张白纸上画人像,然后评分,方法简单,10分钟可完成,临床较常用。

4. 入学50项测试 适用于学龄前儿童,共50个问题,一题一分,需10~20分钟完成。

(二)诊断性质试验

1. 贝利婴儿发育量表 适用于2~30个月婴幼儿,包括精神发育量表163项,运动量表81项,行为量表24项,需40~60分钟才能完成。

2. 盖泽尔(Gesell)发育量表 适用于4个月~3岁婴幼儿,从粗大运动、精细运动、应物能、言语能、应人能五方面检查,测得结果用发育商(developmental quotient,简称DQ)表示。每次检查约需60分钟。

$$DQ = \frac{测得的发育年龄}{实际年龄} \times 100$$

3. 斯坦福-比奈(Standford-Biner)智力量表 适用于2.5~18岁的患者,采用具体知识、辨别记忆、抽象知识、逻辑、数量、词汇等,评价患儿学习能力及智力迟滞,可做出程度诊断,需30~60分钟。

4. 韦茨勒儿童智能量表(WOPPSI) 适用于4~6岁儿童,测试词语运用及操作,可得出智商。每次需40~50分钟。现多采用韦茨勒智能量表修订版(WISC-R)。

$$IQ = \frac{心理年龄(MA)}{实际年龄} \times 100$$

智力按智商的高低分为以下4级:

轻度智力低下:智商50~70,愚鲁。

中度智力低下:智商35~49,痴愚。

重度智力低下:智商20~34,重度痴愚。

极重智力低下:智商 0 ~ 19,白痴。

四、运动功能评价

评价脑瘫患儿的运动功能障碍,应从以下几方面进行。

(一) 肌力测定

通过两侧肢体各关节运动时肌力变化及给予对抗的动作来检查,肌力的程度可用六级分类法表示:

0 级:完全瘫痪,无肌肉收缩。

1 级:肌肉有收缩,但无肢体运动。

2 级:肢体可在床上做主动运动,但不能做克服地心引力的运动。

3 级:能克服地心引力做主动运动,但不能抵抗外加阻力。

4 级:能做抵抗阻力运动,但比正常肌力有不同程度的减弱。

5 级:正常肌力。

肌力测定对脑瘫评价有重要作用,临床上可在全身各个部位,通过一定的动作姿势,分别对每个肌群做出评价,并且记录在肌力测定记录表中(表 5-1)。关于各个肌肉和肌群的作用与检查方法,可参考相关书籍。

表 5-1 肌力测定记录表

姓名		性别		上肢		日期		
左					右			
肩胛骨				外展肌——前锯肌				肩胛骨
				内收肌——中斜方肌				
				内收肌——菱形肌				
				提 肌				
				降 肌				
肩				屈肌群				肩
				伸肌群				
				外展肌群				
				水平位外展肌				
				水平位内收肌				
				外旋肌群				
				内旋肌群				
肘				屈肌群				肘
				伸肌群				
前臂				旋后肌群				前臂
				旋前肌群				

续表

姓名		性别		上肢		日期			
			左				右		
腕				桡侧屈肌					腕
				尺侧屈肌					
				桡侧伸肌					
				尺侧伸肌					
手指（四指）				掌指关节屈肌群					手指（四指）
				掌指关节伸肌群					
				近端指间关节屈肌					
				远端指间关节屈肌					
				外展肌					
				内收肌					
				第五指对掌肌					
拇指				对掌肌					拇指
				掌指关节屈肌					
				掌指关节伸肌					
				指间关节屈肌					
				指间关节伸肌					
				外展肌群					
				内收肌群					

姓名		性别		躯干及下肢		日期			
			左				右		
颈				屈肌群					颈
				伸肌群					
躯干				屈　肌					躯干
				胸部伸肌					
				腰部伸肌					
				右腹外斜肌↘ 旋 ↙左腹外斜肌 左腹内斜肌↗ 转 ↖右腹内斜肌					
				提骨盆肌群					
髋				屈肌群					髋
				伸肌群					
				外展肌					
				内收肌					
				外旋肌					
				内旋肌					
				缝匠肌					
				阔筋膜张肌					

续表

姓名			性别		躯干及下肢		日期			
		左						右		
膝					屈肌——外膝后肌					膝
					屈肌群——内膝后肌					
					伸肌群					
踝					跖屈肌群——腓肠肌、比目鱼肌					踝
					跖屈肌——比目鱼肌					
足					内翻肌——胫前肌					足
					内翻肌——胫后肌					
					外翻肌——腓骨短肌、腓骨长肌					
趾(外侧四趾)					跖趾关节屈肌					趾(外侧四趾)
					跖趾关节伸肌					
					近端趾间关节屈肌					
					远端趾间关节伸肌					
					外展肌群					
					内收肌群					
踇趾					跖趾关节屈肌					踇趾
					趾间关节屈肌					
					趾间关节伸肌					

（二）肌张力检查

肌张力是指肌肉在静止状态时的紧张力,又称肌紧张。有学者(Hole氏)用七级肌肉硬度表示(表5-2)。

表5-2 肌肉硬度评价表

肌肉硬度	特 点
+3	非常硬,板状样抵抗
+2	明显变硬,有抵抗
+1	轻度变硬,有抵抗
0	正常硬度
-1	轻度抵抗减弱
-2	明显抵抗减弱
-3	几乎无抵抗

临床上,部分脑瘫婴儿早期表现为肌张力低下,以后逐渐增高或出现不随意动作,肌张力的变化也反映神经系统的成熟过程。

评价肌张力可通过静止性肌张力检查、姿势性肌张力检查及运动性肌张力检查等方法进行,详细检查方法参阅第二章肌张力部分。

(三)关节可动范围检查

关节可动范围与肌肉系统的功能有密切关系,可在主动运动与被动运动时用角度计测量。

主动运动受肌肉收缩的强度、动作肌、拮抗肌及姿势反射的影响,被动运动受肌张力大小、患儿精神状态、刺激的强弱等影响。

用角度计测量关节的可动范围有多种方法,常用中立位表示法(表5-3)。一般情况多以中立位为0°计算(又称中立位0°法)最方便,测量前先确定关节的中立位(休息位),再进行测量,一般情况下关节测量时多有2°~5°误差。

治疗前后必须仔细测量关节可动范围,并进行详细记录。这样不仅可准确了解患儿各关节活动范围的大小,判定患儿病情的轻重,还可以了解治疗的效果、患儿功能的恢复情况,是检查评价脑瘫的重要内容,每个患儿必须检查,而且在治疗中必须多次测量,必要时用录像机记录。关节可动范围和基本运动功能具体检查方法见表5-4~5。

表5-3 关节运动中立位表示法

关节名称	运动种类	中立位(度)	正常范围(度)
肩关节	前屈	0	70~90
	后伸		40
	内收		20~40
	外展		80~90
	内旋		45~70
	外旋		45~60
肘关节	屈曲	180	135~150
	伸展		10
前臂	内旋	0	80~90
	外旋		80~90
腕关节	掌屈	0	50~60
	背屈		35~60
髋关节	屈曲	0	135~140
	伸展		10~15
	内收		20~30
	外展		30~45
	内旋		45~50
	外旋		30~40
膝关节	屈曲	180	120~150
	伸展		5~10
踝关节	背屈	90	20~30
	跖屈		40~50

表5-4 关节活动范围测定表（Ⅰ~Ⅳ）

Ⅰ 脊柱关节活动的测定

部位	可活动方向		正常可动范围(度)	量角器的使用			注意事项	图示
				固定臂	活动臂	轴心		
颈部	前屈		0~45	前额面的中央线	耳孔和头顶部中央的连线	肩峰部	将躯干与两肩部固定	
	后伸		0~45					
	旋转	左	0~70	矢状面的中央线	鼻梁与枕骨结节的连线	头顶部中央		
		右	0~70					
	倾斜	左	0~45	颈7棘突与枕骨结节的连线	枕骨结节与颈7棘突的连线	颈7棘突		
		右	0~45					
胸腰部	前屈		0~45	腰5棘突与颈7棘突的连线	颈7棘突与腰5棘突的连线	腰5棘突	将骨盆固定	
	后伸		0~45					
	旋转	左	0~45	头顶部中央沿左右位方向水平轴	头顶部中央与肩峰突起的连线	头顶部中央		
		右	0~45					
	倾斜	左	0~30	颈7棘突与腰5棘突的连线	腰5棘突与颈7棘突的连线	腰5棘突		
		右	0~30					

Ⅱ 上肢关节活动的测定

部位	可活动方向	正常可动范围(度)	量角器的使用			注意事项	图示
			固定臂	活动臂	轴心		
肩胛带	前屈	0~20	头顶中头沿左右位方向(水平轴)	肩峰突起与胸骨柄切迹的连线	头顶部中央	将骨盆固定且躯干不能旋转或倾斜	
	后伸	0~20					
	上抬	0~20	左右肩峰突起部的连线	肩峰突起与胸骨柄切迹的连线	胸骨柄切迹		
	下引	0~10					

续表

部位	可活动方向	正常可动范围(度)	量角器的使用			注意事项	图示
			固定臂	活动臂	轴心		
肩关节	前屈	0~90	肩峰突起与肱骨外上髁的连线	肱骨外上髁与肩峰突起的连线	肩峰突起	将肩胛骨下角固定	
	后伸	0~50					
	外展	0~90					
	内收	0					
	外旋	0~90 0~45①	两肩峰突起的连线	肩峰突起与第三指末端的连线	肩峰突起	将肩胛骨下角及躯干部固定上肢为伸直位	
	内旋	0~90 0~110②					
	水平屈曲	0~135	通过肩峰在前额面的投影线	外展90°的水平面上移动肱骨长轴	肩峰突起	将肩胛骨下角固定	
	水平伸展	0~30					
肘关节	屈曲	0~145	肱骨长轴	桡骨长轴	肱骨外上髁	将上臂固定	
	伸展	0~5~10					
前臂	内旋	0~90	第三指末端向桌面作垂线	桡骨小头与第三指末端的连线	第三指末端	将上臂紧靠胸部,屈肘90°,拇指与四指伸直且在平面上	
	外旋	0~90					
腕关节	背屈	0~70	肱骨外上髁与桡骨茎突的连线	第二指末端与桡骨茎突的连线	桡骨茎突	将前臂固定	
	掌屈	0~80					
	桡屈	0~25	桡骨小头与腕背中央的连线	第三指骨长轴	腕关节背部中央	将前臂固定,五指伸直且在同一平面内	
	尺屈	0~35					

注:①在肩外展、肘关节屈曲的姿势下,该手掌可以触到枕部,肩关节即外旋45°。
②在上臂下垂、肘关节屈曲和手倒背的姿势下,肩关节即内旋110°。

第五章 脑瘫的评价

续表

III 手指关节活动的测定

部位	可活动方向	正常可动范围(度)	量角器的使用			注意事项	图示
			固定臂	活动臂	轴心		
拇指	桡侧外展	0~60	食指外侧正中线	拇指背面正中线	手根中手关节	腕关节固定拇指运动方向在手掌面上	外展 内收
	尺侧内收	0					
	掌侧外展	0~90				腕关节固定拇指运动方向和手掌面成直角	掌侧外展 掌侧内收
	掌侧内收	0					
	屈曲(MP)	0~60	第一掌骨长轴	第一基节指骨	(MP)掌指关节	将腕关节固定	0 伸展 屈曲
	伸展(MP)	0~10					
	屈曲(IP)	0~80	第一基节指骨	第一末节指骨	(IP)指间关节	将掌指关节固定	0 伸展 屈曲
	伸展(IP)	0~10					
	对掌						A.外展 B.内旋 C.屈曲
指	屈曲(MP)	0~90	第2~5掌骨	第2~5基节指骨	(MP)掌指关节	将腕关节固定	屈曲 伸展
	伸展(MP)	0~45					
	屈曲(PIP)	0~100	第2~5基节指骨	第2~5中节指骨	(PIP)近端指间关节	将掌指关节固定	0 屈曲 伸展
	伸展(PIP)	0					
	屈曲(DIP)	0~80	第2~5中节指骨	第2~5末节指骨	(DIP)远端指间关节	将近端指尖关节固定	屈曲 伸展
	伸展(DIP)	0					
	外展	0~45	第3指骨长轴	第2,4,5指骨长轴	两轴的交点	以第3指为中心各指在与第3指同一平面内运动	内收 内收 外展 外展
	内收	0~45					

续表

Ⅳ 下肢关节活动的测定

部位	可活动方向	正常可动范围(度)	量角器的使用			注意事项	图示
			固定臂	活动臂	轴心		
髋关节	屈曲	0~90	一侧股骨大转子与股骨外髁的连线	另一侧股骨大转子与股骨外髁的连线	股骨大转子	将盆骨固定	
	后伸	0~125					
		0~10					
	外展	0~45	腹股沟韧带中点与髌骨中心的连线	股骨中央线	腹股沟韧带的中点		
	内收	0~30					
	外旋	0~45	中立位屈膝90°,髌骨中心和踝关节背面正中的连线	活动后屈膝90°,髌骨中心与踝关节背面正中的连线	髌骨下端		
	内旋	0~45					
膝关节	屈曲	0~140	股骨大转子与股骨外髁的连线	腓骨小头与腓骨髁的连线	股骨外髁	将骨盆与大腿固定	
	伸展	0					
小腿	外旋	0~20	屈膝90°时的足长轴	移动的足长轴	踝部		
	内旋	0~10					
踝关节	背屈	0~25	腓骨髁与第3趾尖的连线	腓骨髁与第3趾尖的连线	腓骨髁	将小腿固定	
	跖屈	0~45					
足部	外翻	0~20	第2趾尖与踝关节背面正中的连线	第2趾尖与踝关节背面正中的连线	踝关节背面的正中央	将小腿固定	
	内翻	0~30					
	外展	0~?	第1与第2趾间的足轴	第1与第2趾间的足轴	前足部关节		
	内收	0~?					
踇趾	屈曲(MP)	0~35	第1跖骨	第1基节趾骨	(MP)踇趾关节	将踝关节固定	
	伸展(MP)	0~60					

续表

部位	可活动方向	正常可动范围(度)	量角器的使用			注意事项	图示
			固定臂	活动臂	轴心		
趾	屈曲(IP)	0~50	第1基节趾骨	第1末节趾骨	(IP)跖趾关节	将跖趾关节固定	
	伸展(IP)	0					
	屈曲(MP)	0~35	第2~5中节趾骨	第2~5基节趾骨	(MP)跖趾关节	将踝关节固定	
	伸展(MP)	0~40					
	屈曲(PIP)	0~35	第2~5基节趾骨	第2~5中节趾骨	(PIP)近端趾间关节	将趾部固定	
	伸展(PIP)	0					
	屈曲(PIP)	0~50	第2~5中节趾骨	第2~5末节趾骨	(DIP)远端趾间关节	将近端趾间关节固定	
	伸展(DIP)						

表5-5 基本运动功能评价

姓名：		年龄：		出生日期：	年 月 日
	大运动检查		月 日	月 日	月 日
仰卧位	1. 髋、膝关节最大限度屈曲,两臂交叉,手放于对侧肩上				
	2. 髋、膝关节最大限度屈曲 　A. 伸右腿 　B. 伸左腿		左 右	左 右	左 右
	3. 抬起头				
俯卧位	4. 两臂由头两侧向上方伸展,于正中位抬头				
	5. 两臂向身体两侧伸展,掌心向下				

续表

姓名：	年龄：		出生日期：	年 月 日
	大 运 动 检 查		月日	月日	月日

	6. 右膝关节屈曲,髋屈曲,左膝关节伸展髋屈曲		左 右	左 右	左 右
	7. 用前臂支撑躯干,上肢伸展与额面呈垂直				
	8. 用手和肘支撑躯干,髋关节伸展				
坐位	9. 两足心相对、两膝关节屈曲,至少外旋45°				
	10. 膝关节伸展,双下肢伸直,髋关节屈曲 90°~100°				
	11. 坐于治疗台上 　A. 伸右膝关节 　B. 伸左膝关节		左 右	左 右	左 右
膝立位	12. 背、颈部保持平直(注意不要过度伸展) 　A. 用膝部支持体重 　B. 左膝关节支持体位		左 右	左 右	左 右
	13. 屈膝坐,躯干保持直立,手臂不要用力 　A. 右膝关节支持体重 　B. 左膝关节支持体重		左 右	左 右	左 右
	14. 膝立位,髋关节伸展,头正中,两上肢垂于身体两侧		左 右	左 右	左 右
膝立位	15. A. 右膝支持体重 　B. 左膝支持体重		左 右	左 右	左 右
	16. 足跟支撑地面,足趾不许弯曲,膝盖朝向同足趾方向,髋关节充分屈曲,头部与躯干保持在同一直线上		左 右	左 右	左 右
立位	17. 正常的立位姿势		左 右	左 右	左 右

续表

姓名:	年龄:		出生日期:	年 月 日	
大 运 动 检 查			月日	月日	月日
18. 使骨盆和躯干趋向前方的下肢，两膝伸展 　　A. 右下肢在前 　　B. 左下肢在前			左 右	左 右	左 右
19. 保持躯干正中位置 　　A. 将体重移向右下肢 　　B. 将体重移向左下肢			左 右	左 右	左 右
20. 两膝前后站，后面的下肢伸展、外旋，足跟着地，两膝伸展			左 右	左 右	左 右

评价标准：0：不能采取被动检查的姿势。1：能采取被动检查的姿势，但不能保持姿势。2：能采取被动检查的姿势，稍能保持姿势。3：不需帮助能采取与被动检查相似的姿势。4：近于正常的被动检查姿势，还能保持。5：完全正常。

五、发育神经学评价

评价脑瘫必须从发育神经学的观点出发，对与神经系统发育密切相关，又能准确反映神经系统发育的小儿姿势、小儿反射、姿势反射等发育神经学异常进行评价。

（一）小儿反射发育评价

小儿反射发育十分准确地反映中枢神经系统发育的情况，是评价脑瘫等脑损伤性疾病的重要手段之一。这是因为，小儿反射从脊髓水平向中脑水平及皮质水平不断发育，表现出明显的消长规律。小儿反射发育的评价就是了解其消长情况，将结果与正常小儿反射标准月龄量表（见"反射发育"与"姿势发育"部分，图2-37）进行对比，然后得出结论。如果在一定时期应该消失的原始反射，如拥抱反射及非对称性紧张性颈反射等不消失；应该出现的中脑水平的立直反射与大脑水平的平衡反射延迟出现或不出现，就是异常，脑瘫多有反射异常。

小儿反射种类较多，具体检查方法参考小儿反射部分。

（二）Vojta七种姿势反射评价

因为正常儿童对姿势变化有一种自动的反应能力，称为姿势反应性，这种反应性是通过感觉运动中枢调节实现的。脑瘫时这种调节作用发生障碍，因而姿势的反应必然出现异常，所以可以通过Vojta七种姿势反射进行测试。Vojta七种姿势反射不仅是评价脑瘫重要的检查手段，而且对早期诊断脑瘫也有重要的价值，要求检查者熟练掌握检查方法，熟悉判定标准，将检查结果与正常标准进行对比。必要时可反复检查，特别是在治疗前、治疗中或治疗后，多采用此法评价治疗效果（参考第75页"Vojta七种姿势反射"）。

（三）小儿姿势发育评价

小儿姿势随着神经系统的发育而发育，准确地反映神经系统的发育情况。评价小儿姿势的发育，可以了解中枢神经系统的发育情况，因此成为评价脑瘫的重要手段之一。

国外学者非常重视小儿姿势发育的研究，已经研制出很多小儿正常姿势量表可供参考，但与我国的小儿发育还有差别。为了能进一步了解国内小儿姿势的发育情况，建立我国正常小儿姿势发育的正常量表，为以后在判定异常时做参考，1982年笔者与孙世远医师在佳木斯地区对正常小儿姿势做了大量的调查，将结果经过统计学处理，制订了佳木斯地区正常小儿姿势发育量表（表5-6）。（参考62页姿势发育）

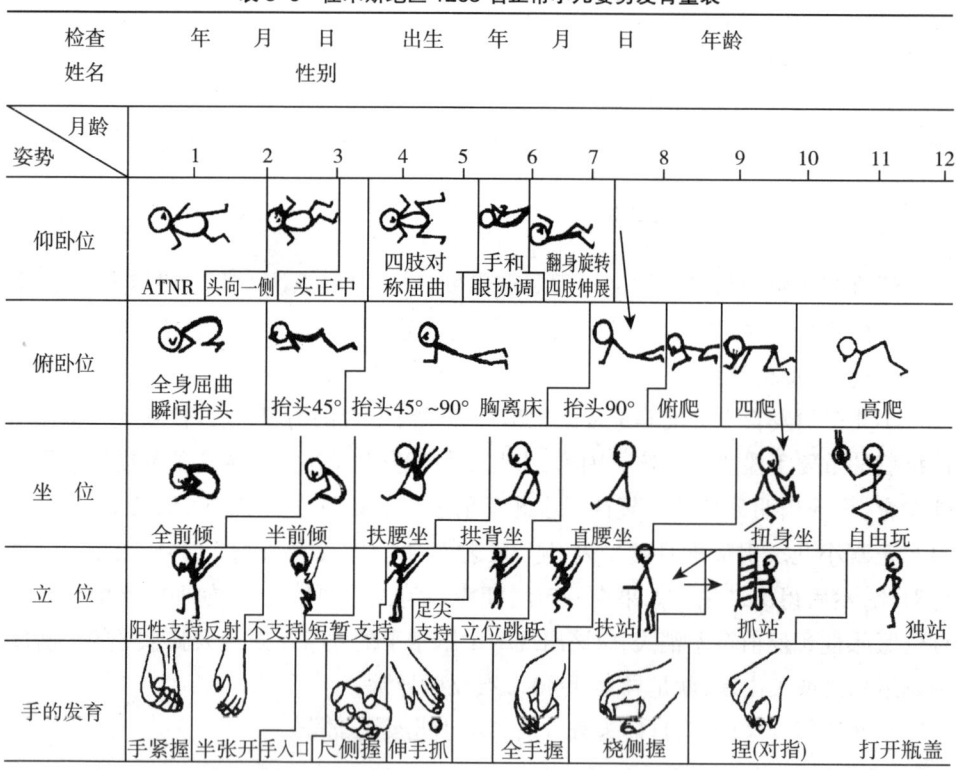

表5-6 佳木斯地区1265名正常小儿姿势发育量表

（四）异常姿势发育评价

1. 仰卧位 脑瘫患儿头多固定或向一侧旋转，不能保持正中位。需注意检查以下几方面的问题：

（1）非对称性。注意非对称性紧张性颈反射的非对称性姿势。注意双上肢能否协调运动，如双手合起、吃手、抓自己脚、看自己手，注意双下肢有无交替性踢蹬动作。

（2）注意抬头、旋转及躯干紧张性姿势有无受紧张性姿势反射的影响，上、下肢及躯干肌张力有无增强、减弱或有无动摇性，颈立直反射是否出现。

（3）坐位拉起时，注意有无头背屈、肩过伸展、双下肢屈曲及脊柱后凸的异常姿势。

（4）骨盆上提时，注意有无骨盆的分离动作，有无角弓反张。

（5）上、下肢从床上举起时，注意肩胛及骨盆的保持能力。

（6）翻身时，注意姿势有无异常。

2. 俯卧位　脑瘫患儿讨厌俯卧姿势，其上肢支撑及头部协调性差，故不能保持正中位姿势。

（1）非对称性。抬头时脊柱与上、下肢不能保持对称的姿势。

（2）抬头时不能保持正中位。

（3）用前臂支撑时手握拳，前臂过分内旋，不能保持平衡。

（4）俯卧位时，转换方向困难。

（5）下肢协调运动差，有与两膝、两髋关节伸展、屈曲无关的动作，踝关节缺少分离运动。

（6）向坐位移行时，上肢不能充分支撑，躯干不能旋转，有紧张性迷路反射与对称性紧张性颈反射代偿的姿势。

（7）俯爬时两上肢伸展，向后方移动困难，两上肢极度屈曲引体向前，两下肢伸展、内旋。

3. 坐位　脑瘫患儿坐位不稳定，有代偿性的非对称性姿势及过度紧张姿势，坐位时需注意观察以下情况。

（1）非对称性地用一侧坐骨支撑体重，注意上、下肢保持平衡的状态。

（2）长坐位困难，由于股二头肌、半腱肌、半膜肌短缩，出现骨盆后倾及代偿性脊柱后弯。

（3）出现跪坐、W坐位等异常坐位姿势。

（4）坐位时无上肢保护性伸展反射。

（5）坐位移动时，上肢支撑差，下肢骨盆的平衡功能差。

（6）注意坐在椅子上时是否稳定。

4. 爬行　因平衡功能障碍，所以在爬行时患儿重心后移困难，全身屈曲。

（1）侧坐困难。由于骨盆与肩胛间旋转功能障碍，肌张力异常导致。

（2）保持四点支撑时平衡困难。

（3）注意爬行的姿势，上、下肢有无交替性移动运动。

（4）注意向膝立位移动的方式是否正常。

5. 膝立位与单膝立位　因为这种姿势支持面窄，体位移动时难以保持平衡，常出现代偿性的脊柱前弯与侧弯。

（1）向膝立位移动时，躯干不能保持平衡，骨盆旋转障碍，髋关节伸展和交替运动障碍。

（2）单膝立时，骨盆旋转障碍，下肢肌张力增强，两下肢硬性伸展，不能维持这种姿势。

6. 立位　因为立位时重心高，支持面窄，脑瘫患儿难以维持立位姿势及在立位下变换姿势。

（1）非对称性。当支撑体重时，注意两侧是否对称，脑瘫患儿多呈非对称性姿势。

（2）立位时在保持平衡及抓站时，注意观察抓站、靠站、立位平衡的情况，有无代偿性的异常姿势及代偿性异常运动。

（五）原始运动与异常运动评价

正常小儿出生后在一定时期可见原始运动，如头从一侧向另一侧的旋转、早期站立的阳性支持反射、自动步行反射、跨步反射、吸吮反射、吸吮拇指、腕部的屈曲与伸展、手指的把握与伸展、这些动作是将来运动的基础。但随着随意运动的出现，原始的运动逐渐消失，如果到一定的年龄仍不消失就是异常。所以评价脑瘫时要注意小儿这些原始运动是否存在，有什么特点，评价小婴儿的原始运动，有助于早期发现脑瘫，早期治疗。

脑瘫患儿的异常姿势运动，主要受原始运动与紧张性反射群的影响，其主要的异常运动特点见表5-7。

表 5-7　脑瘫患儿异常运动特点

头背屈，手张开或紧握，无手指分离运动
头向一侧呈非对称性紧张性颈反射姿势
头固定，经常向一侧倾斜
向前方拉起时，头不能调节，多呈头背屈状态
俯卧位时，不能抬头
上肢屈曲内旋，颈部躯干屈曲时手握拳
前臂内旋，无外旋动作
肘屈曲，肩后伸，手不能入口，双手不能合一
当头向一侧呈拥抱反射时，肘不能伸展
一手能握拳，一手不能握拳
能从俯卧位翻向仰卧位，但不能从仰卧位翻向侧卧位
能从仰卧位翻向侧卧位，但不能从侧卧位翻向仰卧位
无双侧下肢的踢蹬动作及交互动作，有时只见一侧踢蹬
髋关节屈曲，膝关节与踝关节无分离动作
足趾跖屈，踝关节外翻或内翻
口唇不闭合，张口流涎，做吸吮动作
肩关节内旋，肘关节伸展
坐位时躯干后倾，拉起时头背屈或拉起呈棒状

(六) 日常生活动作的评价

日常生活动作(简称 ADL)包括摄食、更衣、入厕、入浴、清洁、移动等,学龄儿童还包括用笔写字等学习动作。脑瘫患儿以上这些动作能力都有不同程度的障碍,因此对每一个患儿在治疗前、后都需要认真评价。评价的目的不仅是了解患儿障碍的程度,更重要的是通过评价,对比治疗前后患儿在日常生活动作方面有哪些改善,还存在哪些问题,从而决定下一阶段的治疗方案。目前有很多学者将身体姿势(P)、日常生活动作(A)、移动(L)、语言听力(C)、智力(I)等都列入评价范围,统称 PALCI 评价,表 5-8 就是具体评价方法及分值计算,使用该表简单方便、节省时间,而且可以多次评价,便于治疗统计及科研统计,判定治疗前后的效果。

表 5-8 日常生活能力(PALCI)评价表

姓名: 　　　　　　　　　　　　　　　出生　　年　　月　　日

〔P〕身体姿势

No.	级别	体位保持情况	身体姿势变换情况
5	极重度	·不能保持坐位	·不能翻身或翻身困难
4	重度	·可保持坐位 ·跪位不能或困难 ·不能立位	·坐位时体位不能变换或困难 ·不能坐起或困难 ·坐位↔卧位,不能或困难
3	中度	·用手杖可立	·坐位时可随意变换体位 ·立位时体位变换明显受限 ·坐位↔卧位可 ·坐位↔立位可(困难或不可者级别加半) ·稳定动作不充分
2	轻度	·不用手杖可立	·立位时可随着变换体位动作稳定相当好 ·坐位↔立位良
1	低正常域	·不需任何矫形器可保持稳定的卧位、坐位、跪位和立位,但姿势较差	·体位的变换和立位的肢体变换几乎接近正常,但速度和反复性稍差

```
| 0 | 1 | 2 | 3 | 4 | 5 | 6 | 7 | 8 | 9 | 10 |
```

〔A〕日常生活

No.	级别	膳食动作	排泄	更衣、整理仪容
5	极重度	·咀嚼、吸吮、咽下困难 ·摄食动作不可或非常困难(全扶助)	·完全失禁 ·需完全扶助 ·不能使用便器	·完全扶助

续表

No.	级别	膳食动作	排泄	更衣、整理仪容
4	重度	·动作相当困难,但经努力可完成(半扶助)	·常常失禁 ·需特殊设备扶助 ·几乎不能进行便后处理	·需较多的扶助,但经努力可完成部分,笨拙
3	中度	·大体上可自理,但需相当的努力(部分扶助)	·大体可独立应用便器,有时需扶助 ·经努力可完成便后处理	·需某种程度的扶助,在本人努力下大部分动作可完成 ·精细动作不可或困难
2	轻度	·有时需稍扶助 ·动作受限或稍困难 ·需要时间	·可独立应用便器 ·事后处理稍显困难	·几乎无须扶助 ·精细动作需时间且笨拙
1	低正常域	·稍缓慢易洒落 ·动作稍笨拙	·可自理	·与年龄相应的精细动作稍笨拙

0 1 2 3 4 5 6 7 8 9 10 11 12 13 14 15

〔L〕移动

No.	级别	室内床上运动	室外平地运动	移动应用动作
5	极重度	·爬行、坐位均不可 ·不能反复翻身	不能	·在阶梯上不能上、下爬行 ·几乎不能操作轮椅
4	重度	·可勉强卧位旋转与爬行 ·可勉强进行短距离的坐位移动	·可勉强操作轮椅、手杖 ·步行不可或困难	·可勉强使轮椅在坡道上、下 ·无论用手杖或扶手都不能在楼梯或坡道上、下 ·床上与轮椅间的上、下不可或困难
3	中度	·可用手杖步行 ·扶助后可短距离步行	同 左	·用手杖、扶手可上、下楼梯,或在汽车上及不平的路上行走 ·可进行床与轮椅间的上、下,轮椅操作相当熟练 ·外出需要扶助保护
2	轻度	·独自步行大体上有应用性,但在速度及平衡方面稍差	同 左	·可短距离步行,不能跳跃,跑步很困难 ·在应用上速度和平衡相当差
1	低正常域	·速度、平衡、耐久力稍差	同 左	·日常生活上几乎无问题,但速度、平衡及应用方面稍差

续表

No.	级别	室内床上运动	室外平地运动	移动应用动作

0　1　2　3　4　5　6　7　8　9　10　11　12　13　14　15

〔C〕语言听力

No.	级别	对话能力
5	极重度	·不能进行实用性对话
4	重度	·对话的实用性非常小
3	中度	·具有明显障碍,但有大部分对话能力且有实用性
2	轻度	·发音、音调、节律、表达能力明显差,但对话实用好
1	低正常域	·可清晰、流畅表达,能力稍差
0	正常	

〔I〕智力

IQ
<30
31～50
51～75
76～85
86～100
>101

No.	P	A	L	C	I
5	10	15	15	5	5
	9	14	14	4.5	(4,5)
4	8	13	13	4	(4,5)
	7	12	12	3.5	(3,5)
		11	11		(3,5)
3	6	10	10	3	
	5	9	9	2.5	(2,5)
		8	8		(2,5)
2	4	7	7	2	
	3	6	6	1.5	(1,5)
		5	5		(1,5)
1	2	4	4	1	0.5
		3	3		(0,5)
	1	2	2		(0,5)
0	0	1	1	0	0
		0	0		

		评级分
5	极重度	46～50
		41～45.5
4	重度	36～40.5
		31～35.5
		26～30.5
3	中度	21～25.5
		16～20.5
		11～15.5
2	轻度	5～10.5
1	低正常域	2～4.5
0	正常	0～1.5

评价分合计		判　定	
评价日期		年　月　日	
出生日期		年　月　日	
年　龄		岁	

评价者

（七）语言障碍评价

根据各国学者统计,脑瘫患儿中70%～90%有不同程度的语言障碍,其原因是多方面的,如发音器官运动功能障碍,智力低下,听力障碍,病灶性中枢性失语。按PALCI分类,分为6个评价级别。语言评价需要专业人员进行,具体评价可参考表

5-9 的内容进行,为将来语言训练做好准备。

表 5-9 语言障碍评价项目表

项　目	内　容	
语言发育水平	1. 理解能力	2. 表现能力
听力	1. 低音测定	2. 听力记录
发音器官器质功能	1. 呼吸、发声功能	2. 构音器官运动功能
	3. 颈部及躯干的姿势	4. 全部特征

（八）听力障碍评价

脑瘫患儿有不同程度的听力障碍,特别是手足徐动型脑瘫患儿,很多是由血型不合的溶血造成的高胆红素血症所致,其听力障碍多为高音频障碍,也有皮质性或皮质下的听力障碍。听力障碍严重影响语言功能,因此必须早期发现,早期采取必要的治疗措施,否则会影响语言及智力。

（九）视力障碍评价

脑瘫患儿多伴有斜视、眼球运动异常、视神经萎缩、皮质性视力障碍等,如发现视力异常,应当由眼科医生进行评价和治疗。

以上从九个方面介绍了脑瘫的评价,因为脑瘫不是单纯的运动功能障碍,存在多方面的问题,所以对脑瘫患儿在治疗前一定要全面评价。根据患儿的年龄、病型、运动障碍的特点、疾病的程度、个体发育的差别全面衡量,从发育神经学的角度进行评价,将评价与治疗统一起来,找出主要问题,设计出合理的治疗方案。在治疗中再不断通过评价进一步指导治疗,使患儿得到康复。

第六章

Bobath神经发育疗法

一、概念

　　Bobath神经发育疗法(Bobath疗法)是当前世界各国治疗脑瘫及一切肢体不自由者的主要方法,它是由英国学者Bobath夫妇从1943年起密切合作,共同创造的治疗方法。Bobath夫人是物理治疗师(PT),具有敏锐的观察能力和认真的科学态度,在多年治疗脑瘫的实践中,积累了丰富的经验,以她自己实际的治疗体会和直观感受,开创了这一崭新的治疗方法,最初称它为"松弛法"。Bobath先生是著名的神经病学博士,以他渊博的神经生理学知识指导夫人的工作,给予她极大的帮助,从发育神经生理学的观点分析,指出这种方法与雅各布森(Jacobson)等的松弛法不同,认为这是一种抑制治疗,所以他曾用过"抑制调节""抑制姿势""反射性抑制姿势"等名称。Bobath夫妇对此进行了系统深入的研究,在1954年~1971年发表了多篇论文并出版了专著。1965年,Bobath疗法终于问世了,成为世界著名的Bobath神经发育疗法(neurodevelopmental treatment)。1984年,国际Bobath指导教师协会(IBITA)成立,Bobath主要采用抑制异常姿势、促通正常姿势的方法治疗脑瘫,取得了显著的治疗效果,在英、美、日、德等发达国家被广泛采用,并成立了专门的Bobath医院。Bobath疗法给曾被认为是"不治之症"的脑瘫患者带来了康复的希望。

　　Bobath疗法随着时代的进步也在不断发展,1995年,IBITA为Bobath疗法制订了最新定义:针对由中枢神经系统损伤导致张力、姿势、运动功能障碍者,进行评价与治疗的解决方法。

　　这个定义标志着Bobath疗法新技术的出现,该技术的主要方法是通过改变异常姿势选择正确运动,最大限度地引导出正常的运动功能。其目的是以发育神经生理学、生物力学、运动发育学为依据,最大可能地用促通的方法(学习过程中由治疗师选择运动),诱导中枢神经疾病患者发挥出潜在能力,完成人类正常的运动功能。治疗师要根据对患者的评价选择训练姿势与动作,广泛地说也包含患者的思维与认知。利用前反馈,做好运动效应器和运动姿势的准备工作。例如,做取物动作时要事先对物体大小、重量、形状、质地进行判断,然后利用反馈改变运动姿势,完成取物动作。当然前反馈也缺少不了大脑皮质的思维、判断,运动后向心传导形成反馈。前反馈与反馈是一个互相修正的过程,通过 Bobath 疗法新技术的促通方法及大脑的可塑性,改善患者的运动功能。正是这种由前反馈控制姿势、控制运动到反馈形成环路,如此循环使大脑皮质通过神经系统不断调整肌肉收缩,人类才能从事正常运动。

Bobath 疗法新技术也将过去"评价→治疗→再评价"的模式特点,变为评价为治疗的一部分,成为"评价→治疗+评价→再评价"的模式,也就是我们在第十六章提到的,在康复训练中不断地追踪性评价。

Bobath 疗法新技术十分重视患者与环境的关系,以及患者与家庭、社会的关系,评价时要按国际 ICF 分类对功能、残疾、健康等情况,从患者的损伤、运动、参与多方面层次化分析,这样对训练课题的完成才有针对性,才有个性化。

Bobath 疗法的发展与时俱进,极大地丰富了治疗手段。从事 Bobath 疗法的康复工作者,要不断学习发育神经学、神经生理学,坚持自身参加康复实地训练,总结康复训练经验。

Bobath 疗法虽被全世界认可,但也不是万能的,世界上脑瘫康复的方法有很多,每种方法都有各自的独到之处,因此我们也要多学习其他方法,取其各自精华,不断总结各自经验,找出一条适合中国国情的康复训练方法,让中国的脑瘫家庭能治得起,坚持训练,见效快,效果好,才是中国治疗师的唯一出路,也是我们多年的追求目标。

Bobath 疗法像其他医学一样,从问世那天开始一直在应用,在不断探索、不断前进、不断创新和丰富,为人类健康做出了巨大的贡献。

笔者认为"Bobath 疗法新技术"这一提法不够恰当,有新必有旧,旧是什么?过时吗?不可能。是否应当说成是"Bobath 新技术新进展"会比较合适,指的是对 Bobath 疗法又有了新的认识,新的手段内涵应用等,这些都要经过实践与时间的考验才有明确的说法,我们期待有新的解释出现。

二、Bobath 认识脑瘫的基本观点

Bobath 认为脑瘫患儿和正常小儿不同,存在精细动作和随意运动等多方面障碍,因而表现出各种异常动作和姿势。这种异常不仅是运动功能障碍,还有语言、性格、视力、听力、智力等多方面程度不同的障碍,这些障碍常重复出现。这种在一个脑瘫患儿身上同时存在两个以上障碍的情况,称为脑损伤综合征。在治疗脑瘫时也发现,随着运动功能改善,其他伴随障碍也有不同程度的改善,因此,Bobath 认为治疗脑瘫必须从多方面着手,按照小儿生长发育的规律进行治疗,从神经发育学的角度分析脑瘫,提出以下两个观点:

1. 运动发育的未成熟性　脑瘫是由于脑组织在正常发育中受到损伤,导致运动

功能发育迟缓或停止。Bobath 明确提出这种损伤是作用在神经发育过程中未成熟的脑组织,临床上表现出比同龄儿明显延迟的运动发育或停滞,他称此种情况为运动发育的未成熟性。

2. 运动发育的异常性　脑损伤后,高级中枢神经系统抑制调节作用减弱,出现异常姿势反射、异常运动的释放症状,Bobath 称此为运动发育的异常性。谢灵顿(Sherrington)和马格努斯(Magnus)在动物试验中已证实,这种异常的姿势反射和运动,是一种紧张性反射群,这种反射群是在种系发生中古老的姿势反射,只在低等动物中存在,在人类的正常发育中只能在一定时期短暂存在,以后很快消失,如果持续存在就是异常,影响正常姿势的出现。

以上就是 Bobath 认识脑瘫的两个基本观点,脑瘫患者肌紧张呈亢进状态也在这个解释范围。脑瘫与成人的脑出血所致瘫痪完全不同,因为成人脑出血是发生在成熟的脑组织上,瘫痪也是在经历过正常运动后发生的。

脑损伤后,运动发育向异常方向发展,患儿因而体会不到正常运动、正常姿势、正常肌紧张的感受,却不断体会异常的感觉,在神经系统中逐渐形成异常传导路,长期下去这种异常姿势与异常运动就会固定下来,逐渐明显,因而症状逐渐加重,尽管"脑瘫是非进行性的",但是这种异常姿势和运动不被中断,病情仍然是进展的,所以 Bobath 认为,脑瘫的临床症状至少在青春期前是进行性的。这一点我们在临床实践中深有体会,脑瘫如果不能及时治疗,随着年龄的增长,症状会愈来愈严重。所以 Bobath 强调,应抓住有利时机,早期治疗,尽早切断恶性循环,赋活中枢神经系统的功能。这种观点改变了神经组织不能再生、损坏了就不能恢复、脑瘫是"不治之症"等陈旧观念。用 Bobath 疗法治疗脑瘫,是对过去传统认识的挑战,是划时代的创举。各国学者的多年实践已经证明,脑瘫是可治之症,Bobath 疗法是最理想的治疗方法之一。

三、神经生理学机制

中枢神经系统对各种刺激和反应具有综合协调功能,脑瘫的主要问题就是这些协调功能障碍,其中以运动功能障碍最明显。

人类的大脑皮质在胚胎期形成,20 周左右细胞开始分化,出生时已有向心纤维与离心纤维存在,但出生后 3 个月内几乎没有功能,运动是由纹状体、丘脑控制,所以运动缓慢,受刺激后全身呈总体运动,肌张力也偏高,如果此时的锥体束及运动皮质遭到严重损害,肢体运动仍然完好,所以早期诊断脑瘫是非常困难的。3 个月以后树突出现,轴突变粗,髓鞘发育逐渐成熟,运动才逐渐明显,如 3 个月时可抬头,6 个月会坐,各种平衡反射相继出现,随着神经系统的发育而发育,在中枢神经系统调节下,通过正常姿势反射、中枢神经抑制功能、控制短路、感受器刺激等实现正常的运动功能。

(一) 姿势反射功能

姿势反射指身体在空间的位置关系,是眼、躯干、四肢保持正常姿势的反射活动,在中枢神经系统调节下,不断调节骨骼肌的肌张力或相应的运动,以保持或调整身体在空间的姿势。例如,人在直立时身体并不是完全静止,由于重心的偏移及姿势的变化,刺激肌肉与皮肤感受器,通过视觉与前庭器官感受,最后在中枢神经调节下,通过骨骼肌系统,才能保持全身的直立状态。正常姿势反射的基本要素有三点:

1. 正常的肌张力　肌张力实际上是一种牵张反射,指缓慢持续牵拉肌腱时发生的牵张反射,表现为受牵拉的肌肉发生紧张性收缩,阻止肌肉被继续牵拉。肌张力是维持躯体姿势最基本的反射活动,是姿势反射的基础。例如,由于重力影响,支撑体重的关节被重力所弯曲,使伸肌肌腱受到牵拉,从而产生牵张反射,引起肌肉收缩,以对抗关节屈曲,维持站立姿势。由于重力经常作用于关节,所以这种牵张反射持续发生,肌张力与腱反射的反射弧相似,感受器是肌梭,效应器是肌肉收缩的慢肌纤维。正常情况下,肌张力的收缩力量并不大,只是抵抗肌肉被牵拉,不表现出明显的动作,因为在同一肌肉内有很多运动单位进行交替性收缩而不是同步收缩,所以肌张力才能维持而肌肉不易疲劳。伸肌、屈肌都有牵张反射,但脊髓的牵张反射主要表现在伸肌,屈肌的牵张反射不明显,屈肌是通过拮抗肌(伸肌)的抑制实现的。肌张力的生理意义是维持站立姿势。

肌张力是在中枢神经调节下,经过脊髓由肌梭与腱梭实现。肌梭又称神经肌梭,是长度感受器,分布在骨骼肌肌组织内。典型的肌梭呈条形,长 6mm,宽 1mm,与骨骼肌长轴平行,外层为结缔组织包囊,在包囊内含有 6～12 条肌纤维称为梭内肌纤维,囊外的骨骼肌纤维又称梭外肌纤维,肌梭就是附着在梭外肌纤维上并与其长轴平行(图 6-1)。肌梭的传入神经有两种:Ia 类,末端呈螺旋状,卷绕在梭内肌纤维中部,称为螺旋末梢;Ⅱ类,末梢分支膨大,称花絮末梢。肌梭的传出神经有两种:α 传出神经,支配梭外肌;γ 传出神经,支配梭内肌。平时 γ 神经元的兴奋性高于 α 神经元,但两者必须同时兴奋,α 神经元活动增加时,γ 神经元活动也增加。当 γ 神经元兴奋时,梭内肌纤维感受器敏感性增强,使螺旋末梢兴奋,梭内纤维肌收缩,牵张反射加强,使肌张力加强。

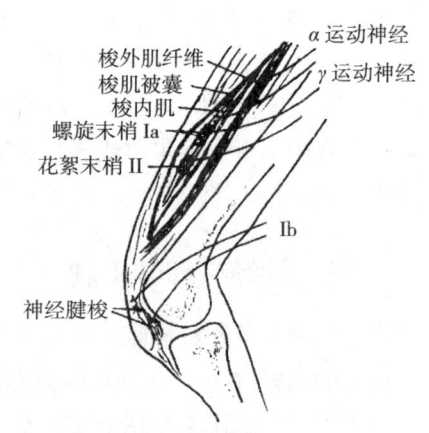

图 6-1　神经肌梭结构示意图

腱梭又叫神经腱梭,在肌肉与肌腱的接合处,结构简单,由胶原纤维包裹着传入神经纤维的 Ib 类纤维。腱梭与肌梭功能不同,它是张力感受器,腱梭可因肌肉收缩(梭外肌)和牵拉而引起兴奋,腱梭传入冲动,经过脊髓的中间神经元,对同一个肌肉的 α 运动神经元起抑制作用,肌梭传入冲动对同一肌肉的 α 神经元起兴奋作用,可见肌梭与腱梭的作用正好相反。一般情况是当肌肉受牵拉时,首先兴奋肌梭的长度感受器,发动牵张反射,当牵拉力量加大时,则兴奋腱梭的张力感受器,抑制牵张反射,保护肌肉不受损伤。

增强肌张力的机制有两种:一种是高级中枢直接或间接通过脊髓中间神经元,提高 α 运动神经元的活动,加强肌张力,称为 α 僵直。α 僵直是由前庭器官传入冲动,使前庭核活动增强,通过前庭脊髓束提高脊髓 α 运动神经元的活动,使肌张力增强。另一种是高级中枢通过脊髓,提高 γ 运动神经元的活动,使肌梭敏感性增高,传入冲动增加,加强肌张力,称为 γ 僵直。如去脑强直时,因失去了大脑皮质与网状结构的功能联系,使抑制区功能减弱,易化区功能加强,冲动经网状脊髓束下传,改变 γ 运动神经元活动,增加传出冲动,使梭内肌纤维收缩,肌梭敏感性增高,使肌梭传入神经冲动增高,牵张反射增强,肌张力增强,主要表现在伸肌,当用麻醉药麻醉脊髓后根,阻断肌梭传入冲动时,僵直现象则消失。

肌梭感受器的敏感性受 γ 传出纤维控制,γ 传出纤维冲动增多,梭内肌纤维紧张性升高;如果 γ 传出纤维冲动减少,梭内肌纤维紧张性降低,中枢神经通过 γ 传出纤维的活动,使肌梭在不同的肌肉长度下都能灵敏地感受牵张刺激,调节肌张力,维持正常的姿势反射。图 6-2 为高级中枢对骨骼肌运动的控制。

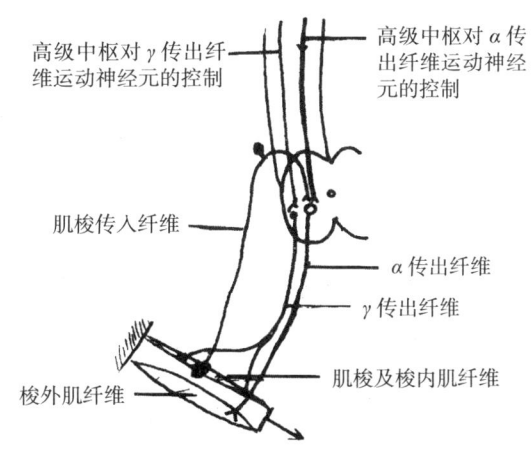

图 6-2 高级中枢对骨骼肌控制示意图

2. 相反神经支配 正常人的各种动作都是在中枢神经调节和相反神经支配下,同时发生动作肌的兴奋与拮抗肌的抑制,高级中枢不是对伸肌、屈肌分别发出刺激,而是在脊髓与骨骼肌之间借助肌梭进行姿势调节。例如,伸肌肌梭传入纤维进入脊髓后,直接兴奋伸肌的 α 运动神经元,同时又发出侧支兴奋一个抑制性神经元,抑制屈肌的 α 运动神经元,使伸肌收缩,屈肌舒张,这种抑制就是相反神经支配。由于这种相反神经支配,主动肌与拮抗肌才能保持人的正常运动功能协调,脑瘫就是相反神经支配障碍,痉挛型脑瘫是相反神经支配过多(过剩),手足徐动型脑瘫是相反神经支配过少(不足)(见图6-3)。

3. 正常的协调运动　正常的协调运动与运动功能发育相同,与神经系统的发育有密切关系,协调运动障碍,姿势反射必然异常。人类的姿势反射有很多种,实际上都是保护性反射,状态反射与翻正反射是比较复杂的协调姿势反射。

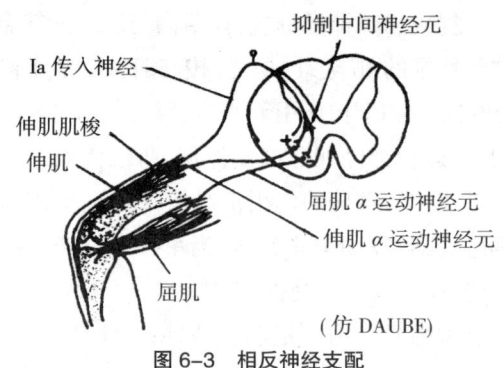

图6-3　相反神经支配

这些反射中,头的位置最重要,因为头的位置变换,可以反射性地改变躯干肌肉的紧张性,这种反射称为状态反射,包括紧张性迷路反射与紧张性颈反射。

(1)状态反射:

1)紧张性迷路反射:指内耳迷路器官的传入冲动对躯干伸肌紧张性的调节,仰卧位时伸肌紧张性高;俯卧位时伸肌紧张性低,屈肌紧张性高。

2)紧张性颈反射:指颈部扭曲时,颈椎关节韧带肌肉的刺激对四肢肌肉紧张性的调节作用,对运动时保持一定姿势有重要作用,如动物在抬头吃树叶时前肢伸直,后肢屈曲;低头吃食物时前肢屈曲,后肢伸直。

(2)翻正反射:如将动物四足朝上,从高处抛下,在下落的过程中,可清楚看到,首先是头颈先扭转过来,然后是前肢与躯干扭转,最后是后肢,落地时是四肢着地,这一系列的翻转动作,就是正常的协调运动身体立直的翻正反射。这是由于头部位置不正,视觉与迷路感受器受到刺激,头部首先翻正过来,颈部关节韧带或肌肉受刺激,使躯干扭转过来。在翻正过程中,视觉、迷路器官起重要作用。人的立直反射不如动物,这是物种进化的问题,所以很多学者研究姿势反射时,都用能明显观察姿势反射的动物,如猫、狗、猿等,其中 Magnus 的动物试验最有名,Bobath 也常引用他的理论。Bobath 最重视的是立直反射与平衡反射。脑瘫时由于姿势调节障碍,紧张性姿势反射群的存在,立直反射与平衡反射不能出现,所以 Bobath 利用抑制异常姿势反射、促通立直反射与平衡反射的方法治疗脑瘫,取得了较好效果。

(二)抑制功能

中枢神经具有抑制功能的理论是在18世纪提出的,当时用食盐结晶刺激青蛙的间脑部位,使脊髓的屈肌反射明显延迟,说明高级中枢兴奋可以抑制低级中枢的反射活动。后来这种现象在很多实例中都被证实,如吞咽时呼吸就停止;屈肌反射兴奋时,伸肌反射就抑制。正常人就是在大脑皮质调节下,抑制下级中枢的紧张性姿势反射,保持正常肌张力,为下一次运动做好准备。这种抑制是按照一定方式进行的,在中枢神经中,以突触抑制最重要,根据突触作用的部位不同又分突触前抑制与突触后抑制两种。

突触前抑制指改变突触前膜电位所实现的抑制,在中枢神经系统内广泛存在,多见于感觉传入途径,发生在感觉传入冲动之间或感受器的不同部位,在感觉传入纤维兴奋进入中枢后沿特定的传导路向中枢传导时,经过多个神经元接替,对周围的感觉传入纤维发生突触前抑制,限制其他感觉传入,调节感觉传入活动。

突触后抑制指改变突触后膜活动所实现的抑制,主要分布在脊髓与脑干,是通过中间神经元活动引起的抑制,又分为两种:

一种是传入性侧支抑制,指一个冲动沿传入纤维进入脊髓后,一方面直接兴奋某一中枢的神经元,另一方面又发出侧支兴奋另一个抑制性中间神经元,通过抑制性神经元的活动转而抑制另一中枢的神经元。这种抑制在脊髓中存在,在脑内也存在,使不同中枢神经之间的活动得以协调起来。

另一种为回返性抑制,指某一中枢神经元兴奋时,冲动沿轴突传出,同时又经轴突侧支兴奋另一个抑制性中间神经元,这个抑制性神经元兴奋后,其活动经轴突回返作用于同一中枢的神经元,抑制原先发动兴奋的神经元及同一中枢的其他神经元。脊髓前角运动神经元与闰绍细胞之间的联系就是这种回返性抑制,如前角运动神经元发出轴突支配外周的骨骼肌,同时也在脊髓内发出轴突侧支兴奋闰绍细胞。闰绍细胞是抑制性神经元,其神经活动经轴突又回返作用于脊髓前角运动神经元,抑制原先发生兴奋的神经元(支配外周骨骼肌的神经元),这种抑制形式是负反馈,它可使神经元的活动及时停止,又可使同一中枢内许多神经元活动步调一致,保持姿势运动的稳定性和准确性,如果闰绍细胞功能被破坏,这种回返性抑制被阻断,抑制能力减低,则出现强烈的肌痉挛。

反射活动之所以有一定的强度、次序及作用,不仅是反射协调功能的作用,更重要的是因为中枢内存在着兴奋与抑制活动,如果抑制功能受到破坏,反射活动就不能协调。闰绍细胞轴突末梢释放的递质是甘氨酸,可被士的宁及破伤风毒素破坏,所以当用士的宁破坏闰绍细胞的抑制功能后,反射活动的协调性丧失,微弱的刺激就会出现强烈的痉挛收缩。

脑干对肌张力也有一定调节作用,有人利用定向仪刺激脑干网状结构发现:在延髓的网状结构腹内侧有抑制肌张力的区域,称为抑制区;在延髓网状结构的背外侧部分,脑干中央区,桥脑被盖,中脑中央灰质、被盖及丘脑中线核群,有加强肌张力及肌运动的区域,称为易化区。从强度来看抑制区活动弱,易化区活动强,所以在肌张力的平衡调节中,易化区占优势。抑制肌张力的中枢是大脑皮质运动区、纹状体、小脑前叶蚓部及延髓网状结构;易化肌张力的中枢是前庭核、小脑前叶两侧部及网状结构。这些中枢都是通过网状结构抑制区加强抑制功能,控制网状结构易化区,使易化区活动受抑制,降低肌张力;或提高网状结构易化区的功能,加强肌张力。网状结构抑制区与易化区对肌肉的调节作用是通过网状脊髓束进行的。刺激易化区，肌梭传入冲动就增加，牵张反射增强，肌张力增强；刺激抑制区，肌梭传入冲动就减少，肌张力就减少。

为了理解中枢神经的突触抑制与肌肉收缩的抑制关系，可以从脊髓与骨骼肌之间的神经支配关系中看出，骨骼肌可由于运动神经元的冲动而收缩，也就是脊髓前角运动神经元可使肌肉收缩，如果前角运动神经元损伤则失去这种功能。前角运动神经元有两种，一种是 α 运动神经元，直接接受大脑皮质的调节，一种是 γ 运动神经元，需借助网状结构进行调节。对前角运动神经元起突触抑制作用的是从肌梭末梢感受器来的传入纤维，Ⅱ类纤维与 Ia 类纤维。从腱梭来的传入纤维是 Ib 类纤维，当然也有高级中枢的抑制作用，调节、抑制着 α 与 γ 运动神经元的活动。

此外，通过相反神经支配，一方面起到促进的作用，一方面给予抑制的作用。当肌肉收缩的时候，对拮抗肌给予突触抑制，使拮抗肌弛缓，这样双重性地、交替地调节着骨骼肌收缩。

用这种抑制机制分析脑瘫，如果肌张力增高时，利用相反神经支配，相反抑制的方法抑制拮抗肌，使增高的肌张力就会慢慢减弱下来，如屈曲姿势利用伸肌群，伸展姿势利用屈肌群，Bobath 称此为反射性抑制姿势（reflex inhibitory posture，简称 RIP），使紧张的肌肉放松，使松弛的肌肉恢复紧张，使肌系统的功能发挥最佳的状态。可以说，反射性抑制姿势的意义就是把由于紧张性姿势反射固定下来的异常姿势，通过突触促通与突触抑制的互相作用，从末梢给予无任何损伤的相反神经支配的刺激，使 α 与 γ 运动神经元的冲动发射状态恢复正常，尽最大可能向中枢传送正常的感觉刺激，在高级中枢形成新的抑制。

Bobath 强调，治疗时要根据每个患儿的不同情况区别对待，选择适当的反射性抑制姿势，选择不同的刺激方法及适当的刺激力量向中枢传导。实践证明，只靠反射性抑制姿势是不够的，必须同时促通正常姿势，这样才能向中枢神经传导适当的刺激，Bobath 称此为"伴有促通的抑制疗法"。

（三）控制短路

正常人的运动发育需经过以下两个过程：

其一，逐渐建立高度复杂完整的正常姿势反射。一般多指对人类姿势运动具有重要作用的立直反射与平衡反射。

其二，新生儿反射即原始反射及原始动作逐渐被抑制、消失的过程。多指原始反射，如拥抱反射、非对称性紧张性颈反射、新生儿阳性支持反射等，逐渐被抑制而消失。

以上两方面的发育与脑组织的成熟有密切关系，随着脑组织的成熟，大脑皮质从固有感受器、视觉感受器等外界的各种刺激中，反复学习、体验，最后完成运动姿势,经过大脑调节支配,形成随意动作规范的正常运动姿势,换言之,随意运动就是在运动感觉的传导路中产生的。

但是脑瘫患儿,因为这些传导路发生障碍,不能进行正常传导,从外界来的刺激,只能在损伤部位以下的低级中枢进行传导,Bobath称此为"短路",因而得不到高级中枢的调节和抑制,形成脑瘫的异常姿势与异常运动,这就是"短路循环"。

例如,Bobath,认为重度痉挛型脑瘫因下肢内收肌群(伸肌群)痉挛而出现髋关节内收、内旋,踝关节跖屈成尖足状态;由于屈肌群痉挛而出现髋关节屈曲、膝关节屈曲等典型的固定姿势。如果这种固定的异常姿势,在低级中枢形成短路,从大脑皮质来的正常运动姿势冲动则无法传递下去,在运动传导过程中,由于短路循环,异常的神经传导路固定下来形成异常姿势。因此有短路循环就不可能形成正常的姿势,即使有其他的运动姿势冲动,也被限制在异常的短路循环中,使异常姿势更加严重。所以Bobath提出,为了纠正这种异常运动姿势,必须关闭(切断)这种异常运动的短路循环,复活开放正常运动的神经传导路,前者为"抑制异常姿势反射",后者为"促通正常姿势反射"。

对婴幼儿的脑瘫,只要关闭异常运动姿势的短路循环,就有可能自然复活早就存在的正常运动姿势,所以 Bobath 强调要早期治疗脑瘫。

从以上观点出发,对上述重度痉挛型脑瘫纠正异常姿势时,对伸肌群痉挛,要采取使髋关节屈曲、膝关节屈曲的屈曲模式;对屈肌群痉挛,要采取外展、外旋髋关节,背屈踝关节的伸展模式,这种方法就是抑制异常姿势反射。

用这种手段关闭短路,开放向高级中枢调节的正常传导路,促通高级中枢的运动姿势,Bobath 将此称为"控制短路"。

(四)叩击疗法

叩击疗法(tapping)又称为叩打法或轻叩法,是 Bobath 疗法中经常使用的一种刺激性手法。叩击就是在人体一定部位轻轻敲打,刺激浅表感受器与固有感受器,加强或增加特定肌群肌张力的一种手法,多用在反射性抑制姿势、肌张力低下、脑性低紧张及肌张力动摇时。Bobath 认为,叩击法可增加特定肌群的肌张力,其作用机制有以下三个方面。

1. 空间加强 中枢神经元之间的联系十分复杂,一个神经元的轴突可以分成许多分支与许多神经元建立突触联系,这样当一个神经元兴奋时,可引起许多神经元同时兴奋,称为"辐散原则"。辐散可以扩大传入冲动的影响,在神经系统活动中起着放大作用。此外传入神经元或来自中枢各部的中间神经元又能与同一个神经元构成突触联系,即同一神经元的细胞体与树突可接受许多不同神经元的轴突的突触联系,称为"聚合原则"。这样使许多不同来源的冲动同时或先或后作用于同一神经元上,使一个神经元的活动取决于多方面冲动的总和,使来自许多神经元的兴奋在一个神经元上发生整合，使反应更精确、更协调、更符合体内外的环境，称为"中枢整合作用"。辐散与聚合是同时存在的，在空间上加强了作用范围。

例如，刺激神经元 A 时，只兴奋神经元 A′ 发射冲动，刺激神经元 B 时，也只是兴奋了神经元 B′ 发射冲动，如果同时刺激 A 与 B 时，A′ 与 B′ 之外的 C′ 神经元也发生冲动，见图 6-4A。由于突触接触部位发生兴奋性突触后电位（EPSP）的重叠性质，当超过一定的临界值时，神经元就会发射冲动，见图 6-4B。同时刺激 A 与 B，两个神经纤维联系的突触 C 也达到了发射状态，这就是空间加强。叩击法就是给予多处刺激使其达到空间加强的目的。

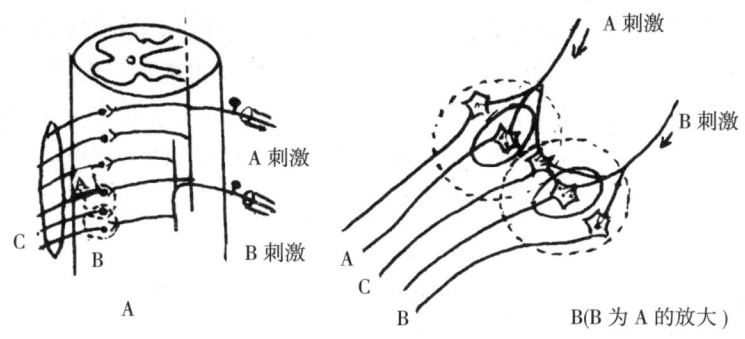

图 6-4　空间加强

2. **时间加强**　在中枢神经元的联系上，一次刺激不能引起神经元发射冲动，因为第一个刺激可能是突触后电位阈值下的刺激。如果在短时间内多次给予刺激，由于兴奋性突触后电位的重叠性质，当更多次地刺激时，突触后电位的重叠达到阈值，神经元则可以被激活，频率高的叩击就是这个道理。由于反复刺激，兴奋也可以通过神经元组成的环状结构。一个冲动在神经元中传导，神经元的侧支进入环状结构，又返回到原先发生冲动的神经元，并改变这个神经元活动状态的反馈作用，由于环状结构作用，使这种神经活动不因刺激的停止而停止，而是在刺激停止后，传出冲动和反应仍然可以持续一段时间的后放作用，在时间上加强了作用的持久性。

3. **渐增强**　由于空间的加强、时间的加强，多次叩击逐渐兴奋了一定范围的前角运动神经元，使支配特定肌群的神经元也相继兴奋，引起特定肌群的收缩，这就是叩击渐增强的效果，这时才开始感觉到有肌肉收缩。所谓渐增强，就是反射逐渐增强，由于强度不变的刺激逐渐延长，使反射加强。

除以上三个方面外，还有皮肤刺激对 γ 神经元和反射发生的影响，所以叩击引起的反应是很复杂的，包括很多因素，如果过分叩击可以使肌张力过度增强，反而达不到治疗效果，因此对脑瘫患儿采用这种手法时，千万不可以机械操作，治疗师必须仔细观察患儿肌肉的变化，调节叩击的频率、速度和力量。

以上从神经生理学方面,介绍了 Bobath 疗法的理论基础,可以看出 Bobath 的反射性抑制姿势、控制短路、叩击疗法等都是在神经生理学理论指导下进行的,并与其本人从事多年临床的经验结合形成了新的治疗技术,因此 Bobath 疗法获得了国际认可并取得了良好的治疗效果。

四、评价

在 Bobath 疗法中,评价是最重要的环节,通过评价,可以了解患儿的病史及引起脑瘫的高危因素,掌握症状体征,分析产生运动障碍的原因、疾病的严重程度、肌张力的分布情况,并做出正确的诊断分型。通过评价决定今后治疗的目标,并设计出治疗的最佳方案及具体方法,然后用文字或简图做好记录,最后拍成照片或录像,以便治疗前、后进行对比,在治疗期间还要多次评价,以便观察疗效,发现新问题,探索新的治疗方法。这是 Bobath 最早提出的"评价→治疗→再评价"的模式。由于多年临床实践,各地也在不断创新,目前又提出"评价→治疗+评价→再评价"模式,强调评价是治疗的一部分,着重强调评价的作用,也就是在康复训练中要求治疗师对患儿仔细观察,随着患儿出现的姿势、反射与运动功能的变化,及时调整康复训练,有人把它说成是"新 Bobath 技术",其实也就是对评价要给予重视,与时俱进动态地追踪性地评价。

因为脑瘫患儿的障碍是多方面的,所以需多方面专业人员参加,Bobath 疗法评价的重点在运动障碍方面,应以物理治疗师、作业治疗师及言语治疗师为重点,进行全面评价。Bobath 在评价时非常重视小儿各种正常发育指标,并以此为标准判定异常,也十分重视小儿在正常发育中连续的协调运动姿势发育。综合起来讲,主要有以下几方面内容。

(一)评价运动功能是否延迟

脑瘫患儿的特点是表现出比同龄儿明显延迟的运动发育及异常姿势与运动,所以首先要抓住这一点,按照发育规律,从小儿姿势、姿势反射、小儿反射等方面进行评价。与正常小儿的发育标准进行对照,注意对脑瘫患儿运动发育迟滞的评价(可参考本书第二章)。

1. 评价反射发育　正常小儿的反射随着神经系统的发育不断完善,并随年龄的增长表现出一定的消长规律。评价时,参照正常标准对每个脑瘫患儿都要检查原始反射、立直反射、平衡反射的发育情况,根据患儿的年龄及反射的检查情况,判定有无原始反射的残存,立直反射与平衡反射是否出现。例如,一名 10 个月的患儿按照正常的发育标准,所有的原始反射都应该消失,应该出现立直反射与部分平衡反射,但是经过检查,该患儿尚有非对称性紧张性颈反射、拥抱反射、立位支持反射等,立直反射与平衡反射均未出现,这就是异常。特别是非对称性紧张性颈反射的残存,具有特殊的临床意义,说明该患儿反射的发育停留在脊髓水平的原始反射阶段,反射的发育表现出明显的延迟。在小儿反射的评价中,Bobath 十分重视立直反射与平衡反射的出现,因为这两种反射对患儿各种姿势的形成、躯干的旋转、站立、行走及精细动作的调节都具有重要的作用,所以评价时要认真地检查,参照正常婴儿反射量表(图 2-36、37)。

2. 评价姿势与运动功能　小儿姿势与运动功能也随着神经系统的发育而发育,表现出一定的规律性。评价小儿姿势与运动功能也是发现与评价运动发育是否迟滞的一种手段。

(1)评价抗重力肌的发育:脑瘫患儿不只是运动发育迟滞,在各种运动发育项目上也都表现出不同程度的不完全性与不均衡性。如正常小儿的抗重力肌都是按照一定规律发育的,由出生时头低臀高位,经过抗重力肌的发育,重心逐渐由前向后移动,表现出明显的规律性(图 2-41)。如刚出生时支点在头部,2 个月时支点移到颈部,4 个月时移到脊柱,6 个月时移到骶尾部,此时小儿可用双手支撑,抬头 90°,有的小儿可用一手支撑,另一手抬起去取玩具。脑瘫患儿由于受紧张性反射群的影响,抗重力肌发育障碍,表现出明显的异常与延迟,如有的 1 岁时仍然呈现头低臀高的姿势,这种异常表现是运动的均衡性受到破坏的结果。

(2)评价姿势的发育:检查小儿姿势是评价脑瘫患儿运动发育的重要手段,可在小儿姿势发育是否落后、异常两方面进行评价,参考第二章小儿正常姿势检查,与正常小儿姿势量表进行对照(表 2-5)。小儿姿势时常与运动功能同时进行评价,从纵、横两方面进行观察,分析判断中枢神经系统运动功能发育是否均衡,可以利用下图(图 6-5)。

小儿在各种体位下,姿势运动、手指的精细动作都是非常协调的,评价时要从多方面观察,注意运动发育均衡性、协调性,如有以下现象应视为异常:3 个月不能竖颈,头不稳定,俯卧位时不能抬头或抬头低于 45°;6 个月不会伸手取物,双手不能在胸前合拢;7 个月以上不能独坐或坐位时呈半前倾或拱背坐,不能扶站,下肢不支撑;1 岁以上不能独自扶站或独立。以上只介绍几个方面,详细内容可参考第二章小儿姿势部分。

(二)评价异常姿势与运动

脑瘫除了运动发育迟缓外,另一特点就是姿势与运动异常,因此这也是评价的一项重要内容。主要的异常姿势与运动如下。

(1)头不稳定,直立时头部前后左右摇晃。

(2)头背屈或歪向一侧,颈部向前突出。

(3)仰卧位时,全身呈非对称姿势,多呈现非对称性紧张性颈反射的姿势。

(4)俯卧位时不能抬头,头低臀高,或抬头时向一侧背屈,呈非对称姿势。

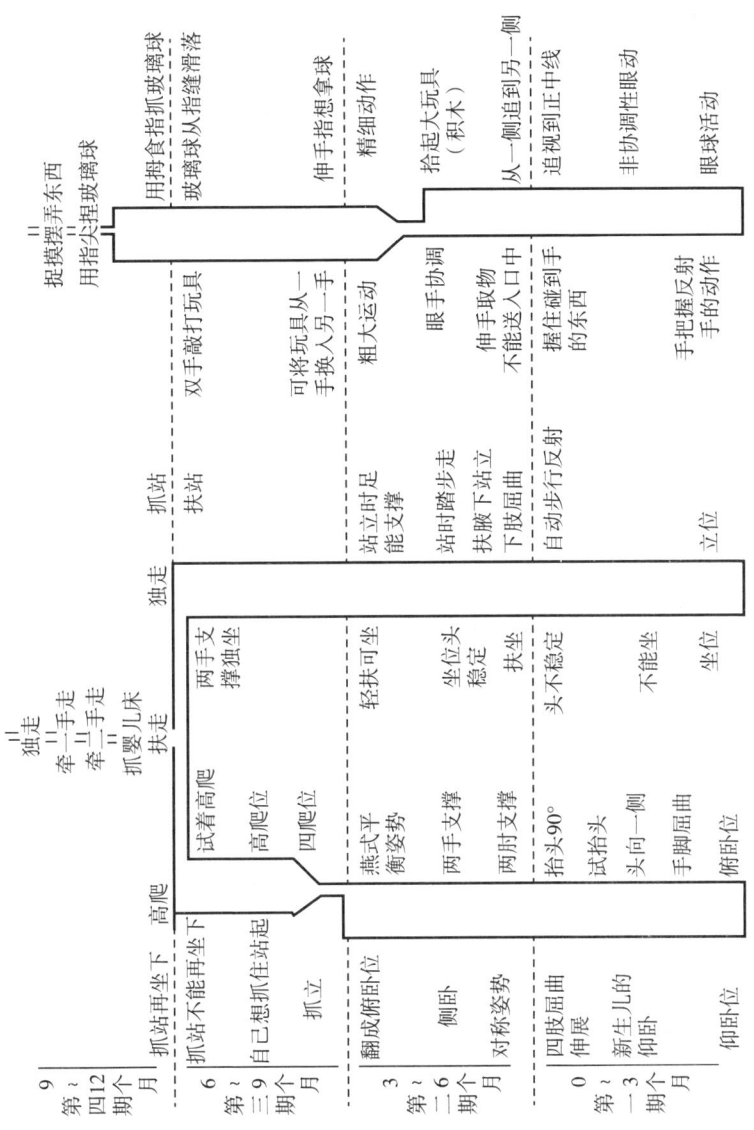

图 6-5 协调运动发育图

（5）上肢内收、内旋呈屈曲状态，不能用肘关节或手支撑体重。

（6）手指紧握，拇指内收。

（7）坐位后倾呈伸腿坐位姿势或双侧膝关节屈曲呈 W 字状跪位姿势。

（8）用两肘向前拖着下肢爬行或呈兔跳式爬行。

（9）特殊的立位姿势：头背屈，颈前突，胸椎后弯，腰椎前弯，上肢屈曲、内收，髋关节、膝关节屈曲，下肢交叉，尖足。

（10）全身肌张力低下或不随意动作。

评价异常姿势的同时,更要分析其产生的原因,以便决定治疗方法。

（三）评价原始运动姿势

原始运动姿势是指正常小儿出生后就出现的运动姿势,这些运动在胎儿时期就已经发育了,所以也可以看作先天性运动,这些运动与将来的姿势运动发育有密切关系,以后逐渐被随意运动取代。脑瘫时,运动发育迟缓,这些原始的运动形式残存下来,影响与阻碍了正常姿势与运动的发育,因此对每一个脑瘫患儿或可疑脑瘫的小儿都要仔细评价,发现原始运动,及时诊断脑瘫,或通过原始运动评价治疗的效果。

（四）评价肌张力

评价肌张力是一项重要的内容,常用视诊、触诊,通过肌肉的硬度及被动运动的阻力,来了解肌张力的强弱,参考第二章89页"肌张力检查法"。

1. 影响因素　评价时需注意,肌张力多受以下因素的影响。

（1）受精神状态的影响,患儿兴奋时肌张力高,安静时肌张力低。

（2）受温度影响,室内冷、热都可以影响肌张力。

（3）被动运动时肌张力高,安静时较低。

（4）受体位与姿势的影响,特别是脑瘫患儿由于身体部位不同,肌张力也有差别,注意评价哪些部位肌张力高,哪些部位肌张力低下。

2. 姿势张力分型　Bobath非常重视各种姿势变化对肌张力的影响,所以又把姿势变化时的肌张力,称为"姿势张力",具体有以下4种情况:

（1）对姿势变化可迅速适应并进行相应地调节,为正常肌张力。

（2）对姿势变化产生过度抵抗,肌张力调节缓慢者为痉挛型脑瘫或强直型脑瘫。

（3）对姿势变化出现间歇性或强或弱的抵抗,多为手足徐动型脑瘫。

（4）对姿势的变化缺乏抵抗或无抵抗,关节呈过伸展状态,为肌张力低下型脑瘫。

评价时需按肌张力的类型、强度、分布状况进行详细记录。可从仰卧位、俯卧位、坐位、膝立位、立位等体位进行检查,详细检查方法见第二章91页"姿势性肌张力检查"。

（五）各年龄阶段的评价特点

1. 0～4个月　此期除了严重的运动障碍外,诊断脑瘫比较困难。因为这时的小儿脑组织发育尚未成熟,运动由皮质下支配,虽然脑组织有损伤,但是临床上很少出现症状,所以评价这个阶段的患儿,要十分慎重。需注意有无高危因素,如早产、窒息、多胎、核黄疸等,有无持续哭闹、全身发硬、全身发软、安静少动等脑瘫早期症状,特别要注意倾听母亲对患儿的感觉,观察原始反射、姿势反射的特点,从中发现问题。

2. 4～6个月　此期患儿发育迅速,是从静止状态到活动状态的过渡阶段,也是姿势异常、运动异常、肌张力异常逐渐明显的时期,可以早期诊断脑瘫,是开始早期治疗的关键时期,如能开展早期治疗可以获得较好的治疗效果,Bobath称这个时期为"关键时期"。要按照小儿发育的规律,从姿势上、反射上、姿势反射上发现发育迟滞与异常,特别要注意肌张力的变化及抗重力肌的发育情况,将患儿与正常小儿的情况对照评价。

3.10个月以上　此期是患儿移动运动逐渐增多的时期,也是脑瘫患儿姿势和运动异常更加明显的时期。此时诊断脑瘫多无困难,评价时要注意脑瘫异常姿势和不随意运动特点,根据特点区分类型,评价疾病的严重程度,做到有效治疗,减少伤残。

（六）评价其他方面

除了对脑瘫患儿进行姿势、反射、运动、肌张力等评价外,还要对其语言、智力、日常活动能力等进行综合评价,以便全面了解患儿做出整体评价。这些方面需要有关专业人员进行,在此不做介绍。

（七）评价的目的

1.确定主要问题　经过以上评价后,首先要确定诊断,找出患儿存在的主要问题,按照主次一一列举出来,最好画出线条图并做简要说明,便于决定下一步的治疗及做下一次评价的对比参考。

2.确定治疗目标　治疗目标是根据患儿存在的主要问题及小儿的发育规律设计的。一般情况下设计两个目标:一个是短期目标,就是经过治疗,能最快达到、异常最先被纠正的目标,也可以说是治疗的最初目标;另一个是长期目标,就是通过较长时期的治疗能达到的目标,也可以说是最终或接近最终目标。这两个目标的设计必须按照小儿的发育规律,结合患儿的具体情况,切实可行。

短期目标可以一个阶段一个阶段地设计,一般情况需等这个阶段目标完成后,再设计第二个目标,有时需设计多个,但这不是绝对的。因为一种发育往往交叉着另一种发育,并不是要等患儿完全坐稳了才开始进行爬行训练的,有时是同时进行,但最终目的都是完成长期目标。

2.设计治疗方案　评价的最终目的就是康复治疗,设计出最佳康复治疗方案,使患儿早日康复。治疗方案要根据治疗目标及患儿存在的问题设计,Bobath疗法主要是运动障碍的康复,必须在找出主要问题后,经过分析产生问题的原因,设计出纠正的方法,按照Bobath的观点设计出应该抑制什么、促通什么,使患儿通过周密的安排、合理的方法,达到康复的目的。要求治疗师设计康复训练方案时,要想得远,把长期目标放在首位。

例如,人类大运动功能的最终目的是达到独自站立与行走,所以从一开始训练就要把独自站立与行走应具备的条件考虑进去,时刻围绕建立这个基本功能,做各种基础训练,只有这样,有远见、有目标、有行动,才能完成长期目标。它和建房子要先打好地基一样,地基稳房子才不会倒。

表6-1为Bobath疗法评价记录表,供参考。

表 6-1　Bobath 疗法评价记录表

姓名		性别		家庭住址			出生日期		年	月	日
父姓名		职业		电话			检查日期		年	月	日
母姓名		职业		电话			年　龄		岁	月	天

高危因素

病情经过

评价

	神志	智力	语言	听力	肌张力:外展角	足背屈角	角弓反张
仰卧位				头部		原始反射	
翻身				颈部			
俯卧位				胸部		立直反射	
爬行				腰部			
坐位				四肢		平衡反射	
立位				手足		病理反射	
步态				CT			
诊断	痉挛型、手足徐动型、强直型、共济失调型、震颤型、肌张力低下型、混合型、分类不明型。CP　MR　Epi　BD						
训练目标	长期				短期		
训练方案							
训练结果						签名	

（八）评价注意事项

（1）应在温暖、光线充足的室内进行。

（2）应在患儿清醒无睡意、非饥饿、情绪良好的状态下进行。

（3）患儿应裸体，做好大小便处理，穿好纸尿裤，较大儿童应尽量暴露四肢与躯干以便于观察。

（4）评价场所应宽敞，有一定活动面积，便于观察移动功能。

（5）评价时要借助各种玩具以吸引患儿的注意力。

（6）评价时要注意种族及个体差别。

（7）按患儿发育规律评价小儿姿势运动。

（8）注意日常生活动作，如穿衣、脱衣、入浴、入厕的完成情况。

（9）注意评价手指及其他精细动作的完成情况。

五、治疗方法与阶段性

Bobath 从神经生理学的角度分析脑瘫，提出脑瘫是运动发育的未成熟性和异常性两个观点，治疗时也必须遵循这两个观点，抑制异常姿势运动，促通正常姿势运动。为抑制异常姿势，抑制异常姿势反射的**反射性抑制姿势**（RIP）；为促通正常姿势反射,诱发正常运动同时做的**关键点调节**(key point of control);为刺激浅表感受器和固有感受器,增加特定肌群的肌张力,采用的轻轻**叩击疗法**(tapping)。以上三种方法就是Bobath疗法的基本理论与基本方法。但在实际治疗时因脑瘫患儿的障碍是多方面的,单纯靠物理疗法不能完全治愈,需开展多方面的综合治疗。从脑瘫运动障碍出发,如果能做正确评价,采用只要能引导出患儿正常反应的方法,都是允许的,也一定能获得较好的治疗效果。Bobath疗法是使患儿达到正常姿势运动的生理学治疗,要求治疗师(训练师)必须有熟练的手法与丰富的经验,治疗时要有自身的感受与体会,随着治疗的深入,以能诱导患儿出现正常的反应为目的,并且要不断总结,探索出最佳的治疗方法。所以,可以说Bobath疗法没有固定的治疗标准,却有许多不同的治疗手法。对个别脑瘫患儿复杂的问题,应该区别对待,分别采取相应的治疗方法。

此外,治疗训练应在快乐的游戏中进行,治疗前治疗师应设法接近患儿,迅速成为患儿的好朋友,得到患儿的良好配合是成功的关键。治疗时可用语言进行鼓励,提高患儿的兴趣。根据患儿的反应和耐受情况决定训练时间的长短,通常以每次40~50分钟为宜,如果患儿能耐受时间可稍延长,每日至少训练两次。治疗时要时刻观察患儿的反应,注意是否出现正常的姿势运动,根据患儿反应情况,调节刺激的强度、大小与方向。采用治疗师与患儿一对一的治疗方法,治疗后做好记录。

Bobath疗法的总目标就是通过一定手法,抑制异常姿势,促进立直反射与平衡反射发育,形成人生最重要的自动反射,促进肌系统正常协调,使动作肌与拮抗肌保持协调,使患儿能不断地获得正常感觉和运动的经验,逐步获得翻身、爬行、独坐、站立等最基本的运动功能。

Bobath疗法大体可分以下三个阶段进行:第一阶段,使肌张力恢复或接近正常状态,可采用抑制异常紧张性姿势反射,如非对称性紧张性颈反射和紧张性迷路反射,逐渐获得正常的肌张力。第二阶段,促进立直反射与平衡反射发育,多在无意识时,在各种姿势失平衡状态下促进二者的发育。如乘车时突然停车,无意识地向前迈出一步保持平衡的动作,也可以在立位时向前、向后、向左、向右推动患儿,使其在失去平衡的情况下迈出第一步,平衡动作是一种无意识的自动反射,是最重要的运动功能之一。第三阶段,向随意动作移行阶段,治疗时不给患儿摆好动作,而是通过设计的场面,引导患儿出现正常的动作姿势,体会正常运动的感觉,使痉挛减轻,逐渐引出自发的随意动作,按翻身、爬、坐、站立等顺序进行。

六、基本治疗手法

Bobath夫人开始给一个上肢呈严重屈曲痉挛的患儿治疗时,当她被动地伸展患儿肘关节时,患儿表现出明显抵抗,全身变硬,痉挛程度明显加重,患儿因局部疼痛而拒绝治疗。Bobath夫人经过反复思考,改变了治疗手法,不在屈曲痉挛最强的肘关节处直接被动操作,而改为在远离肘关节的肩部与躯干部进行调节,这时痉挛屈曲的肘关节竟奇迹般地出现了伸展。以后她又多次把这个经验用在四肢瘫痪的患儿身上,也得到了同样的效果,原因何在? Bobath先生从神经生理学的角度阐明了这个问题,这是反射性抑制作用的结果,肩部与躯干就是关键点。因此治疗师必须在治疗前全面分析患儿障碍的原因,在关键部位采用手法治疗,才能改善患儿的症状,减轻痉挛。但是经过一段时间患儿又出现了痉挛,因而Bobath受到启发,治疗脑瘫时绝不能只用抑制的手法,必须在抑制异常姿势的同时诱发正常的姿势运动。Bobath疗法的基本手法以反射性抑制与促通两大手法为中心,具体有以下几种:

(一) 反射性抑制手法

分为反射性抑制伸展姿势与反射性抑制屈曲姿势两种。

1. 反射性抑制伸展姿势手法　如图6-6。

适应证:适用于头背屈,全身呈非对称性紧张性颈反射姿势,以伸展的姿势最为明显,严重者呈角弓反张的痉挛型脑瘫患儿。

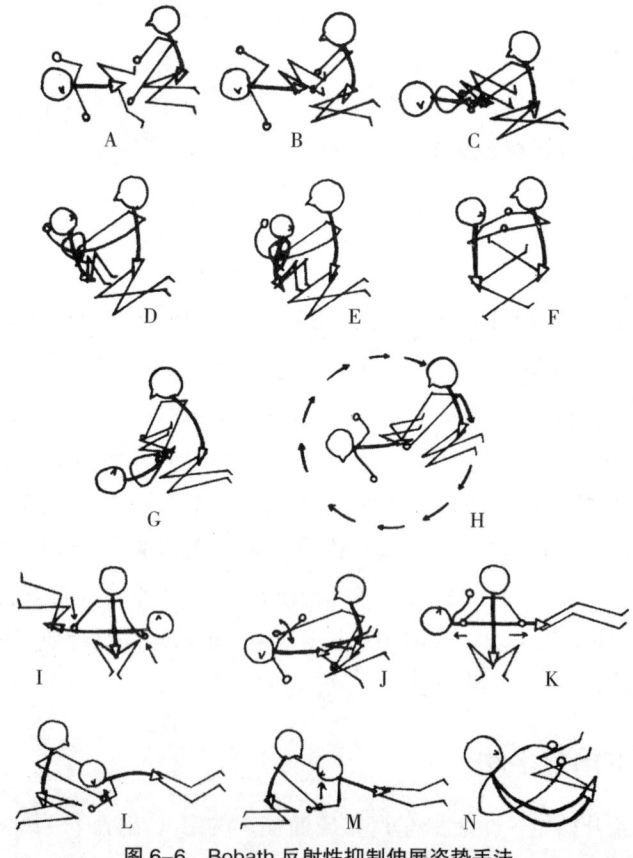

图6-6　Bobath反射性抑制伸展姿势手法

抑制手法：患儿仰卧位，治疗师面对患儿跪坐在其足下方，首先屈曲患儿后头侧下肢，然后再屈曲前头侧下肢，使双下肢均呈屈曲姿势后，固定于治疗师的胸前（图6-6A、B），治疗师再用双手握住患儿双手，将上肢内收、内旋固定于患儿胸部前方（图6-6C），治疗师用左手托起患儿后头部，用右手固定患儿上肢，使患儿呈坐位坐在治疗师的大腿上（图6-6D、E），这时患儿则呈完全的屈曲姿势。然后治疗师将患儿双下肢伸直，逐渐外展加大股角，并用双腿压在患儿伸展、外展的双腿上，用双手握住患儿拇指，使其上肢屈曲、伸展，向上、向下调节头部，使头部保持正中位置（图6-6F），或双手固定在患儿肩部，前、后、左、右移动躯干，使头部得到充分调节。

如果患儿头背屈，可使其仰卧位，治疗师屈曲患儿下肢于腹部，双手固定患儿两侧臀部并轻轻上提，使头颈部接触床面，治疗师轻轻地左、右或上、下做移动动作，调节患儿头部成正中位，抑制头背屈姿势（图6-6G）。也可以使患儿仰卧位，治疗师双手固定患儿臀部，缓慢地在床上向后头侧方向做环形移动运动，注意患儿的头部与躯干呈一条直线（图6-6H）。

患儿可翻身成侧卧位，下肢屈曲于腹部，治疗师位于患儿背侧，一手按压在患儿腹部向后用力，一手位于其背部（上胸部）向前方用力，反复进行，注意两侧力量要均匀，调节头背屈，增加躯干旋转能力（图6-6I）。

患儿可两腿分开，骑在治疗师双腿上，治疗师右手拖起其左肩，左手固定其下肢，轻轻向左翻动，注意头部与躯干呈一条直线，抑制头背屈（图6-6J）。

当患儿有脊柱侧弯或一侧躯干短缩时，使其侧卧位，短缩侧在上，治疗师位于患儿背部，用左手拇、食指从肩胛下方向头部方向用力推动，用右手拇、食指固定骨盆并向躯干下方用力推动，反复在脊柱短缩侧或侧弯侧进行，促进脊柱伸展（图6-6K）。一般情况多在患儿健侧下方放一圆球，使患儿侧卧（健侧在下方，病侧在上方），使用这种方法训练，效果会更好。

当患儿抬头困难时，可使患儿呈俯卧位，治疗师移向患儿头上方，双手固定患儿两侧上臂向前方内收做肘支撑，使头部上举，反复做抬头训练，并诱导患儿自动调节头部（图6-6L、M）。

图6-6是反射性抑制全身伸展姿势的基本手法，在抑制伸展姿势的同时，也促进了屈曲的姿势，纠正了异常伸展的姿势。概括地说，抑制异常伸展姿势的手法，实际上是一种抱球的姿势，使伸展状态的患儿头部、颈部、躯干前屈，上肢内收、内旋固定于胸前，屈髋、屈膝，臀部抬高，恰似一个球状（图6-6N）。这种姿势可抑制异常的伸展状态，抑制头背屈、角弓反张、非对称性紧张性颈反射姿势，对脊柱侧弯、躯干短缩、抬头困难的患儿也有促进作用。只有充分地抑制异常的伸展姿势，才能保持对称性姿势，利于上肢功能性动作的发挥，临床上多用于痉挛型或强直型脑瘫以伸展姿势为主的患儿。

2. 反射性抑制屈曲姿势手法 如图 6-7。

适应证:适用于呈异常屈曲姿势的一切脑瘫患儿。患儿呈头前屈,脊柱弯曲成拱背状,屈髋、屈膝的屈曲姿势。

抑制手法:使患儿呈俯卧位,双上肢向前方伸展,头与脊柱呈一条直线,这种姿势可使脊柱较好地伸展,也就抑制了屈曲的姿势。此时如果为加强效果,治疗师可用双手掌按在患儿背部,一手向头部一手向骶尾部呈相反方向晃动,次数不限,伸展的效果会更好(图 6-7A)。

然后治疗师移到患儿的一侧(右侧为例),将右手从患儿胸前伸到其左上肢处,用手握住上臂,并轻轻拖起,治疗师的左手按在患儿臀部上方起固定作用,这时治疗师双手轻轻摇晃,使屈曲的躯干逐渐得到伸展(图 6-7B)。

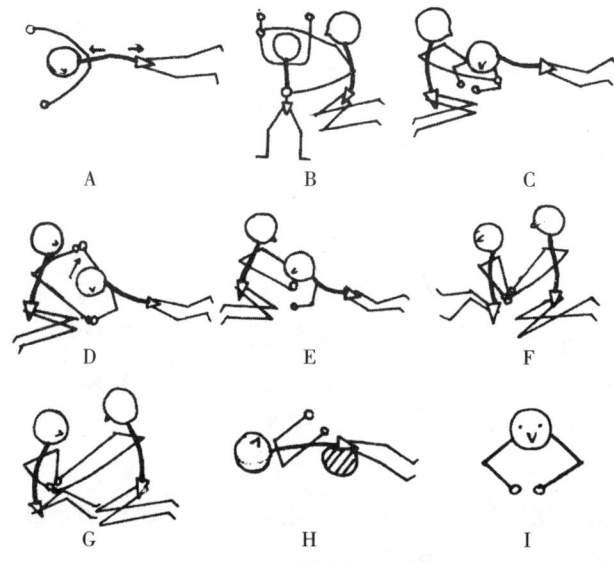

图 6-7　Bobath 反射性抑制屈曲姿势手法

患儿俯卧位脊柱伸展后,治疗师移到患儿头部上方,右手仍握着患儿左上臂,左手握住患儿右上臂,使患儿肘部成 90°屈曲,用两侧肘关节支撑抬高头部,使脊柱伸展(图 6-7C)。然后使患儿用一侧肘关节支撑,另一侧上肢抬起伸向上方,治疗师则上下轻轻抖动该侧向上伸展的上肢,两侧可交替进行。这种手法,利于头部调节、抗重力肌伸展,特别是躯干的伸展(图 6-7D)。如果患儿不能抬头,需扶助用双肘支撑时,治疗师在患儿前方面对患儿,用手固定患儿上臂的同时用中指支撑其下颌,使其抬头,并使患儿反复体会这种抬头动作的感觉(图 6-7E)。

此外,坐位时治疗师可用双手固定患儿头部两侧,做上提头部的动作,患儿则自然出现挺胸、脊柱伸展的动作,因而抑制屈曲姿势。

患儿坐位,治疗师在其后方,握住患儿的双臂外展、外旋上肢,使肩关节后伸,这时患儿也出现挺胸、脊柱伸展,可以抑制屈曲姿势,Bobath 称之为"双肩后伸"(图

6-7F）。反之如果双肩向前屈,再内收、内旋上臂,则可以使脊柱弯曲、拱背、头前屈而抑制伸展姿势,称为"双肩前屈"（图6-7G）,这是Bobath疗法中最常用的手法。

使脊柱伸展是对屈曲姿势最有力的抑制手法。患儿仰卧位,在腰部或骶尾处放上圆滚或高垫,可使躯干或骨盆带得到充分地伸展,也就抑制了异常的屈曲姿势（图6-7H）。一般情况下,立位则抑制屈曲姿势,因为立位时脊柱伸展,坐位时则促通屈曲姿势。

以上介绍了抑制屈曲姿势的基本手法,目的是通过这些手法抑制屈曲姿势,促通伸展姿势。概括地说,抑制屈曲的基本手法就是用肘和手支撑体重的抬头姿势。在俯卧位用双肘或双手支撑体重的姿势恰似小狗的俯卧姿势,因此又称"小犬姿势"（图6-7I）。这种姿势利于头部调节,由于用肘及手支撑,利于抗重力发育支点后移,抑制屈曲,可充分伸展脊柱。

（二）关键点调节

关键点调节指治疗师在患儿身体的特定部进行调节,使患儿痉挛减轻,同时又可促通正常姿势和运动的手法,这个特定部位即为"关键点"。一般来说,效果最好的关键点在身体的近位端,四肢与躯干的运动是由头颈、肩胛、骨盆等近位端带动引起的,以下为常用的关键点调节。

1. 头部关键点调节

（1）头部前屈:全身呈屈曲优势状态,因而抑制全身伸展姿势,促通全身屈曲姿势（图6-8A）。

（2）头部背屈:全身呈伸展优势状态,因而可抑制全身屈曲姿势,促通全身伸展状态（图6-8B）。

（3）头部旋转:可抑制与破坏全身屈曲姿势和全身伸展姿势;可促通躯干旋转,四肢外展、外旋及内收、内旋的姿势（图6-8C）。

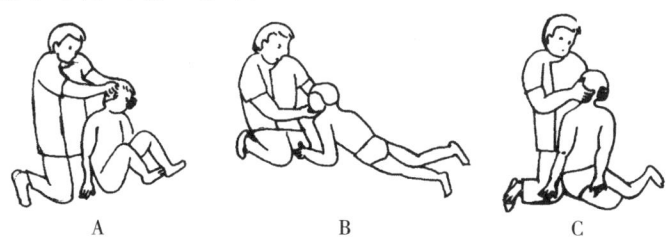

图6-8 头部关键点调节

如果是痉挛或强直或间歇性肌张力过强的重症患者,要避免直接在头部操作,改为在下述的肩部及躯干等部位的关键点操作,重症患者坐在轮椅上时,必须对其头部的位置做良好的设计,否则影响全身的姿势。

2. 上肢与肩部的关键点调节

（1）肩关节前屈:形成全身屈曲优势姿势,因而可以抑制头背屈及全身伸展姿势,促通全身屈曲姿势(图6-9A)。

（2）肩关节后伸:形成全身伸展优势姿势,因而可以抑制头前屈及全身屈曲姿势,促通全身伸展姿势,促进抗重力伸展。一般多直接在肩部的关键点上调节,也有用上肢来调节肩关节的前屈与后伸(图6-9B)。

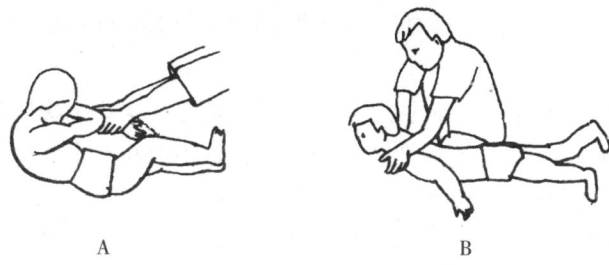

图6-9　Bobath上肢与肩关节关键点调节

3. 躯干部关键点调节

（1）躯干前屈:全身呈屈曲优势状势,因而对全身性伸展姿势起到抑制作用,对屈曲姿势及屈曲运动起到促通作用(图6-10A)。例如,对在仰卧位全身呈明显伸展姿势的紧张性手足徐动型脑瘫患儿,可使躯干屈曲以减轻肌张力,对使用轮椅年龄较大的患儿,坐位时必须使头部与躯干前屈,有时需用手在胸前按压固定,防止躯干的过伸展(图6-10B)。

（2）躯干后屈:全身形成伸展优势的姿势,对全身屈曲姿势可起抑制作用,同时对伸展姿势与伸展运动起促通作用(图6-10C)。

痉挛型四肢瘫的患儿,在俯卧位时全身呈屈曲姿势,上肢压在胸的下方,髋关节与下肢屈曲,用头部或颜面支撑体重,治疗师可将患儿的手从胸部下方拉出,向前上举到肩与胸的高度,髋关节贴床,成为伸展的姿势,这种姿势可以促进抗重力伸展,进而由于躯干的旋转,抑制了全身伸展与全身屈曲,促进了躯干的旋转运动与四肢的旋转运动(图6-10D)。

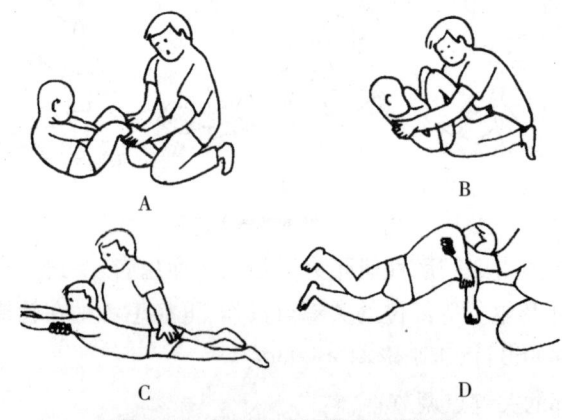

图6-10　Bobath躯干部关键点调节

4. 下肢关键点调节

(1) 屈曲下肢:促进髋关节外展、外旋,踝关节足背屈。

(2) 下肢伸展并外旋:可促进下肢外展与踝关节背屈。

(3) 足趾背屈:特别是 2、3、4、5 趾,可抑制下肢伸肌痉挛,促进踝关节背屈与下肢外展、外旋,对髋关节与膝关节的伸展也有抑制作用。

5. 骨盆部的关键点调节　主要在坐位与立位训练时使用。

(1) 使骨盆后倾:坐位时使骨盆后倾,可引起上部躯干屈曲、下肢伸展的姿势,立位时后倾可促进全身伸展姿势。

(2) 使骨盆前倾:坐位时使骨盆前倾,可使上部躯干出现伸展优势的姿势,下肢出现屈曲姿势,立位时调节骨盆使之前倾,可使全身向前倾斜,促进全身屈曲姿势。

对头部调节障碍、肩部后伸、上肢不能支撑、下肢也因屈曲足底不能着床、在椅上就座表现十分不稳定的手足徐动型脑瘫患儿,则可以利用骨盆关键点调节,使骨盆呈后倾位,对患儿保持良好坐位姿势有重要意义。

对典型的剪刀步态、站立时用足尖支持体重的痉挛型脑瘫患儿,也可以利用骨盆关键点调节,使之后倾,这样体重负荷移向后方,促进髋关节与躯干的伸展,使患儿得以体会与保持良好的立位姿势。

对头部前屈、脊柱后凸(圆背)、上肢屈曲、双下肢固定在伸展位、足底不能很好着床的不安定的痉挛型脑瘫患儿,可以调节骨盆,使之前倾,这样可使躯干充分伸展,促进髋关节与下肢正常屈曲,可以练习与保持稳定的坐位姿势。

对步行时腰椎过分伸展,为防止跌倒代偿出现膝反张的手足徐动型脑瘫和偏瘫患儿,也可以利用骨盆关键点调节,使骨盆前倾,对促进下肢伸展与正常活动也有重要作用。

以上介绍了各关键点调节手法,使用时可根据患儿的肌张力情况,对痉挛、强直及间歇性肌紧张的患儿,采用一种或两种以上方法;对重度患儿,多以抑制的目的采用关键点调节;对中度患儿,多采用抑制与促通同时作用的方法;对轻度患儿,多随着促通而采用抑制手法。

以上这些关键部位的调节都是身体近位端的关键点调节,随着治疗的深入进行,根据患儿的反应情况,可逐渐减少训练人员被动地操作,逐渐主动地向肘关节、腕关节、手指、膝关节、踝关节、足趾等远位端移行,注意不要过分扶助患儿,发挥其主动调节能力,使其在训练中更多地体会正常运动的感觉,保持正常的运动功能与姿势,调节肌张力成正常的状态。根据以上关键点调节部位及促通或抑制的作用特点,总结出表 6-2 供参考。

表 6-2　关键点调节及作用表

关 键 点	姿　　势	屈曲姿势	伸展姿势
头颈部	屈曲 伸展	促进 抑制	抑制 促进
肩关节	肩前屈 肩后伸	促进 抑制	抑制 促进
脊柱	屈曲 伸展	促进 抑制	抑制 促进
骨盆	屈曲 伸展	促进 抑制	抑制 促进

（三）促通姿势反射的手法

促通姿势反射的手法，就是不需患儿过度地自己用力，引导出患儿最大的潜在能力，形成功能活动的运动姿势，并以学习体会这种功能活动运动姿势的经验为目的。一个治疗师，能恰到好处地促通正常的姿势反射，也是较难做到的，要想达到这个效果，事先必须认真评价患儿，仔细分析其运动功能障碍，确定好抑制什么、促通什么、引出哪一种姿势反射、出现的姿势反射是否正确、选择的部位与手法是否正常，根据治疗中患儿出现的反应，调整给予的刺激。只有做到这些才能促通正常姿势反射，其中治疗师的手法最重要。治疗师在治疗时，要时刻观察患儿反应，以不妨碍其自身动作、不出现异常反应、不使患儿过分用力为原则。在进行促通姿势反射治疗前，治疗师必须用成人或正常小儿作示范，反复练习熟练掌握手法与正常反应，然后再在患儿身上操作。

促通姿势反射的手法有很多种，操作的部位也不同，以下重点介绍临床上最常用的从头部操作的颈立直反射及其他姿势反射的促进手法。

（四）颈立直反射的促通（诱发）手法

出发姿势：患儿仰卧位，治疗师位于患儿头上方，一手固定其下颌部（以左手为例），另一手固定其后头部（图 6-11a）。

操作方法：治疗师两手固定患儿头部后，慢慢上提头部，使背部抬高离开床面，下颌抵胸，使颈部周围肌群收缩，同时这种收缩波及肩部及腹部，这时治疗师感到患儿头部在两手中变轻，其两手仍固定好头部轻轻上提头部，左右旋转头部，当头部从床面上抬高保持一定高度时（图 6-11b），使头部向左侧旋转，此时，肩部、上肢、躯干、骨盆、下肢都顺序地旋转，发生立直反射，形成侧卧位（图 6-11c、d）。

从侧卧位继续牵引头部，向左侧旋转，形成俯卧位，也可以在俯卧位时牵引头部，再形成侧卧位、仰卧位。

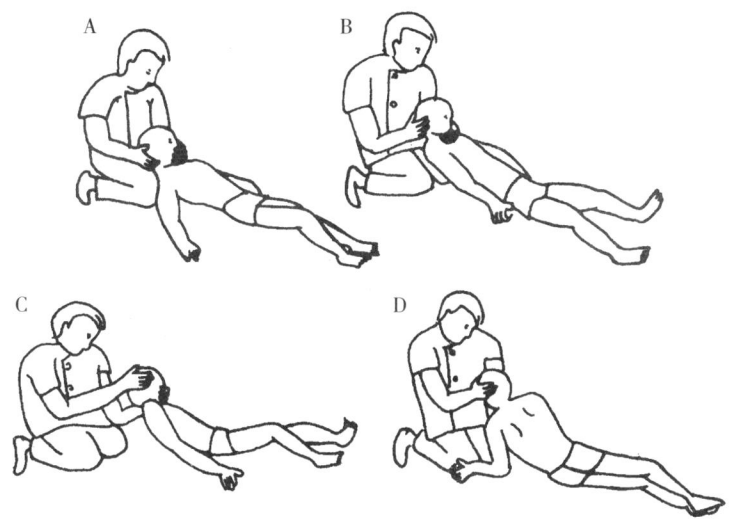

图6-11 促通颈立直反射的促通手法（A～D）

注意翻身时不能只是被动地操作,而是通过翻身动作促进躯干两侧肌肉同时收缩取正中位及对称的姿势、促进抗重力肌伸展活动、促进上肢与下肢分离运动等正常协调的运动发育,使患儿不断体会到这种正常运动的抵抗,注意头部与脊柱呈一条直线,在治疗中按照患儿的反应,慎重地操作。

临床上多用于肌张力增强、有间歇性痉挛的手足徐动型脑瘫患儿的治疗,使其两手在中间位,形成对称性的姿势,促进躯干两侧肌群同时收缩,或用在抑制痉挛上,如异常运动的痉挛型双瘫患儿的治疗,促进两侧下肢的分离运动,特别是外展、外旋运动。

形成俯卧位后,治疗师仍用一手固定患儿下颌,一手固定其后头侧,左右旋转其头部,这时患儿用前臂、肘关节或者双手进行支撑（图6-11E）。

患儿用双手支撑上胸部离床后,治疗师继续牵引头部,左右旋转,并向前牵拉,使患儿一侧下肢屈曲向前的爬行动作被诱发（图6-11F）,这种方法多用于痉挛型双瘫的患儿,可促进两下肢协调运动姿势的发育。如果上肢屈肌痉挛时,也可改为在肩部操作,当诱发肩部旋转后,也可以促进一侧下肢屈曲向前爬行的动作,这是一种从头部、肩部远隔部位操作,调节、控制两下肢协调运动的方法。

患儿用双手支撑形成俯卧位后,治疗师慢慢旋转患儿的头部,促进上肢伸展后支撑,再使躯干旋转,形成长坐位（图6-11G）。

从长坐位治疗师继续固定下颌部与后头侧,然后向一侧旋转头部,把两侧上肢向身体的一侧牵引,随着头部旋转,用两手支撑体重,继续旋转躯干,使骨盆从床面上抬起,形成四爬位（图6-11H）。

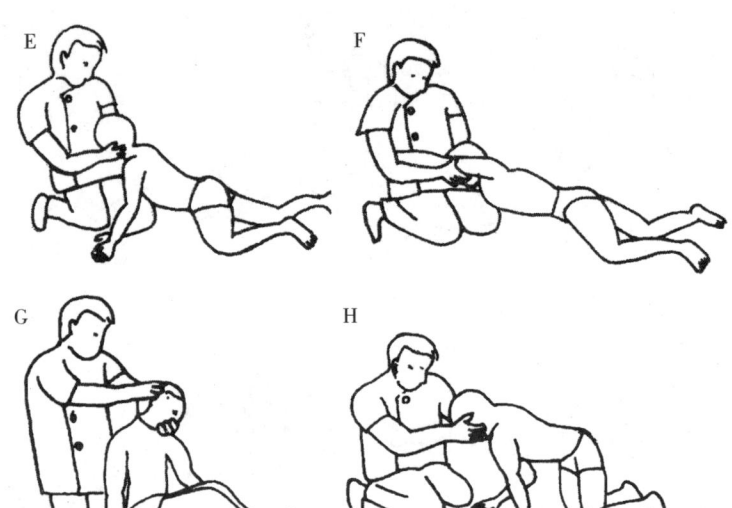

图 6-11　颈立直反射的促通手法（E～H）

在四爬位固定患儿头部向一侧旋转的同时,骨盆也随之旋转使重心再向后移动,形成横坐位,再继续旋转,这时重心向前移动,一侧下肢向前方移动,开始四爬的前进运动。

在四爬位时,治疗师仍固定患儿的下颌与后头部,慢慢牵引头部,使重心向后移动,因髋关节与躯干的抗重力伸展而形成膝立位(图 6-11I)。

患儿成膝立位后,治疗师移到患儿侧方,用两手固定患儿头部,使重心移向一侧膝部(治疗师侧)(图 6-11J),然后旋转头部背向治疗师侧,这时另一侧(自由侧)的下肢则向前迈出,形成单膝立位(图 6-11K)。

此后,治疗师移到患儿前方并仍固定其头部,牵引其头部向前上方,使重心逐渐向前方,迈出下肢,逐渐用此下肢的足底支撑(图 6-11L),然后髋关节伸展,治疗师固定患儿头部向另一侧旋转,于是患儿用两足底支持体重,诱导出立位姿势(图 6-11M)。

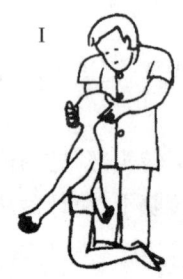
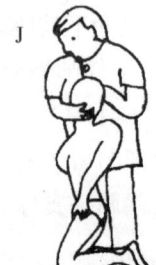
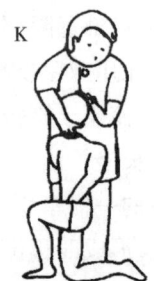

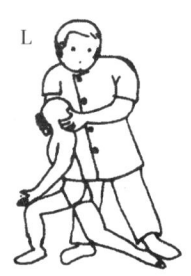 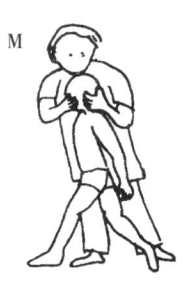

图 6-11 颈立直反射的促通手法（I～M）

以上是从头部操作颈立直反射的一系列促通手法,这种反射是无意识运动,是人类最重要的基本运动功能,训练时可以配合口头指示,调动患儿的主观意识,这种促通方法可以在头部操作,也可以在肩部、骨盆、上肢与下肢操作,采取哪种方式要根据患儿的情况。除以上介绍的立直反射外,还有迷路性立直反射、保护性伸展反射及各种平衡功能的训练等,为了更系统、更容易理解颈立直反射的促通方法,现将其中各种手法制成简易流程表供参考（表6-13）。

表 6-13 颈立直反射促通手法流程

体位	图示	手法
仰卧位		治疗师一手固定患儿下颌部,另一手固定其后头部,慢慢上提头部使背部离床,下颌抵胸,向左旋转头部
侧卧位		头向左旋转时,肩、上肢、躯干、下肢随之转动形成侧卧位
俯卧位		继续牵引头部,向左侧旋转,形成俯卧位
肘支撑		向上牵引头部,患儿用肘支撑
手支撑		再向上牵引头部,形成手支撑
一侧下肢屈曲向前		左右旋转头部,使一侧下肢向前呈爬行动作
长坐位		再旋转头部,躯干旋转形成长坐位
四爬位		牵引头部一侧旋转,躯干旋转,骨盆从床上抬起,膝关节支撑形成四爬位

续表

膝立位		牵引头部,使重心移向后侧,形成膝立位
单膝立位		继续牵引头部面向左侧,使重心移向右侧,这时左侧下肢向前迈出,成单膝立位
立 位		向前向上牵引头部,重心移向迈出侧(左)肢体,然后向另一侧(右)旋转头部,另一侧(右)下肢膝伸展,用两足底支撑形成立位

(五)叩击法

叩击法是加强固有感受器及浅表感受器的刺激手法,又称为"叩打法"或"轻叩法"。是为提高患儿一定部位肌肉的姿势张力(肌紧张),在四肢躯干上有规律地或任意地叩击后出现肌紧张,自动保持患儿正常姿势的促通手法。由于叩击法治疗通过相反抑制可减少过度紧张状态,如痉挛、强直、间歇性痉挛,又可使肌张力低下、缺乏活动的部分提高感觉传导和肌张力,丰富患儿的感觉运动经验。通过叩击,发挥时间与空间的加强与渐增强的作用,防止异常姿势短路循环,与反射性抑制姿势相结合,共同发挥作用。在治疗中如果发生肌张力异常增高,要立刻终止叩击。治疗时要注意观察患儿局部的反应,避免发生联合反应。此法多用于治疗手足徐动型、弛缓型和共济失调型脑瘫,以保持一定姿势。

1. 分类 叩击法根据其作用目的可分为以下四种:

(1)抑制性叩击:局部发生肌紧张时,不直接触及这个部位的肌肉,而是在小范围内,瞬间地反复给予叩打刺激,激活拮抗肌功能的方法。可与反射性抑制手法同时应用,共同发挥作用。多用于刺激固有感受器与浅表感受器,增加颈部、躯干部、四肢的姿势张力。

例如,对肱二头肌痉挛上肢屈曲的脑瘫患儿,治疗师可一手支撑在患儿肘部下方,另一手在患儿前臂叩击,激活拮抗肌(肱三头肌)收缩,出现肘关节伸展的效果。

下肢伸肌痉挛时,患儿可取仰卧位,在下肢小腿处给予叩击,这时可见患儿膝关节逐渐屈曲,这是由于叩击后,使股二头肌、半腱肌、半膜肌收缩而引起的屈曲。

痉挛性双瘫的患儿,如腓肠肌痉挛、胫前肌肌张力弱时,可使患儿俯卧位,膝关节屈曲小腿抬高,治疗师叩击足底,活动相反肌群(胫前肌),使肌张力增强,出现下肢伸展的效果。

(2)压迫性叩击:是刺激关节感受器和肌梭,激活主动肌、拮抗肌、共同肌同时作用,主动肌与拮抗肌用同样的长度,维持中间位的方法。多用于增加姿势张力、对抗重力、维持一定姿势,适用于活动过度、缺乏稳定性、不能维持一定姿势的手足徐动型脑瘫或共济失调型脑瘫,如坐不稳、平衡功能障碍的患儿。

例如,对手足徐动型脑瘫患儿,使其用两手在前方支撑,治疗师用双手向下压迫患儿肩部,然后再松开,一压一松,反复进行(图6-12),使肩关节肌肉同时收缩,维持对称的中间姿势。在俯卧位、坐位、立位都可以应用,对支持面给予垂直刺激,使腹肌收缩,脊柱伸展。

又如,躯干肌张力低下时,使患儿坐在椅子上,令其脊柱充分伸展后,治疗师用双手在患儿双肩做一压一松的压迫性叩击,可见患儿腹肌收缩,出现脊柱伸展。

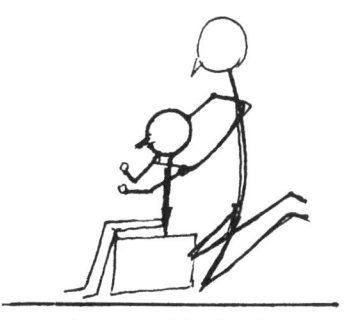

图6-12 压迫性叩击

(3)交替性叩击:是利用相反神经支配,诱发立直反射、平衡反射出现的手法。多用于手足徐动型及共济失调型脑瘫患儿,使其保持中间位,对痉挛型脑瘫患儿主要促通其平衡功能。

操作时,治疗师用一手叩击患儿身体一侧使其失去平衡,然后再用另一手叩击另一侧使之恢复平衡。这种方法可在坐位、立位前后左右各种姿势下进行(图6-13)。

例如,对腰肌无力、腰椎前弯的双瘫或偏瘫患儿,在坐位或立位时,治疗师用一手叩击其肩部,使之向后方倾斜失去平衡,然后再用另一手叩击肩部另一侧使之又恢复平衡的状态,这样腹肌收缩,脊柱伸展,进一步促通坐位与立位的平衡反射功能。

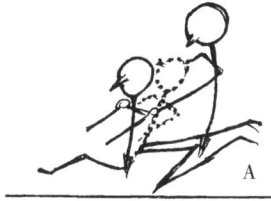  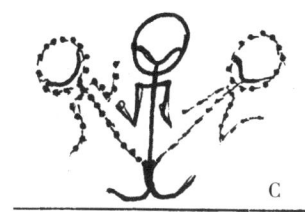

图6-13 交替性叩击

以上是从前后方向叩击,从左右方向也可以叩击,如患儿站立时,为了使重心左右移动保持抗重力姿势,可以采用左右叩击的方法,在患儿两侧肩部交替进行,促进重心左右移动,又可促通立直反射与平衡反射的发育。

(4)轻抹(扫)叩击:是在一定肌肉及对应皮肤部位给予强烈刺激,使主动肌与共同肌被激活,增强肌张力的手法。

治疗师伸开手指,沿着引出运动的方向,在局部肌肉对应的皮肤上,做快速轻抹叩击,以刺激特定的肌群收缩,激活肌肉的协同姿势。

例如,对上肢支撑俯卧位的患儿,治疗师用手支持下颌做头部调节,当患儿自发地出现头部上抬动作时,治疗师就撤回支持下颌的手,当患儿头部要下垂时,治疗师用手在患儿下颌部做轻抹(扫)叩击,使患儿头部上抬,保持正中位置(图6-14A)。

对痉挛型偏瘫上肢屈曲的患儿,在坐位上肢上举时,治疗师可用双手在上肢的两侧,从近端向远端在伸肌、屈肌上做轻抹叩击,此时患儿可出现上肢伸展并保持这种姿势(图6-14B)。

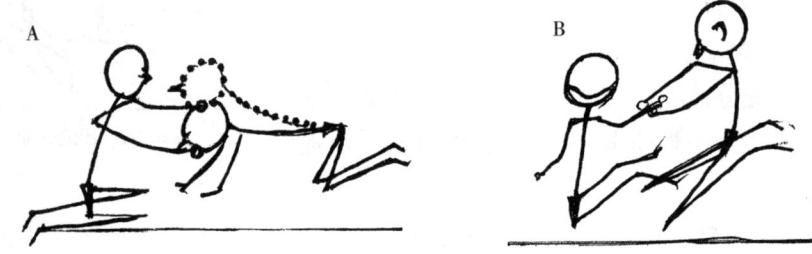

图6-14　轻抹(扫)叩击

2. 注意事项

(1)治疗师要根据患儿病情,选择适当的叩击手法。

(2)治疗中注意观察患儿反应,防止刺激过强或过弱。过强易引起异常反应,过弱则达不到刺激要求。

(3)治疗时如引起紧张性姿势反射活动,出现肌紧张,应立即停止叩击。

(4)开始叩击时,由于刺激不强,肌张力较低,往往不出现反应,这是因为刺激尚未达到阈值,还需要一个过渡时期,所以要继续坚持反复叩击,当达到一定的阈值后,就可以出现反应。

(六)Bobath疗法手法的应用

1. 抑制过度肌紧张　由于脑瘫患儿障碍呈现多样性,每个患儿都有不同表现,如手足徐动型脑瘫患儿的姿势肌紧张常呈动摇状态,患儿常有节律性收缩和异常肌紧张,姿势常呈非对称性过度伸展状态。对这种类型的脑瘫患儿,治疗时所采用的手法,必须保持正常的姿势,限制患儿运动的范围,把运动动作抑制在较小的范围内,限制自发运动在功能姿势之内。

痉挛型脑瘫患儿因为姿势固定在持续的高肌张力状态,所以在治疗时不需限制运动范围,而要加大运动范围,增加速度,抑制异常姿势,尽量不使患儿过分地用力,逐渐增加刺激量,尽量增加肌肉及关节可动性,避免静止的被动的治疗。

2. 促进肌肉同时收缩　由于脑瘫是相反神经支配障碍,所以手足徐动型脑瘫患儿,肌肉缺乏同时收缩性,由于主动肌与拮抗肌抑制障碍,突然表现为无秩序的不随意运动,肌张力动摇范围大,小儿姿势异常,活动范围大,极不稳定。治疗时,可选用以安定躯干及近位端稳定的手法,如压迫性叩击、抑制伸展姿势促进肌肉正常地调节。

痉挛型脑瘫因拮抗肌相反抑制过度,出现同时收缩而表现出固定的异常姿势,因主动肌收缩,拮抗肌缺少抑制而表现松弛,运动固定、缓慢、范围小,限定在中间位置。

治疗时要采用抑制性叩击法或交替性叩击法,抑制相反肌群肌紧张,扩大运动范围,激活运动过程,促进正常的运动姿势形成。

3. 促通立直反射和平衡反射　立直反射与平衡反射是人类正常姿势和正常运动的基础,脑瘫患儿脑损伤后,这两种反射发育明显延迟。

手足徐动型脑瘫患儿由于肌张力异常而出现异常的运动,因此治疗时要选择关键点调节,促进头的调节与上肢对称性功能,促通立直反射与平衡反射,采用抑制性反射姿势,抑制异常的非对称性姿势,促进对称性调节。

痉挛型脑瘫患儿立直反射与平衡反射障碍更明显,多表现为发育迟滞或缺失,有时出现联合反应,治疗时要多做重心移动训练及抗重力伸展训练,用促进颈立直反射的手法,增加关节可动范围及躯干旋转运动,促进立直反射与平衡反射的出现。

4. 根据患儿性格特点选择治疗方法　脑瘫患儿的性格各不相同,但一般情况下有如下特点:手足徐动型脑瘫患儿多为外向型性格,表现为性情急躁,不安定,情绪不稳,喜怒无常,兴奋时大笑,不高兴时则哭闹,肌紧张受感情、外界刺激而变化。这类患儿智力较好,因此常常有过高的要求和愿望,当不能实现时又陷入不满和痛苦。治疗时应尽量避免兴奋,训练内容尽量与患儿沟通,取得积极配合,训练时避免突然的声响与突然的刺激,防止意外受伤。痉挛型脑瘫患儿多为内向型性格,对外界不关心,对环境的变化适应困难,情绪安定,表情呆板,寡言少语。这类患儿智力不如手足徐动型脑瘫患儿,日常生活多依靠父母或其他人照顾,因此依赖性强,克服困难的精神差。治疗时要尽量选择活泼兴奋的内容,扩大患儿的运动范围,建立克服困难的信心,多鼓励、多表扬,使之配合治疗,尽量减少父母或他人帮助。

以上介绍了几点有关脑瘫治疗方面的问题,首先,最重要的就是治疗师在治疗中的自我体会,必须认真观察患儿,诱导出正确的反应,这样才能根据患儿的反应选择正确的手法。如果患儿出现的反应不正确,就应找出原因,重新设计手法,直到出现正确的反应为止。所以治疗师必须有丰富的实践经验和熟练的手法,多实践,多体会,才能有良好的效果。其次,要注意不要被动地操作,要引导患儿主动参与训练。

（七）异常姿势反射的治疗

脑瘫患儿与正常小儿不同,存在着姿势调节与随意运动障碍。Bobath 认为,这是脑损伤后失去了高级中枢的抑制调节作用,异常姿势反射全面释放的结果。

1. 异常姿势的产生　Bobath 根据 30 多年临床治疗经验认为,必须抑制这种异常姿势反射活动,赋活患儿在种系发生中本来就潜在的功能。为了纠正异常姿势,充分说明治疗时使用的手法,必须首先了解脑瘫时异常姿势产生的过程。

正常小儿仰卧时,由于肌张力正常,全身对称,四肢呈自由的伸展或屈曲状态。

手足徐动型脑瘫患儿,由于受紧张性迷路反射的影响,相反神经支配障碍,间歇性伸肌痉挛,全身受重力的牵引,头部调节障碍,使颈部出现过伸展状态,全身也随之出现过伸展的状态。如果这种影响持续下去,则使全身陷于伸肌痉挛的恶性循环中,使正常的姿势发育停滞或障碍,必然向异常方向发展,不仅颈部出现过度伸展,肩胛部也随之极度后伸,胸椎向前凸出,使患儿双手不能在正中位合拢(图6-15A、B)。

由于全身性的过度伸展使躯干发生扭转,形成了非对称性的姿势,从背部观察时,躯干显著短缩,短缩侧骨盆上提,继发地引起髋关节屈曲、内收、内旋,若这种异常姿势固定下来,就形成了脑瘫患儿典型的异常姿势,这就是由于紧张性迷路反射与紧张性非对称性颈反射联合作用的结果(图6-15C、D)。

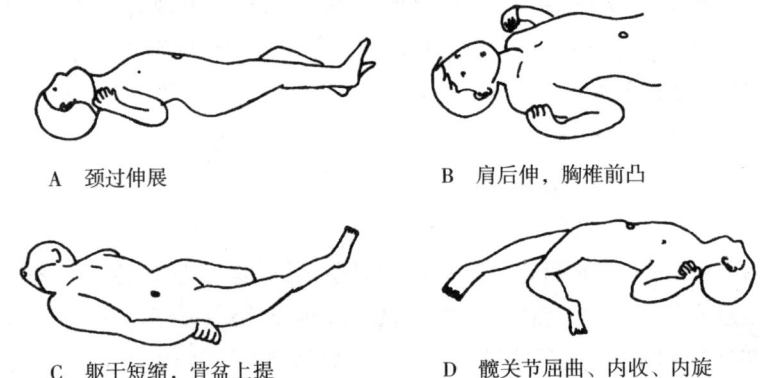

A 颈过伸展　　　　　　　　B 肩后伸,胸椎前凸

C 躯干短缩,骨盆上提　　　D 髋关节屈曲、内收、内旋

图6-15　脑瘫异常姿势反射

2.治疗手法　了解了异常姿势形成的原因,可知治疗时必须抑制异常姿势,使短缩的躯干伸展,调节骨盆与躯干呈对称性姿势。具体手法如下:

(1)伸展短缩的躯干,调整扭转的骨盆:患儿仰卧位,治疗师位于患儿两足下方。首先,尽量缓慢伸展短缩的躯干,同时使骨盆向后方扭转,这时腰椎的过度伸展状态由于被控制而逐渐减轻,再根据患儿的反应逐渐调整其上半身呈对称性姿势(图6-16)。

图6-16　调整扭转的骨盆

(2)诱发肩胛部前屈:治疗师用两手固定患儿两侧骨盆,使其保持下半身呈对称性姿势并向侧方转动,令肩部也随之转动,这时后头侧上肢可伸向前方,同时诱发出肩部前屈(图6-17)。

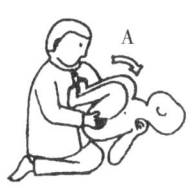 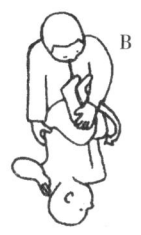

图 6-17　诱发肩胛部前屈

（3）调节头部呈正中位：治疗师在逐渐调节患儿躯干呈对称性姿势过程中,把患儿两上肢在前方正中位合拢,采用抑制头部伸展的手法抑制头、颈部的过度伸展,使头部调节到正中位(图 6-18)。

（4）促通头前方立直反射：治疗师在调节头部呈正中位的同时,促通头部前方立直反射,这时可见患儿头部自动上抬,治疗师要及时给予口头鼓励(图 6-19)。

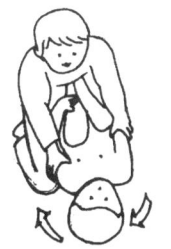 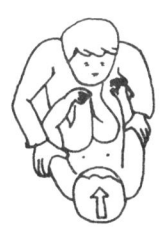

图 6-18　调节头部呈正中位　　　图 6-19　促进头部前方立直反射

（5）促通坐位姿势：治疗师在促通患儿头部立直反射的同时,慢慢地帮助患儿向坐位移行,在坐位患儿的伸展痉挛得到完全抑制,这时可见其全身屈曲,Bobath 称此种姿势为"抱球姿势",以上是 Bobath 疗法中反射性抑制姿势的一个典型抑制伸展姿势的代表手法(图 6-20)。

（6）促通正常反应：由于治疗师固定患儿呈全身屈曲的抱球姿势,患儿不能自由活动,这种反射性抑制姿势使异常的伸展姿势受到抑制,此时应注意,如果治疗师固定患儿保持屈曲的姿势时间过短,患儿有时还会出现过伸的状态,所以一定要固定一段时间,防止肩部过度后伸,在抑制的同时促通正常反应,这样才能保持抑制的效果。

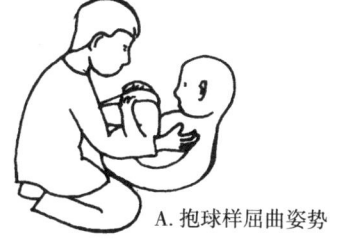 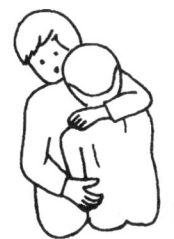

A. 抱球样屈曲姿势　　　B. 对称坐位

图 6-20　向坐位移行

（7）逐渐过渡到从末梢部位操作：治疗时，最好抑制与促通同时进行或者随着随意运动达到抑制的目的，同时寻找实现抑制与促通最有效的部位，这个部位就是关键点（图6-21）。

由于在关键点上反复有效地调节，逐渐诱发出正常的姿势反射，使患儿获得正常运动及随意运动调节的感觉。Bobath十分强调反射性抑制姿势，重视姿势反射，提高患儿日常生活能力，将抑制调节纳入患儿的随意运动中，提倡早期治疗。

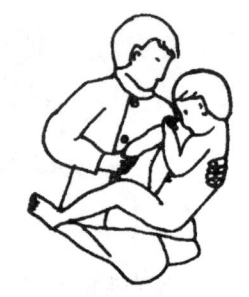

图6-21　从末梢操作调节姿势

七、治疗原则

应用Bobath疗法治疗脑瘫，无论采用哪种手法，都必须体现Bobath的观点，即从发育神经学的理论出发分析脑瘫，指导治疗，应坚持以下治疗原则。

（一）重度痉挛型脑瘫

此类型患儿肌张力明显增强，当运动或受刺激时，动作肌与拮抗肌同时发生强烈收缩，运动功能发生障碍，损伤程度越重，异常肌紧张程度也越明显，分布的范围也越广。这是脑损伤后，抑制功能减弱，异常姿势反射、异常运动释放的结果。同时又常合并癫痫、智力低下、视力和/或听力障碍等，预后不良，如果不进行治疗，则会发展为重症身心障碍而无法挽救，所以要早期治疗。

1．重度痉挛四肢瘫痪型脑瘫

（1）治疗师做好患儿父母的思想工作，改变其放任不治的想法。首先，不要过分地照顾患儿，纠正患儿完全依赖他人照顾的思想；其次，在日常生活中鼓励患儿，给以信心和勇气，努力完成日常生活中的功能动作。开始时完不成也不要责怪，鼓励患儿坚持下去，并及时纠正异常姿势。

（2）利用改善躯干可动性的手法，调节躯干呈对称性姿势。治疗师用双手固定仰卧患儿的两侧腰部，被动地向患儿肩部及上肢方向用力，给予躯干最大的可动性，尽量使全身伸展，同时反复诱导躯干的旋转运动，使四肢充分伸展、外展。这种方法可在各种体位下进行，患儿的肌张力可逐渐降低（图6-22）。

（3）使患儿躯干充分伸展。由于肌肉痉挛收缩，躯干短缩，因此应采用牵引伸展拉长躯干的手法，一方面拉长短缩的躯干，一方面轻轻活动躯干，开始是被动性运动，逐渐形成自发运动，调整骨盆与

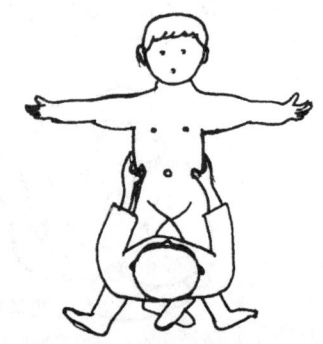

图6-22　重度痉挛四肢瘫痪型脑瘫改变躯干可动性手法

躯干呈对称姿势,也可增加躯干的旋转动作,在可动范围内,使其反复地自我调节。

(4)促进患儿大动作及姿势变换的能力,如翻身、俯爬、坐、立等的完成,即使有轻度的异常姿势或出现异常姿势反射也无妨。

(5)不论病情的严重程度,治疗时必须诱导出正常姿势。患儿出现的正常反应要与日常生活功能动作相结合,如改善上肢功能,特别是坐位姿势,要与进食功能相结合,站立、下蹲的动作要与排便功能相结合。

(6)遵循头尾发育规律。人的抗重力伸展从头部开始,关键点调节最好的部位也在头部,所以维持头部与躯干的运动,可减少四肢痉挛与变形。随着患儿的生长发育,在日常生活中,过分地作业训练也会加重挛缩变形。

2.重度痉挛双瘫型脑瘫　这种类型脑瘫的特点是上半身障碍轻,下半身障碍重,头部调节功能好,患儿所有的运动由上部躯干代替,发展下去,上半身与下半身有明显差别,躯干调节差也影响上半身的功能,使整体功能都降低。

(1)保持下肢呈外展位,增加下半身的可动性。治疗时使患儿仰卧或俯卧位,治疗师将患儿下肢伸展并呈外展的姿势后,用双手固定其髂前上棘,诱发其骨盆与躯干的旋转,并反复促进髋关节的伸展、外展运动(图6-23)。

(2)防止下肢交叉。此类患儿因内收肌张力增高,下肢内收、内旋交叉,因此必须采用改善下肢可动性的手法,防止下肢交叉。其手法为:患儿俯卧位,治疗师位于患儿两腿之间,双手固定其骨盆部,使其双下肢外展,躯干旋转,降低下肢肌张力,纠正下肢交叉的异常姿势(图6-24)。

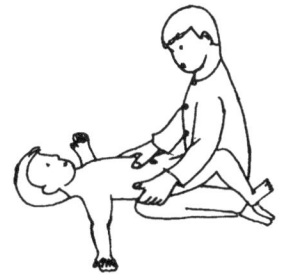
图6-23　重度痉挛型双瘫改善下肢可动性手法

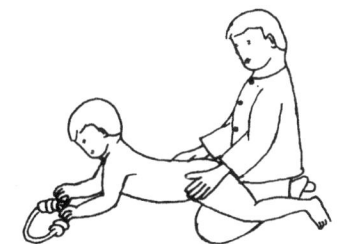
图6-24　重度痉挛型双瘫防止下肢交叉手法

(3)促进躯干、下肢对称性伸展,防止髋关节内收、内旋,是防止髋关节脱臼及下肢挛缩的重要手段。

(4)增加躯干的旋转运动及骨盆的活动性。可在仰卧位做躯干旋转、骨盆旋转,降低下肢肌张力,在坐位或立位时使上部躯干伸展,诱导躯干的旋转运动及躯干平衡功能的发育,进一步改善髋关节的可动性。

(5)在适当的时期练习扶拐行走,可促进全身的抗重力伸展及全身的运动功能。利用上半身较好的功能,依靠拐杖,身体可以前倾,代偿步行,给下肢增加体重负荷,诱导出下肢的步行动作。

3. 重度痉挛偏瘫型脑瘫　这种类型的脑瘫一侧瘫痪，一侧健康，健侧代偿患侧，长期下去出现非对称性姿势，严重时两侧有明显差别，如躯干侧弯，两侧上、下肢粗细不等及足大小不等，严重者两侧胸廓不对称，学习障碍，行动异常。所以要尽早治疗，为减少左右差别，设计治疗计划。

（1）减轻患侧躯干痉挛，防止短缩，促进患侧躯干伸展，增加患侧活动，如患侧位于上方的侧卧位，对称的俯卧位、坐位、立位，尽量设计出患儿感兴趣的训练场面。

（2）多给患侧增加体重负荷的机会，特别是在坐位或立位，调整骨盆呈对称性姿势，使患儿尽可能地保持这种姿势，增加自我体会的机会。

（3）要进行防止患侧上、下肢过分地同时收缩的训练，预防挛缩。

（4）在提高患侧上、下肢支持能力上下功夫，使之支持体重，通过患侧肌群固有的感受器向中枢传送正常感觉，对两侧大脑皮质的互相协调，给予良好的影响。

（5）防止只使用健侧放弃患侧的错误做法。治疗时要注意患侧支撑的能力，同时也要顾及健侧。特别是在日常生活中要注意纠正只利用健侧肢体而不利用患侧肢体的做法，注意两侧协调运动。

（二）中度痉挛型脑瘫

此型脑瘫痉挛程度不严重，粗大运动多不出现障碍，可以进行移动运动，有一定的活动能力，其中活动能力少的患儿痉挛程度也不重，预后比较好，将来可以获得某种程度的功能。但如果不进行治疗，障碍比较轻的部分由于过分紧张，过分努力，全身肌紧张常呈亢进状态，由于代偿运动姿势的增强，随着年龄的增大，这种方式固定下来，也可以出现远端部位的挛缩。

1. 中度痉挛四肢瘫痪型脑瘫　基本障碍与重度痉挛型脑瘫相似，只是程度较轻，可以自己抓站，经过治疗可以独立步行。

（1）促进患儿躯干抗重力伸展，自发地反复练习，诱发出上肢伸展及外展动作。可利用抗重力伸展活动的促进方法，治疗师握住患儿双侧下肢，使足背屈，抑制下肢屈曲、内收，促进全身伸展。可以在俯卧位或立位姿势下进行。开始时可在 Bobath 大球上进行或把圆滚放在患儿腹部下方，这样便于操作，还能达到全身抗重力伸展的目的（图 6-25）。

（2）创造或设计多用上肢或下肢支持体重的机会和训练场面，调节肩部及骨盆，促进旋转运动，带动上肢与下肢肌群的活动，在支撑体重的情况下，逐渐加强身体的稳定性，扩大身体的可动性，使痉挛减轻。

（3）在肌张力稍有降低时，治疗师口头命令患儿自己做重心移动练习。如果重心移动训练超过了患儿的承受能力，由于肌紧张，关节会成固定状态或突然摔倒，这时治疗师要在肩关节或骨盆部给予轻轻叩击。

（4）患儿掌握了移动重心要领后，要做平衡功能训练，可采用促通平衡反射的手法，使患儿腹部靠着Bobath大球，双手支撑在球上，治疗师位于患儿背后调节患儿的肩部关键点，反复做前后运动、侧方运动及旋转运动，增大肘关节与膝关节的活动范围，使体重负荷作用于足跟（图6-26）。

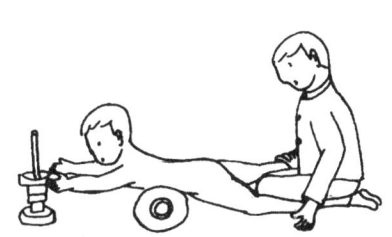
图6-25 促进抗重力伸展手法

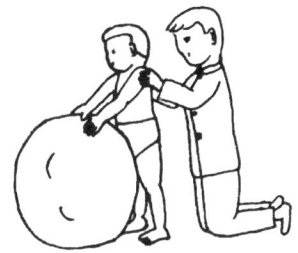
图6-26 促通平衡反射手法

（5）训练治疗以俯卧位、立位为中心，在坐位时促进上肢支撑体重的能力及躯干伸展的能力，使其达到有效范围。

2. 中度痉挛双瘫型脑瘫　此型患儿的特点是上肢痉挛轻于下肢，肌张力大多正常，上肢有轻微的改变或正常，下肢痉挛多在中等程度，多数为发育迟缓，经过康复训练后可学会走路，可以完成大部分日常生活动作。

（1）纠正非对称性姿势，注意观察俯卧位的翻身动作及仰卧位的踢蹬动作，注意骨盆扭转的非对称姿势，早期发现，进行纠正。

（2）为了促进髋关节和躯干的抗重力伸展，应及早在立位下促进下肢的伸展与外展，如果患儿平衡功能有障碍，治疗师可用手固定骨盆进行调节，如果平衡功能较好，可扶持上肢进行调节。

（3）此型患儿在立位支持体重时，如出现代偿性的腰椎前凸的全身伸展姿势，下肢痉挛增强，可利用前弓步训练做膝关节与踝关节的分离动作。

（4）使患儿仰卧于检查台上，把一侧下肢伸出检查台外，练习膝关节的分离运动，治疗师要防止患儿腰椎过度伸展，防止骨盆扭转与髋关节屈曲的代偿姿势，保持足背屈，诱导出膝关节屈伸动作，开始先被动操作，有抵抗时再反复操作，使下肢伸肌肌张力降低，促进自发运动。

（5）如果只是运动发育延迟，患儿可以自然获得正常运动功能，没有异常姿势，多不需治疗，可创造训练项目，如蹬三轮车等。

3. 中度痉挛偏瘫型脑瘫　轻者看不出异常，但是做动作时就可以明显看出平衡功能不完善，活动时有联合反应，患侧躯干短缩，肩关节后伸，骨盆扭转，肘关节屈曲、内旋，尖足内翻。

（1）设计坐位训练场面，用患侧坐骨结节支撑体重，或把患侧压在下面的横坐位，或在健侧臀部下垫上泡沫垫，形成对称坐位姿势，利于患侧躯干的平衡功能。

（2）把手支撑在桌子上，使患侧上肢用力支撑，训练时要注意，利用健肢时患肢应不出现联合反应。

（3）患儿坐在椅子上，治疗师诱导其上肢与肘关节的分离动作，把手伸向对侧肩部与面部，反复练习进食动作及脱穿衣服动作。为了防止异常动作，治疗师要固定患儿肩部，保持手指伸展与腕伸展。

（4）训练起立动作。让患儿坐在椅子上，从坐位到立位，再从立位到坐位反复练习，为防止联合反应发生，治疗师可用手保持患儿上肢伸展及腕关节背屈，或让患儿双手手指交叉合拢伸向前方，反复做立位练习。注意站立后再坐下，不要突然坐下，要缓慢体现出坐下的分离动作。

（5）对能站立的患儿，立位时可练习膝关节分离运动，可用健侧站起，保持骨盆成正中位后，使患侧下肢向前迈步。治疗师可扶持患儿腰部，患侧呈足背屈状态。

（6）对可以步行的患儿，可做患侧下肢支撑体重的训练。要防止患侧肢体拖在后方，治疗师可帮助患肢向前迈出，用患肢支撑体重。

（7）知觉障碍。可做两点识别及图形识别训练，以增加固有感受器的刺激；增加感统训练。

（三）手足徐动型脑瘫

手足徐动型脑瘫多数为四肢瘫，表现为上半身重于下半身，偏瘫型手足徐动型脑瘫非常少见，不随意运动是由于从高肌张力状态到低肌张力状态的肌张力动摇引起，这种动摇性造成非对称性的头部调节障碍、上肢功能障碍、构音障碍、听力障碍。由于保持头正中位十分困难而影响视力，出现斜视及眼球震颤，进食等日常生活也发生一定的困难。

（1）促进上半身对称性姿势，特别是头部调节与两手的动作。可让患儿坐在方凳上，治疗师位于患儿背后，调整其肩部，使患儿保持上半身呈对称性姿势，头部在正中位，当间歇性节律性收缩减轻时，治疗师可在肩部给予压迫性叩击，并逐渐减少扶助，给患儿自己调整与保持正常姿势的机会。

（2）抑制上部躯干肌紧张及间歇性节律性收缩。采用对痉挛的抑制手法，防止颈部及脊柱的过度伸展，防止肩胛后伸，对低张力的部位要给予轻叩刺激，以恢复正常的肌张力，保持局部稳定状态。

（3）促进抗重力姿势的稳定性与动作时近位端的关节固定能力。可在俯卧位、立位、坐位时负荷体重，在近位端或躯干处给予压迫刺激，且治疗师逐渐减少扶助，给患儿创造自己保持姿势的机会，然后再扶助，再取消扶助，反复进行训练。

（4）做调节上肢运动练习。当患儿头部与躯干肌肉能同时收缩时，可练习上肢运动。方法是使患儿两上肢伸展，腕关节背屈，手握住平行杠，这样可促进手指的把握能力。手足徐动型脑瘫患儿在手指抓握时，因肩部发生节律性收缩使上肢向后，肩胛后伸,这时治疗师要注意保护患儿肩胛呈前屈状态,并注意全身保持对称性姿势(图6-27)。

(5)帮助患儿实现自主动作。因手足徐动型脑瘫患儿智力较好,往往心里想的事说不出来,手的功能差,表现出一种欲求不能的心情,所以要帮助其慢慢调节,实现自主动作。

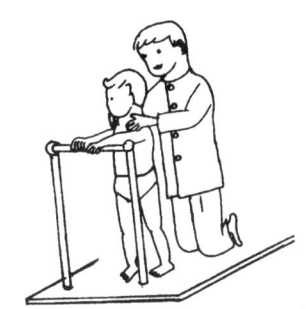

图6-27　手足徐动型脑瘫上肢运动练习

(6)智力水平较高的手足徐动型脑瘫患儿常利用紧张性反射活动,如颈部及脊柱过伸展、肩胛后伸、骨盆旋转等,所以要注意患儿的随意运动,避免与上述刺激反应在一起。

(7)手足徐动型脑瘫患儿症状复杂多样,评估预后比较困难,必须有长期的治疗计划,坚持下去,发挥患儿潜在的运动能力。

(四)共济失调型脑瘫

共济失调型脑瘫非常罕见,多数都是伴有痉挛的混合型脑瘫,伴有手足徐动或伴有痉挛与手足徐动的共济失调型脑瘫。

(1)对伴有痉挛或手足徐动的共济失调型脑瘫,应抑制肌张力和手足徐动症状。

(2)以共济失调为主的脑瘫要设计出多种感觉场面同时进行治疗,如体重负荷、固有感受器刺激、浅表感受器刺激及视觉、听觉等其他感觉同时进行的综合治疗。如让患儿站在大壁镜前,治疗师位于患儿后方,扶助其肩部,患儿上肢伸展,手指张开支撑在镜面上,一侧下肢向前迈出一步,治疗师可在肩部给予压迫性叩击,也可以发出命令,如"举右手!""举左手!""抬左脚!""抬右脚!"等,使肢体增加体重负荷,同时又有视觉、听觉等多方面的感受刺激加入,促通患儿自发的手足动作。

(3)促通立直反射与平衡反射的发育,手的精细动作的练习、语言及呼吸的训练也要进行,同时要指导家长开展家庭疗育。

(五)肌张力低下型脑瘫

此型脑瘫多数是一过性的,开始表现为肌张力低下,经过数年肌张力逐渐升高。Phelps认为肌张力低下型脑瘫几乎都会变为紧张型。此型特点是:感受器反应差,刺激阈值高,缺少活动,俯卧与仰卧时四肢过度外展像青蛙一样贴在床上。

(1)治疗师给患儿的刺激要以促通其自发运动为宜,避免产生紧张性节律收缩与异常姿势。

(2)从仰卧位拉起患儿,动作要缓慢,当颈部与躯干、四肢等处肌肉发生收缩后,逐渐向上拉起,这时可以有拉起时力量减轻的感觉。俯卧位时,治疗师可支持患儿下颌部,当引起患儿抗重力伸展反应时,通过反复的叩击刺激使其保持一定时间。需要相当多的时间与耐心训练,才能达到抬头的效果。

（3）训练时必须注意头部、躯干与四肢在一条直线上，保持良好的对称性姿势。使头部充分调节，可在肩部及上肢的关键点上进行调节控制。坐位训练时，治疗师可把两手扶持在躯干两侧，随着上肢的支撑促进躯干稳定。

（4）患儿有胸廓变形时禁止使用胸带与腹带，因为这样影响胸廓运动的发育，治疗师可在患儿坐位、立位时使其躯干伸展，给予压迫刺激，增加呼吸深度。

（5）促进体重负荷训练。可在各种体位下进行，一般情况多在 Bobath 大球上训练。患儿俯卧在大球上，上肢做支撑动作，治疗师固定患儿双脚，向前转动大球，患儿出现抗重力伸展，然后向后转动大球，患儿双脚落在治疗师大腿上或地面上（图6-28），这种向立位移动增加体重负荷的训练方法，也可以在大的圆滚上进行。

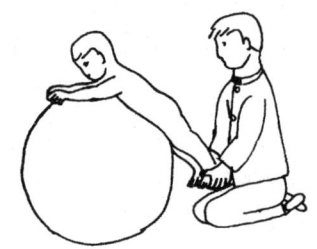

图6-28　肌张力低下型脑瘫促进抗重力伸展手法

（6）治疗时注意多观察有无手足徐动的症状出现，早期发现。治疗师要不断指导家长，训练的动作要慢，患儿出现反应需要较长时间，因此家长要有耐心，在日常生活中，要注意给患儿自发运动的机会。

八、训练用具及使用方法

Bobath 疗法需要一定的场所及训练用具，通过用具的配合，使训练达到一定的目的，因此训练用具在 Bobath 疗法治疗中具有重要的作用，以下就常用的各种用具及其使用方法进行介绍。

（一）玩具

Bobath 疗法需要各种玩具配合，要求有一定的数量及种类，如大玩具、小玩具、手动的、机械的、电子的等都应该有。训练室及训练玩具可根据医院的规模、就诊人数配备。

玩具颜色要鲜艳，对比清晰，易洗刷、易消毒，有声响、有音乐，可以计数，可以移动，坚固耐用，不会对患儿造成损伤。例如，为训练手指精细动作的穿插玩具、小孔玩具、小圆球、小木块、镶嵌玩具；为患儿在训练时不烦躁哭闹，可利用出声响的敲打玩具、带音乐、有歌声的玩具，患儿可一边听音乐一边接受训练；为配合训练可以采用计数抛ция玩具，也可利用玩具开发患儿的智力、想象力和思维能力，调动患儿的积极性，使之接受治疗，积极主动参加训练。

玩具可以分散患儿的注意力，防止疲劳，是坚持长期治疗最好的辅助用具。患儿在游戏中接受训练，在训练中游戏，把训练看成快乐的事，所以 Bobath 疗法离不开玩具，玩具是 Bobath 疗法的第一需要。

（二）垫子

垫子可用人造革做面,中间放一薄层海绵,大小以 150cm×150cm 为宜,应柔软、容易擦洗,患儿可在垫子上训练。

（三）三角垫（楔形垫）

三角垫可做成大、中、小三种规格,有多种用途,可用来做上肢支撑、脊柱伸展、坐位训练、骨盆分离等动作,是最常用的一种训练工具（图 6-29）。

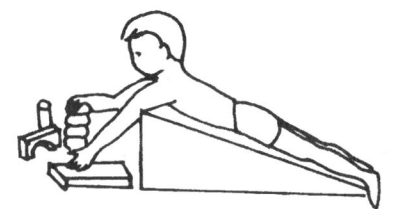

图 6-29 三角垫上训练

（四）圆滚

中心用粗的塑料管,外包海绵,最外面包人造革,做成长短、粗细不等的各种规格的圆形长滚子。

患儿仰卧于圆滚上,可促进脊柱伸展,抑制躯干屈曲;俯卧于圆滚上,可促进上肢支撑,抬头,抗重力伸展;坐于圆滚上,可纠正下肢交叉,还可利用圆滚的左右移动,特别是把一侧抬高,以促通平衡反射。患儿坐于圆滚上可以促进脊柱伸展,治疗师可坐在后方调节其肩部及上肢的关键点（图 6-30）。

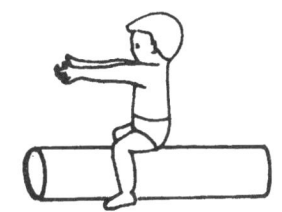

图 6-30 坐在圆滚上促进脊柱伸展

（五）Bobath 大球

Bobath 疗法要求有数个不同直径的大球,用十分耐用的橡胶制成。

俯卧于球上,可训练促进上肢支撑、抬头、抗重力伸展的发育,抑制脊柱屈曲,通过向后移动可以训练体重负荷（图 6-31）;仰卧于球上有利于脊柱伸展,通过球的左右移动,可纠正脊柱侧弯,促进躯干及髋关节旋转动作,抬高臀部时,可抑制头背屈（图 6-32）;坐于球上可使球左右、前后移动,促进坐位平衡反射和脊柱伸展和发育（图 6-33）;面向球体站立,当球向前转动时,患儿上肢向前支撑,可促进上肢支撑能力;球向后转动时,患儿下肢落在地面上促进体重负荷,抑制尖足。

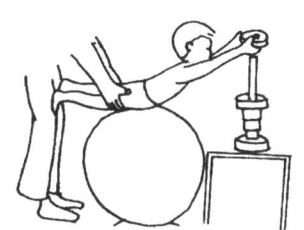

图 6-31 Bobath 大球上俯卧位脊柱伸展训练

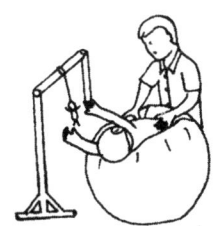

图 6-32 Bobath 大球上仰卧位训练

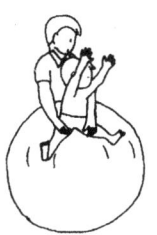

图 6-33 Bobath 大球上坐位训练

（六）重心移动板

重心移动板是圆形木板，直径40cm，上面平，下面呈圆弧状。患儿站在上面，使板摇晃，用于平衡功能训练（图6-34）。

（七）平衡训练板

平衡训练板为上面平、下面呈半圆形的不同规格的左右摇动的木制板，是用于仰卧位、俯卧位、坐位、立位平衡功能训练的用具（图6-35）。

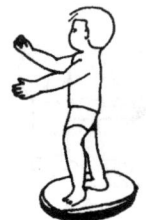
图6-34　重心移动板上训练

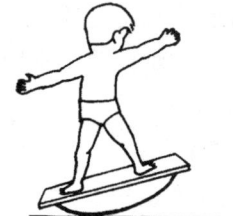
图6-35　平衡训练板上训练

（八）站立位训练架

用木材制成的站立位训练架，下面可固定在木制三角板上，根据倾斜角度纠正尖足。主要用于训练站立功能，下肢及腰部可以固定，在站立训练的同时，还可对上肢进行训练，是必备的训练器材（图6-36A）。

（九）方桌、方凳、方木块

训练室要备有各种规格、高低不等的成套小方桌、方凳及方木块。因为患儿身高不同，所以训练时要用高低不等的方桌配合训练。

（十）肋木架、平行杠、单杠、长圆木棍

用于抓握、站立、蹲位时引体向上，以及训练步行和手指功能。

（十一）站立位保持桌

木制的桌子，在一边各有一个凹陷，可容纳1~2名患儿站立，然后从后边固定。可让较大的患儿站在里边，以便做上肢及手指功能训练（图6-36B）。

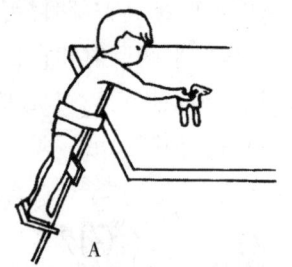
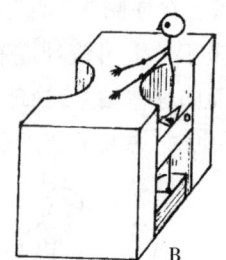
图6-36　站立位训练架与站立位保持桌

（十二）高低不等的各种阶梯

台阶的高低不等，可适合各年龄组的患儿做下肢训练。

（十三）步行板

要求有一定斜度及长度,可互相组合,用于纠正足内翻及足外翻(图6-37)。

（十四）外展步行板

由两块较长的木板构成。一块木板在另一块木板的中间垂直状固定,这样患儿可在上面进行步行训练,使下肢外展,纠正下肢交叉(图6-38)。

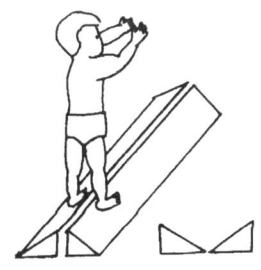
图6-37 步行板上训练

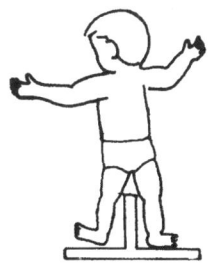
图6-38 外展步行板上训练

（十五）沙袋

布制大小不等的沙袋,可起固定作用,也可当坐垫,垫在一定部位或顶在头上防止头部歪斜;双手可提起带把的沙袋,纠正左右上肢非对称性姿势;小沙袋用来进行计数和上肢抛球练习,通过投球动作,做身体旋转及脊柱的伸展训练。

（十六）爬行器

用木板制成,下面有轱辘。大小可按患儿身高制作,使下肢可以外展。患儿俯卧爬行器上方,可用带子固定,通过双手支撑在地面上移动,不但可以训练上肢的支撑能力,还可以促进下肢的外展(图6-39)。

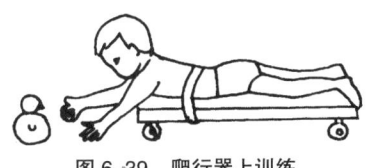
图6-39 爬行器上训练

（十七）各种型号的杠铃

训练上肢负重功能及肌力。

（十八）步行移动器

用于移动功能训练,要求稳定性好,移动灵活。需要步行训练的患儿可先利用步行移动器训练(图6-40)。

（十九）各种拐杖

对独立步行困难、上肢功能较好的双瘫患儿,可利用拐杖帮助步行。

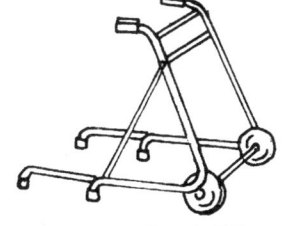
图6-40 步行移动器

（二十）调节式坐椅

用于重症患儿,椅背、踏足板都可上下调节,前方还有固定用的台板,上面可放东西,这样患儿可以坐在里面,保持一定的正确姿势。目前,这种式样的坐椅已发展到可按患儿的体形姿势用特殊的材料充气定做,非常实用。

（二十一）各种保护帽

用富有弹性的海绵或橡胶制成（图6-41）。脑瘫患儿训练独立步行时,为防止摔倒致头部受伤,都必须戴上保护帽。

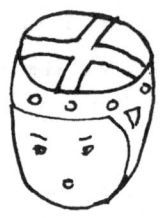

图6-41 保护帽

（二十二）足底弓鞋垫

足底弓鞋垫可纠正扁平足,调整站立位时呈三点支持,可垫在鞋内或穿在袜子内,大小不等,应根据患儿的实际情况制作。

（二十三）球浴

把很多圆球放在一个大型容器内,也叫"波波池"。把患儿放在里面,患儿通过活动与圆球摩擦,可增加皮肤浅表感受器及固有感受器的刺激,促进触觉、位置觉的发育。

（二十四）步行训练格

按步距大小设计成一定的格子,尤如长的梯子。训练步行时,患儿可按照一定的格子迈出步子,格子的距离可以调节。

（二十五）日常生活用具

日常生活的各种用具,如饮食用具、洗漱用具、作业用具等。

（二十六）矫形器

有各种上下肢矫形器、长矫形器、短矫形器、腕关节矫形器及手指关节矫形器等,可配合训练用。

（孙建军）

九、案例介绍

例1 痉挛性双瘫型脑瘫

患儿李×,男,3岁4个月,第一胎,足月妊娠,产钳分娩,产后窒息约10分钟,抢救后存活,出生体重2580g,3个月时不能抬头,5个月时不会翻身,1岁时不会坐,而且全身发硬,在1岁5个月时曾在某地被诊断为脑瘫,因经济困难而没有治疗,现患儿3岁4个月,仍不会站立与步行,来院住院治疗。

患儿主要表现为头背屈,颈过伸,肩部前屈,由于上部躯干肌张力增高,躯干旋转运动障碍,使骨盆与下肢的分离运动受限,坐位时由于骨盆后倾,脊柱后弯成拱背状,头部因代偿出现背屈的姿势,手指精细动作差呈鹫状手。站立时髋关节屈曲、内收、内旋,膝关节呈轻度屈曲状态,扶走时呈剪刀步态。

1. 评价主要问题

（1）肌张力增高,躯干活动受限制。不能四点支撑。

（2）躯干旋转运动障碍,尖足,剪刀步态。不能站立。

(3)骨盆与髋关节的分离运动差。不会坐,呈拱背扶坐。
(4)躯干的抗重力伸展功能障碍。

2. 治疗目标

(1)以立位与步行为主要长期目标,促进下肢抗重力肌的分离运动。
(2)促进躯干与下肢的抗重力伸展活动。
(3)促进与建立躯干支持性与旋转运动。
(4)建立躯干与下肢的分离运动。

3. 治疗方法

(1)躯干可动性训练:患儿仰卧,下肢伸展并外展,治疗师位于患儿两膝之间,用双手固定两侧腹部,反复做躯干旋转动作,促进髋关节伸展、外展、外旋。由于躯干的旋转运动因而抑制了下肢内收、内旋的异常姿势,抑制了脊柱后弯,由于躯干与髋关节的伸展,又促进了患儿自发的伸展运动,在伸展的姿势下,利于躯干的旋转与身体重心的左右移动(图6-42)。

(2)坐位训练:使患儿骑坐在圆滚上,治疗师坐在患儿的后方,双手握住患儿两上肢向后方伸展,调节患儿肩后伸、挺胸,使上肢外展、外旋,可促进脊柱伸展,同时抑制了脊柱后弯的拱背状态,然后在这种姿势下,口头指示患儿或移动圆滚,使骨盆做前后、左右方向的移动练习,促进重心移动及坐位平衡反射的练习,然后可交替伸手向左、右两侧做套圈游戏,促进躯干与骨盆的旋转运动(图6-43)。

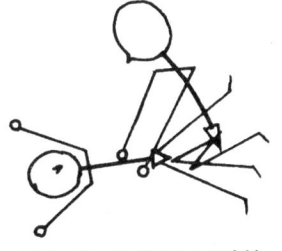 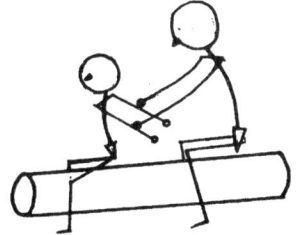

图6-42 改善躯干可动性　　图6-43 圆滚上坐位训练

(3)坐位下肢支撑训练:将圆滚一侧抬高成45°垫起,让患儿背部向着抬高侧骑在圆滚上,治疗师位于患儿前方,双手固定其上肢,使上肢上举,这种姿势利于脊柱伸展和下肢支撑体重,可以左右移动圆滚,分别促进两侧下肢的支撑能力。由于圆滚增高,重心抬高,除了利于脊柱的伸展及下肢的支撑能力外,重心更稳定,此时如治疗师令患儿将双手伸直放在治疗师的双肩上,更利于脊柱伸展,使患儿更放心、更稳定地维持脊柱伸展的姿势,并可通过圆滚移动,做重心的移动练习,促进立位姿势的形成(图6-44)。

(4)立位下肢外展训练:让患儿面向方桌站立,治疗师位于患儿身后,在其肩部及腰部做关键点调节,使患儿下肢呈外展、外旋的站立姿势,这时可促进全身的抗重力伸展活动,通过调节可促进重心的左右移动及下肢的支撑能力,在训练中利用套圈游戏,可促进躯干的左右旋转运动与患儿自发的重心移动运动,因而抑制了肌紧张及联合动作,对躯干的抗重力伸展活动十分有利(图6-45),对立位平衡反射的建立也有促进作用。

4.效果 通过以上方法,训练2个月时可以四点支撑,3个月时可以四肢爬,6个月时患儿脊柱完全伸展可直腰坐、独自站立,8个月时可以独走20步。

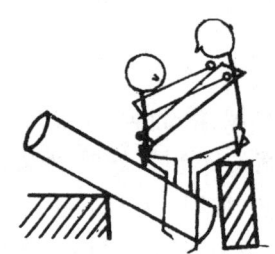

图6-44 抬高一侧圆滚上坐位训练

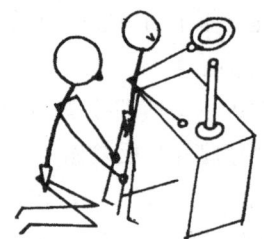

图6-45 立位下肢外展训练

例2 痉挛性偏瘫型脑瘫(左侧为例)

患儿王×,女,2岁7个月,第一胎,正常产,出生体重2500g。母妊娠2个月时,阴道流血,诊断为先兆流产,患儿生后哭闹不安,7个月时发现左侧上、下肢运动不灵活而就医,曾诊断为佝偻病,服用维生素D_3等治疗。1岁时左侧上、下肢明显少动异常,表现为见物不伸左手,不能抓物,左手不抓站而确诊为脑瘫。因父酗酒,父母离婚,患儿没有得到及时治疗,现已2岁7个月,因左侧上、下肢明显欠灵活,不能正常走路,呈摇摆、拖曳状,来院治疗。

检查时,左侧上、下肢肌张力增高,左上肢略屈曲,左侧上、下肢呈中枢性运动功能障碍,左侧骨盆后倾,坐位时偏向右侧,立位时站不稳,左侧下肢不能支持体重,尖足,躯干向右侧突出呈侧弯状。

1.评价主要问题

(1)左侧躯干短缩,使骨盆后倾向左侧偏斜。

(2)立位时左侧骨盆后移,髋关节屈曲,膝关节反张,尖足。

(3)躯干向右突出侧弯,腰椎前弯。上肢屈曲轻度内旋脱垂。

(4)父母离异,育儿意识低下,智力不足。

2.治疗目标

(1)促进骨盆呈正中位对称,保持直立以促进左侧腹肌收缩,促进左侧坐骨支撑体重。

(2)促进坐位平衡与重心移动。

(3)建立对称的立位姿势,保持躯干对称伸展。

(4)促进骨盆、髋关节、膝关节、踝关节的自主运动及分离运动。

3. 治疗方法

（1）坐位姿势训练：患儿坐在小方凳上，治疗师位于患儿后方，扶助其腰部，使其躯干上部尽量不向健侧（右侧）倾斜，刺激左侧腹肌，使肌张力增高，促进对称性的坐位姿势。

（2）坐骨支撑训练：治疗师在患儿肩部或腰部从右向左给予压力及压迫性叩击，以增加左侧腹部固有感受器的刺激，促进腹肌收缩，促进患儿利用患侧（左侧）坐骨支撑体重（图6-46）。

（3）下肢支持训练：患儿坐在凳子上，两下肢并拢，调节躯干呈对称性姿势后，缓慢使体重移向患侧（左侧）。当左侧可支撑体重时，治疗师从健侧（右侧）给予压迫性叩击，使左右躯干对称，防止髋关节外展，逐步使体重负荷移向左侧，移动足部，促进下肢的支持能力（图6-47）。

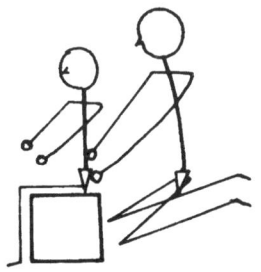
图6-46　坐位功能训练

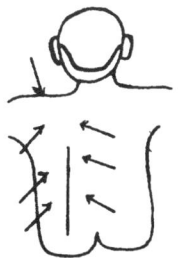
图6-47　坐位压迫性刺激

（4）促进上肢的分离运动：治疗师可使患儿的肘关节做伸屈动作（患侧），使手伸向对侧肩部，做进食、脱衣等基本生活功能训练。在不出现联合反应的情况下，鼓励患儿用患侧（左侧）上肢做支撑动作练习，根据患儿反应情况，适当给予压迫刺激，做支撑体重训练。

（5）立位训练：当调节躯干、骨盆呈对称性姿势后，做躯干的前屈后伸动作，促进下肢支撑体重。

（6）抑制膝反张与尖足：调节膝关节或用矫形器，使各关节在正常范围内活动。

（7）立位体重负荷训练：患儿站立稍稳定后，给患侧（左侧）下肢增加体重负荷，把重心移到左下肢。在刺激左侧腹肌收缩的同时，在躯干上方（或肩部）给予压迫，使身体重心移到患侧（左侧）下肢（图6-48）。注意防止发生膝反张，坚持时间尽量长些。

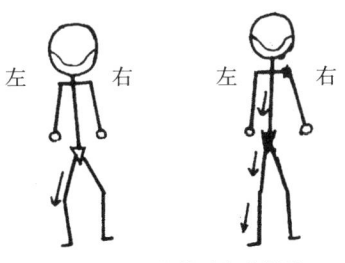
图6-48　立位体重负荷训练

(8)患侧下肢起立迈步训练:患儿坐在小凳子上,患侧下肢在后,健侧下肢在前,可命令患儿站起再坐下,反复练习。当患儿完全能站立时,训练患肢向前迈步或上阶梯,患肢在前,也可在患儿站立或用手扶物站立时,治疗师将健侧下肢抬起,用患侧下肢支撑体重,时间可酌情决定(图6-49)。

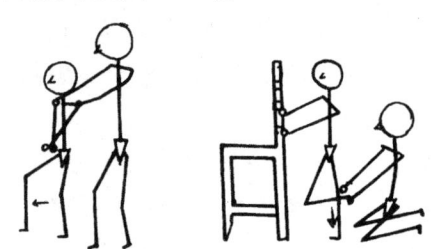

A. 立位患侧下肢向前迈步　B. 患侧下肢负荷体重

图6-49　痉挛性偏瘫立位训练

4.效果　经过以上治疗后,患儿躯干基本达到对称性姿势,患侧(左侧)下肢及腰部肌力明显提高,髋关节与膝关节有分离运动,尖足消失,躯干侧弯消失,患儿可以独自站立,左侧下肢完全能支撑体重,但仍有轻度膝反张。

例3　中度手足徐动型脑瘫

患儿赵×,女,第一胎,足月妊娠,因头盆不称剖宫产出生,出生体重2900g,生后3天开始全身黄染,经治疗约持续2周消退。7个月时不会坐,手不会抓物,曾认为是佝偻病而未重视,1岁后仍不能坐,手不会抓物,来院治疗。

患儿头经常向右侧旋转,颈部过伸,仰卧位时,颜面侧上下肢伸展,后头侧上下肢屈曲,肌张力增高,呈非对称性姿势。上肢外展,肩后伸,肘关节伸展,手指屈曲。俯卧位时不能抬头,上肢不能支撑,偶尔抬头时,多向右侧呈非对称性头背屈状态。坐位时,躯干不能充分伸展,呈拱背坐位,张口流涎,舌常伸出口外。扶腋下站立时,躯干肌张力低下,下肢不能支撑。

1.评价主要问题

(1)头、颈、躯干呈非对称性姿势。头向右扭转,使右侧颈部短缩,有间歇性节律收缩。

(2)上肢肌张力增高,两手不能在中间位合拢,不能抬头支撑体重。

(3)下肢肌张力较上肢略低,不能支撑体重,呈屈曲状态。

(4)俯卧位不能抬头,头部不能保持正中,头背屈。

(5)抗重力伸展障碍,坐位脊柱弯曲呈拱背坐姿势,躯干不能充分伸展。

(6)坐位平衡反射未出现。

2.治疗目标

(1)促进全身对称性姿势。

(2)促进头部正常调节。

（3）建立躯干立直反射与坐位平衡反射。

（4）促进上肢的支撑功能。

3.治疗方法

（1）俯卧位促进患儿抬头、头部的自我调节、躯干伸展及下肢的自发运动：患儿俯卧位，治疗师与患儿相对也呈俯卧位姿势，调节患儿肩部呈前屈状态，反复调节，促进抬头。治疗师也可把一只手伸到患儿胸部下方，轻轻上抬，促进胸背部肌肉收缩，加强抬头的动作，然后扶助两侧上肢，使患儿做肘支撑，调节患儿从一肘向另一肘做体重移动练习。为促进下肢交替爬行动作，治疗师可手扶患儿腋下，令其做躯干旋转动作，使下肢做一侧屈曲、一侧伸展的交替运动（图6-50）。

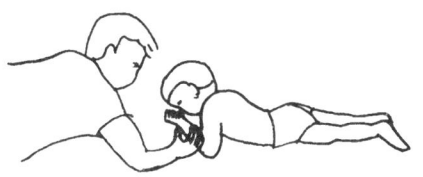

图6-50 手足徐动型脑瘫俯卧位抬头训练

（2）俯卧位促进全身伸展呈对称性姿势：治疗师取长坐位，伸开双腿，患儿俯卧在治疗师双腿上面，使脊柱充分伸展，患儿头前方放玩具，促进其自发抬头并保持正中位置，促进下肢伸展、外展，上肢保护性伸展及全身充分伸展（图6-51）。可用圆滚代替治疗师双腿，通过圆滚的缓慢移动，也可以取得同样的效果。

（3）坐位下促进躯干立直反射与平衡反射：使患儿坐在圆滚上，治疗师坐在患儿后方，双手握住患儿双手，使其双肩前屈，然后用一手固定，另一手在患儿胸前向后压迫抑制胸椎向前突出，抑制头背屈，然后患儿双手支撑在圆滚上，促进上肢支撑体重，治疗师用轻叩的方法，抑制患儿肩部、肘关节、手指肌紧张，也可使其手掌向前伸稍上举，从手掌向肩部给予压迫性叩击，防止头背屈，保持头正中位（图6-52）。

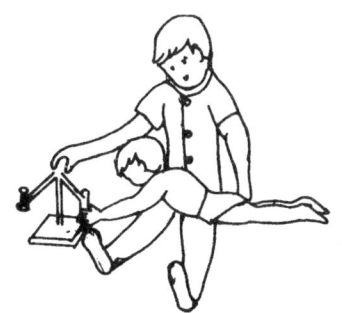

图6-51 利用治疗师双腿做脊柱伸展训练

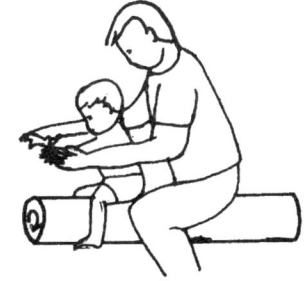

图6-52 利用圆滚促进坐位平衡反射训练

（4）促进头、躯干立直反射及抗重力肌伸展：使患儿俯卧在Bobath大球上，治疗师位于患儿后方固定骨盆，使大球左、右、前、后慢慢移动，使患儿上肢做向前方的支撑动作。然后治疗师双手托住患儿双脚，通过大球前、后、左、右移动，促进患儿下肢的支撑作用，也可以慢慢落在地面上，促进下肢对体重的支撑。通过大球的左右移动，促进躯干立直反射及俯卧位平衡反射的建立。

4. 效果　经过以上治疗半年后,患儿的非对称性姿势明显改善,头部正中位,颈部呈对称性伸展,两手可在胸前合拢,摆弄玩具。俯卧时,双手可支撑体重抬头,患儿可以独坐、扶站。但有时抓物不十分准确,坐位不太稳定。

例4　轻度手足徐动型脑瘫

患儿徐×,男,2岁,第一胎,8个月时早产,出生体重1800g,生后呼吸微弱,发绀,经吸氧等治疗1周。于6个月时发现患儿头经常背屈,仰卧时头经常向一个方向,全身发硬。

查体:患儿肌张力增高,头背屈,仰卧时脊柱过伸展略呈角弓反张状态,下肢肌紧张,髋关节屈曲、内收、内旋,外展角<70°。全身呈明显的非对称姿势,有间歇性节律收缩,受刺激时更明显,患儿表情呆板、不追视、不抓物、不会翻身、扶坐头背屈、脊柱后弯呈圆背状态。

1. 评价主要问题

(1)全身肌张力增高。

(2)非对称性姿势。

(3)智力落后,抗重力伸展障碍。

2. 治疗目标

(1)建立全身的对称性姿势。

(2)促进对称的抗重力伸展。

(3)逐渐形成翻身、坐、站等基本功能。

3. 治疗方法　因患儿肌张力高,姿势呈非对称性,主要表现在随意运动与精细动作障碍,所以治疗时必须抑制异常的姿势反射,采用反射性抑制姿势抑制异常姿势,促进对称性姿势,用例3的方法,促进脊柱的对称性伸展和抗重力伸展。

经过3个月的治疗,小儿姿势近于对称,俯卧位时可用双肘支撑,背屈状态明显减轻,头可在正中位上抬,呈对称的抗重力伸展姿势,两手可在胸前合拢,拍手或抓住自己一个脚玩,哭闹现象明显好转。但仍存在如下问题:其一,仰卧或俯卧时还有非对称性姿势出现;其二,追视抓物时,随着头部移动,全身肌张力呈亢进状态或非对称姿势,这是因为患儿随意运动明显时,容易出现代偿性的异常姿势。这是手足徐动型脑瘫的特点,因此下一个阶段(第二阶段)的治疗重点应该是:设计各种治疗场面,满足患儿要求,促进随意运动发育。

(1)立位训练:因为立位时容易促进全身对称性和抗重力姿势的发育,对患儿十分有利,还可以促进上肢对称性伸展及下肢支撑体重,进而促进智力及随意运动的发育,对间歇性伸肌节律性收缩也可起到抑制作用,治疗师要帮助患儿使每次抓物等随意运动都能成功,随着患儿活动与智力进步,要逐渐变换训练场地,给患儿以信心。

（2）关键点调节：当患儿出现对称性姿势后，治疗师要把关键点从身体近位端移到远位端，以尽量不妨碍患儿活动为原则，同时诱发骨盆的分离运动，促进骨盆与全身的分离运动，然后再促进骨盆向后方运动，利于躯干伸展及两上肢向前方运动，通过玩具加强手把握功能，如抓木棒或单杠，当脊柱伸展可随意调节，躯干与髋关节有分离动作时，可进行坐位训练（图6-53）。

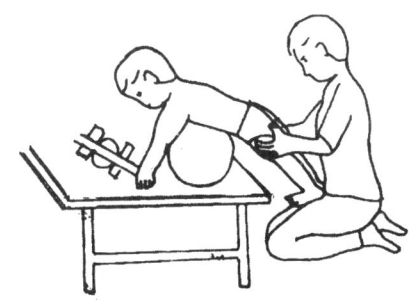

图6-53 促进骨盆与全身分离动作

（3）坐位训练：治疗师与患儿面对面坐，治疗师握住患儿上臂，以上肢为关键点进行调节，并通过语言与患儿沟通，治疗师可在颈部套一个色泽鲜艳的塑料圈，使患儿注视塑料圈，然后与患儿交谈，鼓励其坐好，脊柱伸展，自己调整至直立状态，并进行左右移动平衡功能训练。同时治疗师不时地令患儿用手抓住套在治疗师颈部的塑料圈，训练手把握动作（图6-54）。

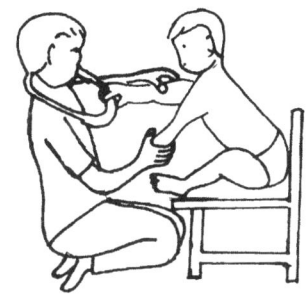

图6-54 坐位自我调节训练

（4）独站训练：当患儿用下肢支撑体重时，可进行立位训练，在患儿前方放一方桌，上面放上各种玩具，患儿取站立姿势，治疗师在其后方，轻轻扶其两侧腰部，要给患儿以自我调节的机会，然后左右移动重心。患儿姿势稳定后，可令其抬起一只手，用另一手支撑，这样可促进单侧上肢的支撑能力，为独站创造条件（图6-55）。

（5）自我调节训练：立位训练时，如果患儿下肢内收、内旋，可以在两腿之间放上圆滚以促进外展姿势，最后将患儿移到带横杠的椅子前，使患儿抓握横杠自我调节站立的姿势，此时治疗师可以减少扶助，给患儿更多的机会进行自我调节，体会站立及左右移动重心的感觉（图6-56）。

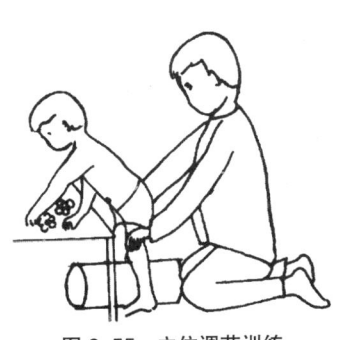

图6-55 立位调节训练

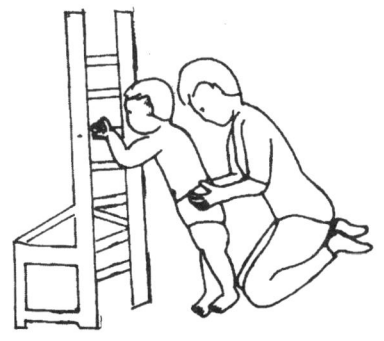

图6-56 立位自我调节训练

4. 效果　经过第二阶段半年的治疗,患儿非对称性姿势明显改善,在仰卧位、俯卧位、坐位、立位等各种体位中,姿势基本对称,俯卧位可抬头 45°～90°,上肢呈对称性支撑,追视与抓物比较灵活,可以独坐、抓站,手把握功能良好,只是在坐位仍有轻度拱背,站立尚不十分稳定,脊柱伸展还不充分,还需再评价、治疗。

例5　肌张力低下型脑瘫

肌张力低下型脑瘫患儿难以保持坐位、立位等抗重力的姿势,同时口腔周围肌群肌张力也低下,致使患儿咀嚼与吞咽功能障碍,甚至呼吸浅表,血液循环功能障碍,治疗时必须慎重。

肌张力低下型脑瘫多存在感觉障碍,如感觉迟钝、痛觉迟钝、精神发育迟缓,从安全角度出发也必须进行治疗。主要采用增加体重负荷、压迫性叩击法,给患儿体表感受器大量的刺激,从头部及躯干促进抗重力伸展与运动功能训练。结合实例说明如下。

患儿吴×,男,2岁,第一胎,38周分娩,出生体重3000g。患儿因不会翻身、不会坐、不能咀嚼进食而入院治疗。

仰卧位,背部紧贴床面,双下肢轻度外展,膝关节屈曲,呈W状姿势,缺少活动,上肢轻度屈曲,两手可在胸前合拢,围巾征阳性。

俯卧位,用双肘支撑,可瞬间抬头45°,不能爬行,四肢贴于床面呈蛙位。

坐位,不稳定,不能独坐,扶坐时脊柱极度弯曲呈全前倾坐位,双上肢不能支撑。

立位,扶腋下站立时,患儿双下肢屈曲不能支撑体重,下肢摆度大,足背屈角15°。

患儿感觉迟钝,用手及叩诊槌尖端划足底时,无防御性逃避反射,用针刺或用力捏时不哭也无痛苦的表情,引不出呕吐反射,不会咀嚼,吞咽困难,只能进牛奶等流质食物,表情呆板,不认母亲,蒙脸试验阴性。

1. 评价主要问题

(1) 全身肌张力低下,抗重力伸展障碍,头不能竖直,不能坐、立。

(2) 感觉迟钝,痛觉迟钝。

(3) 咀嚼肌肌张力低下,口腔感觉障碍,咀嚼、吞咽、摄食等十分困难。

2. 治疗目标

(1) 促进头、颈、躯干的抗重力伸展姿势,并逐步获得头部、颈部、坐位与立位的稳定性。

(2) 增加全身及各大关节的感觉刺激,提高全身的感觉功能。

(3) 提高摄食功能。

3. 治疗方法

(1) 促进头、颈、躯干的抗重力伸展姿势:俯卧位时,可在三角垫或Bobath大球上练习上肢的支撑动作,从用双肘、双手支撑到单手支撑,从瞬间抬头、抬头45°到抬头90°，促进全身的重心逐渐从头部向后方移动。

当获得坐位时，可以在坐位做头部调节及竖颈训练，也可以拉起患儿呈45°训练竖颈，逐渐使患儿肌张力增高，使颈部与躯干呈一条直线。在抗重力伸展姿势的训练中，脊柱也会得到充分伸展，通过肩部、上部躯干关键点的调节，抑制异常的W状姿势。在坐位时通过平衡板训练或身体左右移动训练，促进坐位平衡反射的发育，利用上肢的支撑促进坐位前方、侧方、后方平衡反射的建立，由坐位过渡到立位训练。

（2）提高感受器的感受功能：对患儿采用增加体重负荷，压迫性叩击等感受器刺激手法，在四肢和躯干上给予规则的与不规则的轻轻叩击。开始时采用快速叩击，当肌张力增高到一定程度后，速度减慢，再轻轻叩击，逐渐地改善头部、躯干等抗重力姿势使之保持下去，不断通过叩击增加刺激，使感受器的感受功能加强。

坐位时压迫肩部，从肩部增加体重负荷，促进肩部的肌肉收缩，姿势固定后，利于上肢支撑体重。立位时从骨盆及腰部给予压迫刺激，利用增加体重负荷与压迫性叩击，促进躯干部及下肢肌肉收缩，肌张力增高，促进脊柱的抗重力伸展及下肢的支撑能力。

以上两种方法是同时进行的，即在提高感受器感觉功能的同时，全身抗重力伸展也会得到相应改善，两者关系密切，治疗时要同时进行，不可忽视任何一方。

（3）提高进食功能：经过以上治疗后，全身抗重力伸展功能改善，颈部可竖直，获得坐位。口腔周围的肌张力和口腔内的感觉都有明显改善。这时要进行摄食功能训练，可利用玩具、奶嘴或治疗师将手洗净，做口腔周围按摩或伸入口腔内进行按摩，目的是刺激口腔内各部位黏膜感受器的功能，利于咀嚼肌及咀嚼功能的发育，对过敏性呕吐的患儿还可以起到脱敏的作用。以后慢慢增加食物的有形成分，从流食、半流食到固体食物，为练习咀嚼功能可适当地给予饼干等较硬的食物，训练患儿拿餐具，逐渐学会自己进食。

（4）提高防御反应能力：在治疗训练中，有目的地让患儿用自己的手指与手掌触摸口腔周围及全身各个部位，以促进浅表感受器的功能，同时利于身体近位端及远位端肌肉收缩，刺激肌系统神经肌梭装置，通过空间加强、时间加强，兴奋前角运动神经元，超过兴奋阈值使肌肉收缩，治疗时不断地变换体位，如坐位、立位，或者反复刺激患儿的足底，使其发生防御性的逃避反射。通过足底感觉刺激，达到良好的感觉状态，对患儿防御危险、保证安全也有重要的意义。

4. 效果　经过以上方法治疗1年以后，患儿智力明显进步，可以自爬并能跟在母亲后面爬行，头稳定，可独坐，有时可抓立，摆弄玩具，敲打积木，全身感觉功能明显改善，特别是防御反射，一刺激脚心，立刻出现逃避反射，患儿的咀嚼功能与咽下功能也有好转，对疼痛刺激较敏感，对脊柱的伸展及平衡功能特别是立位功能尚须进一步治疗。

例6 痉挛性四肢瘫型脑瘫

患儿赵×,7岁,男,双胎二产,生后体重2000g,出生时窒息,现已7岁,还不能直腰独坐,站立时不稳,来院治疗。

患儿肌张力增高,胸大肌呈痉挛状态,因而胸部屈曲,脊柱不能充分伸展,呈拱背坐位,髂腰肌痉挛使髋关节挛缩屈曲,全身呈屈曲姿势。

1. 评价主要问题

(1)脊柱伸展障碍,全身呈屈曲姿势。

(2)骨盆后倾,分离运动障碍。

(3)肌张力增高,胸大肌痉挛,肩前屈。

2. 治疗目标

(1)使脊柱充分伸展。

(2)获得坐位并稳定。

(3)促进立位功能的建立。

3. 治疗方法

(1)患儿坐在方凳子上,治疗师位于患儿的一侧,为促进骨盆向前方移动,抑制胸大肌痉挛,使上部躯干充分伸展,治疗师一手握住患儿双手拉向前上方,鼓励患儿挺胸(抑制胸大肌痉挛)、收腹(加强腹肌的收缩力量),另一手在患儿背部向下慢慢给予压迫刺激,逐渐发现患儿胸部扩张,胸大肌的肌张力减低,骨盆后倾得到纠正,脊柱充分伸展(图6-57)。

(2)治疗师再绕到患儿胸前,双手分别握住患儿双手拉向前上方,然后口头鼓励患儿,挺胸收腹,使脊柱呈伸展的坐位姿势后,外旋外展上臂与肩关节,促进胸部及肩关节充分伸展,抑制因胸大肌痉挛造成的屈曲姿势。由于上臂外展,肩关节后伸扩展,促进了躯干与脊柱的伸展,故坐位更加稳定。当患儿的姿势稳定后,可鼓励其自己向上一次次地举手,增加随意动作(图6-58)。

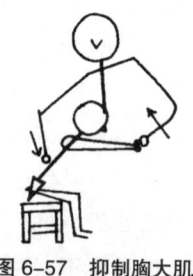

图6-57 抑制胸大肌痉挛促进脊柱伸展

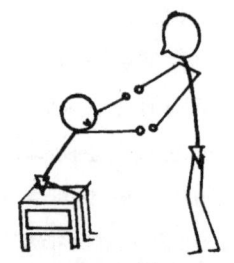

图6-58 上肢上举、外展促进脊柱伸展

(3)调节头部:当胸大肌痉挛被抑制,脊柱充分伸展后,做头部调节训练。治疗师在患儿后方一手握住患儿一只手,用一只脚顶在其腰骶部起固定作用,目的是防止骨盆后倾。这时可调节头部向前后、两侧运动,然后鼓励患儿自行调节,加强腹肌收缩力度(图6-59)。

(4)立位训练:患儿站在站立位训练架上,腰部、膝部给予固定,治疗师口头指示患儿双手向上举,挺胸收腹,然后使患儿上肢外展、外旋,肩后伸并固定在脊柱后方,这时通过上肢肩部关键点的调节达到抑制上部躯干屈曲,促进脊柱伸展,进而促进全身伸展。患儿站在站立位训练架的斜面板上,可使体重负荷于下肢,对尖足也有纠正作用(图6-60)。所以立位时,上肢容易伸展上举、外展与外旋,肩关节后伸,对促进脊柱伸展是最好的训练姿势。

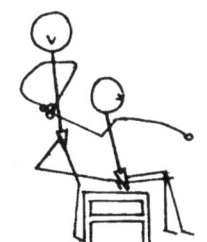
图6-59 脊柱伸展调节头部

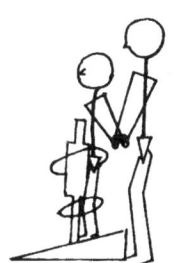
图6-60 固定在站立位训练架上训练

4.效果 患儿经过6个月治疗,胸大肌痉挛明显改善,躯干基本可以正常伸展,骨盆后倾基本得到纠正,坐位时脊柱伸展并可以独自站立2~3分钟。

下一步的训练应该是立位平衡训练及骨盆分离动作训练,最终达到步行的目的。

例7 痉挛性双瘫型脑瘫

临床上除了因脊髓横断性损伤引起的截瘫外,由脑瘫引起的纯截瘫型脑瘫非常罕见,大多数是四肢型的脑瘫,因上肢症状轻微,下肢症状严重而被诊断为截瘫型,如果仔细检查就可能发现上肢也存在一定的问题,只是症状轻微。本案例属于这种情况,以下肢为主,故以一个截瘫型的例子介绍治疗方法。

患儿姜×,女,9岁,8个月早产。出生后6个月时,母亲发现患儿下肢发硬,经常呈伸展状态,7个月时下肢交叉,3岁时才会走路,但走不稳,经常跌倒,步态不好,上肢与手指功能正常,会写字,会用筷子,精细动作基本正常,为改善下肢步态而入院治疗。

患儿拇食指对指动作、写字握笔、使用筷子等精细动作基本正常,发音准确,语言正常,无听力及视力障碍,智力正常。下肢肌张力增高,髋关节屈曲、内收、内旋,脊柱后弯,骨盆后倾,膝关节也有轻度屈曲,外展角小于70°,下肢摆动度小,足趾跖屈,尖足,足背屈角120°。

1.评价主要问题

(1)肌张力异常,腹肌弱,下肢屈肌肌张力高呈屈曲状态。

（2）姿势异常，髋关节、膝关节屈曲，下肢内收、内旋，轻度交叉，剪刀步态。

（3）步行不稳，平衡功能障碍。

2.治疗目标

（1）建立立位平衡功能。

（2）促进下肢分离运动。

（3）改善步态。

3.治疗方法　患儿因肌紧张异常，表现为腹肌肌群肌张力低下，髋关节屈肌、内收肌，膝关节屈肌肌张力增高。具体的就是髋关节屈肌、髂腰肌痉挛，使髋关节屈曲，内收肌痉挛使大腿内收，膝关节屈肌的半腱肌、半膜肌、股二头肌痉挛使膝关节屈曲，小腿三头肌痉挛使足跖屈尖足，因此要采用抑制手法抑制髋、膝关节屈曲，使下肢外展，促进腹肌肌群肌紧张，重点进行以站立为主的平衡功能训练，促进下肢的分离运动，改善步态。

（1）扩大关节活动范围，促进髋关节与膝关节的伸展：患儿取仰卧位，治疗师跪坐在患儿足下方，用双手操作患儿两足，使髋关节外展、外旋，膝关节伸展，踝关节呈中间位，患儿两侧小腿搭在治疗师的两侧大腿上，命令患儿臀部上提并保持一段时间，促进髋关节、膝关节伸展，增加髋关节的可动性及旋转动作，为立位步行做好准备（图6-61）。

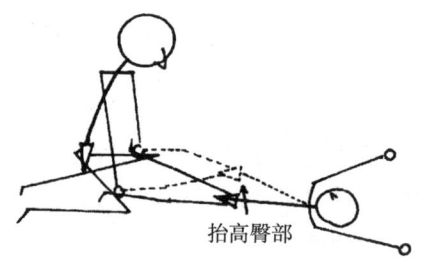

图6-61　扩大关节活动范围促进髋关节伸展

（2）立位训练：使患儿面向肋木架站立，治疗师位于患儿后方，以膝关节为关键点调节，用手扶着膝关节，慢慢使其伸展，抑制小腿三头肌痉挛，促进膝关节伸展（图6-62A）。当膝关节稳定伸展后，治疗师可用手向前推患儿臀部，抑制髂腰肌痉挛，促进髋关节伸展，另一手从胸前向后推，促进躯干伸展，因此患儿形成髋关节、膝关节与脊柱呈充分伸展的状态，这时重心稳定，利于站立（图6-62B）。

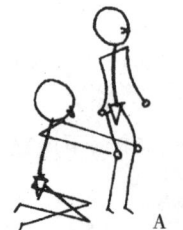 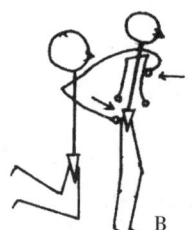

图6-62　立位训练

(3)立位平衡训练:患儿经过以上调节站立较稳定时,可进行立位平衡训练。首先调节肩部使体重向一侧移动,然后是另一侧,反复交替进行,也可以在平衡板上进行体重移动及平衡功能训练,为步行做准备。

(4)促进下肢分离动作,做步行训练:当患儿获得站立功能后,可进行下肢分离动作及步行训练。患儿向前伸出侧下肢,迈出一步,支撑体重时,此时促进膝关节伸展与足跖屈,另一侧下肢(后头侧)因不支撑体重而出现膝关节屈曲、足背屈。当该侧下肢(后头侧)又支撑体重时,下肢必然伸展,而使膝关节伸展、足跖屈。当重心完全移到后头侧下肢时,该侧下肢髋关节、膝关节伸展,前头侧的下肢膝关节屈曲与足背屈,抑制了屈肌痉挛,促进了分离动作,治疗师可在此基础上,扶持患儿骨盆,调节支持体重侧的髋关节向前旋转,另一侧髋关节则利用轻度外旋作用向前迈出一步,如此交替进行,做步行训练,改善步态。

训练不可操之过急,必须一步一步地进行,训练中通过语言不断进行鼓励,提高患儿的兴趣,积极配合,才能取得好的效果。

4.效果　经过半年的刻苦训练,患儿脊柱伸展基本正常,下肢步态明显改善,髋关节、膝关节伸展较好,可独行十余步。

第七章

Vojta运动发育疗法

一、发展史

Vojta 运动发育疗法简称 Vojta 疗法,又称 Vojta 诱导疗法,是德国学者 Vojta 博士提出的,由反射性俯爬与反射性翻身组成,是诱导出反射性移动运动的促通治疗手法。

Vojta 博士 1919 年生于捷克,1954 年任布拉格大学小儿神经科医师,当时他对脑瘫康复的知识还很陌生,同年转到布拉格脑瘫康复中心工作,后又到德国的康复中心工作,对脑瘫康复治疗产生了极大兴趣。当时人们对脑瘫虽然也进行功能训练,但是还没有系统的理论与治疗方法,而且治疗效果也不理想。在治疗实践中,他发现,对患儿给予压迫刺激及一定的抵抗后,其肌张力逐渐降低,如果连续给予抵抗,各关节的肌张力还会降低。他认为这种情况不但是脊髓水平的反应,而且与脑干以上高级中枢有关,在给痉挛型脑瘫患儿训练时观察到,俯卧位时,患儿小腿三头肌伸展,踝关节背屈,其头部伸展;如使头部背屈,踝关节跖屈,又形成尖足。这种现象绝不是局部反应,而是一种全身的反射运动。所以在纠正尖足时,只要在头部给予抵抗,防止头背屈,在足部给予抵抗,防止足跖屈,尖足就能被纠正。由此他设想,如果在运动的关键部位,如头部、脊柱给予抵抗刺激,就能诱发出脊髓水平的反射动作,刺激越强,反应越强,在关键部位加强刺激做等长收缩运动,肌张力会逐渐降低,就可使脑瘫的异常姿势得到纠正,但是保持住这种状态却较难,所以必须坚持治疗。脑瘫患儿不能很快出现这种效果,需经过一定时间的诱导治疗才能出现。

Vojta 把肱骨内上髁、股骨内髁、头部等刺激部位互相组合,在一定的姿势下给予刺激,就会在四肢与躯干上反复地诱导出同样的运动,这是一种复合运动,也是一种移动运动,这就是反射性移动运动概念的起源。

Vojta 在治疗中发现,脑瘫患儿营养差,长年卧床,经常患肺炎而影响训练,对这种患儿,治疗前必须首先改善呼吸功能,为此他利用 Kabat 手法,使患儿呈仰卧位,做呼吸功能训练,当他刺激胸廓中部时,患儿的小腿能抬起,头向对侧旋转,出现向对侧翻身的动作,由此 Vojta 发现了反射性翻身胸部诱发带的刺激部位。

反射性俯爬与反射性翻身是Vojta疗法的核心,可以说Vojta疗法是他在长期临床实践中不断观察总结的治疗方法。

1968年Vojta的专著问世,在神经发育运动功能的基础上,形成了Vojta诱导疗法,特别是他提倡早期诊断,提出用于早期诊断脑瘫的中枢性协调障碍的概念,由此对脑瘫开始了早期治疗,并取得了显著的效果,为脑瘫患儿的康复又开辟了一条新的途径,为减少伤残,促进患儿康复做出了巨大的贡献。

1969年、1970年及1974年,Vojta博士又连续发表了数篇论文,他的观点很快引起了各国学者的重视和认可。

1973年9月1日~13日,Vojta曾到日本讲学,传授Vojta七种姿势反射的检查方法及Vojta诱导疗法,特别是报告了207例脑瘫危险儿经过训练治疗,有199名(96%)达到正常化。所以他断言,脑瘫经过早期诊断和训练是可以治疗的,这引起日本医学界的震惊,不久Vojta疗法在日本得到了普及。此后他还多次到日本及其他国家讲学,传授Vojta疗法。

二、Vojta疗法概述

（一）定义

所谓Vojta疗法,就是通过对患儿身体特定部位的诱发带给予压迫刺激,诱发出反射性俯爬与反射性翻身两种移动运动的治疗方法,又称Vojta诱导疗法。

Vojta疗法的三要素包括:特定部位的诱发带,在诱发带上给予一定的抵抗压迫刺激,最终诱导出反射性俯爬与反射性翻身两种移动运动。Vojta认为,这两种移动运动是人类在种系发生中最基本、最原始的正常全身移动运动形式,也是一种协调的复合运动,是人类最重要的基本运动功能,为了赋活这种功能,Vojta利用一定的起始姿势,在身体一定的部位,按照一定的方向给予刺激,诱发出移动运动,这个特定的部位称为诱发带。诱发带有主诱发带与辅助诱发带两种,主诱发带多分布在肢体远端,辅助诱发带多分布在躯干上,是一切正常运动的基础,只是脑瘫患儿由于脑在发育中受到损伤,使这两种移动运动的发育受到影响,表现为延迟或停滞,所以通过Vojta疗法,重新诱导出这两种移动运动,干扰脑瘫患儿异常姿势的形成。

（二）基本原则

采用Vojta疗法治疗脑瘫必须注意以下原则:

1. 必须按照小儿正常发育规律进行训练。治疗前,治疗师必须掌握小儿正常的发育规律及移动特点,熟练掌握Vojta七种姿势反射,只有这样才能区别异常,发现异常,按照正常的发育规律,制订切合实际的循序渐进的训练计划。

2. 治疗前必须明确患儿的诊断、分型、瘫痪部位、疾病的严重程度,明确异常运动的成因特点,便于制订治疗方案。

3. 必须要求家长参与训练。因为脑瘫治疗需要的时间较长,不可能使所有的患儿全部住院接受训练治疗,因此必须强调家长参与治疗和训练,将训练内容贯穿患儿的日常生活,在家庭中开展疗育,家长是最好的治疗师。

治疗前要向家长做好解释工作,可让其在训练场地实地观察学习,使其对 Vojta 疗法有充分了解,建立信心,理解操作,才能坚持训练治疗。

4. 治疗师必须与患儿建立感情。要迎合患儿心理,配合玩具、音乐,不断地用语言鼓励,提高其参与训练的兴趣,使患儿信赖治疗师愿意参加训练,有信心、主动努力配合才会有效果。

5. 治疗师必须技术熟练。训练中注意观察反应,技术与训练质量对治疗效果有很大影响,一般每日最好训练 4 次,每次每个诱发带刺激 3～5 分钟(指一侧),最好在餐后 1 小时开始,治疗后 10 分钟可进食牛奶或饮料,治疗前后不能马上入浴。治疗场所应当温暖、光线充足,患儿最好裸体,便于观察。

6. 最先出现效果的是呼吸改善,哭声增大,便秘好转,食欲增加,睡眠好转,然后才是翻身与俯爬动作的出现。

(三) Vojta 疗法早期治疗意义

Vojta 是提倡早期诊断最有代表性的学者之一,同时他更提倡早期治疗,认为在新生儿期就可以诊断,出生后 2 周就可以开始治疗,早产儿可以在暖箱中接受治疗,开展早期治疗有重要意义。

1. 婴儿早期脑组织尚未发育成熟,脑的可塑性大,这个时期代偿能力强,Vojta 认为 3 个月之内是最佳治疗时期。

2. 脑瘫早期异常姿势运动尚未固定下来,容易取得较好的治疗效果。

3. 早期治疗可防止肌肉挛缩、关节变形,免于整形外科手术治疗。

4. 早期赋活在种系发生中早就存在的移动运动功能,阻止姿势向异常方向发展。

(四) Vojta 疗法优点与存在的问题

1. 优点　Vojta 疗法应用范围广。从新生儿到年长儿都可以使用,是早期治疗最好的方法。手法简单、容易掌握,在治疗中可培训家长,便于开展家庭疗育,效果明显。例如,肌张力较强的患儿,治疗 1 周后就可以出现效果,特别是早期治疗,效果更好。Vojta 疗法不需要复杂、昂贵的设备,只需要一个温暖、光线充足的场所和一张治疗台,经济实用,因地制宜,有条件的可住院由治疗师专职进行,没有条件的可培训家长进行家庭疗育,定期到医院复诊。

2. 存在的问题　治疗时由于在诱发部位上压迫刺激较强,呼吸功能较差或体质较差的患儿有些不适应,应经过呼吸功能训练后体质增强了再应用。

治疗时因较强的刺激,患儿往往哭闹严重,特别在刚开始训练时,给家长带来严重的心理负担,甚至不能坚持治疗而影响效果。随着患儿年龄的增长,1 岁后力量增强,治疗师如果力量不足,往往达不到训练目的,这时应与家长配合,在其协助下进行训练。

由于患儿多,治疗师少,训练时又需要一对一地进行,所以常常不能满足多数患儿的要求。

三、理论基础

Vojta 在总结前人经验的基础上,经过多年临床实践创立了反射性移动运动的 Vojta 疗法,其主要的理论基础如下。

(一)姿势反应性

所谓姿势反应性是指小儿对各种姿势变化的反应能力。有人把新生儿放在暗室内,然后给光亮,可见患儿头部转向光亮处,随着头部旋转,姿势体位也缓慢地发生变化,说明新生儿对光已具有姿势变化的反应性。这种反应性是通过传入、传出神经的传导,在中枢神经系统的协调下实现的。这种协调作用是小儿对各种刺激发生应答反应的基础,若发生障碍,姿势反应性必然异常,出现异常的姿势与运动,所以可以通过观察小儿的姿势反应性,早期发现异常。因而"中枢性协调障碍"被 Vojta 作为脑瘫早期诊断的新概念提出,已为各国学者所接受,实际上中枢性协调障碍就是具有姿势反应性异常的脑瘫危险儿,是 Vojta 用于早期诊断脑瘫的代名词。

Vojta 在 1962 年偶然检查农药(酞胺脒啶酮)中毒的两个患儿,迷路完全失去功能,却有拥抱反射,他分析拥抱反射与迷路无关,完全是由于检查时的检查动作刺激了身体的感受器,通过传入神经的传导、中枢性协调以反射的形式出现的结果。

人类在种系发生过程中,中枢神经系统内存在着姿势反应性的神经核团,出生后就有反应能力,只是新生儿运动受皮质下中枢控制,表现不完善而已,如果脑组织损伤,中枢性协调障碍,姿势反应性必然异常。因此 Vojta 利用姿势反应性的特点,早期发现异常,在患儿神经系统处于发育的状态下,异常运动尚未固定时,在一定姿势下,一定的部位给予适当的刺激,赋活在种系发生中早就存在的姿势反应能力,促进皮质内运动代表区即神经核团的形成与完善,促进正常移动运动的形成。

(二)脑的可塑性

Vojta 认为,年龄越小脑的可塑性越大,可塑性最大的是处在发育中的脑(未成熟的脑),一般指出生后半年之内,最晚不超过 8 个月,这个时期异常姿势运动尚未固定,如果接受治疗,利于患儿向正常方向发育。

因为脑损伤后,运动功能恢复的解剖学基础是神经新生或出芽。出芽有两种,一种是再生性出芽,一种是侧支性出芽。神经系统损伤后多为侧支性出芽。从一个神经细胞胞体的树突及轴突长出树突芽及轴突芽,向神经损伤后轴突变性的空白区生长,在原来失去神经支配作用的地方重新建立起突触联系。有文献报道,在中枢神经系统失去神经支配作用处见到侧支芽。

神经系统的功能单位是神经元,由细胞体与突起(树突与轴突)构成,神经元的轴突末梢反复分支形成突触小体,与其他神经元的树突构成突触联系,所以一个神经元可以通过突触性传递,对许多其他神经元产生作用;另一方面,一个神经元的树突或胞体又可接受许多神经元的突触小体构成突触联系,因此一个神经元可接受许多不同种类和不同性质神经元的刺激,传递兴奋,促进递质释放,增加突触电位。如果发生脑损伤,采用 Vojta 疗法给予适当诱导刺激,可通过突触传递性递建立新的联络,恢复兴奋传递功能,发挥代偿作用,年龄越小,脑的可塑性越大,康复的可能性越大,所以 Vojta 提倡早期治疗,可以获得较好的治疗效果。

(三)促通作用

促通作用是指从末梢感受器给予刺激,不断向中枢传导,再经过传出神经,诱导出正常的移动运动姿势,Vojta 又称其为"促通机制"。关于促通机制有很多解释,但都只是一种假说,Vojta 所指的促通是指刺激从传入到传出,引起肌肉活动、运动姿势的变化。

正常人为了站立与行走,下肢必须伸展,但是在对脑瘫患儿治疗时,不能以伸展为理由,利用阳性支持反射来达到促伸展的目的,因为这是与正常人站立不同的原始伸展运动。对脑瘫患儿必须促通胫前肌、小腿三头肌、胫后肌等各肌肉之间生理性收缩,使之互相协调,才能诱导出正常的站立姿势,所以正确分析异常运动,选择正确的促通手法十分重要。

Vojta 的促通作用,实际上是利用反射活动的连锁反射原理。因为一个刺激发动一次反射,反射的效应又成为新的刺激,引起新的反射,使反射连锁样传递下去。

运动肌存在连锁反应,人类的运动在神经系统的调节下,是由各肌群连锁样活动完成的。例如肩胛内收肌、外旋肌、外展肌、手的伸肌与屈肌等组成上肢的肌肉,如果作为一个运动单位,外旋肌损伤时,上肢的功能会受到影响(图 7-1),但此时如果在健康的部位如伸肌(W_1)给予一定程度的刺激,赋活该肌肉出现收缩,这种赋活效应,又成为新的刺激,通过连锁反应,再刺激外展肌(W_2),外展肌被激活后,再刺激损伤的外旋肌,外旋肌因被激活而恢复功能。促通时给予的刺激与抵抗,可以双向进行,但是要给予适当的生理刺激。有学者(Kabat)指出,治疗时不要直接刺激损伤部

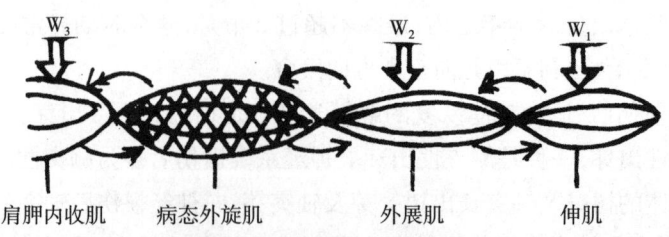

肩胛内收肌　　病态外旋肌　　外展肌　　伸肌

图 7-1　肌肉运动连锁反应示意图

位的肌肉,而是对健康部位的肌肉给予刺激与抵抗,通过连锁反应,使损伤的肌肉不断获得最适宜的生理刺激,以促进操作部位肌肉的功能,这就是著名的"Kabat原则"。

Vojta借鉴了Kabat原则,利用一定的姿势,从末梢给予刺激,赋活肌肉运动,诱导出正常的移动运动,这就是连锁反应的结合体。抓住一个环节,赋活全部反应,移动运动是最好的形式。这些生理刺激向中枢传导,建立起正常肌肉活动程序。一个刺激向中枢传导是一个信号(S_1),多个刺激则是多个信号(S_2、S_3、S_4……),这些信号是非常适宜的生理刺激,使中枢和末梢之间建立起正常的协调机制,是对每个运动姿势的促进,使之相互关连,赋活一个,传导一个,最后形成整体运动姿势,赋活正常种系发生的移动运动功能。

（四）反馈调节

人类神经系统的反馈调节有很多种,最重要的是反射活动的反馈调节,当给予的刺激发生反射后,效应器的活动必然刺激本体感受器发出冲动进入中枢,这个继发性的传入冲动就是反馈,它对维护与纠正反射活动的进行有重要作用,图7-2为反馈调节模式图。

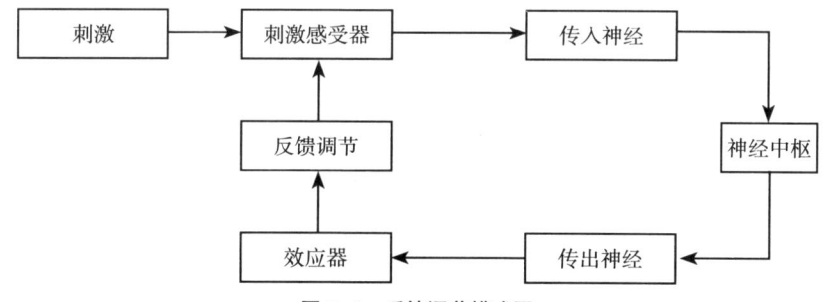

图7-2 反馈调节模式图

反馈调节有正反馈与负反馈两种,其中负反馈最重要。通过反馈调节,使自身调节功能更加稳定,由于反复强化刺激,使效应器活动越来越强。Vojta诱导出的移动运动,在中枢建立新的投射区,并不断促进皮质内运动代表区及神经核团的形成与完善,恢复正常运动功能。由于Vojta疗法的反复强化刺激,可使正常的运动模式得到记忆和加强,从而达到治疗的目的。通过反馈调节达到反复学习运动的目的。

（五）移动运动

移动运动是用双手支撑进行翻身、俯爬或四爬。

1. 移动运动必须具备的条件

（1）必须从一定姿势开始,再回到原来出发姿势的反复协调的运动。

（2）是各种运动的基础,可使全身骨骼肌发生收缩。

（3）与时间和空间的积累有重要关系。

（4）是达到一定目的、与外界接触及自我表现的手段。

构成移动运动,必须具备三要素:起立功能与支持功能、相运动、姿势的调节反应能力（头、躯干、四肢对空间体位变化的反应能力）。

为了理解以上要素，以四爬为例说明。爬行时必须有上、下肢四点的起立功能与支持（撑）功能，首先必须从俯卧位起来（立），然后支撑（持）起来，才能再向前伸出右侧上肢（以右侧为例），用右手支撑，接着是左侧下肢向前移动，用膝关节支撑，然后交替地伸出左侧上肢，用左手支撑，最后是右侧下肢向前移动，用右侧膝关节支撑的相运动，这样才算完成了一次爬行，反复进行。

由于有四点的支持，才能使向前移动的肢体进行相运动，在四爬时，头部、躯干、四肢时刻对姿势变化进行调节，相运动就是移动运动时瞬间发生在肢体上的分解运动或肢体角度变化的多关节调节运动。正常移动必须具备三要素，否则就不可能出现正常的移动运动。

2. 移动运动必须进行的调节

（1）出发姿势：反射性移动运动中，反射性翻身的出发姿势是仰卧位，反射性俯爬的出发姿势是俯卧位，这两种姿势是最稳定的，也是最基本的。Vojta利用最稳定的姿势，诱导正常的肌肉活动，促进反射性移动运动的形成，出发姿势在Vojta疗法中对移动运动的形成具有重要的意义。

（2）确定支点：移动运动除具备三要素外，确定支点十分重要，移动运动发生时，全身肌肉向支点收缩，身体重心向支点的前方、侧方、垂直方向呈三维方向的移动。为便于理解，以俯爬用肘支撑为例说明移动支点的确定（图7-3）。俯爬时全身向前方移动，用肘关节支撑身体，肘关节是支点（PF），肩关节与肘关节有关的肌肉收缩的方向都向着肘关节，躯干借助肩胛以肩关节（PM）为动点，向着肘关节由PM、PF到PM′、PF移动，支点在肘关节，肩部、躯干作为身体的重心向前方、侧方、垂直方向呈三维方向的运动，三维运动的总和就是移动运动，脑瘫患儿就是因为支点确定的三维运动障碍，所以移动运动发生障碍。

（3）变换肌肉收缩的方向：正常人做移动运动时肌肉收缩的方向都是向着支点变换，形成向前方、侧方、垂直方向移动运动。由于把自身的重心通过支点向前移动，躯干与肢体的角度发生改变，肌肉收缩的方向也必须变换。例如，爬行时由对称性肘支撑到单肘支撑（一侧上肢向前）时，支持侧的肱二头肌向肘部支持点的方向收缩，肩胛被牵向肘部，肩关节及身体重心向前方、侧方、垂直方向移动，躯干与上肢的角度也发生大约90°

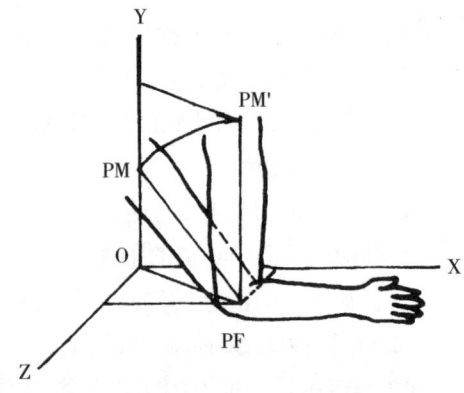

图7-3 确定支点示意图
X：前方移动　Y：垂直移动　Z：侧方移动
PM：动点，肩关节　PF：固定点，肘关节的改变(图7-4)。如果肌肉收缩的方向不能向支点变换,角度也不能改变时,移动运动则不能发生。

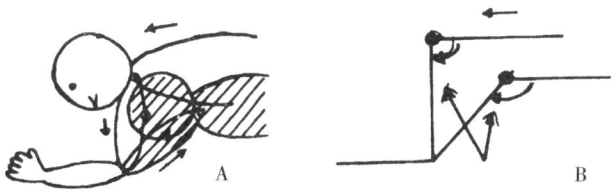

图7-4 肌肉收缩方向变换示意图

肌肉收缩的方向随着年龄增长而发生改变。新生儿期肌肉收缩全部呈向心方向,而且方向不变。4个月时,肩关节屈曲、内收,下肢也屈曲、内收,这是由于下肢的内收肌群在髋关节屈曲时向躯干方向收缩,保持髋关节屈曲和内收的状态。8~9个月时,从仰卧位翻身呈俯卧位时,或用膝关节支持爬行时,下肢的内收肌收缩的方向则向膝关节方向变换呈离心方向。如从俯卧位拉起时或1岁后站立时,肌肉收缩的方向则向着髋关节与膝关节呈离心方向,所以肌肉收缩的方向也是在不断地变化,由向心向离心方向变化,并随着不同的运动姿势,改变肌肉收缩的方向,以适应运动的需要(图7-5)。

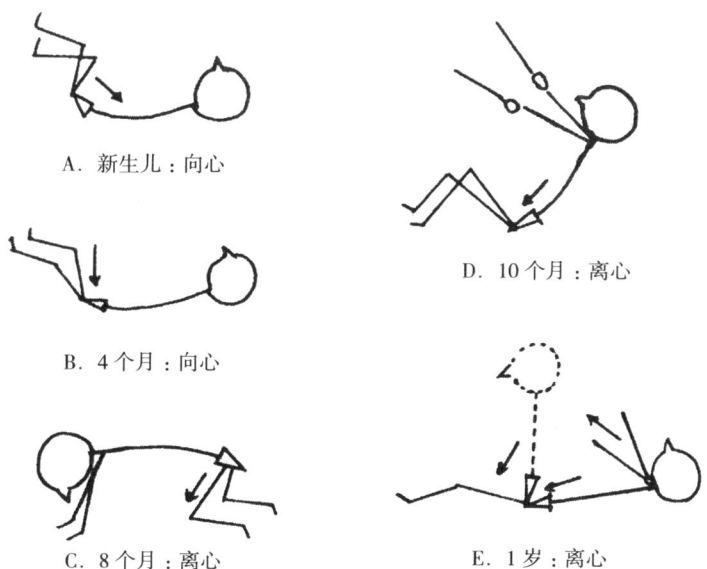

A. 新生儿:向心

B. 4个月:向心

C. 8个月:离心

D. 10个月:离心

E. 1岁:离心

图7-5 肌肉收缩方向发育示意图

脑瘫时肌肉收缩方向变换障碍,多为向心性,使移动运动发生障碍。正常小儿肌肉收缩的方向变化,上肢从6周开始,下肢从4个月开始。

Vojta疗法由于在一定部位给予刺激,可促进肌肉收缩方向的改变,促进患儿由向心性收缩向离心方向变换。如仰卧位时支点在肩部,肌肉收缩方向向着肩部呈向心性,如改变这种方向,可以使患儿取俯卧位,用肘关节作支撑(支点),肌肉收缩的方向则向肘部呈离心方向,从而促进了移动运动的形成。

（六）时间与空间的叠加

Vojta 利用时间与空间叠加的原理,在出发姿势的一定部位上(诱发带上)给予刺激,诱导出反射性的移动运动。因利用反射性移动运动的多个诱发带,对刺激可有两种反应,一种是局部反应,在诱发带的肢体上表现单个的局部反应。另一种是远隔反应,就是在远离诱发带的其他肢体上出现的反应(图 7-6)。诱发带 A、B、C、D 的局部反应是 A′、B′、C′、D′,其中远隔反应是 A′+B′+C′+D′。这是由于刺激 A 诱发带时,通过中枢神经系统,引起 A′的反应,刺激 B 诱发带时,由于某些原因可能不引起反应或反应不充分,但如果多个刺激同时刺激 A 与 B 时,比只刺激 A 或 B 的反应强烈和迅速(图 7-7),这就是由于刺激时间与空间的叠加,刺激冲动协同起来,产生的兴奋性突触后电位就能总和起来,形成较强的外向电流,发生扩布性兴奋,引起阈上兴奋,发生反射性传出效应,使原先不易发生传出效应的病态神经元接受传入冲动,发生传出效应,使反应加强,诱导出在种系发生中存在的移动运动。所以用 Vojta 疗法治疗脑瘫时,开始时间短,兴奋可能不完全、不明显,随着治疗时间的延长(时间性)和刺激的增加(空间性),由于刺激时间与空间的叠加,即可引起阈上兴奋,发生反射性传出效应,诱导出正常的移动运动,这种作用就是时间与空间的叠加作用机理。

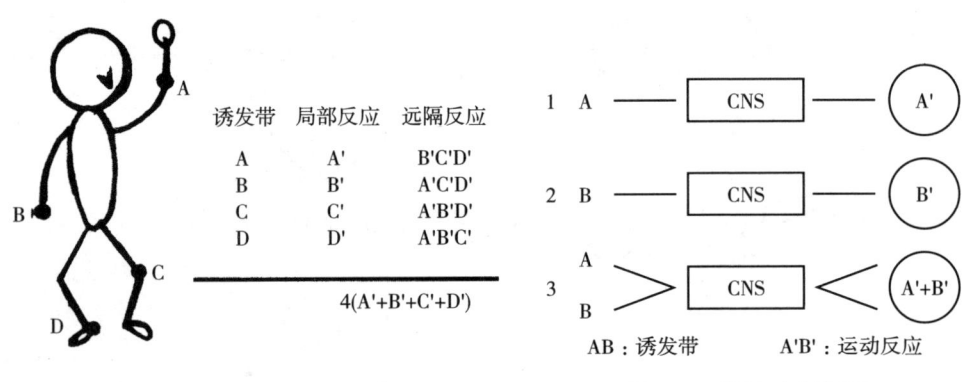

图 7-6　局部反应与远隔反应　　　　图 7-7　时间与空间的叠加

四、治疗手法

Vojta 疗法的治疗手法主要包括反射性俯爬与反射性翻身两大部分,治疗时要注意观察患儿的反应,选择适当的手法,要从出发姿势、主诱发带、辅助诱发带、出现反应、适应证等方面做起。熟练掌握操作方法,才能得到一定的效果。以下按这个顺序重点介绍具体治疗手法。

（一）反射性俯爬（简称 R-K）

反射性俯爬是在患儿俯卧位的姿势下,促进其头部旋转上抬、肘支撑、手支撑、膝支撑等功能及爬行移动的训练手法。要求治疗师必须熟练掌握,应用时才能得心应手。

1. 出发姿势　患儿俯卧位,头、颈、躯干在一条直线上,颜面向一侧旋转30°,头稍前屈,前额抵床,颈部伸展,肩胛部、髋部与床面平行(图7-8)。

（1）颜面侧上肢:

肩关节:外旋上举110°～135°。

肘关节:屈曲40°。

手部:在肩的延长线上,手指半张开。

（2）后头侧上肢:

肩关节:内收、内旋,位于躯干一侧。

肘关节:伸展,前臂稍内旋。

手指:呈自然的半伸展状态。

（3）颜面侧下肢与后头侧下肢:

髋关节:外展、外旋30°。

膝关节:屈曲40°。

踝关节:取中间位,足跟在坐骨结节的延长线上。

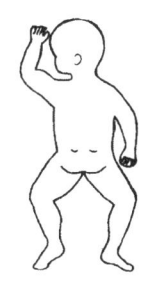

图7-8　反射性俯爬的出发姿势

2. 诱发带及刺激方向

（1）主诱发带:主诱发带都分布在四肢的远位端,共有4个(图7-9)。

①颜面侧上肢肱骨内上髁。刺激方向:肩胛骨的内侧、背侧、尾侧。

②颜面侧下肢股骨内侧髁。刺激方向:向着股骨方向的内侧、背侧方向进行压迫刺激。

③后头侧上肢前臂桡骨茎突上1cm处。刺激方向:与上肢外展、前臂移动相对抗,外侧、背侧、头侧三个方向。

④后头侧下肢跟骨。刺激方向:向膝关节方向的外侧、腹侧、头侧三个方向。

在治疗中选择哪一个主诱发带,要根据患儿运动的发育情况决定,最终目的是要诱导出良好的正常移动运动。

（2）辅助诱发带:辅助诱发带主要分布在躯干伸肌群部位,共有5个(图7-10)。

①肩胛骨内缘下1/3处。刺激方向:向着颜面

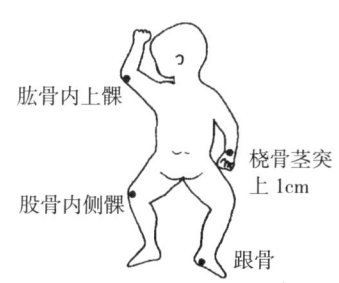

图7-9　反射性俯爬的主诱发带

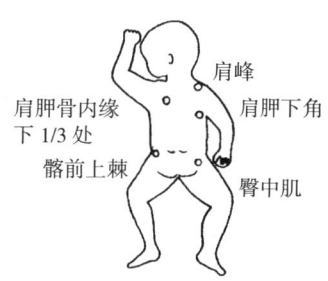

图7-10　反射性俯爬的辅助诱发带

侧肘关节方向的头侧、外侧、腹侧三方向给予刺激,使内收肌伸展,肩胛骨内收。

②颜面侧髂前上棘。刺激方向:向内侧、背侧、尾侧三个方向,使腹斜肌收缩,下肢屈曲。

③后头侧臀中肌处。刺激方向:向颜面侧膝关节内侧、腹侧、尾侧三方向给予压迫刺激,使臀中肌收缩,髋关节内收、外展。

④后头侧肩峰。刺激方向:向内侧、背侧、尾侧给予抵抗,使胸大肌伸展。

⑤后头侧肩胛骨下角。刺激方向:向颜面侧肘关节的内侧、腹侧、头侧给予压迫刺激,使肋间肌与膈肌伸展。

使用辅助诱发带有两种目的:一是促进肌肉收缩活动而给予刺激;二是对移动运动给予抵抗,以调节运动方向,使肌肉持续收缩。只有在利用主诱发带刺激并出现良好反应后,才可以改为单独使用辅助诱发带。

3. 反应

(1)颜面侧上肢的反应:

肩关节:可使肩胛骨内收固定,由斜方肌下部及前锯肌与菱形肌收缩所致,使肩胛骨固定,肩关节上抬并内收、外展或呈中间位。使肩关节向后移动,由于三角肌后部、肱三头肌、大圆肌、背阔肌收缩,使肩关节向后方移动。抬高肩关节,由于胸大肌、喙肱肌等肩胛带内收肌的收缩,使肩胛骨被提高,内旋、外旋动作协调,由于岗上肌与岗下肌收缩使肩关节的内旋、外旋的动作保持协调状态。由于三角肌、肱二头肌的收缩,使肩关节稳定。

肘关节屈曲:由于肘肌(肱二头肌、肱桡肌、肱肌)的收缩,使肘关节屈曲,并保持中间位置。

前臂内旋、腕关节掌屈和背屈:由于前臂肌协调性收缩所致。

拇指外展:由于手部肌、骨间肌、屈指深肌、屈指浅肌的收缩所致。

(2)后头侧上肢的反应:

肩胛骨水平位前举:由于斜方肌上部、三角肌肩峰部与前锯肌收缩所致,并产生固定作用。

肩关节外展、外旋并上举:由于三角肌锁骨部、胸小肌及岗下肌的收缩。

肘关节逐渐屈曲:由于肘关节屈肌(肱二头肌)收缩,使肘关节逐渐屈曲,最后可达 90° 的屈曲状态。

腕关节:由于腕部手指关节肌肉的协调作用,出现掌屈、背屈、小指伸展、拇指外展,最后可背屈 90°。

总之,从出发姿势手背贴床,逐渐掌屈角度增加,向头部移动,经过腋下,手掌贴床,拇指外展,手指张开,出现支撑上部躯干的动作。由于肩关节、肘关节的运动被诱发而出现向前方的移动运动。

(3)颜面侧下肢的反应:

髋关节外展、外旋、屈曲90°:由于刺激股骨内侧髁,使髋关节屈曲运动加强,并形成外展、外旋状态。

膝关节屈曲:由于大腿后侧的肌群(股二头肌、半腱肌、半膜肌)及腓肠肌的作用,使膝关节屈曲,起支撑的作用。

骨盆抬高:由于膝关节支撑,大腿内收而使骨盆抬高。

踝关节背屈:由胫骨前肌、小腿三头肌、胫骨后肌互相协调作用,使踝关节背屈。

总之,从出发姿势下肢半屈曲状态开始,由于同侧股骨内侧髁的刺激与压迫,反射性地引起髋关节、膝关节屈曲及外展,最后使髋关节屈曲、外展、外旋,膝关节屈曲、向侧腹部靠近,骨盆抬高,膝关节起支撑作用,同时踝关节也呈背屈状态,为移动的起立功能、相运动与调节功能建立基础。这种移动运动可由于对跟骨刺激而诱发,有时形成一种条件反射,一刺激马上就出现,很似逃避反射。

(4)后头侧下肢的反应:在新生儿就是踢蹬动作,是一种局部反应,远隔反应很难出现。其运动反应由出发姿势的轻度屈曲状态开始,受刺激后出现髋关节、膝关节伸展运动,开始由于治疗师按着足跟,表现为踢蹬治疗师手指的伸展动作,以后就用脚踢蹬床面向前移动。与颜面侧的下肢发生交替运动,最初是髋关节、膝关节屈曲,然后是伸展动作,形成移动运动。

(5)头、颈部的反应及其他反应:主要是对颈肌给予伸张刺激与四肢的主诱发带刺激共同引起颈肌的反应。从出发姿势头部向一侧旋转,形成中间位,然后向对侧旋转,由于对旋转动作给予抵抗刺激,使头部出现上举的动作,如果仍然给予抵抗刺激时,使头部保持一定姿势,促进颈部伸肌群持续收缩,使头上抬。

随着头部的旋转、上举,脊柱也有旋转动作,表现为颜面侧脊柱短缩,这是腰方肌、背阔肌收缩的结果。由于腹肌、肛门括约肌作用出现排便与排尿现象。

4. 反射性俯爬运动的标准反应模式 反射性俯爬运动主诱发带与辅助诱发带的压迫抵抗刺激,最终出现的反应是典型的爬行动作。由出发姿势开始,颜面侧的上肢因肩胛骨内收,肩关节向后移位,肩关节抬高而后伸,后头侧的上肢因斜方肌上部、三角肌与前锯肌作用,肩胛骨出现水平位的上举,而使后头侧上肢向前旋转,出现小指伸展、拇指外展向前方的移动运动。后头侧下肢出现伸展,使头向另一侧旋转,颜面侧下肢屈髋、屈膝90°,骨盆抬高,下肢向前移动。这种颜面侧上肢向后,后头侧上肢向前,头向对侧旋转,颜面侧下肢屈曲,后头侧下肢伸展的移动运动反复规律地出现,这就是反射性俯爬运动标准的反应模式(图7-11)。我们通过主诱发带与辅助诱发带的刺激,最终目的正是要诱导出这种标准的反应,诱发出人类在种系发生中存在的潜能。

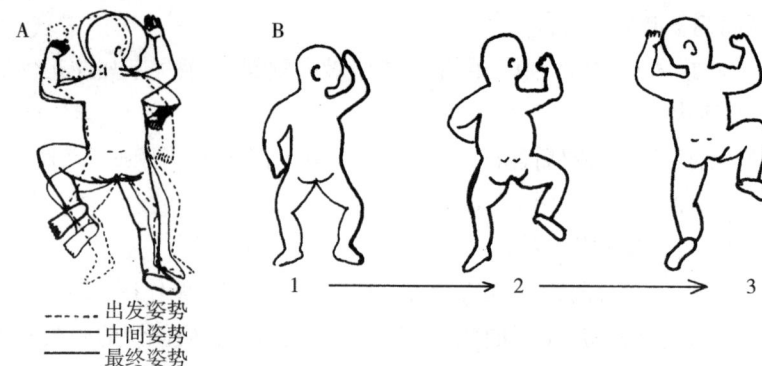

图 7-11　反射性俯爬标准反应模式图

5. 反射性俯爬移动运动的其他类型　除了以上介绍的 R-K 外,还有 R-K_1、R-K_2 及其他各种方法。

(1) R-K_1 法:该法的出发姿势与 R-K 完全相同,不同的是主诱发带选用颜面侧上肢肱骨内上髁及后头侧跟骨,辅助诱发带选用肩胛下角或肩胛骨内侧缘下 1/3 处等 3 个以上的诱发带,由 2 个以上的人完成。

注意:当肩胛骨局部呈内收、肩胛骨抬高、颜面侧上肢向后旋转时,治疗师要固定住肱骨内上髁,并以此为支点,促进肱二头肌、肱三头肌的收缩方向由向心性收缩转变为离心性收缩,以促进俯爬运动的进行,此时颜面侧下肢出现屈曲、伸展,反复交替的移动运动,如果上述动作未出现,则要找出原因,调节刺激或压迫的强度或刺激的方向,直到出现正常反应为止。

(2) R-K_2 法:也是在 R-K 法基础上为了不同目的发展变化的方法,共两种。

R-K_2 ①法:适用于上半身障碍严重的患儿,如抗重力伸展差、上肢不能支撑、头部不能上抬、颈不能竖直或有斜颈。

出发姿势:使患儿俯卧在检查台的一端,两下肢从髋关节处游离(图 7-12),头部仍然向一侧旋转 30°,前额抵床,颜面侧上肢外旋、上举,肘关节屈曲与 R-K 相同。

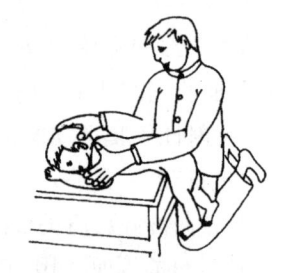

图 7-12　反射性俯爬 R-K_2 ①法

主诱发带:选用颜面侧肱骨内上髁。

辅助诱发带:选用后头侧肩胛骨内侧缘下 1/3 或颜面侧肩胛骨内侧缘下 1/3 或后头侧髂前上棘处,一般多选用后者。

反应:与 R-K 相同。

R-K_2 ②法:适用于下半身重于上半身的患儿,如下肢呈硬性伸展,交替屈伸动作困难或下肢支持困难、骨盆上抬困难、膝关节起立功能障碍(图 7-13)。

出发姿势:除颜面侧下肢屈曲于腹部下方之外,其他与 R-K 相同。

主诱发带：颜面侧肱骨内上髁，后头侧跟骨，促进肩胛与骨盆抬高。

辅助诱发带：后头侧臀中肌及髂前上棘处，诱发下肢屈曲、抬高骨盆。

临床上可根据患儿障碍程度和治疗目的选择主诱发带与辅助诱发带，如对下肢呈硬性伸展，屈、伸较困难的患儿，也可选择一侧下肢的跟骨及另一侧下肢股骨内侧髁，治疗师在背部及肩胛骨处给予一定的抵抗。

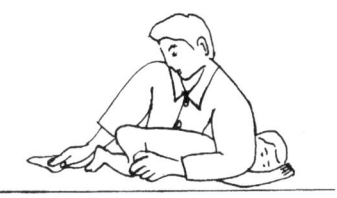

图7-13 反射性俯爬R-K₂②法

（3）R-K变法（又称E-po）：由R-K演变而来，根据出发姿势不同共有6种方法，故又称为"位置变法"。以下仅介绍目前最常用的一种R-K变法。

出发姿势：头与上肢与R-K完全相同，不同的是双下肢均屈曲于腹部下方，俯卧于检查台上，足背距检查台一端外2cm（图7-14）。

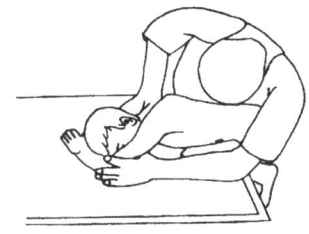

图7-14 反射性俯爬R-K变法（E-po）

主诱发带：颜面侧肱骨内上髁。

辅助诱发带：后头侧肩胛骨内侧缘或髂前上棘处。

此法适用于年龄较大患儿，躯干调节能力差，骨盆抬高起立障碍，下肢硬性伸展或屈曲、伸展障碍。R-K变法可促进抗重力伸展，对下肢的支撑起立功能也有促进作用，可促进踝关节背屈，纠正尖足。

（二）反射性翻身（简称R-U）

利用反射性翻身诱导手法，使患儿从仰卧位翻向侧卧位；在侧卧位时，用一侧上肢支撑体重，诱发坐起功能。其主要目的有4点：仰卧位时利用紧张性迷路反射，使伸肌紧张占优势；利用非对称紧张性颈反射姿势；促进体轴旋转；保持头部垂直，用上肢支撑上部躯干。

如果把新生儿或婴儿的头部向一侧旋转，可见四肢呈非对称性姿势，躯干也随着转成侧位，Vojta利用这种方法把患儿头向一侧旋转30°，在颜面侧胸部第7～8肋间与锁骨中线的交点上，向脊柱方向，在胸部给予压迫刺激，也可以诱发出这种反应。这是一种复合协调运动，表现为肩胛骨内收，上肢向侧方外展，颈部与躯干上部伸展，腰椎屈曲，骨盆后倾，下肢屈曲向腹部；如继续给予刺激，颜面侧的上肢向头部移动，躯干屈曲，骨盆旋转，后头侧下肢伸展，翻身成侧卧位，这就是反射性翻身的移动运动（R-U₁）。在采用反射性翻身手法治疗时，用手在不同的诱发带上给予刺激，如用拇指尖端，近于垂直的方向，给予由轻到重的均匀一致的压迫刺激，刺激的同时，注意观察患儿出现的反应，根据反应情况，随时调节刺激的强度、方向，并选择不同的诱发带。

1. 反射性翻身 R-U_1

（1）出发姿势：患儿取仰卧位，头部取正中位或向一侧旋转 30°，颈部充分伸展，头部轻度前屈（可用毛巾稍垫起），颜面侧上肢伸展，后头侧上肢屈曲呈 ATNR 姿势或两侧上肢呈自由伸展姿势。两侧下肢轻度外展、外旋，髋关节与膝关节呈轻度屈曲状态，头颈躯干在一条直线上（图 7-15）。

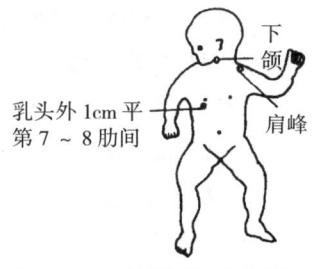

图 7-15 反射性翻身的出发姿势及诱发带

（2）诱发带：

主诱发带：颜面侧胸部平第 7～8 肋间划一横线与锁骨中线（过乳头）交点处。向脊柱方向的内侧、背侧、头侧给予压迫刺激。

辅助诱发带：后头侧下颌角（或下颌下 1/3），向颜面侧肘部方向压迫刺激；后头侧肩峰。刺激方向：主诱发带向着脊柱方向，向背部、向内侧、向头部方向给予刺激，辅助诱发带向着主诱发带的方向给予刺激，两者相对应。

（3）反应：

①直接反应：由于直接的按压刺激，可使 7～8 肋间肌伸展，横膈扩张，由于肺部受压，使纵隔移动，由于腰肌与腹肌收缩作用，使骨盆抬高，身体向对侧旋转。

②远隔反应：

a. 颜面侧上肢：肩关节两侧肩胛骨水平内收，肩关节因小圆肌、冈下肌的作用而外旋，因三角肌的作用而外展；肘关节由于肱二头肌的作用，成 10°～15° 屈曲；腕关节背屈或桡屈；手指呈半伸展状态。颜面侧上肢像拥抱样转向身体对侧。

b. 后头侧上肢：肩关节轻度外展、外旋，由于前锯肌、三角肌、肩胛下肌、冈上肌作用，使支点逐渐移向后头侧的肩部；上臂受背阔肌、胸小肌作用，呈内旋、外旋或中间位；肘关节轻度屈曲；腕关节背屈或桡屈；手指伸展。这时支点从肩部移向肘部，肘关节屈曲，腕关节背屈，用肘支撑，前臂内旋，手指伸展，头部出现旋转动作。

c. 下肢反应：髋关节屈曲 90°，外展 30°；膝关节屈曲 90°（股四头肌作用）；踝关节胫骨前肌收缩出现背屈，伸趾长肌作用可引起跖屈；由于腹肌收缩，使骨盆上提，向后头侧旋转，完成翻身动作；上部躯干伸展，起支持作用，下颌辅助诱发带可起重要抵抗刺激作用，诱发头向后头侧旋转。

（4）标准反应模式：经过反射性翻身主诱发带与辅助诱发带诱发出的标准反应模式是典型的翻身动作。

从出发姿势开始，治疗师一手将患儿头部向右侧旋转（以右侧为例），一手在右胸部主诱发带向脊柱方向给予压迫刺激，使脊柱向左凸出呈弯曲状态，由此而使右肋弓部与左髂前上棘间的距离缩短，左肋弓部与右髂前上棘间的距离加大，使腹肌（左侧腹外斜肌，右侧腹内斜肌）收缩，骨盆向左旋转，两侧下肢屈曲，颜面侧骨盆抬高向左旋转,左下肢伸展,右下肢屈曲。右上肢肘关节伸展,肩关节水平内收,越过胸部翻向左侧。这可减少对下颌角的刺激,也就是减少把颜面向右侧方向固定的力度,这时可见头部与躯干一起向左侧旋转成左侧卧位,完成翻身动作(图7-16)。

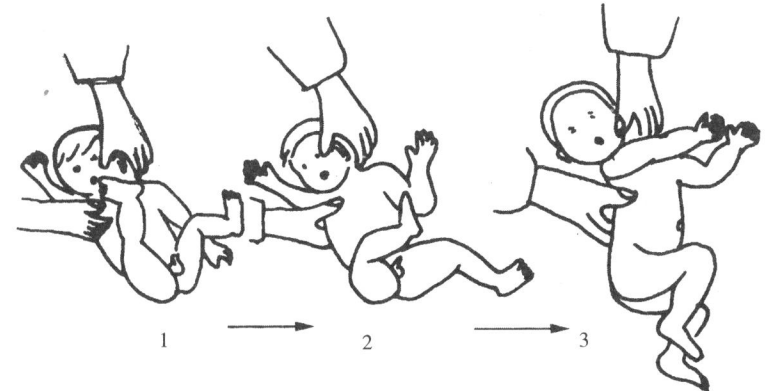

图7-16 反射性翻身的R-U₁标准反应模式

反射性翻身移动运动除了R-U₁之外,尚有R-U₂、R-U₃、R-U₄A、R-U₄B等类型,反射性翻身从R-U₂之后,其出发姿势是继R-U₁诱发出的侧卧位开始,最终目的是完成俯卧位,可用肘支撑、手支撑一系列手法。

2. 反射性翻身R-U₂

(1)出发姿势:取侧卧位,颜面侧(下侧)上肢向上伸展与躯干垂直,后头侧(上侧)上肢与躯干平行,上侧下肢呈自由位,下侧下肢略屈曲,足跟与臀部平行(图7-17)。

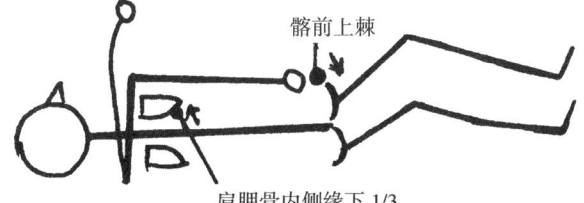

图7-17 反射性翻身R-U₂出发姿势(侧卧)

(2)诱发带:上侧肩胛骨内侧缘下1/3,压迫刺激的方向是患儿前方腹部(下侧上肢肘关节方向),使上部躯干向前方(腹部)向头部旋转。在上侧髂前上棘向患儿后背部给予压迫刺激,使下部躯干向后方(背部)向尾部旋转。

由于以上刺激,使躯干发生旋转,由侧卧位诱发成俯卧位。为了诱发躯干旋转动作,除利用上述肩胛带与骨盆的相反方向旋转刺激外,还可利用头部与骨盆带的旋转刺激及头部或肩胛带与上侧下肢膝关节的旋转刺激。

(3)反应:由于在肩部与髂前上棘处给予相反方向的刺激,使躯干上半身与下半身发生旋转动作,诱导出头部、躯干的运动。具体情况如下:由于颈部的非对称收缩,诱发出保持头部垂直的动作;用下侧肘部或手掌支撑上部躯干的起立动作;与头部躯干旋转刺激相反,诱发出腹肌、背肌的非对称性的对角线式收缩。

如果继续给予抵抗,增加负荷,如对下侧肘部增加负荷,对上部躯干给予压迫刺激,则由于克服重力,可维持一定的肌力,可诱发出头、躯干立直反射,头、躯干、四肢立直反射,头部作用的迷路性立直反射,也就是诱导出立直反射的复合运动。

总之 $R-U_2$ 有以下 3 种功能:保持头部垂直,建立立直反射的功能;在俯卧位时,用手、肘支撑,诱导出上部躯干与骨盆带的起立功能,上、下肢交替性的前进运动。$R-U_2$ 比 $R-U_1$ 更容易促进腹肌、躯干的旋转与分离动作。

3. 反射性翻身 $R-U_3$

(1)出发姿势:取侧卧位,上肢姿势与 $R-U_2$ 相同,不同的是双下肢屈曲,髋关节、膝关节均呈屈曲状态(图 7-18)。

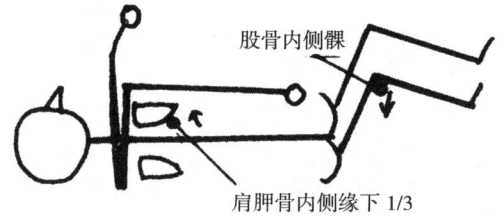

图 7-18 反射性翻身 $R-U_3$(侧卧)

(2)诱发带:在上侧肩胛骨内侧缘下 1/3,向腹部、头部给予压迫刺激。在下侧股骨内侧髁,向股骨头方向呈背侧、头侧、内侧给予。两个诱发带刺激方向相反。

(3)反应:与 $R-U_2$ 相同,$R-U_3$ 更容易诱发腹肌活动。

4. 反射性翻身 $R-U_4A$

(1)出发姿势:取侧卧位,上肢与 $R-U_2$ 完全相同;上侧下肢髋关节屈曲,膝关节屈曲;下侧下肢自由伸展,足跟与臀部平行(图 7-19)。

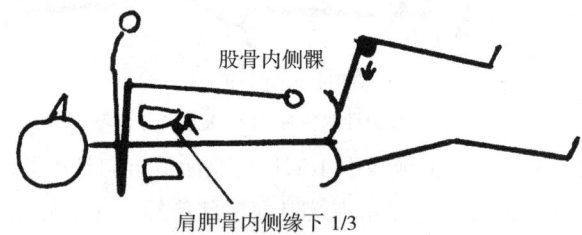

图 7-19 反射性翻身 $R-U_4A$(侧卧)

(2)诱发带:在上侧肩胛骨内侧缘下 1/3,刺激方向与 $R-U_2$ 相同。在上侧股骨内侧髁,向股骨头方向给予压迫刺激。

(3)反应:基本反应与 $R-U_2$ 相同,但此法更容易诱发出下肢交替的分离动作。多用在痉挛型脑瘫下肢交替运动障碍的患儿。

5. 反射性翻身 $R-U_4B$

(1)出发姿势:取侧卧位,上肢与 $R-U_2$ 完全相同;上侧下肢自由伸展;下侧下肢髋关节、膝关节屈曲(图 7-20)。

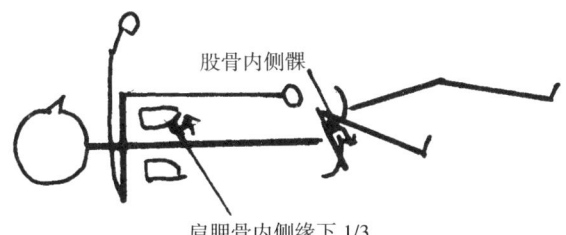

图 7-20　反射性翻身 R-U₄B（侧卧）

（2）诱发带：在上侧肩胛骨内侧缘下 1/3，刺激方向与 R-U₂ 相同。在下侧股骨内侧髁，向股骨头方向呈内侧、背侧、尾侧方向给予压迫刺激。

（3）反应：与 R-U₂ 完全相同，只是利用此法比较容易促进躯干的旋转动作、下肢的交替分离动作，以及髋关节在外旋、外展位的伸展。

五、治疗效果

Vojta 认为，治疗的效果与开始治疗的时间有重要的关系，年龄越小，治疗效果越好。Vojta 本人治疗的 207 例 8 个月之内的患儿，有效率为 96.1%。

国内学者孙世远报道 292 例 0～4 岁脑瘫患儿采用 Vojta 疗法治疗，总有效率为 95.5%。为了进一步证实与探讨 Vojta 疗法的效果，王冬兰用皮-肌反射（CMR）检测方法对 109 例脑瘫患儿进行了治疗前后的测量研究，发现脑瘫患儿经 Vojta 治疗前后的 CMR 改变与临床类型和疗效有密切关系，如痉挛型脑瘫治疗后表现 I_1 波、E_2 波、CCT 明显缩短，E_2/E_1 增高，E_2 波出现出波率为 61.9%。说明 Vojta 疗法可以促进神经纤维髓鞘的形成，使中枢神经传导功能增强，以建立新的突触联系，促进皮层内出现和完善大脑皮质运动代表区；与痉挛型相比，手足徐动型脑瘫效果差些，总有效率为 45%；年龄越小，坚持治疗时间越长，效果越好。通过诱发电位测定 CMR 证实，Vojta 疗法是治疗脑瘫理想的治疗方法。

第八章

Petö疗法

Petö疗法又称为集体指导疗法或引导式教育疗法,它是由匈牙利的学者Petö Andras教授创立的(以下简称Petö)。

一、发展史

1893年,Petö教授出生在匈牙利西部的松博特海伊(Szombathely)市,其父身患帕金森氏病,母亲是一位教师,Petö从小学习非常勤奋。

1911年,Petö考入奥地利维也纳医科大学学习,毕业后在奥地利的医院内科工作,受父亲疾病的影响,他对运动医学发生兴趣,工作期间阅读了很多有关运动医学的书籍,这个阶段可以说是Petö疗法的孕育阶段。

1930年,任Mauer医院院长兼运动疗法科主任医师,从此开始专门从事运动医学工作,对运动疗法开始了深入系统的研究。

1938年,Petö教授回到祖国匈牙利的布达佩斯,由于他的执着追求和多年的愿望,带领4名同事在自己家里正式开展Petö引导式疗育,Petö疗法终于问世。由于治疗效果良好,很快受到人们的重视和认可,从此迈进了康复医学的行列。

1945年,由于Petö疗法迅速发展,急需大量的引导者,Petö教授在匈牙利的布达佩斯创立了世界上第一所障碍者疗育指导培训学校,这是专门培养Petö疗法引导者的学校。

1952年,在布达佩斯创立Petö国立研究所,Petö疗法得到了国家的认可。

1963年,在匈牙利创立运动障碍者集体指导疗育者培训大学,可同时寄宿3~6岁需疗育的儿童400人,有200多名引导者从事工作,实行24小时全天疗育。后来又建成一个可同时容纳800名患儿、有400名引导者工作的世界最大的Petö研究所及大学,Petö教授任所长及大学校长,他为国际上培养了众多的Petö疗法引导人才,实现了一生的愿望,创立了自己的Petö疗法。

1967年,为Petö疗法奋斗一生的Petö教授逝世,人们深深地怀念他,因为他不仅是杰出的医学先躯者,也是一位才华出众的社会活动家,为世界运动障碍者的康复做出了巨大的贡献。

1988年，匈牙利政府为了进一步扩大Petö疗法的国际影响，建立国际Petö研究所，专门组建了Petö财团，建立了国际引导教育协会，目前Petö疗法已引入日本、香港等地。日本大阪市村井正直先生开设的わらしへ学园，主要是用Petö疗法治疗脑瘫及重症身心障碍患儿。佳木斯医学院脑瘫疗育中心于1986年派人去日本学习并引进了Petö疗法，取得了较好的效果。

二、Petö疗法的理论基础

Petö教授认为，人类的正常功能是在种系发生中早就存在的，即使发生了脑损伤，这种功能也是潜在存在的，可以通过引导教育，重新诱发出这种潜在的功能，重现正常化动作。这就是Petö教授认为运动障碍者可以回归社会、走向康复的神经生理学基础。

这种潜在的功能以神经系统为主导，在发育中逐渐完善，可以通过反射刺激来完成，重新建立新的运动功能。巴甫洛夫的暗箱学说正说明了这一点，如果使患儿反复接受某种刺激，当达到一定阈值，可以改变神经系统的功能，新的功能又将成为新刺激，再次刺激神经系统，如此反复进行。Petö疗法就是通过教育学习的主动形式，利用认识、感觉、交流的方式，对患儿日常生活给予各种课题刺激，通过引导和神经系统的调节作用、条件反射、习惯性形成，促进神经系统功能更加完善。通过引导，将无数信息传入大脑，使大脑与外界建立新的联系，利用生理性刺激，由不知变为有知，逐渐形成功能性动作与运动，这就是Petö的引导式教育疗法。所以，可以说Petö引导式疗法的核心是学习，学习是引导式疗法的灵魂，该疗法实际上就是一个学习的过程，尤如一个刚出生的婴儿，他的每一项成长进步都是一个学习的过程，通过学习可以使受伤的大脑得到充分的刺激，提高功能，使神经传导通路更完善，以代偿损伤的脑细胞，学习的方法有以下几点。

1. 大脑思维、感觉、理解每一个动作的意义和内涵。
2. 要有实际行动及动手的能力与方法。
3. 要启发调动儿童有积极向上努力完成各种动作的态度与主观能动性。
4. 以日常生活的各种需要动作为基础。与家长配合有序进行，从身体上、心理上、社会生活上，融为一体，设计完整的训练内容，在实际生活环境中完成训练，使患儿主动参与学习回归社会的能力。

引导者应事先设计出很多课题，这些课题必须与患儿年龄、障碍程度相适应。患儿通过引导者的引导帮助，经过教育学习与自己主观努力完成课题。通过反复的课题刺激，患儿将逐渐掌握正常的运动功能，其中最重要的是学会进食、排泄、移动、穿衣等人类生存的基本功能。

治疗时按疾病程度将患儿分成不同的组，分别进行训练，将训练的内容再分成多个单一动作,使患儿先分别掌握每个单一动作,再串联起来,完成整体动作。例如,通过特殊设计的可以抓握的桌椅、木床,进行日常生活功能训练,引导运动障碍者掌握并完成这些课题,逐步学会适应生活和社会。训练时引导者要利用语言使患儿重复做动作,患儿通过语言加深了印象。Petö 疗法受到世界各国学者的重视,逐渐被采用并不断发展。

三、应用范围与年龄

Petö 疗法(引导式教育法)是一种综合康复方法,适用于各种原因引起的运动功能障碍、语言障碍、行为异常、智力低下的患儿。从匈牙利布达佩斯 Petö 研究所 1950～1965 年统计资料看(表 8-1),脑性运动障碍患儿为 707 人(占 81.6%),脑瘫患儿 568 人(占 65.5%),脊髓性运动障碍患儿 119 人(占 13.7%),末梢性运动障碍患儿 33 名(占 3.8%)。可见 Petö 研究所是以脑性运动障碍为主要治疗对象,同时也包括其他的运动障碍。

表 8-1　1950～1965 年匈牙利 Petö 研究所住院患儿统计表

疾病名称	例数	百分率 %
脑性运动障碍	707	81.6
运动失调	28*	
双瘫	219*	
偏瘫	79*	
重复偏瘫	29*	
手足徐动	213*	
帕金森氏病	1	
多发性硬化	1	
成人偏瘫	137	
脊髓性运动障碍	119	13.7
痉挛性截瘫	42	
弛缓性截瘫	36	
上下肢瘫	11	
脊柱裂	16	
末梢性运动障碍	33	3.8
其他	7	
总　计	866	

注:* 为这几种类型脑瘫例数共 568 人,占总数 866 人的 65.5%。

引导式教育适用于 2 岁以上的任何年龄组患儿。对智力低下、不能进行语言交流、不能理解引导者语言含意者,不能采用或不适用。

四、疗效判定标准

判定 Petö 疗法的效果主要根据以下 5 个标准的自立程度。

1. 进食功能程度。
2. 脱衣、穿衣功能程度。
3. 姿势与体位变换的功能程度。
4. 写字画图的功能程度。
5. 理解语言与能动性的功能程度。

五、Petö 疗法与 Bobath 疗法、Vojta 疗法的比较

Petö 疗法与 Bobath 疗法、Vojta 疗法有一定的区别,具体情况见表 8-2。

表 8-2　Petö 疗法与 Bobath 疗法、Vojta 疗法的比较

Petö 疗法	Bobath、Vojta 疗法
1. 集体游戏,集体教育疗法	一对一的训练治疗方法
2. 24 小时接受治疗,可以寄宿,集体生活	每日 1～2 次,每次 50 分钟,由专职人员进行训练
3. 引导者经过 4 年制大学学习,掌握医学教育学、心理学、哲学、音乐及理学治疗师(PT、OT、ST)知识,经国家考试允许	理学治疗师多为专科大学毕业生,经国家考试允许
4. 主动治疗,在保育所、幼儿园,被教育者完全能自由地有创造性地接受治疗,形成正常的人格	被动治疗,患儿容易依赖、孤立,影响自主的精神发育
5. 中枢⇌末梢双向促通	末梢→中枢,单向促通
6. 适用于 2 岁以上各年龄组患儿,可实现自我感知,利于社会	Vojta 疗法出生后 7 天可开始治疗,Bobath 疗法出生后 1 个月可开始治疗

六、引导式教育促通方法

引导式教育通过各种方法将各种刺激互相强化,使之在空间与时间上加强,使患儿通过主观努力,完成日常必要的课题(日课),这就要求引导者事先必须对患儿进行全面了解、检查,熟悉每个患儿的障碍特点、程度、有无促通的可能性,并根据患儿的情况设计出切实可行的课题与目标。引导者要循序渐进地进行引导,使患儿完成课题,使设计的目标意识化,达到预想的目的。

1. 利用运动力学的原理　运用运动力学原理变换肌肉收缩方向,促通瘫痪肌肉恢复功能。在大脑皮质调节下,肌肉向心收缩变为离心收缩,使患儿重新获得正常运动的功能。如膝关节伸展,可以保持身体重心维持平衡;如肩部肌肉瘫痪时,可通

过伸展后仰躯干,把上肢的重心移向肩关节后方,这样可使上肢上举、前举,手伸向头上方。引导式教育就是在肌肉瘫痪的状态下,引导、促通大脑皮质,利用肌肉向心、离心收缩作用,获得新的运动功能。

2. 课题意识化　引导者设计课题时,必须注意患儿是否能够完成,通过语言作用使课题意识化。如对手足徐动型患儿引导时,做上肢外展、上举的课题时,不能命令其立刻完成,因为这样患儿容易出现上肢痉挛内收,肘关节屈曲,反而不能使上肢外展、上举,所以要引导患儿,使其将举起上肢的课题在头脑中意识化之后,就可以比较容易地举起上肢,避免了内收、内旋的状态。也可以从下面向上抓握横木,使上肢慢慢上举,此时肘关节伸展,完成上肢上举的课题。这种方法就是使课题意识化,在大脑皮质参与下,引导患儿通过大脑思维、感觉、理解每一个要做的动作的意义,然后反复进行这种动作,就可以达到促通上肢上举、利于脊柱伸展的目的。通过课题意识化的促通作用,使患儿体会正常姿势的感受,引导其逐渐有步骤地恢复正常功能。

3. 循序渐进地引导　即要符合正常小儿生长发育的规律,因此引导者必须熟练掌握这一规律,按照生长发育的特点,结合患儿情况,设计出切实可行的目标,从低级向高级,从简单到复杂,一个一个地引导。简单的动作完成了,复杂的动作也就有希望了,在引导中将这些课题串连起来,使之互相影响、互相促进,发挥更大的促通效果,最后达到预想的目标。

4. 通过用具进行促通　引导式教育可以利用很多用具。

（1）靠背上带有很多横木大小不等的椅子:这是引导式教育最重要的促通用具,为促进上肢伸展可用手抓横木;站立时可使双手上举用手抓住椅背横木进行站立;步行时可在两排椅子之间练习走路,这样患儿有安全感,可顺利进行训练(图 8-1)。

（2）带横木的床:患儿在这种特殊的床面上活动十分方便,可用手抓住横木,做翻身、俯爬、起立等多种姿势训练(图 8-2)。

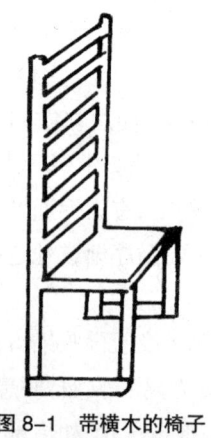

图 8-1　带横木的椅子

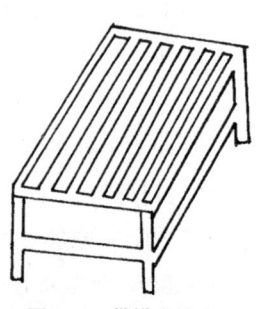

图 8-2　带横木的床

（3）方木箱：同样大小只是高低不等的方木箱。这种木箱可以互相组合，起到调节高度的作用。如做下床动作训练时，可根据不同高度，放置小木箱，患儿先踩到木箱再下到地上。

（4）木棒、球、套圈等各种玩具：长短不一粗细不等的木棒、球，以及各种套圈。训练时可起固定作用，调节手腕部各关节的活动，利用玩具可引起患儿的注意力和兴趣，使之配合训练，提高训练的积极性，不致于感到枯燥无味。例如，让患儿上臂内旋、外旋时，单纯用语言指示，患儿很可能不易接受，但如果让其拿个小娃娃，引导者可以说："让娃娃头朝下或头朝上。"这样很容易达到上臂内旋、外旋的目的。

（5）绳子、步行平行杠：做步行训练时，为保护患儿或使其有安全感，可以拉好绳子做步行训练。

5. 利用人际交流关系的促通作用　患儿生理发育、心理成熟是受外界因素的影响，并结合内在因素而形成的，引导式教育把引起变化的条件作为重要的因素。从某种意义上说，受外界影响的因素越多，发生变化的机会就越多，引导式教育通过集体疗育给予集体的力量、兴趣与智慧，集体超越了个人的小社会，在学习的机会上、精神上、身体上都可以发挥重要的作用，特别是使患儿互相接触、互相影响，感情交流、语言交流等人际交往，非常利于患儿的康复。

Thompson W.R 用犬做了试验，把刚出生的小犬完全孤立单独养育，给予充分的营养，结果这条犬长大后行为独特。Hollow 夫妇用猿也做了同样的试验，得到了与犬相似的结果。

Petö 研究所也报道了一个 3 个月的患儿出生后与母亲分离，因缺乏母爱这个患儿发生了语言障碍、运动障碍、性格孤独、怕见人、注意力不集中，但是后来在 Petö 研究所经过引导式教育治疗，通过引导者的关怀引导，患儿之间的交流等人际交往疏导，该患儿不再怕见人，愿意与人说话，大声地笑，自己可以穿衣服及上厕所，愿意参加集体训练，基本上能完成日课内容。可见引导者给患儿设计了快乐的环境、理想的课题，使患儿享受到了集体的快乐，体会到了温暖。引导式教育通过改善人际关系起到促通的作用，使患儿逐步达到生活自立、学习自立，奋发向上、努力进取、争先完成课题，恢复潜在的功能，所以 Heal 称 Petö 疗法为语言与运动综合的十分完整的治疗法。

6. 使韵律意识化　引导式教育促通方法重要的手段之一是韵律的意识化，它包括节律与意识两个部分。韵律意识化是节律与意识的有机结合。通过语言调节使韵律意识化，并逐渐过渡到随意动作与行为，完满地完成课题要求。

例如，引导者先通过语言命令患儿把右手举到头顶上，这时患儿重复一句"把右手举到头顶上"，当引导者数 1、2、3、4、5……的时候，患儿慢慢地把手举到了头顶上，完成了设定的日课内容，使右侧上肢得到了充分的调节，达到了预想的动作要求。

所以 Lurija 说,人类神经系统的关系产生于语言,由语言形成其他的行动,Petö 教授把这种情况称为韵律意识化。

如果引导者让一个3岁的患儿踢球,开始他不能踢出去,但如果一边叫他踢球,一边数着1、2、3……配合着数数字的韵律,患儿则可以完成踢球的动作。当患儿会说话时,随着单词的数目日益增多并复杂化,就可以逐渐获得复杂的活动方式。韵律意识化是一种促通,也是加速器,而且可使孤僻寡言的患儿充满活力,对患儿进入课题也是一个重大的举措,对中枢神经损伤的恢复与智力的提高十分有利,可促进突触传递,恢复末梢神经功能,促进脑组织发育。

韵律意识化是引导教育中重要的环节,是促进患儿恢复潜在功能的手段,通过韵律意识化完成课题,恢复正常功能。

7. 具体实施方法与要求

(1)分组:引导者根据病情轻重、疾病的种类将患儿分为不同的小组,如痉挛型脑瘫、手足徐动型脑瘫、四肢瘫、双瘫、偏瘫等不同的组别。

(2)制订课题:引导者根据不同组别的特点,制订切实可行的课题,结合日常的生活顺序,把各种课题有机穿插在日常生活动作中,如从早上起床开始,在穿衣、下床、入厕、洗漱、就餐等日常活动中结合游戏开发智力,进行精细动作的训练,使患儿逐步养成习惯,形成规律,循序渐进地完成课题。

(3)与患儿交流感情:引导者在治疗前、治疗中要与患儿交流感情,真诚相处,一定要得到患儿的信赖,在患儿心中树立威信,在训练引导中不断调节气氛,使患儿对训练产生兴趣而不是当作负担,自觉主动地去参加,在日常活动中、在快乐的游戏中完成课题。

(4)合理设计课题:引导者在设计课题时要根据患儿的实际情况,适合多数人的水平,标准过低,达不到引导的目的;标准过高,患儿完不成会失去信心,厌烦治疗,因此治疗前一定要反复考虑,合理设计。

(5)注意课题的连贯性:引导的课题不能孤立地分开进行,必须互相结合,形成系列化,引导中要反复重复,反复强化,当完成这一课题时,再设计新课题,建立新目标。除集体之外,也要根据个人情况分别设计,做到集体与个人相结合。

(6)适当借助互相帮助:对个别障碍较重的患儿,引导者要给予不同程度的帮助。患儿之间也可互相帮助,通过语言、韵律、意识化等方法,使患儿完成课题。

(7)鼓励患儿克服困难坚持训练:引导者要注意引导患儿不怕苦、不怕累、克服困难、执着追求、竞争、向上的信念,又要注意合理安排,避免过度疲劳,使每日的课题在快乐的竞赛中完成。

(8)每日活动安排举例:

6:30　起床、干布擦身(增加皮肤的感觉刺激)、穿衣、入厕。

7:40 洗漱、向餐桌移动。

8:20 早餐。

9:30 卧位、坐位、立位、步行课题。

12:00 向餐桌移动。

13:00 午餐。

14:00 幼儿、学龄儿上课。

15:30 间餐。

16:00 上肢、手、语言等课题。

17:00 向餐桌移动。

17:30 晚餐。

18:30 脱衣、入浴。

20:00 就寝。

8. 每日课题 简称"日课",引导者是为患儿恢复正常功能的教育者。日课由引导者主持,从早上6:30开始到晚上就寝,使患儿每时每刻都生活在设计的课题中。

（1）起床:早晨在规定的时间,铃声一响就要集体起床活动。

（2）穿衣服:要求患儿自己穿衣服。患儿可以利用各自可能穿上衣服的姿势穿好衣服,如可先穿上袜子,然后伸腿穿上裤子,束好腰带,可以在各种体位下进行,然后再穿好上衣,有困难的患儿引导者可给予适当的帮助。穿衣课是Petö疗法中重要的课题,也是人在日常生活中必不可少的一项内容,所以这个课题必须反复进行,天天进行,直到患儿能顺利地完成为止。

（3）入厕:穿好衣服后利用各种可能的姿势下床,如患儿活动不便,可在床边放上带横木的椅子或抓住带横木的床,然后两腿慢慢下垂到床边,当够不到地面时可放置高低不等的脚踏木箱,这样使患儿下肢伸展可踩在上面有一个过渡阶段,然后落到地面上,患儿可抓住横杠向前移动,蹲下,坐在便器上,完成排泄动作。

（4）洗漱:学会刷牙、洗脸、梳头的动作,引导前要发给患儿每人一套洗漱用具,这个课题不光是在早晨做,也可以穿插在训练之中。

（5）向餐桌移动:移动是一个重要的课题,也是Petö疗法的重要组成部分,不能要求患儿都按照同一个方式进行,可以用轮椅,可以扶椅子移动,或用手杖、步行器、穿矫形器或步行,不论利用什么方式都要求患儿一步一步站稳后再迈下一步,这样可以训练患儿的立位平衡功能,改善步态,餐桌的安排要充分考虑患儿移动的速度,移动慢的可安排在门口的位置,移动快的安排在远一点的餐桌。进入食堂坐稳后,要进行进餐方法的引导课题,如餐具的使用方法。根据每个患儿情况,使用辅助餐具,如带木柄或胶把的勺子或碗,引导者与患儿同餐,边进食边引导,直到患儿自己可以顺利进食或饮水后,再进行下一课题,随着日课的进行还要反复强化,反复训练,学会各种餐具的名称及使用方法、各种食品的名称及食用方法,以及简单食品的制作方法。

(6)日间课题活动:日间课题分上、下午进行,包括仰卧位、俯卧位、坐位、立位、步行等各种姿势的课题,以及上肢和手指精细动作、语言等各种课题,学龄儿童还包括文化课的学习等,这一部分内容较多,在其他章节叙述。

(7)入浴:当患儿移动到浴室后,首先要引导其脱衣,大部分患儿脱衣缓慢,为防止着凉,可先脱下衣。引导者要注意患儿安全,浴池内要有特殊的设备和抓手,以及防滑设备。

(8)就寝:引导者尽量引导患儿自己上床,利用放在地上的小木箱、床栏、椅子、吊环等设备,抓住后爬到床上,盖好被子入睡。

以上是 Petö 疗法一日必须进行的课题,这些课题必须天天进行。通过日课的引导训练,逐渐使患儿能比较顺利地完成日常生活必需的各种动作,这样患儿才能正常地生活,为走向社会及就业做好必要的准备工作。这些课题不是固定不变的,要根据患儿完成的情况随时设定并修改,根据患儿障碍的程度而变化,各课题要互相串联有机结合,引导的时间根据患儿耐受的程度与兴趣而不同,可从10余分钟到数小时,引导者要灵活掌握,课题与日常动作紧密结合,如入厕时需与站立、下蹲、起立、脱穿裤子结合,这样容易理解和掌握,使患儿感到有兴趣、有希望、愿努力、可坚持,才能康复。

9. 日间引导课题

(1)基本课题:用于集体的引导,可让 10~20 名患儿在一起,由引导者主持。他们年龄相仿,智力相似,其中可因脑瘫型别不同而有不同的障碍特点。如果令其侧卧位(伸手握住椅子上的横木,可以抑制上肢的不随意运动)、仰卧位时用脚蹬墙壁(可以促进下肢伸展)、俯卧位两手支撑(可以促进抬头抗重力伸展),坐在椅子上引导左右侧保护性伸展反射(可以促进坐位平衡功能的发育),站立步行等都是最基本的课题。

(2)两侧上肢对称向上、向前伸展:一个受 TLR 影响较重的肩胛前屈的患儿,如果引导者令其侧卧、握住椅子横木,则纠正了肩胛前屈,改善 TLR 的不良影响,也可用同样的方法抑制不随意运动和肘关节的过度屈曲,促进膝关节的伸展,利用这个原理可以变换方法反复进行。

(3)仰卧位:用脚蹬墙或用一脚沿对侧胫骨前缘从膝关节向踝关节滑下,然后再从踝关节向膝关节滑上,反复进行。这是与步行有关的下肢动作引导的课题,如受非对称性紧张性颈反射影响较大的患儿,进行以上的引导,下肢伸展,足跟接近墙壁并进行支撑,当站立时就会足跟着地,对站立及步行十分有利。

(4)从仰卧位到坐位:可采用双手握住木棒,此时肩胛前屈,逐渐握棒坐起,开始时引导者要扶持。对头部不稳定的患儿也可以采用此法,从仰卧位坐起,当达到45°时,头部的调节最重要。此外也可取俯卧位的方式,在患儿前方拴一个吊轮,上肢伸展用手抓轮,这样可以左右旋转翻身或向前爬或转身坐起。

(5)从坐位到站位:非对称性手足徐动型脑瘫,由于姿势呈非对称性,常常出现角弓反张的姿势,因此在引导时首先要使患儿在仰卧位或坐位时取对称的姿势,可在木箱上进行,也可坐在两侧有扶手的椅子上进行,或在两侧放上带有横木的椅子,用双手握住椅子的横木,从下到上,再从上到下,保持对称的坐位姿势,在空间连接好对称运动姿势。为了抑制伸肌紧张,可以手握横木慢慢站起,逐渐进入步行课题。

(6)动机引导:如对智力低下的患儿,当进行集体疗育时,如右上肢障碍较重,用语言很难引导出右上肢的伸展动作,我们可在他面前放一个小鼓,固定左手,也轻轻固定右手,这时如果敲打小鼓,患儿右手则马上伸出,这就是Petö教授引导动机化的概念,又称为"无动机的动机化概念"。

(7)步行引导:步行是最后的课题,每个患儿表现不一,利用平行杠或在两根绳子间步行,可使用手杖或矫形器,引导步行必须一步一步地进行,利于平衡功能的建立。

Petö引导式教育疗法就像一个乐队,引导者是指挥家,掌握各种乐器特性,即引导者必须了解每个患儿的障碍特点;由于指挥家的优秀指挥(引导),演奏出美的乐章,引导者的正确引导,才能收获最好的效果,坚持就会胜利!

(孙建军)

第九章

脑瘫治疗的其他方法

一、上田疗法

(一) 概述

上田疗法是日本爱知县心身障碍儿疗育中心第二幸福鸟学园园长上田正博士于1988年总结创立的,用于治疗脑瘫等运动障碍性疾病,由于上田疗法对痉挛型脑瘫可降低肌张力,缓解肌痉挛,抑制异常姿势,防止关节挛缩变形,对恢复运动功能有良好的作用,因而受到人们的关注。目前上田疗法在日本已广泛应用于治疗小儿脑瘫等中枢性运动功能障碍性疾病,并取得了满意的效果。

上田疗法是继Bobath疗法、Vojta疗法、Petö疗法等,治疗脑瘫的又一新疗法。为进一步推广上田疗法,日本已经成立了上田疗法研究会。1988年,日本北海道立札幌肢体不自由儿疗育中心的高桥武院长到佳木斯脑瘫疗育中心进行学术交流时,讲授了上田疗法,自此我国开始将此疗法用于治疗脑瘫。

(二) 基本理论

上田疗法属于理学疗法的范畴,是根据Myklebus相反神经兴奋与抑制的网络理论,认为正常人姿势、反射运动活动的完成,依赖正常完整的相反神经兴奋与抑制网络的作用,即神经兴奋主动肌收缩的同时,由于相反抑制拮抗肌舒张,以此调节正常的运动功能。

四肢相反神经支配在脊髓,一个感觉性神经冲动进入脊髓后,首先兴奋脊髓的运动神经元,然后发出侧支又兴奋一个抑制性中间神经元,抑制发生兴奋的运动神经元,调节运动功能。例如,伸肌传入纤维进入脊髓后直接兴奋伸肌的α运动神经元,同时发出侧支,兴奋一个抑制性神经元,抑制屈肌的α运动神经元,使伸肌收缩、屈肌舒张,因而通过相反神经兴奋与抑制作用准确地调节姿势与运动的协调。当各种原因导致脑损伤时,脊髓的相反神经支配障碍。如果抑制不足,主动肌收缩的同时拮抗肌也收缩(对抵抗肌抑制不足),即发生痉挛型脑瘫。如抑制过度,主动肌收缩的同时拮抗肌舒张(对拮抗肌抑制过度),则出现运动过剩的手足徐动型脑瘫。所以健全的相反神经支配是保持正常姿势与运动的基础。

上田认为,脑瘫就是由于相反神经支配障碍,存在异常兴奋回路所致。上田疗法就是利用这一原理,采用抑制异常相反神经兴奋与抑制的手法,抑制异常回路,调节相反神经兴奋与抑制,从而达到降低肌张力、缓解痉挛的目的。实践证明,上田疗法对痉挛型脑瘫有良好的效果。

也有学者认为,人类在种系发生中存在各种正常姿势运动的核团与神经通路,脑瘫时这些核团与通路尚未发育成熟,上田疗法利用一定手法激活与促通中枢神经系统中潜在的运动核团与神经通路,使患儿恢复正常的姿势与运动。

上田疗法主要用于治疗痉挛型脑瘫,对手足徐动型脑瘫治疗效果较差。

(三)基本手法

上田疗法的手法基本上可分为颈部躯干法与四肢法两大类,共有七个类型,以下分别介绍各类型的操作手法。

1. 颈部法 患儿取仰卧位,治疗师一手固定其头部,一手固定其肩部,使患儿的头部缓慢地向一侧旋转。当颈部充分旋转后,治疗师面对患儿,用一只手固定其颜面侧的肩部,另一手固定头部使缓慢地向对侧(后头侧)方向转动,使颈部充分旋转后,保持3分钟。此法多用于头部向一侧扭转的患儿。

2. 颈、骨盆法 又称NP法。此法在颈部法的基础上,另由一位治疗师或家长双手固定患儿骨盆两侧,然后慢慢向颜面相反方向旋转骨盆,使患儿从颈椎、胸椎直到腰椎(脊柱)充分旋转,保持3分钟。此法多用于躯干旋转障碍的患儿或非对称姿势非常明显的手足徐动型脑瘫患儿。

3. 肩、骨盆法 又称SP法。与颈、骨盆法相似,只不过此法上方固定的不是颈部而是双肩部。患儿仍取仰卧位,一位治疗师在患儿头部上方,用双手分别固定其双肩部,然后其中一手抬高一侧肩部并向对侧旋转,另一手固定另一侧肩部,同时扶着上部躯干使其旋转。然后另一名治疗师在患儿下方,双手固定患儿骨盆部,向与肩部旋转的相反方向旋转骨盆,当患儿的胸椎、腰椎充分旋转后,保持3分钟。此法适用于脊柱旋转功能障碍或非对称性姿势的脑瘫患儿,也用在分享动作的基础训练。

4. 上肢法 由三种手法组成,患儿仍取仰卧位姿势。

(1)治疗师屈曲患儿的手指,形成拇指在内握拳样后紧握,肘屈曲,腕关节内旋尽可能掌屈,肘部按在侧胸部,保持3分钟。

(2)3分钟后,使患儿手指张开,上肢伸展,肘伸展,上臂外旋,腕关节背屈,肩关节外旋、外展90°,然后再使患儿手指屈曲形成紧握的拳头,腕部掌屈,前臂内旋,肘关节屈曲如(1)压在侧胸部,如此反复交替15次。

(3)与(1)相似,使上肢在屈曲位保持3分钟。

以上是上肢法一次治疗的全过程。

5. 下肢法　也由三种手法组成。

（1）首先使患儿足趾跖屈，踝关节最大限度地跖屈，把足跟向膝关节方向按压，使髋关节、膝关节尽量伸展，此种姿势保持 3 分钟。

（2）治疗师使患儿踝关节背屈，然后再跖屈，如此反复交替进行 15 次。注意踝关节背屈时要与髋关节及膝关节的屈曲同时进行，以不破坏足弓为原则，足趾充分背屈、内翻。

（3）然后使患儿踝关节跖屈，保持（1）的动作 3 分钟。以上为一次治疗。

6. 对角线法　是一侧上肢法与另一侧下肢法同时进行的手法。将右上肢与左下肢或左上肢与右下肢互相结合成对角线，交替进行，治疗时上肢伸展，下肢必须屈曲（踝关节背屈），上肢与下肢要求有节奏地运动，一侧为一次治疗，需要两位治疗师同时进行。

7. 全四肢法　是两上肢与两下肢同时进行治疗的方法，即四肢同时进行治疗，需要四位治疗师，在治疗时上肢与下肢交替运动，要求上肢伸展时下肢进行屈曲的动作，与对角线方法相同，要求有一定节奏。

（四）疗效与应用

上田疗法的效果表现在多方面，从基本的治疗手法介绍如下。

1. 颈部法　临床上多用于全身肌张力增高、非对称性姿势明显、头部不能左右旋转或只向一侧扭转或颈部肌肉痉挛的患儿，经过一定时间治疗后，患儿颈部可达正中位，肌张力明显降低，颈肌痉挛减弱，全身的非对称性姿势也明显改善。

2. 颈部骨盆法　可改善颈部躯干肌紧张，降低四肢肌张力。适用于颈立直反射缺无的患儿，当采用该法治疗后，可以较迅速地诱导出颈立直反射，利于躯干的旋转。颈立直反射的出现对翻身动作的形成有重要的促进作用。过去很多学者用很多方法诱导颈立直反射，效果都不理想，采用了颈部骨盆法后取得了满意的效果。

笔者曾治疗一个 3 岁的脑瘫患儿，治疗后始终未见颈与躯干立直反射出现，经采用此法治疗 1.5 个月后，出现颈与躯干立直反射，又经过 1 个月治疗患儿可以翻身。

此外，该法可以降低四肢肌张力，利于日常动作和脊柱的伸展。

3. 肩部骨盆法　与颈部骨盆法一样，可降低躯干与四肢的肌张力，特别是对下肢肌痉挛更有明显效果，可通过使患儿仰卧位，一侧下肢伸展与床平行，另一侧下肢上举，观察两下肢所成的角度，判定治疗效果。治疗后角度应加大。

该法适用于呈兔跳状爬行的脑瘫患儿，可减轻躯干与四肢的肌痉挛，增大下肢的直腿抬高角度（SLR），爬行时逐渐出现两下肢的交替运动；坐位更加稳定，可以左右旋转躯干。此法也适用于下肢交叉的患者，还可纠正脊柱侧弯，使脊柱逐渐恢复对称状态。

4. 上肢法　一次治疗大约需要 9 分钟。一次治疗后就可以感觉到肌紧张有所下降,从而对关节的活动非常有利,对手指的伸展、抓物、脱穿衣服也有一定的促进作用,还可以促进平衡反射。用于手指不能张开、上肢痉挛的患儿。

5. 下肢法　下肢法一次治疗也需9分钟,可以反复进行多次。下肢法主要可减轻下肢肌痉挛,加大股角,利于膝关节伸展,可纠正尖足、内翻足、外翻足及扁平足,可促进上下楼梯及跳跃动作的建立,加宽步距、改善步态、利于平衡功能的建立。

6. 对角线法　采用对角线法加大训练量,可以缩短治疗时间且效果好,因为这是一侧上肢法与一侧下肢法效果的叠加,对缓解肌紧张、改善姿势、增加上下肢的运动协调功能有重要作用。

7. 全四肢法　训练量最大,从四肢到躯干都受影响,对抑制非对称性姿势,纠正侧弯,加大躯干的旋转功能都有作用,但训练时需要治疗师较多,训练强度大,较小的婴儿难以接受。

（五）注意事项

1. 一次上田疗法治疗,肌张力改善时间可持续7～8个小时或数日,如果能坚持每天治疗,则肌张力改善时间会更长,所以做上田疗法治疗需要坚持,时间长效果才明显,才能巩固下去。

2. 结合患儿的临床特点,适当选择不同的上田治疗手法。

3. 各种治疗手法的效果是相辅相成的,因此可多选用几种同时应用。

4. 上田疗法虽可改善患儿的肌痉挛状态,但不是万能的,结合患儿实际情况综合治疗,效果会更好。

5. 上田疗法手法简单,容易掌握,应培训家长,开展家庭疗育,医院与家庭结合,会收到更好的效果。

6. 上田疗法与其他方法结合起来应用,取长补短,可提高治疗效果。

二、作业疗法

（一）作业疗法发展史

19世纪初,作业疗法才成为一门专业,主要用于精神疾病患者的治疗。

1919年,美国创办了世界最早的作业疗法学院,开始培训作业疗法的专业人才。

1942年以后,作业疗法由对精神疾病患者的治疗转入对障碍者的康复,开始用于脑瘫的治疗,重视身体功能、职业与劳动能力的恢复。1942年,日本整肢疗育园（现心身障碍儿综合疗育中心）创立,将手工艺训练等用于上肢功能训练及日常生活动作的训练。

1952年,世界作业治疗师联盟成立,作业疗法开始在欧美、日本、澳大利亚等地广泛传播并应用于临床,近年来作业疗法在基础理论与实际应用上都有了长足的发展,在保健与康复中发挥了重要的作用,已成为康复治疗的重要手段之一。

我国古代就已经采用作业疗法治疗疾病,如远古时代用舞蹈治疗关节运动障碍。汉代华佗认为劳动不仅健身,又可对心理及精神有良好作用。宋代利用手工劳动及娱乐活动强身健体,利用弹琴治疗中指挛缩,通过文娱活动去病除疾。元代张子和曾利用心理与精神作用,治疗一名发怒不食的妇女。明清时已发展到了音乐疗法、书画疗法、赏花疗法,利用赏花解闷、听曲消愁、练习书法修心养性,开展作业疗法。近年来我国各级医院和康复中心也不同程度地开展了作业疗法,但与国际先进水平比较还有一定差距,有待继续努力完善。

（二）作业疗法定义

作业疗法通过有目的地选择,对在身体上、精神上、发育上有功能障碍,以及不同程度丧失生活自理和职业劳动能力的患者进行治疗和训练,使其恢复、改善和增强生活、学习和劳动的能力,作为家庭与社会的一员过有意义生活的一种治疗方法。从定义可见作业疗法有如下特点：

1. 用于治疗的作业疗法是经过选择的、有目的的作业活动。作业活动要符合患者的需要,如根据个人的日常生活、家庭生活、职业生活的需要选择作业,通过这些作业活动,改善患者与环境的关系。

2. 作业活动的完成需要机体、心理、认识等多种因素的综合作用,所以作业疗法的选择必须根据患者治疗的重点和主要康复目标。

3. 对障碍者进行作业治疗,可利用一切矫形工具以帮助完成日常生活和就职必需的作业内容。

4. 帮助患者获得正常的生活能力,如生活自理能力、对环境的适应能力、工作能力、娱乐能力、社交能力等,使者能适应新环境或参加工作。

总之,作业疗法是个手段,是连接患者和社会的纽带,通过作业疗法使患者逐渐获得正常生活能力,过上普通人的生活。

（三）作业疗法的适应证

作业疗法应用十分广泛,主要用于以下几个方面：

1. 运动障碍　脑瘫、肌营养不良、小儿麻痹症等。

2. 发育障碍　先天畸形、智力低下等。

3. 胶原性疾病　类风湿关节炎等。

4. 学习障碍　学习成绩差,写字、朗读困难等言语障碍等。

5. 情绪障碍　自闭症。

6. 神经精神疾病　精神分裂症、神经官能症等。

7. 各种外伤后遗症。

8. 手与关节损伤后遗症。

9. 颅脑、脊髓外伤后遗症。

10. 各种认知障碍。

（四）作业疗法的分类

作业疗法的分类比较复杂，目前国际上尚无统一的分类标准。一般根据作业疗法的应用范围、治疗目的、作业功能、用途等进行分类。

1. 按作业范围分类

（1）功能性作业疗法：主要治疗各种功能障碍，改善肢体的活动功能，一般多根据患者障碍的范围与程度，选择适当的作业疗法，以增强肌力，增加关节活动范围，改善运动功能的协调性，使其完成日常的生活与劳动，如上、下肢的运动功能，手指的精细动作等。

（2）心理性作业疗法：主要针对患病后的心理状态，通过心理作业疗法，改善患者的精神状态，如患病后的失望、焦虑、丧失活下去的勇气等病态心理。通过治疗，使他们恢复正常，建立身残志不残的信心，恢复健康，回归社会。

（3）精神性作业疗法：适用于有精神行为障碍的患者，通过作业疗法，使他们在心理上、社会活动上得到训练，适用于出院后的家庭生活与社会活动。

（4）儿童作业疗法：用于有发育障碍、肢体障碍及有其他方面疾病的患儿，通过文体活动、集体活动、各种技能训练，应用矫形器、玩具等促进患儿心身发育，促进运动功能发育，掌握日常生活的运动功能。

（5）老年病作业疗法：对老年患者进行作业训练，如听力、记忆力、辨向力、运动功能等方面的训练，使之从心理上、日常生活上都得到提高。

2. 按作业疗法目的（作业活动）分类

（1）维持日常生活的作业疗法：如日常生活必需的进食、穿衣、移动、排泄等活动。目的是通过训练，患者可达到生活自理、自由生活。

（2）参与工作的作业疗法：通过作业训练使患者获得参加工作和劳动的能力，如打字、纺织、木工、刻字等技能，既可以养活自己，又可以抚养家庭，对社会也能做出贡献。

（3）消遣性作业疗法：通过作业训练，使患者可以在业余时间进行消遣活动，如打球、下棋、游戏、集邮、看电视、听音乐，满足个人的兴趣，劳逸结合，使生活更充实。

通过以上训练，使患者能够自理、自立、实用（图9-1）。

3. 按作业活动技能分类 大致可分为运动、感觉、智力、心理、社会等五类。

（1）运动功能作业疗法：包括肌力、肌张力、协调性、粗大运动（姿势、平衡功能）、精细动作（手指精细动作等）。

（2）感觉功能作业疗法：包括视觉、听觉、触觉、立体觉、身体姿势、肢体位置、关节伸展、运动速度等运动觉（又称动觉），以及其他感觉，如闭眼时触摸物体形状大小、硬度，睁眼时再挑出摸过的物体的感觉运动觉、实体觉、平衡觉等都属感觉功能作业疗法的内容。

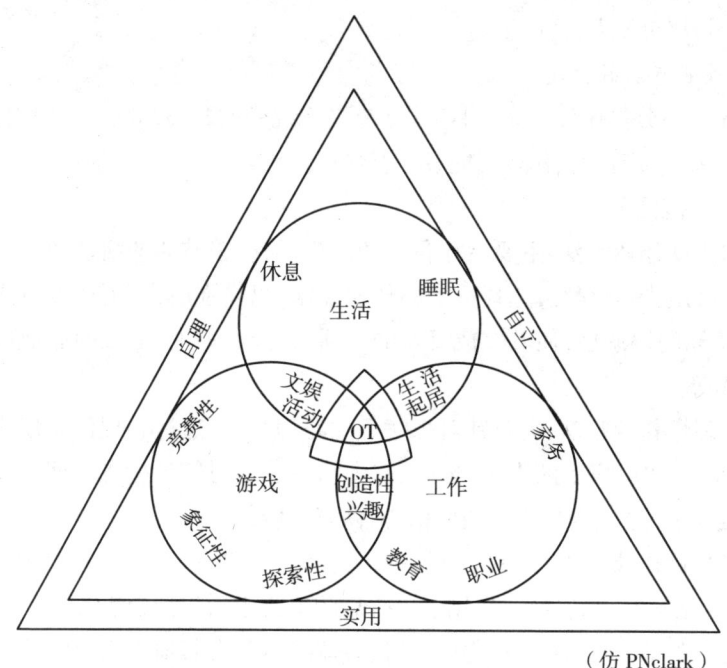

图 9-1　作业疗法模式图

（3）智力作业疗法：包括注意力、理解力、记忆力、判断力、语言交流、综合分析解决问题的能力。

（4）心理作业疗法：包括自尊（自尊心）、自强（自立自主的精神、自我控制力、自我约束）、自爱（奋发向上的追求），培养健康的心理状态，适应生活。

（5）社交作业疗法：包括参与社会的各种能力，如集体精神、互助友爱、共同合作的人际关系，克服自私自利、孤僻的性格，为进一步进入社会做好准备。

（五）作业疗法的注意事项

1. 进行作业疗法前，治疗师必须明确为患者选择的作业训练是体力的还是脑力的，涉及哪些方面的技能，通过训练能改善患者哪些功能，都应做到心中有数。

2. 对患者和家属交代好作业训练的目标，能改善哪些功能，以便取得患者与家属的配合。

3. 增强患者及家属的信心，以便患者愿意接受训练、积极配合训练。

4. 作业训练的内容一定要从儿童发育的规律出发，先选择最需要解决的问题，进行与日常生活有关的作业训练。

5. 要尽量符合患者的兴趣爱好，在可能的情况下，在一定范围内可以由患者自己选择。

6. 作业训练量由小到大，根据患者的年龄、功能情况、身体情况，灵活掌握作业训练活动量，一般以不发生疲劳、患者能够接受为宜。

7. 每一项作业训练都要有科学性,并与作业治疗师的经验密切结合。

（六）作业疗法的评价

作业疗法与其他疗法一样,治疗前对患者要进行全面评价,然后设计出适当的治疗方案,充分掌握患者已具有的能力与潜在能力,对脑瘫患者要根据各自的发育阶段存在的问题,进行评价。因为脑瘫患者常有多方面的重复障碍,需要多方面专职人员从不同角度进行评价,如与神经科医生、五官科医生、护士、保育员、物理治疗师、言语治疗师、心理医生等一起综合判定,将评价结果和内容向家长交代,以取得密切配合。作业疗法评价主要从以下几方面进行。

1. 注意观察患者外观、运动协调性及活动能力、感兴趣的内容、人际关系、社会适应能力、自立程度、存在的问题等,概括有以下几方面:

（1）记录患者的衣着打扮,需他人帮助的程度,情感表达的能力。

（2）记录患者的功能状态。

（3）观察患者的学习能力、方法、模仿能力。

（4）观察患者对问题、对困难的解决能力及解决方法。

（5）观察患者能否与他人交流及交流的方法。

（6）记录以上观察的印象与结果,并得出结论。

2. 与患者及家长交谈,了解病史及目前健康状况;发育史、个人史;家族史,有无遗传性疾病;患者处理日常生活的能力;患者的兴趣、爱好及性格;患者家长对治疗的要求、希望;家庭经济情况。

3. 全面检查　具体检查的内容如下。

（1）身体自主的日常生活能力:起居、更衣、排泄、移动、饮食、入浴及其他各种动作。

（2）心理状态:对自己的认识、对自己的管理、与他人的关系、与集体的关系、与家人的关系、与地区的关系。

（3）日常工作情况:家务工作完成情况,扶助情况;对工作或劳动的准备情况;对工作的兴趣与爱好。

（4）日常游戏情况:了解患者日常游戏的方法与种类,对哪种游戏有兴趣。

（5）运动功能:粗大运动与精细动作,可参考 Bobath 对运动功能的评价检查方法;各种反射功能,包括正常反射与病理反射;关节活动范围;肌力及肌张力。

（6）感觉、知觉功能:感觉知觉、视觉知觉、身体综合感觉,参考有关章节。

（7）认知概念与理解功能:理解能力、集中能力、记忆能力。

（8）综合认知能力:解决问题能力、综合能力。

（9）治疗用矫形器:使用矫形器的种类,需补充哪些方面的内容,使用矫形器前后的变化;自助具的使用情况与种类。

（10）患者与周围环境的关系:患者在家庭、幼儿园、学校的关系。

（七）作业疗法的选择

1. 按运动功能需要选择　主要以增大患者关节活动范围、训练相关肌群、掌握实用性动作为目的。

（1）肩关节屈伸训练,如拉锯、推刨具、磨刀、投篮与传球动作。

（2）肩关节内收、外展训练,如书法、绘画、舞蹈的手势动作。

（3）腕部活动训练,如打乒乓球、刷墙、打锤动作。

（4）手指精细动作训练,如玩游戏机、打字、珠算、弹琴、编织毛衣、镶嵌板块、橡皮泥塑动作。

（5）髋、膝屈伸训练,如蹬自行车、上下楼梯、爬行动作。

（6）踝关节活动训练,如脚踏风琴、蹬缝纫机踏板动作。

2. 按精神心理状态选择

（1）转移注意力,可通过游戏、玩具、看画册、看鸟、养鱼转移患者注意力。

（2）稳定患者,防止过度兴奋,如对手足徐动型患者,可采用节奏感较慢的音乐,避免高声的喊叫,避免强烈光线与大红大绿等刺激性色彩,选择有节奏感的作业,如弹琴、织毛衣等重复性作业。

（3）创造性作业疗法,通过艺术性作业及手工艺作业,如绘画、刺绣、编织、陶土工艺、插花等作业创造出成果,增强患者的自信心与生活的乐趣。

（4）刺激性作业疗法,如通过除草、剪枝、木刻、裁剪等训练活动,或比赛活动,如下棋、打球,增强竞争意识,完成作业动作。

3. 按社会生活技能需要选择

（1）安排集体生活,通过集体的文娱活动,如游戏、唱歌、跳舞,培养集体观念。

（2）培养时间概念、责任感,通过计数游戏,计数投球等计件活动进行训练。

4. 根据患者性别、年龄、文化程度、个人爱好及需要选择　女性多采用家务作业,男性多采用做工及社会劳动等项目。年龄小的患者多采用绘画、书写、音乐欣赏等作业活动训练。

（八）作业处方

作业治疗师对患者障碍程度、心理素质等经过详细评价后,需拟订作业治疗计划或实施方案,称作业处方。内容包括:作业治疗种类、治疗目的及活动、分量及次数、注意事项等四项内容。作业治疗师要根据这四项内容开出作业处方,并按处方要求进行作业训练,表9-1为作业处方举例,供参考。

表 9-1 作业处方举例

姓名:王×　　性别:女　　诊断:痉挛型脑瘫　　时间:　年　月　日
年龄:5岁　　　　　　　瘫痪部位:双瘫

序号	治疗种类	目的内容	训练时间	训练次数	说明
1	日常生活作业训练	恢复手精细动作	60分钟/次	2次/日	与家长配合
2	粗大运动作业训练	脱穿衣服、结扣、骑自行车、上下楼梯	30分钟/次	2次/日	
3	精细动作作业训练	手指精细功能、织毛衣、橡皮泥塑、打字	60分钟/次	2次/日	

作业治疗师签字

(九)基本作业方法

1.促进运动发育的作业疗法

(1)保持正常姿势:按照小儿的发育规律,通过各种方法进行作业训练,保持正常的姿势。

俯卧位:注意头部上举,通过上肢及肩部的作用,调节头部及上肢的平衡功能,通过四爬训练,保持骨盆的正常姿势,促进运动功能发育。如果患儿此时头部调节障碍,不能用两肘及两手支撑身体时,则不能保持俯卧位正常姿势,所以,这时作业治疗师应选择一定的作业活动以保持患儿俯卧位姿势。

首先患儿用前臂支撑体重,可利用三角垫子或俯卧在母亲(或治疗师)身上,使前臂均衡地支撑体重,然后用双肘支撑体重,形成四爬位及高爬位的姿势,此种姿势对促进抬头及抗重力肌的伸展都十分有利(图9-2)。

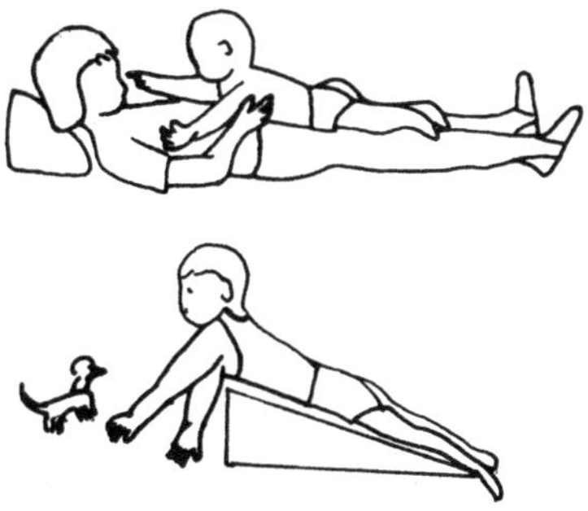

图 9-2　俯卧位作业疗法

仰卧位:要设计双手在空间抓物的作业活动,患儿为了伸手抓物,上肢必须向上伸展并固定在中间位,这样可促进正中功能位的形成,两下肢也可以上举,必要时作业治疗师用双手固定患儿双脚,以保持骨盆的屈曲姿势(图9-3)。此外也可在仰卧位时,设计各种抬头动作及头向上旋转的动作。

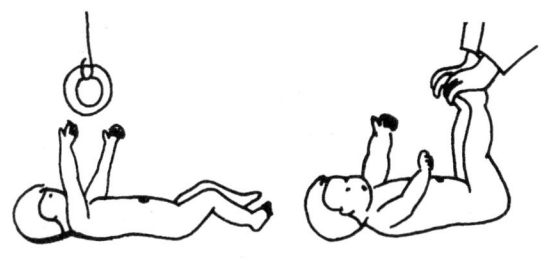

图 9-3　上、下肢对称上举

坐位:可设计如下作业活动,如头部直立调节,侧方、后方平衡反射的诱导动作,坐位的保护性伸展姿势。当以上功能都具备时,可以进行坐位游戏作业训练,必要时可利用特制的椅子等作辅助用具。

立位:为抗重力支持体重,在直立情况下头部与骨盆保持正常的姿势,以及为站立时建立平衡功能等动作,选择必要的立位作业活动,以促进立位姿势的发育,这些作业活动在实践中反复应用,逐渐改善患儿的功能状态。

(2) 上肢功能:手的功能,不仅与肩胛带、上肢、手的运动有关,还与视觉、知觉、认知的发育有重要关系。手的主要运动方式是伸展屈曲、手指分开,上肢主要是伸、屈。这些功能与身体的各种姿势及粗大运动都有一定的关系。头部能正常调节,手眼才能协调;肩胛带稳定,手与肘关节才能支撑体重,手才可以伸展或握拳,协调地抓握;头与躯干姿势正常,坐位、立位稳定后,手的动作才能完善。

在姿势变化与粗大运动的发育中,用手及腕部保持姿势。上肢的运动姿势,可一侧性、两侧性或两侧上肢交替进行,两侧上肢可以向不同的方向活动。脑瘫患儿用手拿物时,手的伸展与把握都比较困难,这时应该做手指各关节伸展与屈曲等作业训练,如果伸展困难,可用手与腕关节矫正器,如果是痉挛型脑瘫患儿,腕关节伸展,手指则发生屈曲,这时必须把腕关节固定在中间位,设计、选择手指活动的作业训练,如玩耍套在手指上的布偶、打锤子、拔木棒等,能使手指、腕关节伸展。

如果手指过度屈曲,可用手抓粗木棒(图9-4)。如果拇指内收时,多在尺侧握物,可选择不用尺侧握物多用桡侧握物的作业活动,或者握圆球、粗木棒以纠正拇指内收,使拇指外展,也可以采用拇指外展矫正器,矫正拇指内收(图9-5)。

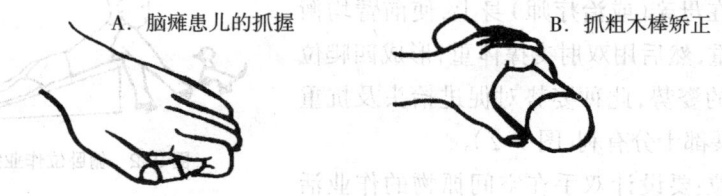

A. 脑瘫患儿的抓握　　B. 抓粗木棒矫正

图9-4　手指屈曲及矫正方法

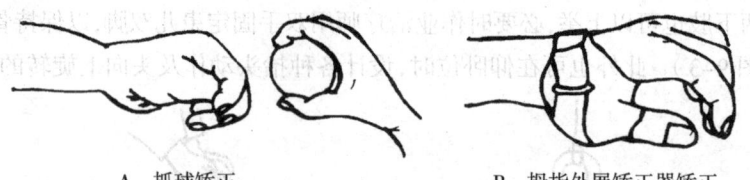

A. 抓球矫正　　B. 拇指外展矫正器矫正

图9-5　拇指内收矫正方法

2. 促进日常生活动作

(1) 饮食动作作业:为了进行饮食动作,必须获得如下功能,头部、躯干、上肢的协调动作与坐位的平衡;手、口、眼协调的动作;伸手、抓握、分离的动作;咬(嚼)、舐

(舔)、吸吮、咽下等口唇、舌的动作。作业治疗师在训练中分析患儿饮食动作及可能出现的问题,以便及时解决。例如,如果不能用手拿住餐具,可以将餐具固定在患儿的手掌与手腕部,也可使用带特殊固定装置的勺子或握宽柄或粗柄的勺;如果肩胛部与肘部活动困难或范围小,手够不到口时,可用长柄勺将食物送入口中,同时也可以变换勺柄的角度,使之容易将食物送入口中(图9-6)。

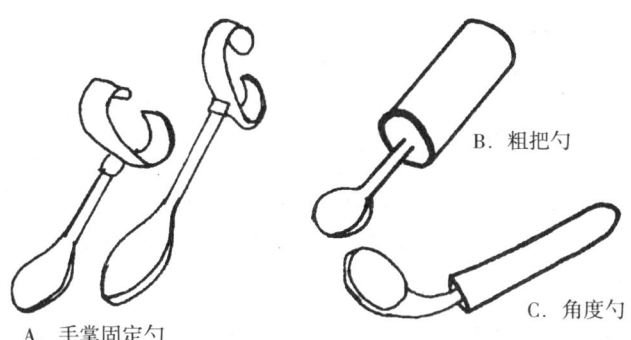

A. 手掌固定勺　　B. 粗把勺　　C. 角度勺

图9-6　各种特制餐具

如果患儿手指无力,不能切割食品或者不能使用餐具时,可用特制的餐具。食品装盘时,盘子要浅,底下要垫上防滑垫或使用带吸盘的碟子,可将餐具固定在餐桌上,也可以选择平底较重的盘子,这样患儿在用餐时盘子就不会滑动,患儿有安全感。然后再训练患儿向口中送入食品时不要洒落,勺子要保持水平。患儿饮水也是一个重要的课题,多数患儿手不能拿杯子喝水,这时要使用带把手的杯子。患儿有不随意动作,常把水杯弄倒,这时最好选择不容易弄倒的水杯,或选择弄倒了也洒不出水的杯子,或使用带吸管的杯子,开始可用细一点的短吸管,以后逐渐变粗。

(2)更衣作业:首先要使患儿熟悉衣服的前、后、左、右,上衣、下衣。更衣作业训练前,患儿必须获得稳定的坐位或其他姿势。用做更衣训练的衣服要宽大、简单,这样容易穿上,便于掌握。训练时可利用辅助用具或给予一定的帮助。例如,从头部穿的衣服,可把衣服套在两个木棒上,然后把头伸进去慢慢穿好;如果患儿不会坐,需躺着穿衣时,可在裤子上缝上带子,然后用带子往上拉,穿上裤子;如果踝关节活动受限,穿袜子有困难,可用长筒袜,患儿可拉着袜筒上提,就可以容易地穿好袜子;患儿手指精细功能障碍时,不会用拉锁,可在拉锁一端安上圆环,患儿可把手指伸进去上拉,就容易拉好。

(3)洗漱作业:洗漱整容是一项重要的内容,在进行洗脸、刷牙、梳头、剪指甲等活动前,可用塑料布垫上,防止弄湿衣服。如果手够不到面部,可利用长把的海绵刷,手拿不住牙刷时可用夹子固定在手中刷牙。梳头时,如果手够不着头可用长柄梳子,握不住梳子时可用粗把的木梳,这样患儿就可以牢固地握住了。

(4)排泄动作作业:排泄作业十分重要,内容包括入厕前后的移动运动,脱、穿裤子的动作,坐到便器上的动作或下蹲动作,排便动作,便后用纸的动作,用水冲洗的动作及洗手动作。厕所墙壁上要装有把手,坐便器要求一定的高度或者用椅子式便器,手纸要放在方便的位置上,以上动作必须反复练习,直到掌握。

(5)入浴动作作业:内容包括入浴前的移动动作,脱、穿衣服动作,进出浴盆动作,擦洗身体、洗脸、洗头动作。如脱、穿衣服可以靠墙或者坐着穿衣,出入浴盆防止滑倒,浴盆底可放上防滑的装置,用手套式擦巾或长条式的擦巾,洗头时可用坐椅,辅助洗头作业训练。

(6)书写活动作业:脑瘫患儿手指功能差,写字多选用笔杆较粗的笔,纸张及笔记本应该用方格固定,或先在写字板上练习。重度患儿可选择容易操作的电脑练习打字,如果用手指不能操作可握小木棒打字,或用脚趾夹住小木棒打字,如果是手足徐动型患儿,不随意动作严重时,可用大一些的键盘。选择打字机时,最好用打进字时能发出读音的打字机,这样既可训练手指功能,又可通过记忆起到复诵的作用,对听力、语言的提高都有良好的作用。进行打电话作业训练时,因患儿手指力弱,可用键盘式或拨号式的电话机,把受话器固定在床头上或用特别的电话机。

3. 促进感知觉、运动功能的作业疗法　以运动障碍为主要症状的脑瘫患儿,多数不能自由地在空间活动,这是因为患儿缺乏感知觉与运动相互作用的体验,缺乏感知觉与运动的协调活动。因为感觉和运动的综合功能与多方面的因素有关,与患儿的智力、视觉、听觉、触觉、嗅觉的障碍程度有明显的关系。有些患儿因智力不足,又存在各种问题,所以对图形识别、背景判断、空间位置及学习运动都存在一定的问题,因此从运动发育与感觉运动发育需协调与逐步提高的观点出发,应进行作业疗法训练,提高脑瘫患儿的作业活动能力,使其能自由地完成日常生活动作。

在未进行作业疗法训练之前应先进行感觉运动功能检查,包括视觉、图像觉、形状感觉、空间位置觉、空间关系等多方面检查,然后从运动、感觉方面,对患儿的平衡功能、肌肉收缩、身体认知、空间认知、触觉、视觉、听觉、节律性等进行具体训练指导。例如,区别身体的左右,辨别自己周围的空间,通过运动感觉和肌肉感觉反复训练的体会,了解自己在空间的位置以及与空间的关系。治疗师应该丰富地、多方面地训练患儿,促进感觉运动功能的迅速提高。

4. 促进独立生活的作业疗法　要重视脑瘫患儿独立生活的作业训练,使他们能顺利进入社会,平等生活。

但是对脑瘫患儿特别是重度患儿,不可能要求他们具有高水平的独立生活能力与作业能力,或者做计数的生产作业,应该根据障碍程度,适当地选择作业活动。

作业治疗师对职业的评价应从以下几方面进行:

(1)身体能力:包括粗大运动与精细动作,眼与手的协调性,单手、双手的动作、握力、灵敏性,身体的耐久性,体位,感觉,运动等。

（2）作业能力：包括作业技能、作业习惯、作业态度、持久性及身体的耐受性。

（3）一般能力：智力、理解力、表现力、注意力、学习的兴趣与能力、钻研精神、解决问题的能力等。

（4）日常生活能力：包括移动能力，上、下楼梯，日常生活处理能力，如穿脱衣服、入厕、入浴、摄食的能力。

因脑瘫患儿有不同程度的障碍，家长往往过分地给予照顾，使他们缺乏日常生活的能力，所以要针对这些弱点及时与家长沟通，说明道理，取得家长的配合，加强患儿日常生活的作业训练。

（5）促进参与社会、自食其立：作业疗法的最终目的是使患儿参与社会，成为一个自食其力的社会人。要做到这一点，必须从幼儿开始，通过作业疗法循序渐进地训练，使患儿具备参与社会的身体基本功能，更主要的是给予患儿参与社会的信念，做好思想准备，树立坚强意志，获得管理生活和参与社会的能力，当这些条件具备后，就可以进行一定的工作，如手工艺劳动、纺织、印刷、陶瓷制作，也可升学、组织家庭独立生活。还要使患者提高家务劳动能力，财产管理能力，各种工作的作业能力，日常生活能力。可配合矫形器，使以上各方面存在的问题得以解决，使脑瘫患者能与普通人一样生活。

三、语言训练

语言康复是一门新兴的学科，以临床医学、语言、听力、心理教育为一体的综合学科，我国起步较晚，随着 Bobath 疗法与 Vojta 疗法的引进，黑龙江省小儿脑瘫疗育中心创立了中国第一个语言训练室。

脑瘫是由各种原因所致的非进行性脑损伤，除表现有中枢性运动功能障碍外，约有 3/4 的患儿表现有不同程度的语言障碍，因此严重影响患儿语言交流、感情交流、日常生活与学习，所以语言训练是不容忽视的重要课题，应该早期训练，使患儿早日参与社会。

（一）语言障碍的分类

脑瘫患儿的语言障碍比较复杂，但总起来说是指组成语言行为的听、说、读、写四个方面的障碍。由于病因不同，症状也不同，脑瘫引起的语言障碍可分为以下三种类型。

1. 语言发育迟缓　这类患儿的语言能力明显落后于同龄儿童。正常儿童出生后 5 个月能发出单个音节，7～8 个月可发出"爸爸""妈妈"的复音，12 个月可叫出物品的名称，2 岁会说 2～3 个字，3 岁会说歌谣。而脑瘫患儿因为脑组织在发育中受到损伤，使语言发育落后，与同龄儿相比表现出明显的延迟。

2. 运动性构音障碍　大脑损伤后引起的语言障碍——构音障碍，性质最复杂，也是脑瘫患儿最多见的语言障碍,同时也是言语治疗师最主要的治疗内容。脑瘫后的构音障碍,主要是因神经系统损伤后造成发音器官的肌肉麻痹、肌力减弱、肌张力改变或运动不协调等,使语音的形成发生障碍,如音质、音量、音调异常所致的声音异常;由于构音器官运动功能障碍,动作协调障碍,口腔等发音器官运动障碍引起发声、呼吸、共鸣、发音节律韵律障碍。

3. 失语症　语言异常多指常见的失语症,即语言的接受能力或表达能力障碍,患儿在听、说、读、写等各方面都存在问题,不能进行语言交流,失去语言能力。这是最严重的语言障碍。

(二) 语言障碍的评价

进行语言训练前,言语治疗师必须对患儿的语言障碍作出正确评价,这对选择语言训练的方法、判定预后和治疗效果都有重要的作用,具体有以下 7 个方面。

1. 基本运动功能评价

(1) 全身姿势与运动功能:因为全身姿势与运动功能是否正常,可影响发声及语言的形成,所以语言障碍评价的第一步必须对患儿的姿势与运动状态作出评价。如头部是否对称、头能否竖直、头部的调节是否自如,躯干是否对称、活动是否灵活以及互相的协调性,注意因全身姿势与运动对发音的影响,这一点在此不详述,可参考有关章节,必要时与物理治疗师一起评价。

(2) 手的运动功能:观察手的粗大运动与精细动作完成的情况,特别是精细动作,如对指、捏小球、拼画板、摆积木、拿勺、按电钮等,从中发现异常,评定手的功能。也可以观察手的模仿动作,如再见、拍手、接东西、玩手指、拍脑袋、用手势表示、拿笔方式、画画的样式等。

2. 构音器官的运动功能评价　主要通过对产生语言发音的肌肉与器官进行详细的检查,注意有无结构异常和运动障碍,评价时要明确障碍的部位、形态、异常的程度,是中枢神经性的还是周围神经性的,是否对称,是否协调,相关肌肉的张力如何等都要准确记录。具体评价范围主要包括以下 3 方面。

(1) 发音和呼吸:注意发声的状态,是哭声、笑声,还是咳嗽声;声音的模仿、拟声,是持续发声,还是突然中断;耳语,重复别人说的单词、短文,唱歌音调是否准确。此外,要注意呼吸,安静时的胸腹部状态,用口还是用鼻呼吸,能否深吸气,呼气持续的时间,能否吹气、吹蜡烛。

(2) 检查构音器官的功能:

1) 下颌:注意下颌的开闭动作,计数每分钟的次数,安静时的状态,可否准确及时按指示做开闭动作。

2) 口唇:注意口唇的张开闭合动作,能否按指示张口闭口,每分钟次数;平时安静时口的状态,是张开、半张开,还是口唇紧闭;做露齿、叩齿、吹口哨动作。

3）颊部:能否鼓起颊部。

4）舌头:舌能否伸出口外,能否上抬,能否舐到两侧口角。

5）软腭、喉头:是否左右对称,有无上腭裂,能否漱口、做咳嗽、清嗓动作。

（3）饮食动作:对咀嚼、吞咽、吸吮等的动作,要仔细观察。

3. 构音功能的评价

（1）理解力:

1）对动作的理解:如对实物的认识,用手摸,用眼看,看图片,看手势。

2）对事物分类的理解:对动物、食物、各种车辆、日常用具、颜色、大小、形状都要认真试验。

3）对语言的理解:单个字水平,还是多个字水平,能否连续说话。

4）对文字的理解:可用文字与图画对照、文字与语言对照进行检查,或有完全不能理解的情况。

（2）语言的表达能力:

1）判定某种程度的表达能力:完全不能说,或单个字水平;或一句话以上水平;能否独自发音,还是重复别人的讲话。

2）了解发声、构音、节律、声音的大小、清晰程度、别人能否听懂。

3）声音的性质:有无嘶哑,声音过强过弱,过高过低,可否调节。

4）注意说话的速度,说话是否流利,有无口吃,是否自然。

5）做构音试验,了解构音状态,用单音节、双音节,单词的读音或重复别人的发音。做发音分析,找出正确的和错误的发音,是哪部分的音。

关于构音的检查评价可参考中国康复研究中心(中康)构音障碍检查法,该法是以普通话语音为标准,结合构音运动,对患儿语言构音进行具体评价的方法,利于系统分析、总结,制订语言训练计划,对治疗后的再评价有一定的指导意义。

4. 听觉、视觉、触觉功能的评价　听觉、视觉、触觉对语言功能的发育有重要的作用,尤其是听觉,因此在语言训练前必须对这些功能进行评价。

（1）听觉:注意对声音的反应,观察患儿对乐器声音的反应,对各种声音的区别,同时要进行听力检查,如新生儿听力检查、标准听力检查、语音听力检查,有条件时要做听觉诱发电位检查。

（2）视觉:用视觉辨别文字、图形、名字等,了解视觉功能。

（3）触觉:通过触摸了解患儿的触觉功能。

5. 人际交往评价　观察打招呼、说话时患儿的反应,是理睬还是不理睬地背过脸去;和患儿对视时患儿的表现;是否与他人接触、模仿;对提问的反应;注意患儿和周围人的关系,愿意和小朋友一起玩,还是独自一人不与别人接触。

6. 语言发育评价　可应用日本的语言发育迟滞检查法进行检查,目前中康根据该法的模式,用汉语特点设计了一个系统的检查方法,称 CRRC 法,是利用文字符号测试交流状态和基础发育的检查方法,可早期发现语言障碍,可以参考。

7.病史　了解妊娠分娩的经过,了解患儿个人发育史、家族史、既往病史、遗传病史,了解疾病诊断的时期与型别,了解语言发育、运动发育史,了解治疗的经过及家庭的关系。

以上从 7 个方面叙述了如何评价语言障碍,但在具体应用时,要根据患儿的情况灵活掌握,重点突出,准确地进行评价,确定存在的主要问题,制订治疗计划,并在治疗中再不断地评价,调整治疗内容。

(三)语言训练的注意事项

首先要求有宽敞、安静、光线充足、适合儿童心理的专门房间。治疗前言语治疗师要根据患儿的评价结果,制订语言训练的长期目标与短期目标,按照语言发育的规律制订治疗计划。每日 1 次,每次 30～60 分钟,训练时间应该在患儿睡醒后 1 小时,饭后 30 分钟进行,因这时患儿完全清醒,又在非饥饿的状态下,容易接受并配合治疗,每日训练最好选在上午进行。要求训练人员与患儿一对一进行,训练用具颜色要鲜艳,也可放些玩具,以引起患儿的兴趣,易接受治疗。在训练中要注意患儿的反应,每次课题不可过多,应循序渐进,以达到治疗目的。

(四)语言训练的方法

语言训练的目的是提高患儿的语言表达能力和理解能力,恢复患儿的语言交际能力。根据语言障碍的原因可做如下训练。

1.构音障碍的训练治疗　构音障碍又称运动性构音障碍,指与发声有关的呼吸器官、喉头、口腔、下颌、舌、口唇等功能障碍,所以语言障碍的治疗应该首先是运动性构音障碍的训练,具体方法如下。

(1)放松疗法:因为脑瘫患儿想要说话时,往往由于肌肉紧张而引起发音困难,手足徐动型脑瘫患儿表现最明显,所以放松疗法的目的就是降低与发音有关的肌肉的紧张性,消除全身的过度紧张状态,使不随意肌松弛,利于呼吸与发音。

1)头、颈、肩部放松:头下垂再缓慢后伸使头部肌肉放松。转颈,顺时针与逆时针转颈使肌肉放松。上、下唇紧闭与张开,上、下颌左右移动。耸肩 10 次,使肩部肌肉放松。

2)上肢放松:双臂向前水平伸直。

3)躯干肌放松:做收腹深呼吸运动。

(2)呼吸训练:正确控制呼吸之间的气流量是发音的基础,而且控制呼吸又可减轻咽喉肌的紧张性利于发声。正确的发声和构音,必须靠呼吸做动力,当形成一定的气流压力时,才可以发声,所以做语言训练前必须进行呼吸训练,脑瘫患儿不能只单独进行语言训练,必须与物理治疗师、作业治疗师共同进行综合训练治疗,患儿全身功能得到改善,呼吸功能也会得到相应改善。抗重力肌的发育对呼吸功能有重要的作用。

（3）发音器官的运动训练:又称发声的基础训练。因为发声与构音必须通过口唇、下颌、软腭、喉头、声带、舌等处肌肉的协调运动,改变声道的形状,发生共鸣而产生声音,而脑瘫患儿就是因为这些部位肌肉运动的协调障碍,使口唇不能正常闭合,左右偏移,舌与软腭运动障碍,因此为了获得正确的发音,必须对发音器官进行发声的基础训练,主要有以下几方面:

1) 口唇与下颌的运动训练:脑瘫患儿下颌运动障碍,口唇难以正常开闭,因而也就无法构音,所以我们可以用以下方法刺激下颌及口唇周围的肌群,使之收缩以达到口唇闭合的目的。

语言指示:对智力较好的患儿可以用语言指示做张口、闭口、噘嘴、露齿、咧嘴、圆唇、鼓腮、吮颊、微笑的动作,反复进行,直到熟练为止。

用压舌板刺激:当患儿张口不闭合时,可用压舌板伸入其口腔内稍加压力,当向外拉压舌板时,患儿则出现闭唇动作,防止压舌板被拉出。

冰块刺激法:可用冰块在口唇或周围进行摩擦,用冷刺激促进口唇闭合、张开的连续动作。

毛刷法:用软毛刷在口唇及周围快速地以每秒5次的速度刺激局部皮肤,促进口唇闭合。

拍打下颌法:用手拍打下颌及下颌关节附近的皮肤,可促进口唇闭合。

训练人员一手放在患儿头部上方,一手放在患儿下颌处,用力帮助患儿的下颌动作,促进下颌上抬,促进口唇闭合动作。

用吸管回吸、用奶嘴吸吮、在口中放上食物,都可促进口唇的闭合动作。

吹气泡、吹羽毛,大的患儿照着镜子吹泡泡糖,也可以取得较好的效果。

双唇的训练对发声十分重要,一定要坚持下去,口唇与下颌的协调运动,是为发音打下初步的基础。

2) 舌运动训练:包括舌的前伸和后缩,舌上举舐上腭,向后卷舌,以及舌的两侧性运动。一般可以分为三个阶段进行。

第一阶段:舌与口唇的协调阶段,利用咀嚼运动,吸吮动作,使舌与口唇动作协调,增加舌的搅拌动作。

第二阶段:舌向前伸阶段,使患儿口张开,用食物或玩具或小勺放在口唇前方,使患儿出现舌伸出舐物的动作,并能自行控制。

第三阶段:舌向前、后、左、右运动阶段,可用小玩具拴上线放在口腔内,患儿则出现用舌搅动,向前、后、左、右的动作,或用糖果引诱,患儿出现伸舌舔糖的动作。

此外,也可以用压舌板做被动抵抗训练。如用压舌板压舌尖,使患儿舌尖用力上抬等,对舌的运动都有促进作用。

3)改善口腔感觉:正常小儿常常把物品放在口中,通过口腔能感觉物体的形状和特点,而脑瘫患儿由于运动功能和口腔的感觉功能障碍,不能辨别口中物体的形状,所以要改善口腔的感觉,常用各种不同形状和硬度的物体放在口中进行刺激,使之获得感觉的经验。此外,治疗师常用洗净的手指在患儿口中不同部位进行按摩,对调动口唇、舌、软腭的动作十分有利,对发育也会起到积极作用。

4)对手足徐动型脑瘫伴有不随意运动的训练:利用拮抗肌互相抵抗的作用调节其相互间的平衡,如对舌的上下运动使之稳定时,要让患儿伸舌,用压舌板向上抬舌和向下压舌,给舌肌以交替抵抗作用,使舌肌主动肌与拮抗肌平衡,而使舌运动稳定。轻触法:当令患儿做噘嘴和咧嘴的随意动作时,言语治疗师可用手指轻触患儿口唇或两腮,这样可抑制其不随意运动,缓解口唇口角的抽动,逐渐达到自我控制。

(4)构音训练:就是通常所指的发育训练,根据语音障碍的评价进行正确的构音训练。训练时要按照语言发育的规律,并与视觉、听觉、触觉等功能密切配合,从患儿能发出的音开始,先从容易音开始,如唇音,然后再开始较难音的训练,如软腭音、舌齿音、齿音。当前最常用的构音训练法是运动动力学方法(motokinesthetic method),也就是言语治疗师用手指及压舌板对患儿构音器官进行被动活动,进行各种构音试验,直到发出预想的音为止,配合患儿的视觉、听觉功能效果会更好,逐渐从单音节、单词、句子过渡到短文。

1)发声训练:首先,发双唇音 p、b、m 的训练,患儿可通过视觉、听觉功能,听着治疗师发出的音,用眼睛看着治疗师发音的口型,反复模仿。在训练中治疗师不断地鼓励患儿练习口唇的张开闭合动作,要求达到每秒 3~4 次以上。如果达不到,治疗师可用手指帮助患儿闭合口唇,帮助发音。

其次,要进行软腭音 k、g 的训练,要求舌头不触及上腭。患儿可采用仰卧位,两腿向胸部屈曲,稍后仰或者坐在有靠背的椅子上,头稍后仰,躯干稍后倾,治疗师可用指腹轻压舌根或用压舌板限制舌尖触及上腭或用手指轻压下颌处(相当于舌根部),同时鼓励患儿发音,当手指或压舌板从舌根拿掉时则发出 k、g 音。

最后,进行齿音、舌齿音 t、d、n 的训练。训练时患儿的姿势很重要,可以采用仰卧位,四肢伸展,治疗师托起患儿的头部,略向前屈;或患儿取俯卧位,双肘支撑,使头部前屈或头与躯干呈一条直线;或患儿取坐位,两手支撑躯干,头略前屈。总之,不论取哪种姿势,都必须使头前屈,这样才能使下颌受到由下至上的压迫,使下颌被动地上推,治疗师发音的同时令患儿模仿,或用手指固定舌,当呼气经过鼻腔时发出 n 音。

发音训练从双唇音开始,如 p、b、m,再与元音结合,形成 pa、ba、ma,最后是元音、辅音、元音结合形成 apa、aba、ama 等,逐渐过渡到单词与句子或短文。

2）持续发音：构音训练时吸一口气，尽可能延长发音时间，由单个元音过渡到2～3个元音，逐渐增加，反复练习，持续发音。在训练时要求患儿做鼓腮、吹气、吸入、呼出的动作，对发音很有帮助。

3）做克服鼻音的训练：脑瘫患儿由于软腭运动减弱，发音时咽腭部不能闭合，将非鼻音发成鼻音，这种鼻音化的构音明显影响语音的清晰度，影响语言的交流，所以进行语言训练时必须做克服鼻音化的训练。方法是引导气流通过口腔，如吹笛子、吹蜡烛、吹小喇叭，或者训练患儿用力发"啊"音或发"卡"音，这样可促进软腭肌收缩和上举，增强软腭肌张力及运动功能，促进咽腭部正常闭合，克服鼻音。

4）控制音量、音调与韵律：脑瘫患儿由于运动性构音障碍，发音的音量小、音调低，没有重音，缺少抑扬顿挫的变化，所以要训练患儿控制和变换音量，如由小变大、由大变小、一大一小交替进行；扩大音调范围，从低、中、高三种不同的音调进行训练。同时可用声控玩具、电子琴、钢琴等配合训练，调节音量及音调，为培养一定的韵律感，可用节拍器配合调节发音的韵律。

（5）交流辅助系统：很多脑瘫患儿有理解语言的能力，但是由于某种原因，说的话无法使人听明白或自己不能说话，因而无法与他人交流。因此一些学者设计出很多代替语言的交流方法，即语言交流辅助系统，给患儿带来极大的便利。

交流辅助系统的种类很多：图片和词板，通过图片与词板的内容表达患儿的意愿和感情；电子交流器材和软件，袖珍便于携带，可以合成语言，也可以发声，非常方便；交流符号系统，由奥地利学者布利斯（Karl Blitz）创造的布利斯符号系统很实用，很像中国古代的象形文字，大约有2500个词（图9-7）。

根据情况让患儿学会一定的词汇，将卡片贴在墙上，患儿可用手指图片的某一部分表达自己的想法，也可将卡片编号，患儿用手指号码表达意愿，进行语言交流。

但是不论哪种语言辅助交流系统，在训练时都必须根据语言发育的规律与患儿的实际情况相结合，与患儿的水平接近，由简到繁，循序渐进地训练，使患儿有兴趣，能接受，能坚持才是目的。然后再根据患儿的情况逐渐提高语言训练水平，增加交流内容。训练中要根据患儿障碍的程度与部位，选择一定的操作方法，如用手、用脚、用眼、用下颌等选择指示方法，称为眼指示、手指示等。用各种可能的方法选择交流系统的交流内容，熟练之后，再逐渐增加词汇量。

2.语言发育迟缓的训练治疗 根据语言发育迟缓的大体分类进行治疗。

1）语言符号障碍：主要是未掌握语言符号，训练的目的是通过各种语音符号、手势、儿语使患儿掌握语言符号，建立人际交流的基础，然后再做理解符号的训练。

2）语言表达障碍：患儿不能用语言表达意愿，这部分患儿训练的目的要以表达为目标，在训练时与语言的理解能力相配合，有手势语、语言的实地训练，使患儿获得语言表达能力。

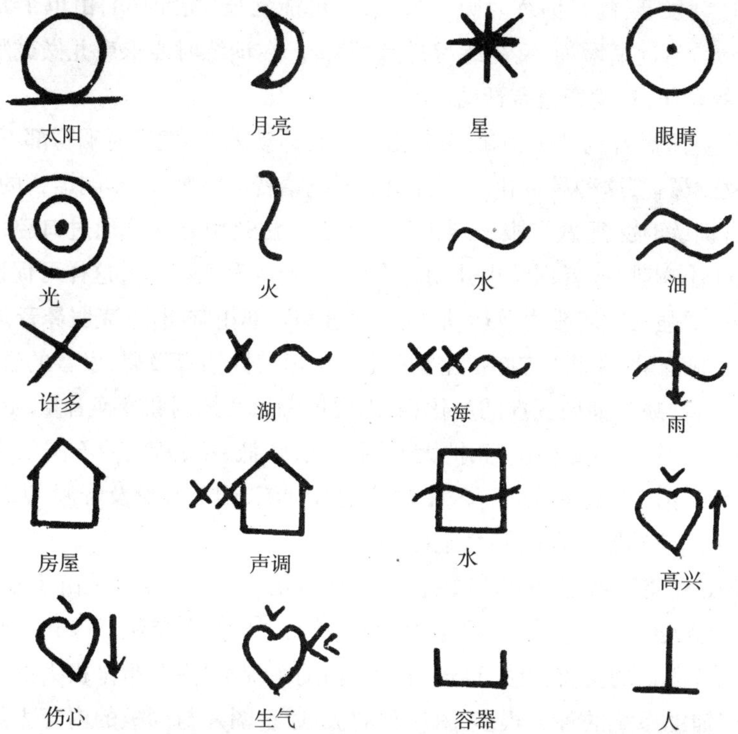

太阳	月亮	星	眼睛
光	火	水	油
许多	湖	海	雨
房屋	声调	水	高兴
伤心	生气	容器	人

图 9-7 布利斯符号系统部分词汇

3）语言水平落后于同龄儿：这一部分患儿占脑瘫患儿的大多数，表现为语言水平落后，符号理解障碍，表达障碍，所以要加强训练，加强语言的理解与表达能力，促进语言发育。

4）理解语言符号但不能表达：对这一部分患儿训练的目标是在加强语言理解的基础上，提高语言的表达能力，开始可采用手势语训练，然后再进行表达训练。

5）语言交流态度障碍：这部分患儿可以理解语言符号，有一定表达能力，但是有交流态度的障碍，性格孤僻，怕人，不能与人交流，训练时要重点从交流态度上下功夫。

语言发育迟缓的脑瘫患儿，多数全身的运动功能也落后或有不同程度的障碍存在，因此在进行物理治疗、作业治疗的同时，配合做语言治疗，会有更大的帮助。

3. 其他方面　言语障碍者的康复治疗是多方面的综合康复治疗，除了构音障碍及语言迟缓的康复治疗外，还要进行以下工作：

（1）注意发声的体位与时间，因为脑瘫患儿常常存在着躯干稳定性差，不能独坐或前倾拱背的异常坐位姿势，从而影响患儿的发声。因此，要注意体位。一般认为俯卧位或侧卧位利于发声，如果取坐位时，一定要有稳定的环境，躯干左右对称。例如全身伸展姿势的患儿，治疗师应抑制患儿全身伸展，使其髋关节、膝关节在屈曲的状态下，抱着患儿或使患儿坐着训练发声，效果会更好。

多数学者认为发声的时间早晨或上午比下午、晚上效果好,患儿周围的气氛一定要安静,训练发声时绝对禁止兴奋性的音乐、电视或旁边有很多人在一起做游戏。

(2)发声训练与进食动作同步进行:因为摄食时口腔内的咀嚼运动、舌的搅拌运动对将来的发音有利。

(3)注意牙齿及齿列的整齐:因为牙齿与发音及声音的共鸣有重要的关系,所以在语言训练的同时,注意治疗牙齿的疾病,纠正齿列咬合不正。

(4)鼓励患儿发音,建立信心,努力创造多发音的环境,增加理解语言的机会:例如,在日常生活中每做一件事情,如洗脸、穿衣、进食时,可用不同的图片给患儿看,并同时发音让患儿重复,指出时间、方向、地点、数量,区别大小、多少、高低、上下、左右、轻重的关系,充分利用患儿的视觉、听觉功能。把患儿放在幼儿园或小朋友多的地方,增加使用语言的机会,对智力的提高也有一定的帮助。

(5)经常给患儿提出问题,让患儿理解后做出正确反应:如最简单的回答,只让患儿说"是"或"不是",或做点头、摇头的表示。

(6)引申方法:根据训练的内容、患儿的接受能力,可用患儿说的一个字或一个词,扩大引申成一句完整的话,如当患儿会说"我"字时,可引导患儿引申成"我要吃饭"这个完整的句子。

(7)治疗师要经常给予必要的提示,示范动作:如拿出一个实物苹果,说出名字,让患儿跟着学习苹果的发音,体会苹果的实物感觉,然后不用实物,只用语言提示引出发音,或者治疗师只拿出图片,患儿看到后就可以发出苹果的声音,并会说自己的名字、家长的名字。

四、呼吸训练

(一)患儿呼吸功能发育特点

患儿呼吸功能发育与头颈部调节、坐位、立位、步行等全身功能的发育相一致,表现出如下的特点:

(1)由腹式呼吸向胸式呼吸发育。新生儿出生后由于辅助呼吸肌群参与呼吸,又由于强烈的啼哭、声带闭合而使肺部扩张,反射的作用及体内CO_2的改变刺激而诱发了呼吸。新生儿横膈膜高位,由于其收缩,新生儿出生后以腹式呼吸为主,到6~7岁后胸式呼吸才发育完成。

(2)新生儿咳嗽反射弱,气道狭窄,血管丰富,易受感染,换气功能差,容易发生呼吸困难,出现青紫。

(3)小儿胸廓短,呈桶状,肋骨呈水平位,膈肌高位,胸腔较小,呼吸肌不发达,故换气的贮备能力小,容易发生呼吸衰竭。

(4)小儿代谢旺盛,需氧量大,为满足身体需要,必须增加呼吸频率,新生儿每分钟可达40次左右,小儿呼吸表浅,呼吸频率又容易受体内、外各种因素的影响而发生变化,如寒冷、高热、哭闹等都可影响呼吸频率。

(5)新生儿由于头、颈部过度伸展,上呼吸道与鼻几乎呈一直线,故此时呈鼻呼吸。由于抗重力肌的发育,抬头、翻身的完成,肋骨活动加大,胸廓前后径增宽,由鼻呼吸向口呼吸过渡。

(6)坐位、立位稳定后,胸廓从支持体重中解脱出来,骨盆稳定,脊柱伸展及躯干的旋转动作发育,使胸廓运动加大,特别是在立位功能获得后,腹部肌群活动加强,横膈下降,收缩加强,患儿由腹式呼吸向胸式呼吸发育。

从以上小儿呼吸功能发育的特点可以看出,呼吸功能与全身功能密切相关,特别是抗重力肌的发育对呼吸功能十分重要。

脑瘫后由于异常姿势严重影响呼吸功能的发育,如发音、语言的共鸣、吞咽功能等发生障碍,影响患儿进食,对健康不利;由于脑瘫后横膈、胸廓、呼吸肌、腹肌发育障碍,胸廓变窄,肺炎发病率增高,也是脑瘫患儿死亡的一个重要原因。为预防肺炎,增强呼吸功能,利于发音、摄食、口腔功能发育,全面增强患儿的健康水平,必须改善脑瘫患儿呼吸功能,因此呼吸功能训练也是脑瘫治疗中一个重要的课题。

(二)不同类型脑瘫患儿呼吸特点

1. 重度痉挛型脑瘫 痉挛型脑瘫中,尤其是重度痉挛型四肢瘫的患儿,由于肌张力增高,强烈的痉挛,特别是胸廓两侧肌肉痉挛,致使胸廓被压缩,形成前后径增大、左右径变窄的异常状态,就好像束上一个紧紧的腰带一样,看不到胸式呼吸,只有浅表的腹式呼吸(图9-8),这样的患儿吸气时胸骨下陷成一凹陷,呼吸表浅,易患肺炎,有痰而咯不出来,特别是那些尚未获得坐位功能的患儿,由于用胸廓,特别是用背部支撑体重,呼吸运动障碍,胸廓不能扩张,反复发生呼吸道感染及肺炎、痰潴留、喘鸣,十分痛苦。

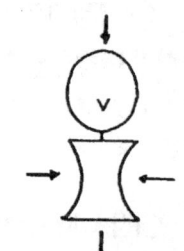

图9-8 痉挛型脑瘫呼吸特点

对于这一类型的患儿,必须进行呼吸功能训练,治疗目的是抑制胸部肌肉痉挛、加大胸廓运动、改善呼吸状态,可采用促进头部与躯干立直反射的手法,使胸廓运动量加大,横径增宽,增加肋骨与躯干的活动度,特别是翻身动作。

2. 手足徐动型脑瘫 在此类型患儿中,以有强烈的伸肌节律性收缩的手足徐动型脑瘫及有全身角弓反张的手足徐动型脑瘫患儿呼吸障碍最明显。由于全身伸肌肉,包括膈肌都出现强烈节律性收缩痉挛,致使呼吸暂停,出现青紫,由于角弓反张,脊柱前凸,使胸廓变窄,胸廓运动受限,胸腔变小,两肺受压迫使有效的呼吸面积减少,严重者在全身出现节律性收缩时,呼吸停止,十分危险与痛苦(图9-9)。

对于这一类型的患儿必须抑制角弓反张,抑制伸肌节律性痉挛,促进头、颈部抗重力中间位的保持能力,抑制头背屈,促进头和躯干对称性,为坐位的稳定、骨盆的稳定性、躯干的旋转功能做最大的努力,防止脊柱侧弯,加强胸廓的运动,改善呼吸功能。

3. 肌张力低下型脑瘫　由于肌张力低下,患儿缺少自发运动,长时间处于仰卧位姿势,由于重力关系使患儿胸廓扁平,呈现浅表的腹式呼吸,当横膈收缩时,胸骨下陷形成压翘翘板样,四肢末端因循环障碍而发绀,这类患儿也常合并肺炎,痰多,说话时声音小,有气无力的样子。

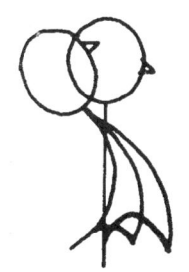

图9-9　手足徐动型脑瘫呼吸特点

治疗时,要促进头颈部、脊柱的抗重力伸展,利用体重引起颈部肌群与躯干肌群同时收缩,经常变换体位,尽量采用坐位,可利于胸式呼吸,使肋骨上举改善呼吸功能。由于保持姿势,肌张力增高,肋骨上举,使膈肌功能也有一定程度的改善,收缩增强。对肌张力低下型脑瘫患儿刺激不可过强,否则也容易出现节律性收缩,治疗时多采用抑制性手法。在临床上常使用肋弓固定带,但是与这种方法相比,我们更提倡利用患儿自身提高躯干肌群的同时收缩而改善呼吸功能,后者是最好、最重要的方法。

对于不能采用坐位训练的重症患儿,也要保证气道通畅,头、颈部的充分调节,促进躯干的抗重力伸展活动,促进胸腹式呼吸,积极进行呼吸功能训练。

以上介绍了三种脑瘫患儿异常呼吸类型,治疗时不论哪种类型,都必须注意患儿的姿势,使患儿在卧位、坐位、立位等不同的姿势中,保持正中位、左右对称,促进抗重力伸展,只有姿势稳定,患儿获得坐位与立位的功能时,胸廓与肋骨的运动量加大,才能改善呼吸功能,必要时治疗师可帮助患儿做上臂外展,扩胸运动,或有节律地按压腹部,有节律地做呼吸训练,加大肺活量,改善呼吸功能。

(三)实际案例介绍

1. 痉挛型四肢瘫　患儿王×,2岁,痉挛型脑瘫。患儿四肢瘫痪,呼吸表浅,几乎看不到胸廓的呼吸运动,肌张力增强,胸廓前后径增宽,左右径小,呼吸时由于横膈收缩使前胸部下陷,同时患儿智力不足,不追视,经常处于仰卧位的姿势,两下肢伸直,躯干肌明显痉挛,右侧躯干短缩。经常患肺炎,痰多,咯出困难,有时喘。

治疗方法:

(1)用双手触诊患儿胸部及背部或用听诊器确定痰多的位置,然后变换体位,使痰顺利地咯出,必要时可以拍背引流。

(2)使患儿侧卧位,伸展短缩的躯干与骨盆,并使躯干左、右旋转,以抑制躯干的屈肌痉挛,扩展胸廓,增加胸廓运动,促进胸式呼吸运动。

(3)以一侧上肢与同侧的膝关节为关键点抑制痉挛,伸展同侧躯干,扩展胸廓,使肋骨上下运动,胸廓运动加强,呼吸加深,使痰顺利引流出来。

(4)利用坐位姿势,因为这种姿势可以做左右重心移动训练,促进躯干立直与平衡功能,坐位时利于头部的自我调节,利于胸式呼吸,也利于肋及脊柱的活动。坐位可以保持气管通畅,胸廓扩展,膈肌活动增强,使呼吸加深,痰也能被顺利引流咯出。治疗师可以在胸部及颈部给予扶助和必要的压迫帮助痰液排出。

(5)取半坐位或侧卧位,经常变换体位,并教会家长给患儿变换体位,主要的目的是为了引流痰液,增加呼吸面积,改善呼吸功能。

患儿经过以上训练,胸廓运动增加,躯干短缩减轻,呼吸加深,痰能顺利地排出,面色红润,呼吸由表浅变加深,约26次/分。由于呼吸改善,说话声音变大,进食增加。

2. 手足徐动型脑瘫　患儿刘×,女,手足徐动型脑瘫。患儿经常有伸肌节律性痉挛,角弓反张,呼吸表浅,痰多且不能排出,经常发热,患肺炎,进食少,消瘦。

治疗方法:

(1)使患儿仰卧在三角垫上,保持头部躯干呈对称性姿势,防止头背屈。

(2)治疗师将双手放在患儿胸前,张开手掌,随着患儿的呼吸从胸廓上方向下震动与轻轻压迫,使呼吸加深,持续时间加长。

(3)训练中配合发音练习,深吸气后再发音。

(4)如患儿发生节律性伸肌收缩时,治疗师用压在胸前部的手向后颈部压迫,抑制伸肌痉挛。

(5)使患儿坐起,在坐位姿势下,在中间位促进头部的抗重力调节与躯干的对称性姿势,注意侧弯,促进骨盆的稳定并经常变换体位,促进痰液排出。在此基础上进行语言的训练,发音练习。

经过以上治疗,患儿呈对称的坐位姿势,呼吸加深,痰液减少,胸廓及肋骨运动加大,听诊肺部,痰鸣音基本消失,一般状态好转。

五、摄食训练

脑瘫由于肌张力异常,使参与构音、吞咽、咀嚼的肌肉出现协调障碍,对食物的摄取十分困难,因此很多脑瘫患儿消瘦及营养不良。为了维持与促进患儿的生命质量向良好方向发展,使其获得进食的协调运动功能,特别是说话时,舌与口唇及软腭要维持协调运动,获得吸、饮、吃等多种进食功能,对脑瘫患儿必须进行摄食训练。训练时必须按照正常的发育顺序,注意个体差异。各种训练方法有机结合是训练成功的重要因素。

(一)摄食行为的发育

摄食行为发育从胎儿时就已经开始了,胚胎5周时触碰口唇就有张口反射,10周就有咽下动作,22周有吸吮动作,27周有吸吮与咽下结合动作。小儿出生时,就已有叼住奶头、吸奶并咽下等对生命重要的功能。出生后7～8个月,见物可伸手抓,并可送到嘴里,用双手拿着奶瓶,1岁左右可以用匙进食,15个月具有咀嚼能力,2~3岁可以用筷子进食,正常小儿摄食功能发育非常迅速。

(二)脑瘫患儿的异常摄食动作

脑瘫患儿原始的摄食反射不消失,可持续很长时间,如吸吮反射、觅食反射等,此外患儿因吞咽功能障碍,进食时呛咳,匙一碰口唇或舌尖则立即咬住或口张大或头后仰,食物碰到舌尖时舌往外顶,或食物一碰软腭即出现吧唧嘴的动作,这些都影响咀嚼运动的发育。

由于患儿头部不能正常调节,不能自己进食及出现非对称性紧张性颈反射,手更不能将食物送到嘴里,特别是手足徐动型脑瘫表现更为明显,手、口、眼协调障碍。

(三)摄食评价

评价脑瘫患儿的摄食功能要从以下几方面进行。

1. 摄食反射　判定原始的摄食反射,如吸吮反射、觅食反射是否存在,根据患儿的年龄,按照小儿反射发育的消长规律进行。一般情况下发育到5~6个月时原始反射都应该消失,否则应视为异常。此外注意吞咽反射,注意患儿吸一口奶后,是否呼吸与咽下动作同时进行,当发育到1.5岁时,再吞咽时,呼吸可一时性停止,这是由于吞咽时喉头肌紧张,引起气道闭锁而出现一时性呼吸停止,称为"成熟咽下"。注意患儿吞咽时是否与此相反,此外要注意咽反射,即用压舌板触碰咽后壁是否引起呕吐。

2. 观察进食动作

(1)注意观察口唇碰到奶头时,嘴是否张开,舌碰到奶头时是否用舌舔奶头,咽下时舌骨是否上提,吸奶时有无力量。

(2)注意观察用匙进食,匙碰口唇时是否张口,是否咬住匙,此时有无全身紧张,有无头背屈,舌是否伸出或把匙顶出口外。

(3)注意咀嚼动作,观察食物入口,舌、下颌、颊肌、口轮匝肌是否活动。咀嚼动作一般从7个月开始,1.5岁发育完成。

(4)注意观察用杯饮水动作,观察饮水姿势,张口情况,舌是否伸出,咽下时口是否闭合。

(四)如何训练进食

1. 进食姿势要正确　如果进食姿势不正确,由于过度紧张和出现不随意运动,就会影响舌、口唇及下颌的动作,所以给患儿进食时,首先要正确调节全身的姿势。

(1)重度脑瘫患儿进食的良好姿势:母亲坐在椅子上,患儿两腿分开骑在母亲的两腿上,后背靠在三角垫上,母亲用手固定患儿的胸部(图9-10),患儿两手向前伸出,治疗师调节下颌不使头背屈,吃的东西放在患儿能看到的地方,这种姿势对患儿追视、扩大股角及全身姿势调节都十分有利。

（2）坐位的进食姿势：使患儿髋关节充分屈曲（90°），肩部与上肢向前，头部轻度前屈，治疗师用左上肢固定患儿的后头部，防止患儿全身伸展，注意脊柱伸展，但要防止身体后倾，如果向后倒，就会影响进食（图9-11）。

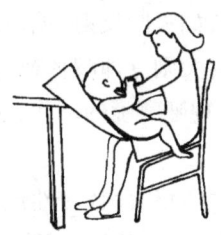

图9-10　脑瘫患儿进食姿势

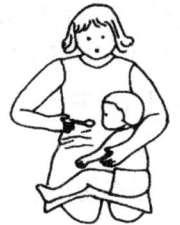

图9-11　脑瘫患儿坐位进食姿势

（3）坐在固定椅子上进食：前方有小桌子，患儿两下肢分开，两足踩在地板上，这样姿势对称，脊柱伸展，对进食十分有利。

2.口腔功能调节　进食时不仅要有正确的进食姿势，利于全身功能的调节，进食时口腔功能的调节也十分重要，所以必须进行口腔调节训练。例如，患儿不能很好地张口闭口时，治疗师必须调节下颌关节，主要利用拇指、食指与中指。如果从侧面、后方调节，治疗师的拇指放在患儿下颌关节处，食指按在口唇下方下颌处，中指放在下颌的下方（图9-12A），并用上臂和肩部固定患儿的后头部，利用后头部与上颌两个部位做支持点，进行口腔、头部姿势的调节。如果从前方正面调节，治疗师的拇指放在患儿口唇下方，食指固定下颌关节，中指固定下颌处，用中指防止头部左右移动及向后仰，固定下颌，轻压舌根部，可以间接调节舌及口周围的功能，对伸舌、强咬、口唇周围过敏等都有一定改善（图9-12B）。

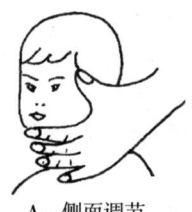

A.侧面调节

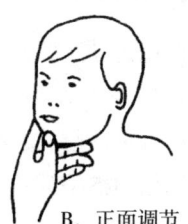

B.正面调节

图9-12　口腔功能调节手法

3.用奶瓶进食　用奶瓶进行摄食训练十分重要，即使是母乳充足的患儿，也需要用奶瓶补充一定的水分，训练时可以把奶瓶的奶嘴放入患儿口中，当患儿不吸奶时，可以上、下、左、右转动奶头，这样可诱发吸吮反射，为了增加刺激性也可用凉开水或甜的饮料代替奶液，更容易引起吸吮动作，当口唇周围肌张力增高时，可在口周进行震动，使口轮匝肌、颊黏膜都受到震动，这样肌张力会逐渐降低。奶嘴孔不可过大，如过大乳汁被吸出过多，则不容易下咽，有时会造成呛奶。

4.用匙（勺）进食　最好用圆形浅勺，在勺前方放少量食物，从正面送入口腔，当勺底把舌向下压时,要防止舌伸出,从口腔往外拿勺时,要平拿稍向上倾,利用上唇将食物留在口内,拿出勺后使口唇闭合,再调节口腔功能及吞咽反射,使食物咽下去。

5. 用杯饮水　最好使用塑料双柄口杯,在杯一侧切掉一个半圆形的边,饮水时要防止头后仰,咽下时头部要稍向前倾。

6. 咀嚼、吞咽功能训练　经常把一些稍硬的食物放入患儿口内,最好横放,促进舌的搅拌活动,治疗师刺激患儿上、下颌做张口、闭口咀嚼对齿动作,一般多利用较硬,咀嚼时又容易咬碎的食物,如饼干。

咀嚼、吞咽是一个复杂的过程,一般情况下可分为三个时期:

(1) 口腔期:从口唇张开、食物送入口内、上下唇闭合、与唾液混合、舌的搅拌将食物送到白齿、上下颌不断运动、将食物切碎形成碎粒状的食物团块准备送入咽部前的这一阶段称为口腔期,这一时期非常重要,脑瘫患儿往往因为口唇张开、舌的动作及上下颌运动、白齿切断等功能障碍,不能完成口腔期的全部动作,表现出只能进牛奶等流食,不能咀嚼较硬较干的食物,常常表现出不能咀嚼,食物停在口中,恶心,呛出。所以这时要加强上下颌、上下唇、舌及软腭的运动训练,控制节奏和强度,做张口闭口、伸舌缩舌、舌的上下左右移动、吹气、吸气、鼓腮、缩腮,反复大声喊叫"阿""呀""巴"等字,或将稍硬的软胶物体或食物放入口内,令患儿反复咬住、松开;对口腔及口周围肌肉及面部表情肌给予按摩及拍打刺激,反复咬住木制压舌板以加强咬肌肌力,增强患儿咀嚼能力。

(2) 吞咽期:此期是食物在口腔期形成细块(粒)润滑的食物团块并诱发吞咽反射的阶段。也就是通过食物团块刺激,使软腭上抬(举),咽腔、后鼻腔封锁,喉头向上与会厌吻合闭锁气管,呼吸暂停产生吞咽反射,食物由口腔进入咽腔,由于咽肌收缩将食团(块)送入食管。这个阶段很短,但是过程复杂,脑瘫患儿常因吞咽肌肉协调障碍而出现吞咽困难。此时要注意除加强口腔、口唇、舌的训练外,更要加强对患儿舌肌、口唇肌的训练,如咬牙、噘嘴、咧嘴、吹气、吹蜡烛、吹口哨等。用吸管吸水,用水棉棒刺激咽后壁、舌后、舌根、软腭,也可加强吞咽功能。

(3) 食管期:食物团块经过吞咽进入食管送进胃里的阶段是一个过渡阶段且很短暂,不受意志控制,所以吞咽功能最重要的是口腔期与吞咽期。

脑瘫患儿的进食动作十分困难,因此训练时必须耐心,要天天进行,特别是重度脑瘫患儿因口腔内的知觉、感觉及运动功能障碍,因此早期对口腔及其周围给予刺激,抑制异常反射,促进正常反射,利用各种方法从口进食,这种患儿虽然进食困难,不会咀嚼,但也不能只进流食,结合消化功能的发育,逐渐增加半流质及固体食物,这对促进口唇及舌的搅拌功能有良好的作用。

饮食不仅是为了维持生命,更重要的是为了将来能参与社会,所以改善患儿的进食方法,使其获得正常的进食功能十分重要,开始可能非常困难,但要有信心,不怕食物洒落，鼓励患儿结合全身运动功能训练反复进行摄食训练。

六、水疗

利用水的物理特性对脑瘫患儿进行训练以促进康复的方法称为水疗法，简称水疗。水疗是一种重要的物理治疗手段，对脑瘫的治疗及康复具有重要的作用，目前我国许多康复中心都建有设备先进的室内游泳馆，可供婴幼儿及年长儿进行水疗及康复训练。水疗已成为治疗脑瘫的常规方法，每周应定期进行。

水疗室及游泳馆的温度要求在20℃~25℃，水温最好在30℃左右。

水的压力可以促进血液循环，增强心血管功能；水对胸部、腹部皮肤的压力，使膈肌上升，利于胸式呼吸出现，使呼吸运动加快加深，促进气体交换，改善呼吸功能。呼吸、循环功能改善，对神经系统的发育、疾病的恢复都有重要的作用。

此外，更重要的是由于水的浮力，使患儿在水中浮起，全身活动变得轻松，由于水波的冲击、水温的刺激，可使患儿骨骼肌松弛，缓解全身痉挛，改善肌张力，改善关节的活动，从而使患儿在水中能较容易地完成各种正常姿势与动作，患儿容易进行抗重力伸展；也因为水的浮力，患儿容易自我控制，调节姿势，出现正常动作。

正常儿与脑瘫患儿都喜欢玩水，入水后的快乐心情，对心理影响很大，长时间定期水疗，可提高机体抵抗力，患儿容易接受并能坚持下去，对预防感冒也有良好作用，所以有条件的地方应当开展水疗治疗脑瘫。

在水中训练时，治疗师与患儿一对一进行，并可与家长一起组织起来进行集体训练。通过编排各种场面，通过有趣的游戏进行水疗，不仅可提高患儿的兴趣，而且容易在水疗中完成训练。

水疗时间不可过长，一般每次1小时左右，较大儿童可适当延长。高热、皮肤感染者不可水疗。水疗前要通过说服理解、实地观看，消除恐惧心理后再入水，入水后要注意安全，时刻观察患儿的全身变化，使患儿逐渐适应水疗。

七、矫形器

矫形器是用于人体躯干与四肢等部位，以预防及矫正畸形，并补偿人体运动功能的器械。

脑瘫患儿由于脑组织在发育过程中受损伤，使移动运动功能障碍，给生活带来极大的困难，因此对脑瘫患儿，除进行必要的训练治疗外，还应该根据患儿的障碍情况，尽早使用矫形器以帮助其活动身体或自由行动，参加文化学习。这样不仅可促进患儿运动功能的发育，而且对患儿的心理也是极大的安慰，特别是年长儿或学龄儿童利用矫形器后，训练的力度加大，训练时间延长，而且训练以外的活动时间增加，因此，极大地开发了残存功能与代偿功能，使患儿能参加集体生活，对走向社会十分有利。所以根据患儿的障碍程度,应尽量早用矫形器。

(一)使用矫形器的目的

(1)对运动功能的发育及训练起促进与补偿作用。

(2)预防与矫正肢体变形与挛缩。

(3)帮助支撑体重。

(4)抑制或限制不随意运动并进行正常的运动调节。

(5)辅助代偿失去的功能,最大限度地利用残存的运动功能。

脑瘫患儿与正常儿一样,上肢不需要支撑体重,以手指的粗大运动和精细动作为主,因此上肢使用矫形器的机会少,而下肢则需要支持体重与步行移动,使用矫形器的机会多。

用于制作矫形器的材料,应尽量选择质轻的如轻金属材料、不锈钢、铝合金、塑料、皮革、橡胶与纤维等,最近应用的高温低强热塑板材效果较好,它结实、轻便、美观,又容易擦洗,特别是脑瘫患儿的矫形器与成人不同,患儿又蹦又跳矫形器常常被损坏,所以还要求容易修理。使用矫形器前一定要认真检查、评价,确立患儿是否需要用矫形器,如果不适合而使用了矫形器,不仅给患儿带来一定的痛苦,又容易引起变形等不应有的损伤,所以使用矫形器一定要慎重。使用后注意观察患儿的表现,注意矫形器是否适合、患儿局部障碍的纠正情况及全身功能的改善情况,以发挥矫形器应有的作用。矫形器应在医生、功能训练人员的指导下应用,用后要定时检查。

(二)矫形器的种类与使用

1. 短下肢矫形器(ankle foot orthosis, AFO) 这种矫形器又称作步行用短下肢矫形器或踝足矫形器,主要用于踝关节及足部的各种障碍,矫正与预防足变形,如足内翻、足外翻、尖足等,像穿鞋一样,以简便、患儿自己可以穿上为宜。

(1)尖足变形:脑瘫患儿由于小腿三头肌(腓肠肌两个头、比目鱼肌一个头)痉挛所致,因为小腿三头肌是踝关节的有力屈肌,对走、跑、跳和维持站立姿势有十分重要的作用,其中,腓肠肌还有屈曲膝关节的作用,所以小腿三头肌痉挛(屈肌痉挛)而使踝关节跖屈形成尖足。因此要选用限制跖屈的短下肢矫形器,要求基本角度为0°、背屈自由、限制跖屈的有制动装置的短下肢矫形器。

(2)小腿三头肌痉挛:不十分严重时,也可以穿短下肢矫形器,但要穿有制动的、鞋底垫高的。因为鞋底软、鞋前尖容易翘起来形成舟状,从而使患儿足变形,时间长了形成舟状足,所以这种短矫形器鞋底要放钢板,钢板不可过短、过软,必须超过全鞋长的1/2。

(3)扁平外翻足:患儿形成尖足后,如果不及时地矫正治疗,患儿全身的体重负荷就会落在足的前方,时间长了就形成了扁平内翻或扁平外翻尖足的畸形状态,使患儿的走路更加困难,因此必须及时矫正。可用内侧纵弓托(足底弓托),它是用软木、皮革或塑料制成的,与患儿脚长宽相等的足底弓托,可垫在鞋里或者放在袜子里,目的是向上、向外托起足底弓,改变站立时足底的支点,使支撑面扩大,当患儿站立时,体重的负荷均匀地分配在足底上,重心落在支撑面内,重心稳定,身体呈平衡状态,极大地防止足外翻或一侧着力,重心不稳,造成足外翻畸形。这种足底弓托也可以自制,方法是用皮革或布料一层一层粘好,要一层比一层小,使内侧足底弓处加厚加高,也能起到相同的效果。

此外可以使用托马氏鞋跟,这种鞋跟的特点是内缘比外缘高 0.3 ~ 0.5cm,并向前延长到舟状骨下方,其目的是起到足底弓托的作用,增加对足底弓的支持力,适用于扁平外翻足及平底足的矫正。

(4) 足内翻:多由于患儿脑损伤后,小腿三头肌、胫骨后肌、长趾屈肌、长𧿹屈肌痉挛而形成。治疗时要首先纠正尖足,可在鞋跟外侧放上楔形垫,或者做一个外侧厚内侧薄的鞋垫穿在袜子里,或者放在矫形鞋里,或使用鞋跟外侧加厚并向前延伸到舟状骨的反托马氏鞋跟。

(5) 足趾屈曲痉挛:用硬海绵固定足底与足趾,最好使足趾有轻度背屈,患儿入睡也不要拿掉海绵,这样效果好。

(6) 膝反张:脑瘫患儿膝反张多半不是由于伸肌痉挛所致,而是因为小腿三头肌痉挛造成尖足,在尖足的状态下过度支撑体重,体重的负荷造成继发性的膝反张。因此对膝反张的患儿治疗时可采用短下肢矫形器,一方面限制足跖屈,一方面矫正尖足,使用限制跖屈的制动装置,使足背屈、跖屈都限制在 5° ~ 10° 范围,这样既纠正尖足,又可纠正膝反张(图 9-13)。

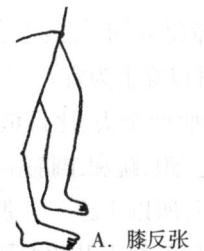
A. 膝反张
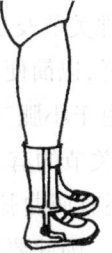
B. 短下肢矫形器

图 9-13 膝反张穿短下肢矫形器

2. 长下肢矫形器(Knee ankle foot orthosis, KAFO) 由大腿到足底,可以控制膝关节与踝关节的矫形器,又称膝踝足矫形器。

(1) 膝关节屈曲变形:膝关节屈曲变形时采用长下肢矫形器,使膝关节保持伸展状态,同时给身体一定的支持功能,同时对尖足、扁平内翻足及外翻足等畸形都可以进行矫正。但应注意这种长下肢矫形器因使膝关节呈固定的伸展位,当步行时,该侧膝关节不能屈曲,所以这不是一种正常的生理步态,因此这种矫形器只用于训练,平时不能经常穿用。

（2）膝反张：如果患儿有尖足，下肢支持体重困难或不能支持体重，又有膝反张时，可用长下肢矫形器，使膝关节屈曲自由，屈曲度5°～10°，但不可以完全伸展，这样可以保持膝关节在稍伸展的状态，防止膝反张，开始可用拐杖行走，以后再逐渐去掉拐杖。手足徐动型脑瘫患儿如果可以扶立，一侧下肢有不随意的屈曲动作，又有膝反张，可以穿长下肢矫形器，使膝关节保持伸展状态，足底着地，可以充分地支撑体重，也可以步行，必要时可暂用拐杖，待习惯后再去掉拐杖。

3. 髋关节矫形器　如果髋关节屈曲，膝关节屈曲，出现下蹲的姿势时，为了矫正髋关节屈曲，可以使用带有蝶形骨盆带的长下肢矫形器。这种矫形器患儿自己穿不上，多用于手足徐动型脑瘫造成的髋关节内收、内旋等变形的矫正，既可使髋关节保持外展、外旋，又可使髋关节自由屈伸。髋关节矫形器种类很多，如髋脱位矫形器，是一种主要使髋关节保持在屈曲、外展的位置，使股骨头保持在髋臼内的特殊髋关节矫形器。

4. 下肢夜间矫形器　为了矫正变形，防止关节挛缩，保持一定疗效，可采用夜间睡觉时不脱掉的下肢矫形器，称为下肢夜间矫形器。

如患儿有尖足变形时，就采用短下肢夜间矫形器；如有腓肠肌痉挛引起尖足，又有膝反张时，可以用使膝关节伸展又能限制踝关节跖屈的长下肢夜间矫形器；痉挛型脑瘫有剪刀步态，髋关节有内收、屈曲、内旋变形，可以利用使髋关节外展的夜间矫形器。夜间使用矫形器虽然效果好，但是对患儿来说十分痛苦，很难坚持下去。所以近年来很少使用这种矫形器，而采用内收肌部分切断的手术或闭孔神经阻断术等，有一定的效果。

5. 手部矫形器

（1）拇指对掌矫形器：多用金属条或塑料板制成，限制腕关节背屈和内收，使拇指保持掌位（图9-14），适用于对掌功能障碍的患儿。

（2）护腕矫形器：用金属条及塑料板制成，可使腕关节固定在背屈20°～30°，偏向尺侧10°的功能位（图9-15）。

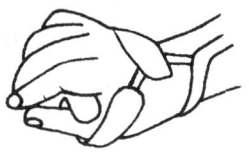
图9-14　拇指对掌矫形器

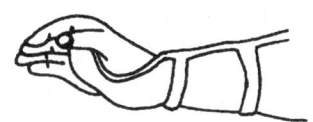
图9-15　护腕矫形器

（3）螺旋形腕关节矫形器：这种矫形器呈螺旋形，从手掌开始经过手背到前臂环绕呈螺旋状，使腕关节固定在功能位（图9-16）。

（4）指间关节伸展矫形器：用金属条、钢丝或塑料板制成，可使指间关节伸展，用在指间关节挛缩的屈曲状态，使之伸展（图9-17）。

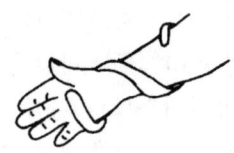 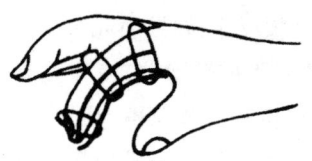

图 9-16　螺旋形腕关节矫形器　　　　　图 9-17　指间关节伸展矫形器

（5）腕关节伸展矫形器：在螺旋式各种护腕的基础上增加一弹性橡皮筋，使腕关节伸展，矫正掌屈腕下垂（图 9-18）。

（6）腕关节外展矫形器：在前臂与手掌之间，用橡皮筋相连固定在手掌尺侧，可矫正腕关节内收及向桡侧偏斜（图 9-19）。

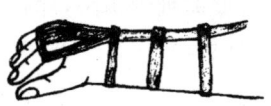 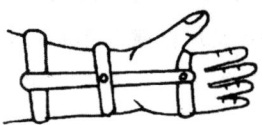

图 9-18　腕关节伸展矫形器　　　　　图 9-19　腕关节外展矫形器

6. 坐位矫形器　坐位矫形器的种类繁多，没有固定的模式，这些矫形器都是根据患儿具体障碍情况而定做或康复用具工厂制造的。适用于不能保持坐位或坐位不稳定的患儿，从幼儿到年长儿，大小不一。使用时有以下几种目的：

（1）抑制原始反射造成的肌肉突然收缩及异常的伸展姿势。

（2）使髋关节充分屈曲，防止其内收变形。

（3）利用坐位的靠背防止肩胛后伸及上肢、腕部过度伸展，使肩胛带向前、上肢腕部屈曲。非常适用于痉挛型极度伸展的患儿。

（4）为使坐位时姿势对称，双手在正中功能位上活动。如果患儿肌张力高，有阵发性的肌肉挛缩发生，为防止从坐位上滑出去，以及更好地保持躯干屈曲和髋关节屈曲的状态，最好在坐位上安装保护带起保护作用。

使用坐位矫形器时间不可过长，多在 1~2 小时内，因为时间过长，容易引起疲劳，而且也容易引起屈曲挛缩。应引起重视。

制作坐位矫形器时，一定要按照患儿的体形用发泡剂制作，也可用木材制作，还可以按照患儿体形用塑料制作，然后再放到轮椅上固定。对于手足徐动型脑瘫患儿，常在坐位矫形器的基础上，使用头部固定装置，以抑制不随意动作，并进行进食、洗漱等日常作业（图 9-20）。

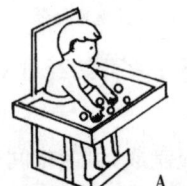 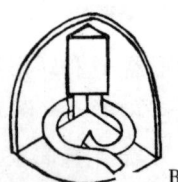

A. 固定椅　　　　　　　　B. 三角形坐位

图 9-20　坐位矫形器

7. 立位矫形器 有两种类型。

(1) 立位固定矫形器:目的是防止脑瘫患儿下肢发生挛缩变形;利用立位固定装置的辅助作用,加强抗重力肌的伸展,加强支持体重功能;在立位固定的过程中,不断给患儿自我体会站立及立位平衡的感觉;强化头部、躯干、髋关节、下肢等部位抗重力肌的功能。立位固定矫形器安装的方法非常简单,只要把长下肢矫形器固定在一块稍大的并有一定重量与厚度的安全板上即可,这样患儿在站立或训练时不致跌倒。

手足徐动型脑瘫患儿不随意动作明显或躯干不稳定、伸展障碍,可以使用能固定躯干的矫形器;如果患儿髋关节不稳定时,可以使用带有蝶形骨盆固定带的长下肢矫形器即下肢固定矫形器,可以进行从坐位到立位或从立位到坐位的训练,以加强膝关节及下肢的抗重力活动。不稳定伸展稳定后可以取下这种矫形器,改穿短下肢矫形器,也可以起到抗重力伸展、站立、平衡、支撑下肢的作用。但是做立位固定矫形器训练时,一定要做好家长的解释工作,使家长能理解这种训练的目的,并主动配合,否则家长认为这样固定患儿是一种残忍的方法,不配合训练。

(2) 立位固定桌和站立固定板等辅助矫形器:立位固定桌是用木制的桌子,一端凹进去并用木板封口,将患儿放在其中,既可以训练站立功能,又可以在桌面上进行作业疗法训练。这种矫形器有两人用及四人用等多种类型。

站立固定板简单易做,又可变更各种倾斜角度,站立时躯干和下肢的前面与板面相接,躯干中部用带子固定,这样既可以抑制屈曲姿势,又可以进行立位训练,根据倾斜的角度又可纠正尖足,因为躯干稳定性好,还可以做上肢的功能训练与作业疗法训练,如果站立固定板下部带有移动装置,可以移动到教室等处边训练边听课,十分方便。对重度脑瘫患儿的站立感觉与抗重力支持功能具有明显的促进作用。可以根据患儿的身高做成大小不等的型号。

8. 助行器与移动助行器 辅助人体稳定站立与行走的工具和设备统称助行器。助行器种类繁多,根据不同的工作原理和作用,大致可分为三种:无动力式助行器、电刺激助行器、动力式助行器。

(1) 无动力式助行器:各种杖和移动式助行器。杖分为手杖、臂杖、腋杖与四脚拐等不同种类(图9-21)。无论使用哪种类型的杖,都要根据患儿的不同身高进行选择,以掌心到地面的距离为手杖长度,腋下到地面的距离为腋杖长度,臂杖是以前臂与手共同承重,上部有臂托,下部有手柄,四脚拐的高度多为掌心到地面的距离。用杖者的手与上肢各关节必须具备一定的功能,有把握和支撑的能力,否则应改用其他方法,以防止发生危险。

当患儿下肢功能障碍程度明显,用手杖不容易保持稳定时,可用步行器。这种步行器多用铝合金管材制造。又分为:①步行式助行器:适合上肢功能较好,下肢功能障碍不严重的患儿,这种步行器的特点是稳定,高度可以调整。②轮式助行器:助

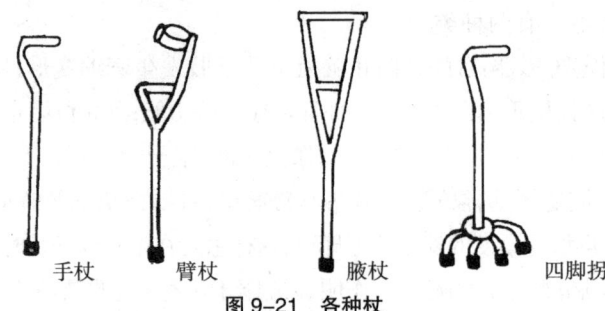

　　　手杖　　　臂杖　　　腋杖　　　四脚拐

图9-21　各种杖

行器的下方带有滑轮便于移动,适用于上、下肢功能较差的患儿,容易移动推走。也可以利用推母子车的方法,车内放沙袋,使之不易翻车,患儿戴好安全帽,防止跌伤头部。

　　(2)电刺激助行器:利用一定频率的脉冲电流刺激瘫痪部位的肌肉,使之接受一定控制规律,在时间顺序上、强度上协调配合,使瘫痪的肌肉产生强直收缩,形成肌力,使骨骼产生运动。例如,为了站立需伸直小腿,可选择刺激臀大肌、股四头肌;为了屈曲小腿,可选择刺激股二头肌。

　　(3)动力式助行器:穿戴在瘫痪下肢上、装有便携式小型动力源驱动的步行机械,多是根据患者步态设计的。

　　9. 轮椅　轮椅是肢体障碍者的代步工具,适用于各类型的脑瘫患者。由于利用轮椅,使运动功能障碍者能进行移动活动,不仅给日常生活带来方便,还可以借此参加学习、锻炼、社会活动,使患者可以实现生活自理、回归社会的目标。由于患者肢体障碍程度不同,因而对轮椅的要求也不一样,特别是随着现代科学的发展,已出现电驱动轮椅,给障碍者带来更大的方便。

　　(1)轮椅的选择:因为乘坐轮椅的着力部分是坐骨、股骨、腘窝和肩部。所以选择时必须尺寸合适,使乘坐者着力均匀,血液循环良好,舒适又不容易发生腘压伤,具体选择可参考以下尺寸:

　　1)座宽:患者坐在轮椅上,两侧应各有2.5cm的间隙,不可过窄、过宽。

　　2)座长:腘窝与座位前缘应有6.5cm间隙。座位过短,坐骨结节承重太大,容易发生压疮;坐位过长,又容易压迫腘窝影响血液循环,擦伤皮肤。

　　3)背高:即靠背的高度,靠背越高越稳定,靠背低利于上部躯干与上肢活动,所以应以乘坐者的坐高与上身功能状态决定,通常靠背高度为坐高到腋下10cm比较适合。

　　4)座高与脚踏板高度:要求患者坐好后双脚放在脚踏板上,大腿前端有4~6cm不接触座垫,使大腿与臀部同时负重,受力均匀。脚踏板与地平面也要有一定距离。

（2）种类：

1）普通轮椅：由轮椅架、轮、刹车及靠背四部分组成。这种轮椅架多由钢管及铝合金材料制成；有一个大轮和一个小轮，可以前后转动调节方向，轮胎为充气性的；刹车为手拉板把刹住大轮，要求刹车一定要灵敏；坐垫多用软硬适中、透气性良好的泡沫软垫。普通轮椅适用于一切肢体障碍者，范围非常广泛。

2）单侧驱动轮椅：与普通轮椅不同的是两个轮环装在一侧，各调节一个大轮，这种轮椅适用单侧上肢有障碍的患者。

3）站立式轮椅：这种轮椅的靠背及坐垫可以竖起，脚踏板可以下落地面，形成一个稍有后倾的站立架或靠架，胸部与膝部有固定带，适用于站立工作的障碍者。

4）电动轮椅：通过电动开关控制大轮，有前进、后退、转弯功能。用于只有手指控制能力的患者。但价格较高。

5）躺式轮椅：使靠背、坐垫、踏板放平形成一张床，患者可躺下休息。

6）比赛用轮椅：为残疾运动员设计的，运动员可以乘坐轮椅参加各种比赛。

（孙建军）

八、手术疗法

治疗脑瘫引起的运动功能障碍，应该首先选择训练疗法，这已经成为定论，尤其是近年来康复医学的发展，对脑瘫提倡早期诊断，早期治疗，Bobath 疗法与 Vojta 疗法的普及，使婴幼儿在早期一旦发现异常，就可以开展积极的训练，可使很多患儿症状减轻，在很大程度上防止了关节挛缩和变形。但对年长儿再用训练等物理疗法将很难发挥效果，因此矫形手术就成为矫正畸形、恢复运动功能、提高日常生活能力不可缺少的重要手段。脑瘫的手术多以能独立步行为目标，或者为达到某种目的，如护理、美观等而实施手术矫治。由于不同的人如医生、治疗师、家长或患者本人对手术的目的要求不同，因此手术前必须认真讨论，明确诊断和手术的目的，选择最实用的手术方法。

（一）手术的基本原则

矫形手术多适用于痉挛型脑瘫患者，选择手术的原则如下：

1. 减轻痉挛，矫正脑瘫引起的变形。

2. 恢复运动功能，上肢手术较少，下肢手术较多，约占矫形手术的 50%。

3. 对下肢多部位变形需手术矫治时，应从近躯干部位开始手术。例如，先从髋关节开始，然后是膝关节、踝关节，当变形只限于踝关节而其他部位的运动功能又较好时，手术矫形的效果也会比较好。

4. 适用于因痉挛型脑瘫下肢交叉不能站立步行，经训练又难以纠正者，或者双腿过度交叉，会阴无法暴露，影响大、小便排泄，护理困难者。

5. 由于不随意运动引起的变形,可在幼年时为抑制不随意运动进行肌腱固定术,或在患儿生长发育成熟后,做腱移植术或固定术。

6. 防止髋关节变形和脱臼。髋关节由于内收、内旋形成畸形或有脱臼可能时,早期可用外展矫形器进行纠正,保守治疗。如果变形严重有髋关节脱位时,要及早进行手术,这对改善步态、坐位的稳定性与日常生活动作都有明显的作用,但术后仍然要用髋外展矫形器纠正一段时间。

7. 两侧下肢长短差别过大时,必须做手术治疗,否则可引起骨盆倾斜,脊柱变形。

8. 下肢手术多以独立步行为目的。

9. 矫正手术不能多个变形同时矫正,必须一个手术做完后观察一段时间,再进行下一个手术。

10. 上肢手术主要目的为恢复手的功能,有的因严重变形影响美观而需手术。

(二) 手术年龄

一般认为脑瘫患儿5岁前不需手术治疗,因为这个时期如果采取康复疗法进行积极训练,多数可以获得较好的效果而免于手术。如果经过系统的训练治疗无效或者延误治疗而发生变形挛缩时,则可在5岁以后,多选择学龄前或学龄期进行手术治疗,过早手术容易复发,且步态不稳定,效果也不好。上肢手术适合的年龄多在12岁之后。但有人认为,等待患儿发育成熟时再手术,由于变形挛缩的不正常步态已成习惯,使畸形更加严重,手术纠正也很困难,所以主张早期进行手术。脑瘫引起的运动障碍是多方面的,所以手术的目的也是多方面的,因此有人认为没有必要严格强调手术的时期,只要对患儿有利就可以进行,术后配合训练对患儿会更好,如果手术后又发生畸形,可以再做手术纠正。

早期做肌腱移植术要慎重,因为这种手术术后复发的可能性大,又容易形成过度矫正的弊病,所以腱移植术的年龄应适当推迟,最好在生长发育停止后进行。但对手足徐动型脑瘫患者,为抑制不随意运动,防止足外翻而做的肌腱固定术,应该早期进行,否则难以得到理想的效果。

骨与关节的矫形术,可以适当地延迟到生长发育停止后,12～13岁最适合,髋关节脱位的手术应该越早进行越好。

(三) 手术种类

脑瘫矫形术有肌腱移植术、肌腱缩短切除术、肌腱固定术、骨与关节手术、神经切除术等5大类型,其中最常用的手术为肌腱的手术,占全部手术的2/3。手术效果与患儿的运动功能发育有明显的关系,如患儿的运动功能发育得比较好,经过手术后,一般情况下不容易再发生变形,手术的效果也较好。如果患儿运动功能发育不好,如下肢交叉、尖足等,由于运动功能发育未成熟,术后容易变形,手术不容易成功,所以患儿运动功能发育的程度,直接影响手术的效果。

（四）手术后的注意事项

脑瘫患儿进行手术矫正后，其手术的效果很大程度上取决于术后的正确护理，护理得当，手术的成功率就高，护理不当，则效果不佳。因此脑瘫患儿采用手术矫形后，必须进行如下术后护理。

1. **手术后进行石膏固定** 通常肌腱缩短术、肌腱延长术后应用石膏固定 3~4 周；肌腱移植术后应用石膏固定 4~5 周；骨与关节手术后，石膏固定时间适当延长，并在固定期间对固定以外的部位，如躯干及上、下肢适当活动，如上肢的手术可以做步行训练，而下肢的手术可以利用轮椅活动，一般术后 3~4 天就可以开始活动。

2. **使用矫形器矫正** 拆除石膏后，需根据不同的手术部位与要求，使用各种矫形器。上肢使用腕关节矫形器、肘关节矫形器；下肢使用短下肢矫形器、长下肢矫形器，在 2~3 周之内要全天使用，以后改为夜间使用；为改善肌肉力度、调节平衡，可使用步行矫形器进行训练，一般要求 6 个月~3 年，夜间矫形器要求最少用 1~3 年，时间的长短要根据患儿情况决定。

3. **髋关节脱位时用石膏固定** 从大腿到足部用石膏固定在外展、外旋位（蛙式）1~3 个月，然后再使用有调节装置的长下肢矫形器，调节在外展位固定 6 个月~1 年，以后改为夜间用矫形器，白天不用。

4. **髋臼成形术** 髋臼成形术后，要从腰部到足用石膏固定，拆除后使用矫形器并逐渐增加体重负荷训练。

术后一定要注意，绝对不可以过早解除矫形器，如过早解除，手术的效果不好，对出院的患儿更应强调这点，要求家长一定配合，以便达到预期效果。

（五）上肢手术

一般来讲，上肢对步行的影响不大，而上肢最重要的功能部位是手，特别是手指，具有复杂的运动功能与精细动作功能，所以上肢的矫形手术多在手部，治疗目的就是恢复手的功能和随意运动。上肢的手术要求标准高，而且手术的难度也大。

1. **上肢手术的适应证**

（1）痉挛型脑瘫偏身瘫痪。

（2）痉挛型脑瘫有肩内收、内旋，肘屈曲，前臂内旋。

（3）腕关节掌屈、尺屈，拇指内收，手指变形。

（4）抑制不随意运动，保持随意运动功能。

2. **上肢手术的目的**

（1）单纯为矫正手畸形，有美观的目的，但不能改善随意运动。

（2）矫正畸形，恢复上肢的随意运动。

（3）矫正畸形，恢复某种程度的随意运动。

（4）矫正畸形，恢复某种程度的随意运动及手指畸形，促进随意运动。

3. 上肢矫形术种类

（1）腕关节掌屈，手指明显屈曲挛缩，这种情况多为了美观，而不能改善随意运动与运动功能。常采用切腱术，切断桡侧屈腕肌与掌长肌，然后行腕关节固定术。

（2）腕关节明显掌屈，有某种程度随意运动，可行前臂屈肌及指屈肌分离术及腕关节固定术，术后需用矫形器。

（3）腕关节中等程度掌屈变形，被动活动可达中立位时，可行前臂屈肌分离术及腕关节固定术。

（4）腕关节轻度掌屈变形，被动活动腕关节可以背屈、手指可伸展时，应首先利用腕关节能轻度背屈又能桡侧屈及拇指外展的腕关节矫形器，根据使用矫形器的纠正情况，再决定做腕关节固定术及前臂屈肌分离术。

（5）为改善手指对指动作，可在拇指内收肌的起始部切断第一骨间背侧肌，移植到桡侧腕屈肌与拇长展肌上。

（6）痉挛性脑瘫患者手运动障碍时，如上臂与前臂随意运动良好，手指的随意动作可以恢复，也可以把肱桡肌远端肌腱延长移植到指总伸肌上，手指就可以恢复某种程度随意运动，也可以把桡侧腕长伸肌、腕短伸肌移植到其他肌腱上，同样起到恢复某种程度随意运动的功能。

（六）下肢矫形手术

人类能否步行下肢的功能最重要，在下肢中最重要的部位是髋关节，其次是膝关节与踝关节，如果髋关节稳定性好，步行的可能性大，随意运动也容易恢复。脑瘫最常见的畸形是下肢交叉、髋关节内收、内旋、屈曲、膝关节屈曲及外翻尖足等，引起步行障碍，当训练疗法不能纠正时，必须采用手术治疗。常用的手术如下：

1. 患者可以独立步行，但因髋关节、膝关节内收肌群痉挛而出现明显变形时，可采用内收肌腱部分切断术或膝关节屈肌分解术，减少内收肌群与屈肌群的紧张性，改善髋关节、膝关节变形，改善步态。

2. 患者不能独立行走，多因髋、膝关节变形，外翻尖足所致，一般用以下方法矫治。

内收肌群切腱术：做内收长肌切腱术、股薄肌切腱术，注意勿损伤闭锁神经前支，必要时也可以做髂腰肌附着部分的切腱术及闭锁神经前支部分切除术，以缓解内收肌群的紧张性，改善步态。

髋关节内旋矫治术：髋关节内旋常与膝关节屈曲并存，多做膝内侧屈肌分离术，这种手术往往能取得较好的效果，也可以做半腱肌移行术，切断附着在胫骨部的半腱肌，通过大腿后面皮下组织移植在股骨外髁的前方，获得外旋的力量，以纠正髋关节内旋畸形。此外可以做粗隆下截骨术，改变股骨前倾角与颈干角的角度，纠正髋关节内收、内旋。

膝关节屈曲变形矫治术:为改善膝关节屈曲痉挛,可切断支配膝关节屈肌的神经,改善膝屈曲;如果膝关节自动伸展障碍,可做膝关节韧带下降术;如果纠正膝反张时,可切断附着部的膝韧带,向下呈螺旋形固定在内侧外骨膜上,因为韧带延长后,膝伸展反张的现象将被纠正。

膝关节屈肌分离术:可以采用股薄肌、半腱肌、股二头肌切腱术,此手术分离的程度,要根据患者膝关节屈曲变形的程度而定。手术可以改善膝关节屈曲,又可改善髋关节屈曲,促进膝关节伸展,术后不发生膝反张,临床较常用。

(七)髋关节脱位

脑瘫患者随着年龄的增长,全身肌紧张的程度越来越强,2岁之内髋关节X-线片显示多在正常范围之内,但是肌痉挛的程度增强后由于髋内收、内旋加重,肢体变形,股骨颈的前倾角(正常为12°～15°)与颈干角(正常为127°～132°)逐渐增大,使髋臼形成障碍。由于内收肌群痉挛,使股骨内收,股骨头向两侧突出,如果髋关节有屈曲变形,则容易发生脱位或半脱位,多为一侧性,双侧性的较少,患者如发生髋关节脱位,则严重影响站立功能,必须及早治疗。

1. 髋关节脱位的处理原则

(1)婴幼儿期:1岁之内的小患者要定期检查髋关节功能,并且要进行系统训练治疗。例如,对婴儿确诊为中枢性协调障碍后,就要系统地进行训练治疗,防止关节变形,使症状减轻是最重要的目的,这样可防止发生髋关节脱位。

如果婴儿有先天性髋关节脱位时,可以采用保守治疗,经过训练也可以达到治疗的目的。

如果大腿明显内收,髋关节明显变形,可以使用髋外展矫形器,或根据患者的病情及早进行内收肌部分切断术,以减轻内收肌的痉挛,预防或治疗髋关节脱位。

如果婴幼儿因髋臼形成障碍而发生髋关节脱位或半脱位时,可以采用粗隆下截骨术及骨盆截骨术。学龄期后,如果可独立行走而又有髋臼形成不全时,可以做骨盆截骨术及髋臼成形再造术。

(2)学龄期脱位:对学龄期或学龄期以后的髋关节脱位患者,应尽早进行以恢复独立步行为目的的手术治疗,可以采用大腿内收肌切腱术,然后在外展位整复髋关节脱位。如果达不到治疗目的,可以再进行骨盆截骨术及髋臼成形术,术后髋臼形成良好后,可以步行。

对不能独立步行或将来独立步行有可能发生困难的患者,也要及早地进行治疗,如果不及早治疗,髋关节脱位会越来越严重,特别是一侧脱位者。随着年龄增大,两侧下肢长度就会有明显的差别,给今后用拐杖步行带来困难。所以为了纠正髋关节变形,也必须进行手术治疗,可以进行肌解离术,一般采用股内收肌群切腱术和髂腰肌切腱术或髋关节囊成形术。

髋关节术后一定要进行认真护理,要使用髋外展矫形器至少半年以上,然后改为夜间使用髋外展矫形器,使髋关节充分地保持在外展位,这样对髋臼的形成十分有利,如果不重视术后护理,手术效果则难以达到,这一点必须注意。

(八)矫正尖足

脑瘫引起的下肢变形中,最常见的是尖足,因此矫正尖足的手术也最多。痉挛型偏瘫患者多发生内翻尖足,下肢重于上肢的四肢瘫型脑瘫患者多发生外翻尖足,船形足也多见,为了获得稳定的站立姿势、独立步行的能力及良好的步态,需对尖足进行矫正。

矫正尖足的手术多在学龄期前后进行。一般情况下,如果年龄小,可以采用训练方法进行治疗,多数可以矫正而无须手术治疗。如果过早进行手术,如3~4岁前做手术,有复发的可能性,所以当经过系统训练而不能纠正时,学龄期之后可以采用手术矫治,特别是严重的尖足,往往引起骨与关节的严重变形,过迟手术,矫正也比较困难,所以要根据患者的情况灵活决定,最迟也要在12~13岁进行。

常用的尖足矫正术有:胫神经腓肠支切断术、腓肠肌起始端松解切断术、腓肠肌切断术、胫后肌腱切断术、腓骨短肌延长术,15岁以上患者可做跟骨截骨术。

1. 内翻尖足矫正　患者发生内翻尖足时,应首先用短下肢矫形器进行矫正,当效果不佳时采用手术治疗,主要手术如下。

(1)胫骨后肌延长术:在胫骨内髁处切开皮肤5~6cm,将胫骨后肌腱做"Z"状切开延长。

(2)胫骨后肌附着部切断术:这种手术方法简单,效果较好。

(3)胫骨后肌部分肌腱切断肌腱延长术:把近于附着部分的胫骨后肌肌腱,在一侧切断1/2~1/3,然后在距切断处向上2~3cm处的另一侧也切断1/2~1/3,这样使胫骨后肌可延长约1cm。

(4)胫骨后肌延长术:在小腿下1/3处切开皮肤,暴露胫骨后肌,相距5cm切断两处,上方横切,下方斜切,矫正外翻足。

(5)胫骨后肌移植术:将胫骨后肌的附着处切断,然后将断端通过胫腓骨间膜,移植在足背,多移植在2、3楔状骨或骰骨上。

(6)胫骨后肌部分切断移植术:将胫骨后肌附着部的一部分切断,多切断1/2,通过胫腓骨后面移植在短腓骨肌上。

2. 外翻尖足矫正　痉挛型脑瘫下肢重于上肢的患者,因内收肌痉挛多引起下肢交叉、剪刀步态,常发生外翻尖足,如果经过系统训练,使用矫形器仍不能纠正时,需要进行手术矫治。

常用的手术方法是距跟关节外固定术,这种手术多在幼年骨发育未完成前进行,术后不限制踝关节运动,为避免关节固定,取胫骨或髂骨与肋骨,骨愈合好,效果也好,但术后一定要注意不能过早站立增加体重负荷,否则手术易失败。

(九)选择性腰骶神经后根切断术(selective posterior rhizotomy,SPR)

1978年,法萨诺(Fasano)首先报道采用电刺激法进行选择性脊神经后根切断术(SPR),治疗痉挛型脑瘫,收到了明显的效果。这一手术的成功,引起世界各国学者的重视,以后又有很多学者进行研究,经过十余年的探讨及方法的改进,SPR已被称为解除脑瘫痉挛、改善运动功能最有效的治疗方法。

SPR的优点是解除痉挛彻底,降低肌张力效果好,并能最大限度地保留感觉功能,不影响肢体运动功能,可以明显改善步态,矫正畸形。

1. SPR缓解脑瘫痉挛的机制　1898年,谢灵顿(Sherrington)通过动物试验证明,将猫的中脑横断引起四肢痉挛,然后通过切断脊神经后根而得到缓解,所以他推测脊髓的下行传导束对运动神经元有抑制作用,而脊髓的后根纤维具有兴奋作用。1913年福斯特(Foerster)将这一原理应用于临床,但由于将整个后根完全切断,没有保留感觉功能,当时该手术未能普及。

因为脑瘫患者肌张力增加,牵张反射亢进,是通过γ-环路实现的调节,肌梭起重要的作用。肌梭的传入神经有两种:一种为Ⅰa纤维,末梢卷绕在梭内肌纤维中部,称为螺旋末梢;另一种为Ⅱ类纤维,末梢分支膨大,称为花絮末梢。肌梭是牵张反射的长度感受器,当兴奋时牵张反射加强,肌肉收缩痉挛。因此SPR目的是通过选择性切断来自肌梭传入神经Ⅰb类纤维,破坏肌梭的神经传入,减少冲动传入,阻断γ-环路,以抑制牵张反射,降低肌张力,解除脑瘫患者因牵张反射亢进而造成的肌紧张,所以缓解痉挛的效果较好。

2. 手术方法　手术在全身麻醉下进行,在腰骶部做正中切口,从L1~S1棘突暴露L1~S2椎板与棘突,切除L2~L5椎板,保留两侧小关节,必要时也可切除S1椎板,切开硬膜,分别找到两侧L2~S1各神经根的出口处,并向上找到各前、后根的会合,将前、后根仔细分离后,后根向上牵开,并用橡皮膜保护。然后在手术显微镜或手术放大镜下,用显微器械将L2~S1各神经后根分成若干小束,一般分成5小束,用肌电图仪或电刺激仪的刺激电极钩住各后根小束,选择阈值低的小束用显微剪刀剪除3cm长的一段。有报道称,切断各后根小束的比例为:L2为38%,L3为43%,L4为50%,L5为55%,S1为58.5%,如有腹肌与足部肌肉痉挛,尚可同时选择性切断L1~S2的部分后根小束。

电刺激可采用肌电图监测,观察肢体痉挛时的阈值,即肢体活动时的阈值,也称肢体活动法。用刺激电极钩住每个后根小束,给予电刺激诱发痉挛后,测定每个小束的痉挛阈值,切断阈值低的小束,但应避免切除过多的小束,保留阈值较高的小束,以保证不影响感觉功能。因为阈值低的小束累及痉挛的范围广又可产生连续痉挛,所以应切断。

术后至少要卧床3周,然后在护腰支持下进行康复训练。康复训练是手术成功的关键,如果术后不进行训练治疗,术后护理不系统,也可使手术失败。所以必须进行术后护理、系统的康复训练,才能取得较好的效果。

有报道称,SPR解除痉挛的有效率为95%以上,术后较术前肌张力降低3.2级(ASHBRTH 5级法),功能改善率为80%。

3. 手术适应证

（1）痉挛性脑瘫肌张力增强,下肢硬性伸展、交叉,肌张力在3级以上者。

（2）肌张力虽高,固定式的挛缩较轻者。

（3）有一定的运动功能,因下肢痉挛导致步态异常者。

（4）智力正常或近于正常,术后能配合康复训练者。

（5）严重痉挛与强直,影响日常生活康复训练难以奏效者。

（6）混合型脑瘫,以痉挛为主,为改善运动功能者。

4. 手术禁忌证

（1）智力低下,术后不能配合功能训练者。

（2）手足徐动型脑瘫、共济失调型脑瘫及震颤型脑瘫患者。

（3）肌张力低下,特别是婴儿,将来可转变为手足徐动型脑瘫者。

（4）严重的肢体变形呈固定性挛缩者。

（5）脊柱与骨盆严重畸形,站立不稳或不能站立者。

（6）严重心身障碍者。

（7）年龄过小的幼儿,通过训练治疗功能有可能恢复者。

九、药物治疗

脑瘫除用以上介绍的物理疗法、作业疗法、言语疗法、外科疗法等治疗外,也可用药物治疗,主要包括促进脑组织生长发育、促进损伤的脑组织迅速恢复的营养健脑药物,缓解骨骼肌痉挛药及脑瘫合并症的对症治疗,以及中医中药、针灸、按摩、饮食疗法等。笔者认为应以物理疗法为基础,如能配合药物治疗效果更好,特别是对于较小的患儿,脑组织处于生长发育期,适当给予促进脑组生长发育的药物很有必要。缓解骨骼肌痉挛的药物很多,近年来国内外有用巴氯芬(又称为贝康芬、贝可芬、和路行、利路行、氯苯氨丁酸、氯苯氨酪酸、巴克诺芬等)进行口服或鞘内注射缓解脑瘫肌痉挛者,因为巴氯芬是骨骼肌松弛药,与正常脑组织释放的抑制性神经递质 γ-氨基丁酸(γ-aminobutyric acid, GABA)的结构相似,功能相同。巴氯芬可激活患者体内的GABA,使抑制性的神经递质增多,可起到抑制兴奋性神经递质释放的作用,抑制脊髓突触间传导,形成脑组织与脊髓间正常的抑制环路,降低肌张力,缓解脑瘫的肌痉挛。

口服巴氯芬从每日 5mg～10mg 分 1～2 次开始逐渐加量,最大每日不可超过 50mg,因口服巴氯芬难以通过血脑屏障,大约 70% 的药物从肾脏排出体外而损失,故主张用巴氯芬进行鞘内注射,鞘内注射可维持药量的持续存在,因为巴氯芬鞘内注射需要用泵来实现,把泵植入患者皮下,通过泵内计算机计划调节给药,电池可用 5 年,鞘内给药比口服给药量小 200 倍左右,药量小,又准确,又方便,可以改善脑瘫儿童的全身痉挛状态,改善日常生活能力,提高生活质量。但因巴氯芬鞘内注射也有副作用,如嗜睡、恶心、呕吐、肌弛缓、昏迷、泵植入处易感染,电池用 5 年后要更换,再加上价格昂贵等问题存在,使巴氯芬鞘内注射受到一定限制而不能普及应用。

(一)促进脑组织发育的药物

利用这种药物可促进脑新陈代谢,改善脑的血液循环,补充脑发育的营养物质,增强机体的抵抗力,对神经细胞的发育及轴突的生成都有良好的作用,特别对脑瘫合并有智力低下的患儿更为适用。

这部分药物种类很多,有各种脑活素、神经生长因子、脑多肽、脑代谢活化剂等。多选用肌内注射制剂,15～20 天为一个疗程,也可以隔日注射一次,给药途径简单,以不影响训练、治疗为宜。具体用法请结合各药品说明及适应证。

(二)脑瘫合并症及对症治疗

1. 癫痫

(1)癫痫分类:脑瘫患儿常合并癫痫(占 22.39%),由于脑细胞的异常放电,可以波及脑的任何部位,更加重了患儿的异常姿势、异常运动、肌紧张异常及智力障碍,因此必须要重视脑瘫患儿合并癫痫,认真治疗。癫痫的分类非常复杂,有按临床、病因的分类,有按解剖、脑电图的分类。1981 年,国际癫痫协会提出了癫痫发作的分类(表 9-2)。

表 9-2 癫痫发作的国际分类表(1981 年)

一、部分性发作(限局性、局灶性)	二、全身性发作(广泛性、弥漫性)
1. 简单部分性发作	1. 失神发作
(1)运动性发作	2. 肌阵挛性发作
(2)感觉性发作	3. 阵挛性发作
(3)植物神经性发作	4. 强直性发作
(4)精神症状性发作	5. 强直-阵挛性发作
2. 复杂部分性发作	6. 失张力性发作
3. 部分发作演变为全身性发作	三、其他分类不明的各种发作

这种分类方法有很多优点,便于诊断和用药治疗。但是不能反映病因、年龄及预后,按照发作特点很难做出诊断,所以 1989 年国际抗癫痫协会又提出新的癫痫及

癫痫综合征分类方法,按照发作形式及脑电图分为部分性及全身性发作,按照病因分为特发性、症状性及隐源性(表9-3)。

表9-3 癫痫及癫痫综合征国际分类表(1989年)

Ⅰ 与部位有关的癫痫及癫痫综合征(局灶性、局部性、部分性)
　(ⅰ)特发性起病与年龄有关
　　1. 具有中央-颞区棘波放电的小儿良性癫痫
　　2. 具有枕区放电的小儿癫痫
　　3. 原发性阅读性癫痫
　(ⅱ)症状性
　　1. 小儿慢性进行性部分连续性癫痫
　　2. 有特殊促发方式的癫痫综合征
　　3. 其他局灶性癫痫:①颞叶癫痫,②顶叶癫痫,③枕叶癫痫
　(ⅲ)隐源性癫痫
Ⅱ 全身性癫痫和癫痫综合征
　(ⅰ)特发性起病与年龄有关,按发病年龄排列如下
　　1. 良性家族性新生儿惊厥
　　2. 良性新生儿惊厥
　　3. 良性婴儿肌阵挛性癫痫
　　4. 小儿失神性癫痫
　　5. 少年失神性癫痫
　　6. 少年肌阵挛性癫痫
　　7. 觉醒时全身强直-阵挛性癫痫
　　8. 未列入上述的其他全身性特发性癫痫
　　9. 特殊促发方式发作的癫痫
　(ⅱ)隐源性或症状性(按年龄排列)
　　1. 婴儿痉挛(West综合征)
　　2. Lennox Gastaut综合征
　　3. 肌阵挛-起立不能发作癫痫
　　4. 肌阵挛失神发作癫痫
　(ⅲ)症状性
　　1. 非特异性病因:①早期肌阵挛脑病,②早期婴儿癫痫性脑病伴暴发抑制,③未列入上述的其他症状性全身性癫痫
　　2. 特异性综合征:癫痫发作可并发许多疾病状态,包括以癫痫发作为主要表现的疾病
Ⅲ 不能确定为局灶性或全身性癫痫及癫痫综合征
　(ⅰ)既有全身又有局灶性发作
　　1. 新生儿发作
　　2. 婴儿严重肌阵挛性癫痫
　　3. 发生于慢波睡眠时有持续性棘慢波的癫痫
　　4. 获得性失语性癫痫(Landau-Kleffner综合征)
　　5. 未列入上述的其他不能确定的癫痫

续表

（ⅱ）没有明确的全身或局灶特征的癫痫

Ⅳ 特殊综合征

（ⅰ）与某些情况有关的发作

1. 高热惊厥
2. 仅出现于急性代谢障碍或中毒情况的发作

（ⅱ）孤立的发作或孤立的癫痫状态

1995年我国第七届小儿神经学术会议在昆明召开，根据国际抗癫痫协会提出的癫痫及癫痫综合征的分类方法，结合我国实际情况，提出了我国的癫痫分类建议（表9-4）。

表9-4 我国的癫痫分类（1995年）

一、表现为部分性（限局性）发作的癫痫

1. 原发性（特发性）

　（1）具有中央－颞部棘波的小儿良性癫痫

　（2）具有枕区放电的小儿癫痫

2. 继发性（症状性）或隐源性

　（1）小儿慢性进行性部分性连续性癫痫

　（2）额、颞、顶或枕叶癫痫

二、表现为全身性发作的癫痫

1. 原发性（特发性）

　（1）良性家族性新生儿惊厥

　（2）良性新生儿惊厥

　（3）良性婴儿肌阵挛性癫痫

　（4）小儿失神性癫痫

　（5）少年失神性癫痫

　（6）少年肌阵挛性癫痫

　（7）觉醒时强直－阵挛大发作性癫痫

2. 继发性（症状性）或隐源性

　（1）小婴儿癫痫性脑病伴暴发抑制（大田原综合征）

　（2）婴儿痉挛

　（3）Lennox Gastaut 综合征

　（4）肌阵挛起立不能性癫痫

三、尚不能确定是部分性或全身性发作的癫痫

1. 婴儿期严重肌阵挛性癫痫
2. 发生于慢波睡眠时有特殊性棘慢波的癫痫
3. 获得性失语性癫痫（Landau-Kleffner 综合征）

四、各种诱发因素促发的癫痫及特殊综合征

1. 高热惊厥
2. 反射性癫痫
3. 其他

（2）治疗原则：

1）开展早期治疗：癫痫一经确诊后，应该尽早开始治疗。因为该病是大脑神经细胞群反复超同步放电引起反复性、发作性、短暂性脑功能紊乱，是一种慢性反复发作的脑功能失常性疾病，会对脑组织造成反复的损伤。早期发作没有控制好，以后的治疗会更加困难。因为每次发作都可以增加神经元的不稳定性，容易易化下一次发作，该现象被称为"点燃现象"，所以提倡早期治疗。

2）合理选择药物：选择药物的原则要根据发作的类型，首选一线药物，表9-5、6为常用抗癫痫药物。

表9-5 常用抗癫痫药物

药物名称	适应证	毒副作用
苯巴比妥（PB）	强直痉挛各型癫痫	多动、嗜睡、眼震、共济失调
苯妥英钠（PHT）	除失神外各型癫痫	皮疹、眼震、共济失调、认知损害
扑痫酮（PRI）	各型癫痫	同PB
丙戊酸钠（VPA）	全身发作性癫痫	胃肠反应、麻木、脱发、体重增加
卡马西平（CBZ）	复杂部分性及各型癫痫	恶心、复视、嗜睡、共济失调
安定（DZP）	癫痫持续状态	嗜睡、呼吸困难
硝基安定（NZP）	婴儿痉挛症	嗜睡、流涎、共济失调
抗痫灵（AES）	全身性发作性癫痫	胃肠反应
氯硝安定（CZP）	持续状态及各种癫痫	嗜睡、流涎、不安、共济失调
乙琥胺（ESM）	失神发作	胃肠反应、头晕、全血减少
乙酰唑胺（DM）	周期性发作	乏力、头痛、多尿、厌食
劳拉西泮（LZP）	癫痫持续状态	
促肾上腺皮质激素（ACTH）	婴儿痉挛症	胃肠反应、精神障碍、皮疹、感染、类狼疮反应

表9-6 患儿癫痫发作类型的药物选择

发作类型	选择药物
强直-阵挛性发作	PB VPA PHT PRI CBZ AES
失神发作	VPA CZP ESM
肌阵挛-失张力发作	VPA CZP PRI DZP ESM
少年肌阵挛性发作	VPA ESM PRI
婴儿痉挛症	ACTH NZP CZP
Lennox Gastaut综合征	VPA NZP CZP ACTH
简单部分发作	PB CBZ PHT PRI
复杂部分发作	CBZ PHT PB PRI

续表

发作类型	选择药物
反射性发作	DZP VPA PB ESM
患儿良性癫痫	VPA NZP CZP PB CBZ

3)教育患儿,说服家长必须系统治疗,认真服药,必须在医生的指导下及时、有规律地服药,为了观察病情需给患儿填写治疗观察手册,记录药品名称、开始时间、剂量、毒副作用,以及记录每天发作次数或停止发作的时间。家长不可自行加药、减药、停药、换药,患儿应隔1周或2周复诊一次。

4)提倡单药治疗:因为抗癫痫药物之间有药酶诱导及药酶抑制、蛋白结合竞争干扰吸收等药物间相互反应及潜在毒性作用发生,可以发生不良反应或改变药物浓度的情况,所以开始治疗前应避免多种抗癫痫药物的联合应用,除难治性癫痫外,均应采用单药治疗。根据常规用量,用一段时期后(5个半衰期),测血药浓度,根据测得数值与临床表现,再调整剂量,最后确定一个适合患儿的维持剂量。常用抗癫痫药物的维持剂量如表9-7。

表9-7 常用抗癫痫药物维持剂量

药物名称	平均剂量(mg/kg·d)	服药次数/日	极量(mg/d)
PB	3~6	1	210
PHT	5~10	2	400
PRI	10~25	3	
ESM	20~40	3	
CBZ	20~50	2	
VPA	20~80	3	1000~1500
CZP	0.01~0.2	3	
VPA-Mg	20~30	3	

服药时要根据药物半衰期(T 1/2)决定服药时间间隔,尽量减少服药次数,对上学的患儿要尽量避开上学时服药。苯巴比妥半衰期是50小时,每日服一次即可,卡马西平半衰期是20小时,每日服2次。

当一种药物用到有效稳定血药浓度或最大耐受作用时,仍不能控制癫痫发作,应该换药。原来用的药递减与新换上的药递增,至少要有2周的交替过渡期间,绝对避免突然停药,因为突然停药可造成癫痫持续状态。

临床上当癫痫完全控制3~5年,脑电图恢复正常时,可考虑停药,如果患儿正处于青春期,服药时期要适当延长到青春期过后再慢慢停药,停药期要1~2年,停药后复发,应立即按原方案重新治疗,如果脑电图有棘慢波改变或有神经系统症状,可延长用药期或长期服药。

5)治疗期间要注意定期检查肝肾功能、血常规等,注意毒副作用发生,要做到有效、减少毒副作用、使用方便简单、价钱较低。根据药代动力学、药物监测、药理学的知识为患者设计合理的治疗方案。

(3)难治性癫痫:是指现有的抗癫痫药物难以完全控制发作,在用药的过程中每日至少有一次以上的癫痫发作。

1)难治的原因有6级评价标准。1986年,由施密特(Schmidt)提出,见表9-8。

表9-8 难治性癫痫6级评定标准

难治指数	药 物 治 疗
0级	未采用首选药物
1级	采用首选药物,但用量低于常规用量
2级	采用首选药物,用常规剂量
3级	采用首选药物,血药浓度达治疗范围
4级	采用首选药物,血药浓度达最大耐受量
5级	采用最大耐受量的抗癫痫药物一种以上

可以看出0,1,2级的癫痫并非真正的难治性癫痫,是由于选药不当,剂量不足造成的难治。而3,4,5级才是真正的难治性癫痫,这种根据难治的原因与程度的分类比较实用。

2)医源性难治有两方面。①医生方面:诊断错误,分型不正确,选药不当,未采用首选药物,剂量过小或偏大,对癫痫药物代谢动力学、药效动力学知识不足,联合用药互相结合不正确,不能做药物血浓度监测,准确掌握药物剂量不够,治疗不及时,停药过早,医生对患者的治疗缺乏信心,对患者家长指导不够。②患者方面:对癫痫认识不足,对用药毒副作用顾虑较大,不能按时按定量用药,过早减量或停药,精神过分紧张、劳累或智力不足,经常发热患病。

3)真性难治原因与三方面有关。①癫痫种类:如婴儿痉挛症、Lennox Gastaut综合征、复杂部分性发作等癫痫及癫痫综合征是真性难治性癫痫。②器质性脑部病变严重:如产期严重的缺血缺氧性脑病,严重的脑外伤、脑血管病、先天性的代谢性疾病。③发病年龄越早越难治:如婴儿痉挛症、婴儿重症肌阵挛性癫痫,以及频繁发作,发作持续时间长或呈癫痫持续状态的患者都是真性难治性癫痫。

4)难治性癫痫的治疗。

第一,重新诊断,正确分型。对难治性癫痫患者,有必要反复推敲诊断问题及分型问题,只有这样才可以避免错误的诊断与错误的分型,治疗前必须做到这点,排除医生与患者两方面的一切医疗性干扰,做到这一点十分重要。

第二,合理使用抗癫痫药物。首先主张单药治疗,在正确分型的基础上,选好第一线抗痫药物,按常规用量服用,如果经调整剂量仍不能控制发作或仍有发作时,可做药物血浓度检查,当药物血浓度已达到有效治疗范围,癫痫控制仍不满意时,可适当增加剂量,如果仍未控制或增量后出现明显的副作用时,要改用其他药物。对苯妥英钠要格外注意,有时增加少量剂量后,就可以使血药浓度明显升高,达到中毒程度,出现毒副作用,因为苯妥英钠是特殊的非线性药代动力学药物(表9-9),所以使用苯妥英钠不可与其他癫痫药物一样,要控制增量,每次增量不可超过0.2mg/kg。

第三,多药联合治疗。对难治性癫痫,如果单药治疗不能达到理想效果,可以多药联合应用,此时必须掌握各种抗癫痫药物的作用机制(表9-10)、效果及毒副作用,各种药物之间的相互作用及影响,用药后对药物血浓度的影响。成功的联合治疗,必须具有良好的抗癫痫效果,无毒副作用或很轻,药物之间无明显的酶抑制或酶诱导作用,价格低廉,可长期应用。

表9-9 常用抗癫痫药物的药代动力学参数表

药物	有效血浓度 μg/ml	中毒血浓度 μg/ml	维持量 mg/kg·d	Vd l/kg	蛋白结合率 %	Cl ml/h kg	T 1/2
PB	15~40	>50	3~8	0.8	50	5	90
PHT	10~20	>20	5~10	0.7	90	–	30
CBZ	4~12	>12	15~30	1.1	75	20	20
VPA	50~100	>200	30~60	0.2	95	8	10
DZP	0.16~0.7	0.5~2.0	0.15~2.0	1.1	98	22	7~10
CZP	0.013~0.09	>0.2	0.10~0.2	3.2	85	90	30
PRI	5~12	>5	15~30	0.6	25	30	7
ESM	40~100	>150	30~60	0.6	0	13	40
AES	–		8~12				
NZP	0.015~0.05				90		21~30
VPMg	40~100				90~95		10~25

表9-10 抗癫痫药物的作用机制

药物名称	作用机制
PB	延长Cl⁻通道开放,增加γ氨基丁酸(GABA)介导抑制
PHT	阻断Na⁺依赖通道,限制重复点燃
CBZ	阻断Na⁺依赖通道,抑制重复点燃
VPA	阻断Ca^{2+}慢通道,增加GABA介导抑制,限制重复放电,降低神经兴奋递质作用
FBM	阻断甘氨酸在NMDA的复体,抑制重复点燃,阻断Na⁺通道,增加Cl⁻进入
GBP	不明;与神经元的膜结合,抑制重复点燃
LMT	抑制兴奋性神经递质,谷氨酸及门冬氨酸释放 Na⁺通道阻滞,抑制重复点燃,阻断光刺激的后放电
ESX	阻断Ca^{2+}慢通道,增加非GABA介导抑制

以下介绍几种常用的联合用药方案,供参考:

Ⅰ一线抗痫药物 AES 与 CBZ 合用,有学者报道,只能使 27% 病例发作减少 1/2。

Ⅱ一线抗痫药物 AES 与新药拉莫三嗪(Lamotrigine, LTG)及氨己烯酸(Vigabatrin)合用,可使原来耐药病例减少 50% 的发作。

Ⅲ加拿大多伦多儿童医院 Shahar 及 Koren 的联合用药方案(VNA)共有三种药物:

用丙戊酸钠(VAP)由 15mg/kg·d 逐渐增量到 30～50mg/kg·d,分三次给药,该药主要作用于 γ 氨基丁酸(GABA)受体及氯离子通道,抑制神经元之间传导。

硝基安定(NZP)由 0.25～0.5mg/kg·d 开始,逐渐加量至 0.5～1mg/kg·d,分两次服药,该药主要作用于 GABA 受体的安定区,增强神经元之间的传导抑制。

氯氮酰胺(ACZ)开始剂量为 8～10mg/kg·d,分 2～3 次给药,4～5 天后,停药 2～3 天,逐渐增量到 20～30mg/kg·d,该药主要作用于碳酸酐酶 CA Ⅱ,可影响细胞膜电位。

以上三种药物联合应用,取得了较好的结果。

Ⅳ如果是婴儿痉挛症,可再加促肾上腺皮质素(ACTH)又称为 VNAP 方案,或金刚烷胺(AMD)6～12mg/kg·d,无副作用时,可用 4～9 个月,称为 VNAPA 方案。用以上方案,要经常监测血常规、血小板、肝功能,每月肌注维生素 D_3,口服钙片。主要副作用为流涎、困倦、软弱、走路不稳,如减少硝基安定可减轻。此方案也适用于 Lennox Gastaut 综合征等难治的肌阵挛发作患者。

(4)使用新药:

1)拉莫三嗪:主要作用为抑制兴奋性氨基酸的释放(谷氨酸,门冬氨酸),有膜效应,可抑制电压相关性钠通道,稳定细胞膜,口服后无肝酶诱导作用,对一线抗痫药物影响小,利用度高(98%),蛋白结合率低(55%),在肝脏经葡萄糖醛酸化后由肾脏排出,半衰期为 24～29 小时。

适用于隐源性部分性发作,婴儿痉挛症,典型失神,肌阵挛失神,失立性发作,全身性运动性发作,癫痫持续状态。用此药后可减少 50% 以上的发作。

用量:开始 2mg/kg·d,分两次口服,逐渐增到 10～15mg/kg·d。

副作用:头晕、头痛、困倦、复视、共济失调、皮疹、感觉过敏。

2)氨己烯酸:此药是 GABAT 酶的不可逆抑制剂,有加强 GABA 的功能作用,使 GABA 通过血－脑屏障,提高脑内与脑脊液中的 GABA 含量,对隐源性部分性发作、婴儿痉挛症、Lennox Gastaut 综合征(LGS)有良好效果。

用量:开始剂量 50mg/kg·d,分两次口服,最大可用到 150mg/kg·d。

此药多不单独使用,主要与一线抗痫药合用,可使难治性癫痫发作减少 50%。与拉莫三嗪合用,对隐源性、部分性发作,对耐药性肌阵挛失神有明显效果。

3）氟桂利嗪（Flunarizine, FNZ）:是强Ca^{2+}通道阻滞剂,可阻止L、T型Ca^{2+}通道,在国外主要用于治疗偏头痛及眩晕,近年来用于治疗癫痫,对儿童及耐药性癫痫有效。

4）加巴喷丁（Gabapentin, GBP）:本药是与GABA有关的氨基酸,原来设计时作为GABA的激动剂,能通过血-脑屏障,提高脑内GABA含量,发挥止惊作用,但加巴喷丁不与GABA受体发生作用,而有广谱的抗痫作用,对强直性、阵挛性、难治性部分发作和失神发作有效。

剂量:成人900～1800mg/kg·d,小儿减量。

副作用:嗜睡、头晕、共济失调、疲劳。

近年来开发的新药很多,请参考相关书籍。

（5）手术治疗癫痫:由于核磁共振等现代化的检测手段,可以明确脑内的各种病变,确定手术的部位,所以癫痫患者经过5年以上的正规系统治疗后,仍不能满意控制发作时,可以采用手术治疗,如胼胝体切开（可阻断癫痫放电扩散）、半球皮质切除术（可终止癫痫发作）、杏仁核（阻断癫痫放电扩散）、视丘内手术,颞叶部分切除等,有效率为50%。

2. 呼吸道感染 脑瘫患者由于异常姿势的影响,多发生胸廓变形,异常呼吸,加之全身抵抗力低,肺炎呼吸道感染等多见。

治疗方法:

1）促进下颌运动,做全身的运动功能训练,预防与纠正胸廓变形及脊柱侧弯,加大胸廓的活动量,促进呼吸肌的运动。

2）上肋弓带,做拍背吸痰,借助咳嗽使痰液顺利排出。

3）变换体位或采用坐位,增加肺活量,坐位可增大肋的活动度,利于呼吸。

4）在各种体位下进行呼吸功能训练。

5）必要时可气管插管,气管切开,用呼吸机进行间断吸氧。

6）摘除影响呼吸的肥大性扁桃体、腺样体。

7）止咳祛痰剂:用10%氯化铵合剂（0.1～0.2ml/kg）、甘草合剂可使稀释痰液,利于咳出;哮喘者可口服氨茶碱,2～4ml/kg,6小时一次。

对痰稠的患者可用超声雾化吸入糜蛋白酶、庆大霉素,每日2次,每次15～20分钟,保持呼吸道通畅。

8）控制感染:对体质弱、发热、白细胞增高、肺部罗音明显者可使用抗生素治疗。

对肺炎球菌性肺炎,首选青霉素;对流感杆菌性肺炎,选用氨苄青霉素;肺炎杆菌性肺炎,选用丁胺卡那霉素或先锋霉素。用至体温恢复正常后3～5天。

病毒感染,可用三氮唑核苷10～15mg/kg·d静脉点滴。

9）心力衰竭可用毒毛旋花子甙K（Strophathin K,毒水）0.007mg/kg,静脉缓慢给药,6~12小时可重复使用。

10)肾上腺皮质激素可减少炎性渗出,解除支气管痉挛,改善血管壁的通透性,改善微循环。对中毒症状明显,喘憋严重者可用地塞米松 2~5mg/次,每日 1~2 次,3~5天后停药。

3. 维生素 D 缺乏症 脑瘫患儿常因摄食困难,身体抵抗力低,缺少户外活动而表现出轻重不等的维生素 D 缺乏。尤以北方光照期短而更为严重,患儿因此生长发育受阻,免疫力降低,易并发肺炎、肠炎等病,对患儿十分不利,故对脑瘫治疗的同时要对因维生素 D 缺乏引起的佝偻病进行适当治疗。

(1)临床分期:佝偻病的临床表现分为四期,即初期、激期、恢复期、后遗症期。前二期为活动期,需要治疗。初期主要表现为非特异性神经精神症状,易激惹、烦躁、夜间哭闹、与温度无关的多汗、发秃。激期主要以骨骼改变为主,颅骨软化、方颅、囟门晚闭、出牙晚、肋骨串珠、肋膈沟、鸡胸、佝偻病手镯、脚镯、O 型、X 型腿,血钙血磷低、碱性磷酸酶增高。

(2)治疗和预防方法:

1)添加含维生素 D 的食品,多做户外活动,多晒日光。

2)补充维生素 D 制剂。

口服法:初期活动期,每日口服维生素 D 0.5~1 万 IU,持续一个月,改预防量;激期活动期,每日口服维生素 D 1~2 万 IU,持续一个月,改预防量;恢复期可用预防量维持。

突击疗法:初期活动期,可肌注维生素 D_3 30 万 IU 或 D_2 40 万 IU,一次即可,一个月后好转,可用预防量口服,如未好转,可再肌注一次;激期活动期,可肌注维生素 D_3 30 万 IU 或维生素 D_2 40 万 IU,2 周后再用同量注射一次,以后改口服;重度激期活动期,可肌注维生素 D_3 60 万 IU 或维生素 D_2 80 万 IU,2 周一次,共肌注三次,以后改口服。

3)口服钙剂,每日 1~3g,分三次口服。

4)预防佝偻病,出生后 1 个月开始补充维生素 D 400~800IU/日,2 岁后饮食多样化,不需要补充维生素 D,可增加户外活动,调整饮食。

4. 营养障碍 脑瘫患儿因咀嚼摄食障碍,多发生营养障碍,所以必须注意患儿的营养状态,注意饮食的成分,蛋白质、脂肪、糖含量的比例,必要时需计算每日热量,注意供给充足的水分。对胃肠功能不佳、消化不良的患儿,可用酸奶及脱脂奶粉。对年龄较大的患儿,治疗师应帮助家长做好饮食选择,此外应补充足够的维生素及矿物质,可用蔬菜、水果补充。对不能进食或进食十分困难的患儿,可进行鼻饲,以保证营养物质的摄取。病情较重的可静脉点滴 5% 水解蛋白或 15% 乳化脂肪,或输少量全血或血浆(10~20ml/kg·d)。

口服各种消化酶,如胃蛋白酶、胰酶;血锌低者可口服1%硫酸锌(0.5ml/kg·d),分三次;有营养性贫血者可用铁剂、叶酸、维生素 B_{12}。

中医中药制剂,如参苓白术散可健脾利湿、补气助消化,也可用推拿、捏脊方法增强体质,长期坚持下去会取得较好的效果。

5. 体温异常

(1)原因:脑瘫患儿因脑损伤可致体温调节障碍。除感染引起发热外,很多原因都可以引起体温异常:①肌张力亢进引起发热。②环境变化,心理因素的影响,情绪兴奋也会引起发热,多见于重度脑瘫患儿。③饮水过少脱水也会引起发热,当给予充足水分后,体温就会下降。④体温调节障碍,患儿因体温调节不好常常引起发热,临床上多见于重度脑瘫患者,称为"高热症候群",特别是核黄疸后遗症、手足徐动型脑瘫的患儿更常见,这些患儿当给予充足水分,降低肌张力或者给予解热剂后,体温就会下降。⑤重度患儿体温维持障碍而出现低体温的状态。

(2)预防方法:供给患儿充足的水分,保持有效的血容量,变换体位,活动身体,防止肌紧张发生,供给足够热量,注意更换衣服,做好保暖工作,改善环境,避免过度兴奋状态,同时更要注意增强体质,预防感染发生。

6. 听力障碍 脑瘫患儿常伴有听力障碍,原因多为胎儿期的风疹病毒感染、巨细胞病毒感染、新生儿窒息、新生儿病理性黄疸、外伤、脑发育不良、早产等。听力障碍主要有耳鸣、过听(听觉过敏)、耳聋三种情况。

(1)耳鸣:是指外界无任何音响刺激,而患者却有音响的感觉。在听觉传导路上任何部位的刺激性病变都可以出现耳鸣,有低音调与高音调两种,耳部疾患引起的耳鸣多为低音调的耳鸣,表现为嗡嗡音,如耵聍栓塞、中耳炎或鼻炎所致咽鼓管炎,使鼓膜凹陷发生耳鸣,这时要注意检查耳部,迅速去除原因。

也有的患儿因药物所致耳鸣,临床最常见的是注射链霉素过量后,耳鸣多是两侧性的高音调似吹口哨的声音,所以一定要询问家长有无用链霉素的历史,如果正在注射要立即停药,链霉素引起的耳鸣进展快,停药后仍有进展,恢复困难,一定要引起重视。

此外,脑瘫合并颈动脉瘤时,可有一侧性的耳鸣,这种耳鸣的特点为低音调,与心跳一致,如果怀疑此种耳鸣,可用手轻压颈动脉,耳鸣减轻或消失。

脑瘫患儿也常因摄食不足、营养不良、身体虚弱、低血压,致供血障碍引起耳鸣,这种情况可因体质改善或营养好转而消失。

(2)过听:是患儿对很轻的声音或一般的声音感到声音很大,婴儿有惊吓的表现,也称为听觉过敏,这种情况在脑瘫患儿最常见,主要的原因是鼓膜张肌的肌张力增高,使鼓膜过度紧张,另一原因是镫骨的瘫痪,使镫骨紧贴在前庭窗上,所以很小的声音振动,就可以引起内淋巴的强烈振动,使鼓膜-听骨链平衡被破坏而产生听觉过敏即过听现象。

因为鼓膜-听骨链的运动幅度受鼓膜张肌与镫骨肌的调节。鼓膜张肌起于颞骨柄根部,可牵引锤骨柄向内,使鼓膜紧张,并使锤骨靠近前庭窗。镫骨肌起于鼓室后壁隆起的内腔,附着于镫骨小头的内侧,镫骨肌是鼓膜张肌的拮抗肌,可牵引镫骨小头向后,使镫骨底从前庭窗外提起,使镫骨离开前庭窗。正常时这对肌肉互相拮抗,保持着鼓膜-听骨链的正常功能,所以任何一个肌肉功能障碍都可以发生过听。脑瘫患儿的过听可随着治疗、全身肌张力下降、运动功能的改善而好转。

(3)耳聋:脑瘫患儿常有耳聋,这种耳聋可概括分为两大类型。

1)传导性耳聋:指中耳的鼓膜-听骨链传导系统损伤后的听力下降。传导性耳聋对低音调的听力明显降低,对低沉的音调听不到,对高音调听力正常,对尖锐的声音能听到,多由外耳道耵聍栓塞、中耳炎鼓膜穿孔、鼓膜内陷所致。

2)神经性耳聋:指内耳的耳蜗、听神经及中枢神经损伤引起的听力下降或丧失。这时中耳传导功能虽然完好,但是对高音调听力减退,对尖锐的高音听不到,可因耳蜗部损害、听神经损害、脑干损害及皮质性听觉中枢的病变引起。其中核黄疸造成的耳聋最常见,其次由重度窒息引起。由核黄疸引起的耳聋,对高音听力障碍,所以又称高音障碍型耳聋,这种患儿运动障碍的程度与耳聋的程度不呈平行关系。

对脑瘫患儿的听力障碍应该早检查早发现,区别耳聋类型(表9-11)。然后对引起传导性耳聋的原因,如中耳炎、耵聍栓塞等,要进行治疗。对神经性耳聋应进一步用听觉诱发电位检查,对中、重度的耳聋,要及早使用助听器,这样对患儿的语言和智力发育都有一定好处。听力发育又可促进脑的发育,做听力训练和在日常生活中给予大的声音、音乐等,对听力的恢复也有益处。此外,可以使用各种健脑及促进脑发育的药物,以及从饮食上补充脑发育的营养物质,对皮质性听觉中枢的发育十分有利。

表9-11 耳聋鉴别表

检查方法	正 常 人	传导性耳聋	神经性耳聋
任内氏(Rinne)	阳性	阴性	阳性
韦伯尔(Weber)	两耳相等	偏向患侧	偏向健侧
什互伯(Schwabach)	检查者与被检查者相等	延长	缩短

7.视力障碍 脑瘫患儿有视力障碍的很多,其中最多见的是斜视,约占 11.6‰,是正常小儿的 10 倍,其中以共同性斜视占多数,又以内斜视为最多,调节性内斜视占半数以上,内斜视与外斜视同时存在也较多。

对斜视要进行治疗,可戴眼镜矫正,必要时可手术治疗。

此外脑瘫患儿常有视神经萎缩,可用眼底镜检查,多见于重度脑瘫患儿。日本有学者认为,即使有视神经萎缩,也有恢复视力的可能。

脑瘫患儿也有很多患有白内障,当有这种情况时要与代谢性疾病鉴别,多采用手术治疗。

脑瘫患儿中的偏瘫约有1/3为偏盲,重度的脑瘫患儿合并皮质盲的也不少,对这些患儿除采用药物促进脑发育外,还可利用色彩鲜明的东西在其眼前慢慢移动,如有视觉反应活动,表现出眼的活动及表情的变化,还可利用明亮和黑暗的变化刺激患儿,经过训练,在全身治疗的基础上很多患儿视力可以恢复。

8. 口腔疾患与龋齿

(1)原因:脑瘫患儿易引起口腔疾患与龋齿,主要原因如下。

1)脑瘫病儿牙齿发育不良,核黄疸引起的脑瘫常使牙釉质发育不良,钙化不全。

2)脑瘫患儿摄食功能障碍,咀嚼功能不良,舌的搅拌能力差,食物残渣大量残留口中和牙齿之间。

3)不注意口腔卫生,不刷牙,不漱口,吃零食,睡前进食,尤其进甜食利于乳酸杆菌繁殖,发生化学变化而导致龋齿发生。

4)脑瘫患儿长期使用奶瓶哺乳,也助长龋齿发生,造成齿列异常。

(2)预防与治疗方法:

1)进行摄食训练,训练咀嚼功能及吞咽功能,防止食物长期残留口中,及时刷牙漱口,改善口腔卫生。

2)改善与调整饮食结构,少进甜食或进食后及时漱口,睡前不进食,禁止长期用奶瓶哺乳。

3)做口腔护理及语言训练,增加舌的运动功能。

4)早用牙刷刷牙,必要时家长帮助。

5)使用抗癫痫药物如苯妥英钠造成牙龈肥大、牙龈肿胀时,可进行创面按摩或改用其他药物,肿胀严重者可手术切除。

6)矫正齿列异常。

7)发生龋齿未侵入牙髓时要充填治疗,当侵入牙髓时要做根管治疗。

十、中医中药治疗

(一)中医理论对康复的指导作用

中医学认为,人与自然界密切相关,是一个统一的整体,阴阳五行学说是其基本理论的一部分。它用朴素的唯物主义观点解释自然界的规律,对人体的生理、病理、诊断、药物治疗等做了系统说明。以脏腑经络为核心,以辨证论治为手段,通过中药、针灸、按摩、气功,为患者解除痛苦、恢复健康,最大限度地恢复劳动生产能力,发挥了重要的作用。中医康复的主要观点如下。

1. 阴阳平衡　中医认为人体的一切离不开阴阳,无论是结构还是生理功能都可用阴阳的观点来说明。阴阳是对立统一的两个方面,是宇宙万物生生不息的根源,阴阳互相拮抗,互相作用,此消彼长,不能有任何一方偏盛或偏衰,保持着人与自然的平衡,保持着人体生理的阴阳平衡。只有掌握阴阳的变化规律,通过调节阴阳平衡,才能使患者恢复健康。《素问·上古天真论》说:"和于阴阳,调于四时……从阴阳则生,逆之则亡,从之则治,逆之则乱。"说明人类必须适应自然界的阴阳变化,维持内外环境统一,不使阴阳偏盛偏衰,是防病健康的关键。

2. 治病必求其本　中医认为"治病必治本",这句话用现代医学解释就是针对病因病机治疗,例如,腹泻可以由伤食、脾虚、湿热等多种原因引起,伤食者应"导滞",脾虚者应"健脾",这就是治本。但是在治疗中也要根据具体情况灵活应用,"急则治标,缓则治本",例如对癫痫抽搐发作的患者,必须先控制发作,然后再慢慢治疗脑损伤,采用标本兼治的方法。

3. 扶正祛邪　中医把疾病的发生与发展看作"正气"与"邪气"的斗争。正气就是人体的抵抗力,邪气是各种致病因素,扶正就是扶助正气,适应自然,促进真气运行,使正气充沛,驱除病邪。对神经系统疾病,常采用补肾益精法。骨与髓的生长发育与肾脏有重要关系,肾藏是五脏六腑之精,《素问》中指出"肾生骨髓,""肾不生,则髓不满",说明了肾脏与神经系统的关系十分重要,肾脏的精气盛衰,主宰人体生长、发育、衰老、疾病、死亡,从根本上恢复肾气,使正气旺盛,人才能精力充沛、增智生髓,这就是扶正,同时也是祛邪。

4. 形与神俱　中医所指的"形"是机体,"神"是指精神、意识、思维等思想意识、心理活动等,是一个抽象的名词。神来自父母,当胚胎形成时,也就同时孕育了生命之神,出生之后,依赖饮食的摄入,"神"也不断得到滋养,所以《灵枢·平人绝谷篇》认为"故神者,水谷之精气也"。神不是凭空产生的,而是有一定的物质基础,神在人体与五脏关系最密切,《素问·宣明五气论》说:"心藏神,肺藏魄,肝藏魂,脾藏意,肾藏志。"神、魄、魂、意、志都是神,在心的统帅之下发挥作用,神和人的形体不能分离,人的生命一日存在,神即一日存在,所以《素问·移精变气论》中认为:"得神者昌,失神者亡。"可以说明形与神共存,形神是统一的,是生命的主要征象。因此中医主张,为促进康复,养形与养神必须兼顾,缺一不可,健全的形体是精神旺盛、聪明智慧的基础,而乐观舒畅的心理状态又是形体健康的必备条件,所以在治疗时一定要形神共养,互相协调,才能维持生命活动,才能恢复健康。

5. 动静结合,适应自然　动就是运动,是活动,静是静止。所以在治疗时要动静结合,两者必须保持平衡。中医历来主张以静养神,促进健康。例如,气功就有"气守丹田",就是一种以静养神。但是在康复中也必须有动,适当的运动,对改善血液循环、增强体质、促进康复有很大好处。例如,每种脑瘫的治疗方法归根结底都是动静结合,由于符合自然规律,所以才有良好的治疗效果。

以上从中医理论出发,介绍了中医康复的基本观点,在实际运用中必须从整体观念出发综合治疗,才能取得理想的效果。

(二)中医对大脑的认识

中医对大脑很早就有明确的认识,古代名医李时珍说"脑为元神之府,"而"神"是代表人的思维和意识,指大脑皮质的功能活动。《医学衷中参西录·医论》认为:"人之元神藏于脑。"说明脑是人类生命活动的源泉,可支配人的精神、意识、思维、机体运动的功能。《灵枢·海论》说"脑为髓之海",《素问·五脏生成论》说"诸髓者皆属于脑",说明脑是由诸髓汇合而成,而髓是由肾精变化而来的,因为肾藏精,藏五脏六腑之精与生殖之精,五脏六腑的精是后天之精,来源于水谷精微的化生,是维持人体生命活动的基本营养物质,生殖之精是先天之精,受于父母,是人类生育繁衍最基本的物质,所以肾的精气是由先天的肾气结合后天五脏六腑之精气转化而成,藏之于肾,人的生殖、生长发育与肾气密切相关。肾为"先天之本",不但是五脏六腑的根本,而且还关系到骨髓与脑的功能,《素问·灵兰秘典论》认为,肾是"作强之官,技巧出焉",说明肾气旺盛,人体精力充沛,劳动强劲有力,脑力也精巧灵敏。如果肾气不足,则会出现腰酸骨痛、肢体无力、耳鸣、记忆力不佳等症状。

"肾生骨髓","通于脑",脑与髓的名称虽然不同,但实际上同出一源。《灵枢·五癃津液别篇》说:"五谷之精液,和合而为膏者,内渗入骨空,补益脑髓。"所以脑与髓同出一源,与先天之精有关,与后天的水谷精微也有关。

脑和髓在人体的作用可有两个方面:首先,脑可以保持机体活动灵活、耳聪目明的作用。《素问·解精微论》说:"脑为髓之海……髓海有余,则轻劲多力,自过其度。髓海不足,则脑转耳鸣,胫痠眩冒,目无所见,懈怠安卧。"就是说如果脑髓充足,在劳动中不仅表现出劳作持久,还可以超过常度;如果脑髓不足,则会出现视觉听觉失常,肢体疲倦,行走困难。其次,骨髓有滋养骨骼的作用。《灵枢·海论》说:"髓者骨之充也。"说明骨髓充足,就能使骨骼强壮,如果骨髓不足,则不利于骨骼生长,"骨痿"的发生就是骨髓不足所致。

脑髓是肾精所化,脑髓的正常和病变以肾藏精气的虚实为转移,所以在临床上因脑与骨髓不足而产生的症状,必须从补肾着手,"肾充则髓实",这句话就是最好的总结。

《灵枢·经脉篇》说:"人始生,先成精,精成而脑髓生,骨为干,脉为营,筋为刚,肉为墙,皮肤坚而毛发长。谷入于胃,脉道以通,血气乃行。"也说明了人孕育在母亲体内时,首先禀受的是父母之精,然后受父母气血供养,而后脑、髓、骨骼、筋、脉、皮、肉、毛、发等组织才逐渐生长发育,生后依靠水谷精微而充盛起来,完成人体发育。

肝与脑的关系也十分密切,《灵枢·本神篇》说"肝藏血"而精血同源,《素问·灵兰秘典论》说"肝者将军之官,谋虑出焉"。说明肝主谋虑,而谋虑就是一种思维活动的体现。肝与筋及其运动也有一定关系,所以肝肾功能是否正常,精血是否充足与脑髓的生成、脑的发育有关。

此外,"经络"是人体气血运行、联络的重要通路,上濡头窍,内灌脏腑,外达四肢百骸。如果经络受损,则影响气血正常运行;如果气血不足,则经络空虚,特别是分布在脑部的经络(如督脉)对脑的作用很大,因此经络可以直接影响脑的发育与脑功能的发挥。

所以,中医认为"脑为元神之府","人之元神藏于脑","脑为髓之海"。髓是由肾精变化而来,禀受先天父母之精与后天水谷之精,在经络与其他脏腑辅佐下,在人的正常发育中发挥重要功能。

(三)中医对脑瘫病因的认识

中医儿科学中没有脑瘫这个诊断名称,当然就更没有脑瘫的详细分型,根据现代脑瘫的临床表现,属于患儿发育障碍及运动功能障碍的疾病类似于中医五迟、五软、五硬的病证。从中医角度看,引起脑瘫的原因很多,主要有以下几种:

1. 产前因素　也可以称为先天因素,主要指先天之本的肾气不足,胎儿从父母那里禀受的先天精气不足,如父母体弱多病,父亲的精气不足,母亲气血双亏,慢性疾病,或精神受到刺激,父母大量吸烟、酗酒,有遗传性疾病或内服药物,长期接触有毒物质,接受放射线等原因都可使肾藏精不足,怀孕后影响胎儿生长发育,精不养髓,所以先天的肾气不足是脑瘫的重要原因,故又称为"胎弱"或"胎怯"。

2. 产后原因　又称后天原因,主要指五脏六腑的精气,来源于水谷的精气不足。正常小儿是由于先天的肾气再结合后天五脏六腑的精气,得到后天水谷精微的充养,身体才能逐渐发育成熟。如果肾气亏虚,后天的水谷精微不足,肾不生髓,必然影响脑的发育,因而精力衰退,腰脊不能举动转侧,二足痿瘦不能直立。肝主筋,脾主肉,故肝脾失调也可出现筋骨酸痛、筋脉拘急、角弓反张的脑瘫症状。

此外,在产后因素还包括一切产伤,如难产、产钳术及一些头部外伤等情况。

(四)脑瘫的症状与治疗

脑瘫为患儿弱症,根据临床表现可归于五迟、五软、五硬的范畴。

1. 五迟

立迟:站立过迟、不稳或不能站立。

行迟:走步过迟,或迟迟不能行走。

齿迟:出牙过迟,或者不出牙。

语迟:说话过迟,或者不会说话。

发迟:头发稀少,发黄,晚出。

有时伴有反应迟钝,智力低下。

五迟主要是由于肾藏精不足,先天禀赋不足,肝肾亏损,后天调护不当,使后天水谷之精失养,气血虚弱。肾主骨生髓,肝主筋,则筋骨痿软,站立不稳,迟迟不能行走。肾主骨,齿为骨之余,则牙齿迟而不出。心主血,血为发之余,则患儿头发稀疏萎黄迟出。如果气血不充,心神失养,肾不能生髓,脑髓不充则技巧不出,患儿可有智力低下,反应迟钝,说话过迟或不会说话等表现。

治法:补益心肾,调养气血。

主方:①六味地黄丸加减:熟地黄、山茱萸、山药、茯苓、牡丹皮、泽泻。②金匮肾气丸加减:熟地黄、山茱萸、山药、茯苓、牡丹皮、泽泻、附子、肉桂。③五子补肾丸加减:枸杞子、菟丝子、五味子、覆盆子、车前子。

常用药物:熟地黄、山药、枸杞子、山茱萸、鹿角霜、当归、白芍、牡丹皮。

方中可酌情加入菖蒲、远志以开窍醒神,胡麻仁以养血生发。

2. 五软

头项软:不能竖颈,不能抬头。

口软唇弛:咀嚼无力,口角流涎。

手软腕下垂:不能抓握或抓举。

足软无力:不能站立,或站立不稳。

肌软松弛:肢体少动,腰软而不能坐,左右转动困难。

五软也是由于先天肾气不足,气血不充,后天水谷精微不足,喂养不当,或体弱多病,使脾胃亏损,脾不能统血,不能运化水谷。《素问·阴阳应象大论》说:"脾生肉。"《素问·痿论》说:"脾主身之肌肉。"肌肉的生成主要依靠水谷精微的供给,脾胃运化正常时,肌肉丰满,口唇红润,而脾胃运化失常,则肌肉消瘦,无力变软,口唇苍白少华,所以脾胃亏损,气血虚弱,肌肉无气以生,骨骼肌肉营养缺乏而表现出五软的特点。

治法:补肝肾,调养脾胃。

主方:①补肾地黄丸:熟地黄、泽泻、白茯苓、山茱萸、牛膝、山药、鹿茸。②补中益气汤:黄芪、炙甘草、党参、当归、陈皮、升麻、柴胡、白术。

常用药:炒党参、焦白术、炙黄芪、熟地黄、山药、当归、鹿角霜、牛膝。

3. 五硬

头硬:头硬后仰,不能俯视。

颈硬:颈部紧张或角弓反张。

手足硬:手足发凉,如冰而硬。

腰硬:腰如板,少活动。

肉硬:肌肉坚实,屈伸困难。

五硬在先天精气不足的基础上,多由于后天禀赋不足,肾气得不到后天水谷精微的充养,肾气不足,肾不生,髓不满,骨不充;肝不藏血,精血同源,肝肾亏损,脑髓失养,则大脑功能障碍;肝生筋,肝气衰时,筋不能动,出现筋骨酸痛,筋挛拘急,角弓反张的症状。

小儿为稚阴稚阳之体,易感风寒六淫之邪,如果经络运行气血失常,使全身缺乏水谷精微濡养,致使头颈、四肢、躯干变硬,屈伸障碍。

治法:培元补肾益肝;祛风散寒兼调气血。

主方:①补肾益肝,可用补肾地黄丸或河车大造丸:紫河车、麦门冬、天门冬、牛膝、黄柏、杜仲、熟地黄、龟板。②祛风散寒兼调气血,可用小续命汤:麻黄、防己、人参、黄芩、肉桂(桂心)、甘草、白芍、川芎、杏仁、附子、防风、生姜。

常用药:党参、麻黄、川芎、炙甘草、官桂、制附子、干姜、当归、大枣。

(五)中医治疗脑瘫的原则

根据中医学的记载与现代脑瘫的观点,可以看出脑瘫有多种类型,所以采用中医中药治疗时,必须根据患者不同的临床特点,运用中医理论进行辨证论治,因为脑瘫属难治之症,最好采用综合治疗的方法。

从中医的角度出发,应该培元补肾益肝,恢复肾气,调节脾胃,补益气血,以运化水谷,全面提高机体抵抗力,从补肝肾入手,肾充则髓实。此外,应加用开窍的药物。

还可以利用针灸、推拿、按摩等方法进行治疗,可参考有关书籍。

对痉挛型脑瘫最好不选针灸治疗,很多患儿经针刺后有肌张力增高,肢体变硬的情况发生。

第十章

脑瘫的心理问题

脑瘫不是单纯的一种疾病,而是由很多原因引起的脑损伤综合征。由于脑损伤的部位、严重程度不同而表现出不同的临床特点,在以运动障碍为主的基础上,有感觉、知觉、语言、智力等多方面的伴随症状,同时也由于家庭培养、社会环境的不同影响,患者的心理状态千差万别,因此对脑瘫患者的心理状态要有一定的认识,正确掌握并合理地指导开发,对患者精神发育、意志形成、个性形成、适应环境和社会的良好心理状态的形成极为重要。所以对脑瘫的治疗,不能只重视运动功能,心理康复也是重要的内容。由于患者存在复杂的心理状态,评价与治疗也比较困难。

一、心理障碍的复杂性

临床上多数脑瘫患者是重复障碍,以脑损伤综合征的形式存在,因此心理障碍也表现出复杂的特点,主要有智力障碍、语言障碍、视觉、知觉及性情、人格障碍。

(一)脑瘫与智力

根据世界各国学者的研究报道,脑瘫患者大多数存在智力低下。

1839年,利特尔(Little)发现脑瘫时,就把脑瘫与智力低下作为同一疾病对待,持续了一个世纪。

1848年,费尔普斯(Phelps)报道脑瘫患者有30%智力低下。

1949年,比格尔迈斯特(Burgermeister)与布卢姆(Blum)报道,有50%的脑瘫患者智力低下。

1950年以后,智力低下者所占的比例有所增高,例如1950年~1952年海尔曼(Heilman)统计了5位学者的研究结果,IQ在70以下占45%(智力低下),在70~89占30%(临界值),在90以上占25%,智力低下在脑瘫患者中所占的比例有上升的趋势。

1955年,日本小池文英报道,有30%脑瘫患者智力低下。

以上说明,脑瘫患者多合并智力低下,存在不同程度的智力障碍,这是造成心理障碍的重要原因。

脑瘫的类型与智力也有重要的关系。例如,痉挛型脑瘫损伤部位在大脑皮质,手足徐动型脑瘫损伤在基底神经节,共济失调型脑瘫损伤在小脑。有学者报道,痉挛型脑瘫患者智力比其他类型脑瘫患者差。笔者根据临床观察发现,痉挛型脑瘫患者智力比手足徐动型差。脑瘫患者智力障碍主要表现在动作性智力差,指视觉运动系统、空间关系的处理能力;语言性智力较动作性智力略好,指听觉声音系统、言语理解能力;知觉组织机构障碍,表现出智力构造的不均衡。

动作性智力视觉运动障碍,就是视觉认知、视觉和运动、空间再生的功能障碍,例如,对图形大小、图形的位置方向、图与背景的关系分不清,不能正确地仿画图形或用积木照图例摆出一定的图案。还有以下特征:如写反字,鞋左右穿错,念错行,衣服不分前后、左右,衣服与鞋常常放错位置,不能读写汉字,不会算术,不能画画等,表现出形态知觉与空间位置的观念障碍及思考、抽象能力发育延迟或障碍。

有学者报道,73%脑瘫患者有语言障碍,手足徐动型最多,痉挛型较少,语言障碍也影响心理状态。

此外,由于运动功能障碍,行动范围受限,这些患者常常缺乏外出游戏的机会,甚至有的家长怕别人说三道四而不敢带患者到公共场所,所以这些患者缺乏接触社会的机会和与人交往的经验,影响其学习,造成其知识面窄,甚至产生孤独、自卑的心理状态。

(二)脑瘫与人格、性格

脑瘫患者常伴有智力低下,由于精神发育缓慢,进而影响人格与性格的形成,从心理上不能适应社会。

脑瘫患者人格与性格的特点主要有:性格古怪,任性,固执,急躁,以自我为中心,情绪极不稳定,自卑,孤独,少言少语少动或多言多语多动等,表现出对刺激缺乏反应或对刺激过于敏感,注意力不集中,散漫,感情脆弱等。较大的患者则缺乏现实的态度,缺乏自我认知的能力,情绪不稳定,脱离现实,有过度恐惧感,担心失败,不敢见人,对各方面都有恐惧感,甚至恐惧人生,缺乏信心及生活的勇气,有强烈的自卑感及低人一等的感觉,当自己的要求不能满足时,缺乏忍耐的精神,不能克服困难,心胸狭窄,与同学、朋友、家人不能沟通感情,不能协调处理人际关系,因此患者不适应集体生活,不适应社会。

造成这种人格、性格的主要原因为父母的影响,因为父母了解患儿的病情后,在日常生活中不自觉地表现出自己生了一个脑瘫孩子,没脸见人,心情低落,整天愁眉苦脸,甚至责备孩子等,这对患者人格及性格的影响很大。患者在幼儿园、学校、医院及训练治疗时,治疗师与医生的谈话对患者也有直接的影响。例如,当母亲问到这个患者将来能恢复到什么程度时,医生与治疗师的回答是:"怎么治也不可能完全恢复正常。"患者听到这些话时,幼小的心灵受到极大的伤害,影响其性格与人格的形成。患者活动受限制,产生不良的精神刺激,不能像健全人那样玩耍,有自卑感。因为人际关系处理不好,不能参加集体活动,父母过分地照顾,长期下去养成对他人的依赖性,对独立生活与自立缺乏信心。当教育上、职业上的要求不能满足时,思想上的抵触情绪也可造成不良心理影响。此外,患者对自身障碍认识不当,认识过轻过重都可以造成一定的心理影响,过轻则不以为然,过重则顾虑重重,灰心丧气,失去信心。

脑瘫的类型与人格、性格也有一定的关系。例如,手足徐动型脑瘫患者性格多外向,容易表现自己,性情不稳定,变化快;而痉挛型脑瘫患者性格多内向,比较固执,单纯,少动。所以要了解影响脑瘫患者人格、性格形成的原因,及早采取措施,注意正确引导,减少各个环节的不良刺激,使患者的心理能正常发育。

各型脑瘫为什么有不同的人格特点,目前没有确切的解释,只是有一种假说,认为脑瘫患者的人格心理反应与脑瘫类型及身体障碍的特点有关。例如,痉挛型脑瘫患者对各种刺激产生反射性的抵抗或防御性的肌肉收缩变硬,所以心理上对刺激表现过敏或强迫自我防卫的反应,表现出性格内向,恐惧感强,不愿与人交往。而手足徐动型脑瘫患者,有无意识的过度不随意运动,心理上对这种过度的活动缺乏稳定性和抑制,表现出性格外向,喜怒无常,愿与人交往,很少有恐惧感。而共济失调型脑瘫患者从心理上对肌肉收缩缺乏有目的、有意识的综合协调能力,因此表现出没长性,以自我为中心,抑郁。强直型脑瘫患者因肌肉持续性的强直收缩变硬,从心理上与这些相结合表现为固执。

所以脑瘫患者性格的形成与其疾病特点密切相关,脑瘫患者心理特性有:对刺激强烈的反应性,抑制不佳,综合协调能差,比较固执。

(三)脑瘫与心理发育

脑瘫患者的心理发育与健全人不同,表现出明显的延迟,有个体差异、各器官功能差异及发育不均衡性的特点。

发育上表现的个体差异,就是同一患者的发育,如运动功能(粗大运动、移动运动、精细动作)、精神方面(语言、智力、性格情绪、社会交往等)、日常功能(饮食、排泄、脱穿衣、入厕、入浴)等也不完全一致,存在明显的不均衡性。多数情况精神发育好于运动功能及日常动作;而在精神方面,理解能力好于语言表达。所以脑瘫患者的心理发育参差不齐,从发育的时期与速度上,脑瘫也表现出发育的不规则性,从每个患者的发育曲线就可以看到这个问题,某个时期是逐渐发育,某个时期停滞,某个时期又在急速发育,有时有跳跃现象;又如某个时期是运动方面的发育,某个时期是语言发育速度快,表现千差万别,因此掌握这些变化对评价患者的发育,预测心理变化都有一定的帮助。

一般情况下,脑损伤的部位越广泛,发育速度越慢,对心理的影响越大。从运动障碍上比较，手足徐动型患者智力发育较好，运动功能也比相同程度痉挛型患者发育得快，迅速发展期来得晚。关于智力发育、心理的形成、性格与人格的形成与脑瘫的类型、轻重程度有关，更与家庭环境、学校环境、治疗环境、指导教育的效果有重要的关系。

（四）脑瘫心理与社会的压力

脑瘫的社会问题，多数因患者是自出生后从家庭产生的不良情绪开始。父母感到生了这样的孩子是一种羞耻，是一种罪过，对不起患者，采取过度的关照护理，从此患者对父母过分依赖，不与旁人接触，在封闭的环境中生长，拒绝朋友的支援，久而久之产生孤立、内向、自闭的人格，消极的情绪，对父母不满，怀有敌意，影响适应环境、适应社会，产生不良心理状态，这种状态又容易表露出来。同时，社会上的人由于好奇心，以不道德的做法、不文明的语言、不友好的态度对待患者，这种强大的社会压力，对患者心理发育与人格形成有重要影响，患者如能顶住这种压力奋发向上，将会产生良好的心理状态；如果被社会压力压倒则会失去信心，甚至失去生活的勇气。因此人人都要关心残疾人，形成良好的社会风气，给他们以友爱和正确的引导。

二、心理康复

（一）脑瘫早期心理护理

脑瘫患者由于存在复杂的心理状态，为了养成良好的性格，更好地适应社会，必须早期进行心理护理工作，使身体与心理都得到良好的康复。

首先，与患者接触最密切的是父母，所以父母必须从患者小的时候开始注意自己的言行，端正自己的态度，接纳孩子患病的事实，采取积极治疗的态度，从各方面给患者以幸福感及家庭的温暖，不歧视，也不过分地照顾。经常给患者自食其力的机会，鼓励患者独立完成日常动作，给患者与健全人同样的独立机会。这是父母最重要的责任。培养患者从小注意安全，但又要有一定的勇敢精神，两者互相结合，对患者要充分信赖。

平时注意培养患者朝气蓬勃的精神，丰富其想象力、创造力，培养其勇于追求的精神。

通过各种方法转变患者的消极情绪，打消不幸与悲观的思想，尽量在患者周围营造快乐与和谐的气氛。

制订正常的、有规律的生活计划。对患者的要求不要过分限制，要尽量给予患者自由游戏的机会。

不可让患者孤身一人待在家里，要安排在一个集体的环境中，生活在众多小朋友中间。

最好把患者送到幼儿园，较小的患者可母子入院治疗或门诊治疗。有固定的时间使其接触小朋友,这不仅能充实其生活,还可培养其集体精神,补充在家庭中无法给予的环境和条件。同时在入院或门诊治疗中,有心理医生的专门指导,对患者的帮助会更大;对家长也可以进行指导,因为早期心理护理对脑瘫患者形成良好的性格、正常心理状态十分重要。

(二)脑瘫患者的心理康复

脑瘫患者除了需要进行以上早期的心理护理外,更主要的是要为其制订一个切实可行的奋斗目标,使其向着一定目标前进,努力奋斗,有奔头、有动力。要有成功的喜悦,也要有失败的教训,成功时要受到奖赏,失败时要受到处罚,成功感可以激发患者再向下一个目标奋斗,未达到时也要找出原因,增加信心继续努力,这一点在平时训练时应用得最多,所以患者愿意参加训练治疗,努力克服困难,完成训练计划,在训练中有兴趣并能坚持下去。因此,治疗师必须做到目标设计清楚可行,一定不能过高、过低,完成后要及时鼓励再向下一个目标努力。

在心理康复中最重要的是正确认识自我,战胜疾病,用自己的行动证实自身存在的价值,开拓视野,树立自强、自信的观念,向生活挑战。

脑瘫患者生活在社会中,要想把社会上一些不正确的舆论、错误的观点全部消灭是很难的,关键是脑瘫患者要敢于与自己的疾病做斗争,适应生活,适应社会,发挥潜能,实现人生的价值和尊严,成为社会中平等的一员并贡献于社会。心理康复与其他治疗同样重要,只有心理康复,才能以健康的心态和良好素质适应社会的需要。

(孙建军)

第十一章

重症心身障碍

一、概念

重症心身障碍指精神、身体双重而且是重度的障碍。这个名称开始并不是用于疾病诊断的医学术语,而是一种社会上、行政上或法制上的用语,是1958年在日本为那些需要特殊康复护理和实施福利政策的障碍者创立的名称,当时主要是从行政方面出发确立的名称。

将重症心身障碍这个名称用于医学领域,是1966年日本浜本英次教授在日本文部省重症心身障碍者研究班上总结的,当时的定义是:重症心身障碍是精神的、身体的双重障碍,而且各自都是重症的障碍。并规定了身体障碍的程度、内容与分类,见表11-1。

表 11-1 身体障碍的程度分类

	身体障碍的程度	障 碍 内 容
I	极轻度障碍:日常生活不太自由,但是还能处理	不能很好地使用筷子,跑不好,不会跳,上、下楼梯不灵巧,但是还能上下,不会系扣子,不会用剪子
II	轻度障碍:动作受限制,但是还有有用动作	走路不稳,可用汤匙等进食,自己能处理大小便
III	中度障碍:有用的动作极度受限制	会坐、爬等移动运动,能取物,能抓食物吃
IV	高度障碍:没有有用的动作	卧床或扶坐,令其抓物时能拿住,几乎不能移动,自己不能进食

(仿浜本英次)

日本文部省重症心身障碍儿研究班(1966年)根据身体障碍与智力障碍的程度将患者进行综合分类,共分为25个区,见表11-2。

表 11-2　重症心身障碍分类

身体障碍＼智力障碍 IQ（DQ）	85 以上 A 正常	85～75 B 界线	75～50 可以教育 C 轻愚	50～25 可以训练 D 痴愚	25 以下 要保护 E 白痴
0 正常	1	2	3	4	5
Ⅰ 极轻度障碍	6	7	8	9	10
Ⅱ 轻度障碍	11	12	13	14	15
Ⅲ 中度障碍	16	17	18	19	20
Ⅳ 高度障碍	21	22	23	24	25

（仿日本文部省重症心身障碍儿研究班）

表中的右下角，15、20、24、25 区就是重症心身障碍者。

日本文部省对重症心身障碍又做了医学概念的规定：

（1）重症心身障碍指身体、精神双重障碍而且是重度障碍。

（2）智力障碍的程度相当于白痴或痴愚。

（3）身体障碍的程度是高度障碍，几乎看不到有用的动作，在家庭中疗育困难，但是在疗育院中又不能进行集体指导或训练。

（4）在重症心身障碍分类表中处于 15、20、24、25 区者属于重度心身障碍，并且有视力与听力障碍。

（5）也包括逐渐移行到重症身心障碍范围内的患者。

在实际运用中，经常使用的是日本学者大岛一良设计的分类，他是根据患者智力指数（IQ）与肢体障碍的程度，如姿势、运动、移动等，按重症心身障碍的程度分成 25 个区，绘制成重症心身障碍大岛分类示意图（图 11-1），作为日本东京都府中疗育中心障碍的等级图，其中 1、2、3、4 区就是重症心身障碍者的范围。

心身障碍种类很多，范围很广，程度不一，很多学者根据身体障碍与智力障碍的程度互相组合进行分类，报道了很多资料。无论怎样组合编排，这些患者身体障碍是重度的（没有有用的动作），智力障碍是严重的（白痴或痴愚），双重障碍都是重度的。

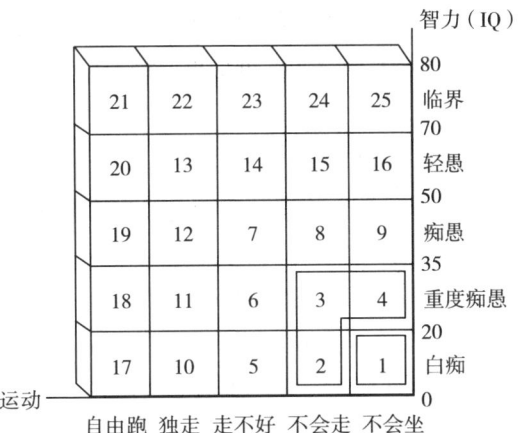

（仿大岛一良）

图 11-1　重症心身障碍大岛分类示意图

二、病因

凡能造成身体运动功能及智力双重重度障碍的都是重症心身障碍的病因。1979年，日本全国公立法人疗育院重症儿入院疗育的有3822人，其中病因明确的有3521人，对其病因所做的详细调查显示如下。

1. 从原因作用的时期区分　　出生前的原因占27.3%，出生时新生儿的原因占39.7%，出生后的原因占28.1%。从病因上分类占前10位的有：

（1）窒息、缺血缺氧性脑病（16.5%）。

（2）出生前原因（不明）（11.5%）。

（3）脑膜炎、脑炎（11.1%）。

（4）低出生体重（7.4%）。

（5）癫痫（6.1%）。

（6）高胆红素血症（4.9%）。

（7）原因不明（4.9%）。

（8）分娩异常（4.3%）。

（9）原发性小头（3.1%）。

（10）其他（2.8%）。

2. 从诊断名称上区分

（1）脑瘫（41.9%）。

（2）小头症（20.3%）。

（3）智力低下（9.6%）。

1975年，日本国立疗育所收入院的5377例重症心身障碍儿，对其诊断病名进行调查，占前三位的是：脑瘫（72.2%），脑炎、脑膜炎（9.5%），智力低下（9.5%）。

两个调查的结果说明，在重度心身障碍者中由脑瘫引起的占绝大多数，还存在其他原因，如智力低下也是重要的原因。

三、临床症状

从重症心身障碍的病因与诊断名称上看，它并不是单一的疾病，因而临床表现也十分复杂，但主要表现为神经系统异常为主的中枢性运动功能障碍、姿势异常、反射异常、精神迟钝、智力低下、行为异常等，以下仅介绍姿势异常及变形。

（一）姿势异常

1. 非对称性姿势　　重度心身障碍者最常见的一种异常姿势。主要表现为头转向一侧，颜面侧上、下肢伸展，后头侧上、下肢屈曲呈非对称性的姿势，是由于脑损伤后，受非对称性紧张性颈反射的影响所致。这种异常的非对称性姿势可由于头部的旋转而引起,有时呈持续状态,有时则短暂消失,有多种表现形式。

2. 蛙位姿势　这是肌张力低下的表现。仰卧位时,四肢躯干与床面紧密相贴,几乎没有空隙,同时上肢屈曲、外展、外旋,下肢也屈曲、外展、外旋,踝关节呈背屈或跖屈,外翻或内翻。俯卧位时,全身与床面也密切相贴,头不能上抬,四肢外展、外旋,呈现一种十分无力的状态,这种姿势称为蛙位姿势,以重症肌张力低下型脑瘫患者多见。此外,在手足徐动型脑瘫的早期也常见。

3. 臀高头低位姿势　俯卧位时,患者上肢屈曲,下肢也屈曲,有时下肢屈曲于腹部下方,臀部抬高,头部不能抬起,呈现臀高头低的姿势。这种异常姿势是由于紧张性反射群受俯卧位迷路反射的影响所致。

4. 角弓反张姿势　患者由于肌张力增强,仰卧位时呈现过度紧张及痉挛的状态,表现为双肩后伸,肘屈曲,脊柱前弯(凸)成弓状,双下肢硬性伸展、内收、内旋,下肢交叉变形,严重时头背屈,脊柱高度前弯(凸)成弓状,称为"角弓反张",这是由于受仰卧位紧张性迷路反射的影响所致。多见于重度心身障碍或肌张力异常增高的患者,是一种最常见的异常姿势。

(二) 变形

1. 足变形　由于患者都存在肌张力障碍,踝关节及足部不能支撑体重,所以都有不同程度、不同类型的足部变形。患者无足弓形成,出现扁平足、内翻足、外翻足、舟状足、尖足等。

2. 髋关节脱位　重症心身障碍者常伴有髋关节脱位或半脱位。发生脱位的主要原因有:

(1) 由于肌张力增强,造成髋关节各肌力间失去均衡性。

(2) 由于内收肌痉挛,屈肌痉挛占优势而出现下肢内收、内旋。

(3) 发育障碍,髋臼形成不良,股骨颈前倾角与颈干角增大,使股骨头侧方化,屈曲变形,发生髋关节脱位及半脱位。

3. 脊柱变形　由于紧张性反射群存在,重症心身障碍者表现出异常的姿势及姿势反射,多数都存在脊柱变形,最常见的为脊柱侧弯。有学者报道,重症心身障碍者有16% ~ 20%发生脊柱侧弯,脊柱侧弯与站立无重要关系,即使患者不能站立,在没有体重负荷情况下也发生脊柱侧弯,左右无差别。肌张力增强时有非对称性紧张性颈反射及角弓反张的患者,发生脊柱侧弯更多见,严重者因脊柱变形影响呼吸运动。

四、康复治疗原则

重症心身障碍者存在身体与精神上双重的而且是严重的障碍,所以康复治疗十分困难,很多人主张放弃治疗,特别是受经济条件的限制,多数患者处于这种放置不治的状态。

随着世界康复医学的发展,更多的人认识到多数患者是在幼年时没有及时治疗造成的,所以应该早期治疗,早期对患者的智力进行开发,对运动功能进行训练,对感觉、语言等各方面进行系统的康复护理,促使其更好地发育以适应社会。康复治疗要求医护人员、物理治疗师、作业治疗师、言语治疗师、心理治疗师、教育工作者、保育人员共同参与,综合治疗,主要从以下几方面着手。

(一)改善日常生活动作

1. 摄食训练　包括张口、吸吮、咀嚼、吞咽等动作,每个动作都要分阶段进行。摄食训练对重症心身障碍者十分重要,必须首先进行,还可以与语言训练同时进行。

基本原则:

(1)首先要以坐位为主要训练目标或者用一定的方法帮助坐位,因为坐位是摄食的最佳体位,严重患者可利用固定坐位的矫形器。

(2)保持头竖直与稍前倾的姿势,必要时治疗人员用手指给予固定,并尽量达到能进行口唇、舌、下颌的协调运动。

(3)采取一定方法促进咀嚼、吞咽顺利进行。

(4)改进餐具,如汤匙的把手、弯度、长度等,要根据患者的障碍程度进行必要的改进,以达到独立进食。

(5)经常做口腔内、外按摩,保持口腔卫生。

2. 排泄训练　为了排尿、排便,需要进行训练,从向厕所移动到脱裤子、坐便器、穿裤子,都要逐项进行练习。严重患者需要垫尿布,要掌握一定的间隔,有尿时要告诉护理人员或者做某种表示。排泄的训练与进食同样重要,如果排泄不能解决,则患者很难进入社会,所以必须重视这项工作。

3. 洗漱训练　包括刷牙、洗脸、梳头、剪指甲及入浴等,这对患者保持仪表整洁、清洁卫生及良好的精神状态十分重要。这项训练要从小开始,天天进行,必须指导患者养成良好的卫生习惯,患者因各种运动功能障碍,有时往往达不到要求,训练人员必须耐心,对患者使用的用具,如牙刷、牙膏、口杯等都要仔细考虑,根据其障碍程度进行必要的设计,如牙刷的把手要长一些或粗一些以便患者握住等细节,都要考虑到。

患者入浴训练是一项重要训练内容,年龄越大,困难越多,因为这些患者大多智力低下,因为运动障碍,在浴盆中有时自己不能独坐;因为平衡功能障碍,手不能起到支撑作用,所以入浴训练难度较大。但对患者来说却是一个既能玩又快乐的事,而且在水中容易完成动作,所以一定要利用入浴的机会,进行必要的训练。

对年龄较小的患者进行入浴训练时,要注意患者的姿势,最好采用坐位,浴盆底可以放置防滑塑料或橡胶制品,给患者安全感,入浴后水中可放置能漂浮的玩具,对不会坐的患者可用塑料圈固定。手足徐动型患者可用带子将其拉好坐在浴盆内或使用木架。患者需定期入浴。

对体重较大、年龄大的患者,及因体重过大不能独坐的卧位患者,有条件的可使用自动升降设备进行入浴训练,入浴时一定要注意安全,防止呛水危及生命。

4. 更衣训练　患者开始时多不能自己进行穿脱衣服,多半是家属帮助,因此开始训练时一定要注意:衣服要选择简单、容易脱穿、容易清洗又柔软的。首先要反复指导患者掌握衣服的种类,如哪件是上衣,哪件是下衣,正确认识衣服的上下、左右与前后,然后指导穿脱方法,可以在任何体位下进行,如仰卧位、侧卧位、坐位或俯卧位,尽量鼓励患者自己穿衣,完成后要给予表扬。

(二)利用训练器材和矫形器

重度心身障碍者多数不会坐、不会站、不能行走,为了促进其发育,使患者获得坐位、立位平衡的功能与感觉,可利用各种训练器材与矫形器,如三角垫利于上肢的支撑和头部的调节;三角椅子利于患者坐位的稳定,体会坐位的感觉;利用步行器练习走路;各种功能的轮椅利于患者移动,使接触外人的机会增多,活动范围增大,轮椅的大小要根据患者的情况制作。

此外,防护帽可保护头部不受伤害;长短不一的各种矫形器可防止患者尖足、膝反张、髋关节脱位。

(三)语言训练与智力开发

对智力较好的患者,要进行语言训练与智力开发。对重度心身障碍者进行这方面的训练十分困难,但是只要有条件、有一点可能就不要放弃,提高患者的智力是非常重要的,具体方法可参考语言训练部分,从基础做起,循序渐进地进行。

(四)运动功能训练

根据患者实际的运动障碍特点,制订切实可行的训练方案进行训练,具体方法请参考有关章节。

总之,对重症心身障碍者必须有耐心,在家长的配合下,从日常生活动作开始,使用可利用的器材和矫形器进行必要的训练,尽最大的努力提高患儿的智力与身体运动能力。

(孙建军)

第十二章

脑瘫的全面康复

一、概念

脑瘫的全面康复是指通过多种康复手段,使患者在身体功能上、心理上、社会职业上、经济能力上等各方面都获得最大程度的恢复。其目的是:通过政府具体的方针政策、法规与措施,最大程度地为脑瘫患者提供帮助,为他们创造良好的物质与精神条件,使不同程度的脑瘫患者成为社会的一员,共同享受劳动与社会经济发展所带来的物质文化成果。为了达到这个目的,必须充分发挥患者的潜能,调动他们的积极性,通过医疗康复、心理康复等各种方法,使他们的身体功能得到最大程度的恢复,用良好的心理状态适应社会的要求,参与社会,为社会做贡献。我国的康复事业虽然起步较晚,但随着社会的发展,国外先进康复理论与技术的引进,逐渐朝着系统化、现代化、科学化发展。

二、全面康复的任务

全面康复的任务非常繁重,主要有以下几个方面。

1. 加强医疗康复的力度　通过临床治疗及各种康复疗法,使脑瘫患者的功能障碍得到最大程度的改善,获得生活自理能力。因此康复专业人才的培养,技术队伍的建立,各种类型、各级康复设施的建立是医疗康复的关键,是全面康复实施的重要保障。

2. 加强脑瘫患者受教育力度　国家规定的九年义务教育,对脑瘫患者同样适用。但是因患者存在不同程度的运动功能障碍及智力低下等问题,做到这一点还比较困难。因此要根据患者的实际情况,开展早期教育,以普及初等教育为重点,逐渐向中等、高等教育发展。有条件的地方要建立特殊教育学校,也称养护学校,使患者教育与身体功能训练同时进行,对伴有智力低下的脑瘫患者,也要编写特殊教材,最大程度发挥这些患者的潜能,使其文化水平能有一定程度的提高,具备适应社会的基本能力。

3. 发扬扶残助残的人道主义精神　从青少年开始人道主义教育,提倡良好的社会风尚,人人都奉献一点爱,创造友爱互助和谐的社会环境,使脑瘫患者成为有理想、有道德、有文化、能为社会做贡献的人。

4. 健全保护障碍者的相关法律法规,为他们创造劳动就业机会与条件　只有他们能参加劳动并有稳定的经济收入,才能自食其力,这是从精神上、心理上最好的安慰。通过政策和法律、科学技术,从根本上解决就业问题,与健全人平等分享社会发展带来的物质文化成果。

三、全面康复的内容

全面康复主要包括以下四大内容。

1. 医疗康复　医疗康复是全面康复的基础,是最重要的一项内容。因为脑瘫患者只有通过临床治疗及各种康复疗法,才能使其身体功能障碍得到最大程度的改善,使潜在的功能得到充分发挥,才有可能入学学习,参加职业培训,生活自理,参与社会。所以医疗康复是一切康复的基础。

2. 教育康复　教育康复对脑瘫患者来说同样是一个重要的环节。因为虽然他们的身体障碍经过医疗康复能有很大的改善,但是如果没有一定的文化知识,没有良好的文化素质,跟不上社会前进的步伐,也是不能适应社会的。所以教育康复与教育的程度都十分重要。脑瘫患者与健全人一样要进行系统教育,根据患者的实际情况,逐步达到中等以上的教育。只有提高文化水平,才能为回归社会做好准备。

3. 职业康复　脑瘫患者经过医疗康复与教育康复,获得日常生活、适应社会的能力后,应该获得独立的经济能力,这就是职业康复。可以通过职业教育使脑瘫患者对就业有充分的思想准备,消除自卑及不自信的心态,通过自己的努力实现人生价值。通过培训掌握就业技能,在国家政策、法律的保障下,为他们选择适当的职业。然后再进行就业后的追踪观察,及时地帮助他们解决各种困难,直到能圆满完成工作。各方面协调之后,随着科学技术的进步,必要时再进行培训,提高业务水平。

4. 社会康复　社会康复必须以人道主义思想为基础,发扬扶残助残的优良风尚,为脑瘫等障碍者平等参与社会创造必要的条件,这是人类社会义不容辞的责任,也是社会进步、人类文明的标志。社会康复的范围十分广泛,主要有以下几方面:

(1) 建立无障碍环境,如住宅、交通道路、公共建筑等,为障碍者提供出行的方便条件。

(2) 通过各种法规保障障碍者的合法权益、人身安全、尊严,与健全人一样有平等的地位与待遇。

(3) 为障碍者创造各种接受教育、医疗康复、职业培训及就业的机会,创造文化生活、体育运动、与社会交往的机会,为他们组建家庭创造条件。

(4) 利用各种媒体宣传,爱护和帮助障碍者,发扬人人奉献爱心的人道主义精神,消除歧视及否定他们的错误观念。

通过各种措施的实施,我国的全面康复取得了突飞猛进的发展。在医疗康复上,形成了多渠道、多形式、多层次康复的局面,各级康复中心的建立、综合医院普遍设立了康复科、引进国外的先进康复经验与技术、中西医结合康复取得了长足的进步。但还存在一些问题,例如患者就医的费用高、康复训练的器材及矫形器的生产还处于落后状态,康复机构满足不了需要,特别是技术水平还有待进一步提高。

教育康复上也取得了很大的进步,特殊教育学校数量成倍增长,但是脑瘫患者及其他障碍儿童的实际入学率还不乐观,障碍者的入学率不足15%,与健康儿童90%的入学率相差悬殊,所以还需进一步加强资金的投入、教师的培养,以及教育方针的落实。

职业康复目前存在就业率低、从事体力劳动的多(96.6%)、收入低等问题,障碍者就业仍然十分困难,这些必须依靠政府、法规等强有力的保障做后盾。

社会康复近几年正在飞速发展,我国通过新闻媒体等的宣传,逐渐为障碍者创造良好的社会环境,鼓励他们自尊、自强、自主、面对现实、克服困难、奋力拼搏,在就业入学、参加社会活动上都取得了可喜的成绩,丰富了障碍者的精神生活,展现了他们的才华,纠正了社会上的偏见与歧视。逐渐提高障碍者自身素质,健全国家法制,消除社会上的不正确看法对全面康复起到了巨大推动作用。

四、全面康复的方法

要想完成全面康复的任务,必须依靠四大系统,即决策系统、操作系统、技术系统、支助系统的正常运转。

1. 发挥决策系统的主要领导作用 决策系统是从中央到地方的各级政府及职能部门。他们根据我国实际情况,制定切实可行的方针政策,这是全面康复的基本保证,保证政府对障碍者全面康复的领导作用,这是最重要的方面。

2. 发挥操作系统全面安排的作用 操作系统就是政府的职能部门。根据决策方针进行具体的安排,与各个系统进行配合,执行具体康复内容,提供财力、物力支援。操作系统是在政府政策决定后最重要的实施系统,对全面康复政策的实施起决定性作用。

3. 发挥技术系统的技术专长作用 技术系统指康复医学工程,包括康复的科学研究、人才培养、信息交流。与康复有关的各科专家及康复机构的工作人员用最新的技术为脑瘫患者提供医疗服务。技术系统是全面康复的重要手段,对脑瘫患者功能补偿起着决定性作用,因此脑瘫患者的全面康复,必须依靠医疗技术。

4. 发挥支助系统的桥梁作用 支助系统又称支持协助系统,指社会上的各群众团体、事业团体,如妇联、共青团、工会、文化团体,以各种方式帮助、推动全面康复工作,动员社会力量,支持有各种障碍的脑瘫患者,拓宽全面康复的道路,起着障碍者与政府职能部门之间的桥梁作用。

通过以上四大系统的工作,我国全面康复工作已取得了很大的进步,虽然仍存在一些问题,但是只要坚持下去,加强薄弱环节,就一定会使全面康复有更大的发展。

(孙建军)

第十三章

脑瘫的特殊教育

一、概述

特殊教育是指为有特殊需要的儿童提供的教育,主要指有身心发育障碍、智力障碍、感觉器官障碍、运动功能障碍的患者。脑瘫主要是运动功能障碍,有时也伴有其他障碍,脑瘫患者是特殊教育的主要对象。

特殊教育是教育的一个组成部分,是全面康复的重要内容,具有重要意义。特殊教育可以全面提高功能障碍者的文化素质及适应社会的能力。障碍者的智力、文化水平、日常生活能力、职业技能、心理素质等,都必须通过特殊教育来提高,这些能力是适应社会、参与社会生活的第一需要。

美国著名特殊教育专家柯克说过:"医学的终点是特殊教育的起点。"当障碍者经过医疗康复后,就要通过特殊教育工作补偿身体障碍带来的不便,由特殊教育协助医学的不足,使障碍者获得适应社会、参与社会的能力,因此特殊教育应参与康复工作,从单纯的医学康复向教育、职业、社会等多方面的综合康复发展,使障碍者获得全面康复。

特殊教育是全面康复的基础。脑瘫患者由于存在运动功能障碍,常有心理与精神状态的改变,如果再受到社会与家庭的歧视,往往形成自卑孤独的心理,性格改变,行为异常,很难适应社会,所以必须进行特殊教育,使其正确认识自己,树立信心,消除人为的不良心理因素,鼓励他们奋发向上,为他们创造条件。如果不进行特殊教育,其他的康复工作都难以开展。

特殊教育范围广,是全面康复的重要环节,发挥着重要作用。全面康复包括医疗康复、教育康复、职业康复、社会康复四大体系,而教育康复是采取特殊的方法与措施,对以上的康复内容进行综合,以教育的形式,对障碍者的缺陷进行补偿,使之适应社会,参与社会,如医疗康复的语言训练、心理康复,职业康复的职业训练,社会康复的人道主义培训、基础教育、职业教育等都是特殊教育。

二、特殊教育的国内外发展情况

国外开展特殊教育的历史比较短,仅有200年。最初,人们不能正确认识障碍者,更谈不上对他们进行教育。在古代,由于生产力和科学文化落后,古代的欧州把盲、聋、哑、智力低下、肢体障碍者看作"魔鬼缠身",要彻底除掉他们,特别是中世纪宗教势力的影响,认为这些障碍儿童是"上帝的惩罚",是一种"恶魔",使障碍者的教育受到严重的影响。

欧州文艺复兴、资本主义萌芽之后,障碍儿童的权利开始有了较大改善。法国发展得较快,1770 年世界上第一所聋人学校在法国巴黎诞生,1784 年世界上第一所盲人学校也在巴黎诞生,法国成为世界上最早对障碍者进行特殊教育的国家,以后世界各国相继建立起了各种类型的特殊教育学校,逐渐完善了特殊教育体系,并且有法律保障,特殊儿童与普通儿童一样享有受教育与就业的权力。以日本为例,不仅普及了中小学教育,而且有多所盲、聋、哑大学,肢体不自由人士的各类学校已经普及,对障碍者的教育已经形成完整的体系,障碍者享有与普通人一样的权力,平等参与社会。

我国对障碍者的特殊教育开始得较早,在太平天国时就主张兴建"跛盲聋哑院"的特殊教育措施,但是中国的第一所盲人学校是 1874 年在北京建立的,比国外要晚近 100 年,1887 年山东登州创办了第一所聋人学校。

新中国成立前,全国有盲、聋、哑学校 42 所,多数是教会及私人创办的。新中国成立后,在党的领导下特殊教育有了突飞猛进的发展。1953 年教育部设立了特殊教育处,培训师资,制订特殊教育计划、方针、教学大纲,编写教材,设计了盲人文字及聋人手语,使特殊教育与普通教育一样步入正轨。

据统计,1965 年全国特殊教育学校已发展到了 266 所,1988 年发展到了 650 所,2011 年全国共有 767 所。目前,我国的特殊教育除了中、小学之外,又开展了幼儿特殊教育及高等教育。在北京师范大学有特殊教育专业,在南京与山东有特殊教育师资培训专业的师范学院,国家成立了特殊教育研究中心,全社会都关心特殊教育。国家定期召开特殊教育工作会议,并进行国际交流。特殊教育已成为国民教育体系的组成部分,正在稳步向前发展。

三、脑瘫的特殊教育

脑瘫患者的主要问题是运动障碍,也伴有智力低下、行动异常、感觉障碍、语言障碍等,这些伴随障碍明显影响患者教育康复的进行,特别是这些患者在接受教育的同时,又必须进行适当的功能训练治疗,因此脑瘫患者的特殊教育与盲、聋、哑人士的特殊教育不同,有一定的特殊性。这种特殊的学校在国外称为肢体不自由儿养护学校,与脑瘫的疗育中心结合在一起,关系十分密切。不同年龄的患者,在上午或每周的一定时间要在疗育中心接受系统康复训练或治疗,在下午或一定时间,在养护学校的不同班级内接受特殊教育,包括文化课及职业教育。养护学校与疗育中心共同为患者制订康复计划,按照计划分别进行康复训练与教育,这种结合对患者的康复十分有利,大部分学校是住校制,对家长也十分有利,患者在这里可以既接受教育又接受治疗,学校的设备完善,能开展各种集体活动,便于患者养成良好的习惯,热爱集体,通过文化活动,培养患者奋发向上的顽强精神,所以这样的学校非常受欢迎。

我国的大部分特殊教育学校都以盲、聋、哑为主,对肢体运动障碍的患者,智力好的进普通学校,智力差的则不能入学。目前,我国尚没有专门的运动功能障碍者养护学校,今后我们也要向这方面发展。以下重点介绍运动功能障碍者养护学校。

1. 入学对象

(1)躯干运动功能障碍或不能支撑躯干者。

(2)上肢功能障碍,写字困难或不能写字者。

(3)下肢功能障碍,不能步行或步行困难者。

(4)其他的运动功能障碍者。

2. 教育的目的

(1)最大限度地恢复运动功能。

(2)获得日常生活的基本活动。

(3)促进精神、社会、文明全面发展。

(4)提高知识水平、文化素养。

(5)培养自强自主的创造精神。

(6)培养一定的就业能力。

总之,该类养护学校是以教育、训练为重点,全面提高患者的身体功能与文化素质,为其适应社会做好准备。

3. 教育课程 按照教育部规定及教育法进行教育,按患者的年龄分为小学、初中、高中等阶段进行教学活动。正常儿童的教学目的、方针、原则和方法完全适用于脑瘫患儿,他们有与普通儿童一样的共性,但在教学中又不能忽视这些患儿的特殊性,如因为运动功能障碍而造成的心理障碍,必须耐心地循序渐进地教导,把共性与特殊性结合起来。此外对患儿要具体分析,善于利用他们的优点,分出主次,抓主要矛盾,建立信心。外因通过内因起作用,在老师的正确教导下,使患儿的心理发展逐渐步入正常的轨道,使患儿充分发挥内在的能力,经过良好的教育,使这些患儿逐渐全面康复。

4. 基本教学方法

(1)直观教学为主:多采用形象逼真的直观教学,如参观、访问、实际操作,使患儿得到直观的感受教育。

(2)以语言为主:在教学中多利用语言,通过老师生动的语言讲解,使患儿受到教育。

(3)实地练习为主:如实地动手操作,多上实验课,用试验结果说明问题。

(4)利用评比、奖励进行教育:使患儿通过评比增强信心,更加努力,对后进者要给予鼓励,下次争取,调动患儿的学习热情。

(5)不同障碍患儿要区别对待:要根据不同的患儿制订不同的教育课程,具体分析,区别对待。

第十四章

脑瘫的职业问题

脑瘫患者经过各种康复手段训练,最终的问题就是职业康复,也就是就业问题。如果脑瘫患者能够适应社会,找到一个合适的职业,有稳定的经济收入,就能自食其力,实现了全面康复的最终目的。就业问题要通过以下步骤进行。

一、职业能力评价

职业能力评价就是评价脑瘫患者的作业水平和适应职业的潜在能力。因此必须对患者的个性、兴趣、气质、态度、耐性、学习、工作及身体能力等进行详细评价。

国际劳工组织对职业能力评价的定义:在实际操作中,用普通的作业耐性(通常的操作速度,无疲劳的持续工作时间,对噪音等外界因素的忍耐程度),评价个人成绩,增加障碍者的信心与对社会的价值,认识自己的能力,正视障碍事实,合理选择职业方向。

所以职业能力的评价是职业康复中最重要的内容,要求评价者对障碍者的各个方面进行实事求是的认真评价。

（一）职业能力评价的作用

1. 确定脑瘫患者的身体障碍程度　这些障碍是否影响将来的就业,经过康复还可以发挥哪些潜在的能力,根据患者的身体条件有计划、有步骤地提供康复方法,为就业做好准备工作。

2. 确定脑瘫患者的心理状态与精神状态,了解脑瘫患者的智力程度　例如脑瘫患者是否丧失信心,对自己的疾病是否有正确的认识,能否正视现实,智力是否正常,以上这些对职业能力评价都有重要作用。

3. 确定职业的方向　通过评价,根据患者各方面条件、身体状态,预测就业的范围、方向。

4. 确定职业康复培训内容　确定就业方向后,应该按照方向进行系统训练,为患者做好就业前准备工作。

（二）职业能力评价方法

世界上对职业能力有多种评价方法,无论哪一种评价都是为了全面了解脑瘫患者的职业能力。我国主要从以下几方面进行评价。

1. 面谈法　直接与患者面谈,了解各方面的情况,如个人兴趣、爱好、就业的愿望、性格、文化、家庭等。

2. 心理评价　评价心理状态、人生价值、追求等。

3. 作业标本法　直接通过操作评价患者的职业能力,这种方法可准确反映患者的实际能力。

4. 模拟试作法　布置成与实际工作相似的环境、相同的场面,测定脑瘫患者的职业能力,可使患者有身临其境的感觉,评价结果真实性强。

5. 职务试行法　让患者担当某种职务角色进行评价,如当组长、工长。

6. 工厂内评价　让患者直接到工厂参加工作进行评价。

7. 信息收集分析法　通过收集各种信息(如医学情报、心理情报、职业情报)后,进行综合分析,得出结论,进行评价。

以上7种,作业标本法最重要,又分为:

(1)职业特性群作业标本法:指具体有特殊性职业群体的作业标本评价法,从被评价者表现的功能进行评价的方法。又称"DPT功能评价法",见表14-1。

表14-1　DPT功能评价法内容

D:对情报处理功能
0.综合,1.判断、决定,2.分析,3.收集、整理,4.计算,5.写成书面材料,6.比较对照。
P:对人际关系处理功能
0.专门语言指导,1.交涉,2.教导、示范,3.监督,4.安慰,5.劝诱,6.报告,7.照顾,8.根据要求帮助。
T:对事物处理能力
0.调整,1.精密作业,2.操作控制,3.手工操作,4.监视工作,5.材料处理,6.驾驶控制,7.搬运、整理。

(2)单一职业特性作业标本法:Micro-Tower作业标本评价法就是利用能反映职业特性的课题来评价职业能力,分以下5个方面。

①运动神经协调能力:用手与手指正确操作的能力,如给瓶子加盖并装入箱中课题、插塞、塞孔、组装课题,电线连接(正确使用工具)课题。

②空间判断能力:正确理解判断图的能力,如图面理解课题,插图课题。

③事务处理能力:正确处理文字、教学资料的能力,如查邮政编码课题,库存物品的整理,查放卡片课题。

④计算能力:正确处理数学及数字运算的能力,如数钱课题,算钱课题。

⑤语言能力:读、写、理解文字及语言能力,如广告理解课题,传话、留言处理课题。

目前,我国利用前4种评价作为就业能力的测定方法。全面了解障碍者是否具有就业能力及作业的程度,使障碍者清楚自己的能力与水平,以便合理地选择职业。

二、职业咨询

职业咨询就是脑瘫患者在就业前对选择职业、接受职业训练及就业等方面的问题进行咨询指导等。

1. 职业咨询原则　职业咨询是职业康复的重要环节,工作时必须遵照国际劳工组织(ILO)1985年提出的职业咨询原则:

(1)充分考虑脑瘫患者的特点及就业机会,为他们较好地选择职业提供帮助。

(2)尊重脑瘫患者自己的意见和愿望,自由选择职业,使之在劳动中得到满足。

(3)职业咨询应该连续进行,贯穿始终。

在咨询的时候,必须把职业的特性与从事该职业的素质结合起来。根据脑瘫患者所具备的能力选择适合的职业,又称为"适材"。从青少年时对职业的向往,到青年时对职业的选择探索,到就业后的感受经验,来考虑职业行为,完成职业发展的过程。

2. 职业咨询方法　可采用直接面谈法、检查法、职业性质分析等手段进行职业咨询。主要是通过职业情报资料了解脑瘫患者的职业爱好、文化程度、教育内容、有何专长、就业能力、身体状态、对职业的愿望。通过职业性质分析,找出职业特点、从事某种职业应具备的素质,帮助脑瘫患者选择适合的职业。

三、就业前训练

就业前训练是就业前对就职的基础能力及相关方面的训练。脑瘫患者与普通人一样,在就业前都要经过训练,只不过脑瘫患者的就业前训练显得更为重要。

(一)就业前训练的目的

1. 使身体状况达到就业时的基本要求　如能坚持一定的体位,根据就业要求达到坐位、立位或者移动体位的程度;手指的精细动作及上、下肢的粗大运动适合就业时的需要。

2. 培养对就业的适应能力与耐力　如对工作内容的专一性,注意力集中,坚持程度;对手工或机械标准化操作的掌握程度、操作的水平、产品的质量和数量等。

3. 养成适应工作环境的规则制度与习惯　如遵守上下班时间、文明规范语言、着装、美容、安全要求、电话、传真机的使用方法等。

4. 训练并熟悉交通情况　如上班、下班如何利用交通工具的情况,交通规则的识别或自己驾车的技能。

5. 日常生活能力的养成　如脱穿衣服、换鞋、入厕、进餐、洗漱等日常生活能力对就业有重要的作用。

(二)就业前训练的内容

1. 影响因素　就业前训练的内容要根据就业者身体障碍的程度、智力情况、大致选择职业的方向进行分组（每组大致有一个训练内容），然后再制订具体训练计划进行训练，总体来说应从以下几方面进行评价：

（1）身体基本能力方面：坐位、站立、步行、两手协调、拿物、手指精细动作、身体姿势变换、克服困难的程度。

（2）智力方面：对口头指示或书面指示的完成情况、理解问题的能力及深度、记忆能力、语言表达能力、计算与写字的能力。

（3）工作与劳动场面的训练：遵守作息时间、语言文明、自觉出勤、工作与劳动的计划性、创造性、适应性、独立性、坚持有耐力的工作效率。

（4）参与社会方面的训练：以正常的心理状态参与社会，消除自卑心理，建立信心，自强、自主，与周围的人建立和谐的友爱关系，互相帮助，提高自身素质，学会与他人交流的方法，学习、进取、不断追求。

2. 就业前训练的具体项目　就业前训练的项目很多，要根据每个工种的情况及患者的条件进行选择。例如：

（1）办公室工作方面：有计算机操作及程序编排、打字、复印、速记、写字、电话及传真机的使用。

（2）工厂劳动方面：木工：刷油漆、装饰。美术：美工、绘画、雕刻。机械工业：加工、车工、焊工、制图、描图、电气、电工。家电修理：掌握家电修理的原理、线路图、修理方法。服装工业：裁剪、缝纫、修理。医疗卫生：针灸、按摩。

四、职业开发问题

对脑瘫患者要不断进行职业开发，拓宽职业选择的范围，必须做到：

1. 提高就业的基础能力　包括日常生活能力，最低限度的智力水平，听、说、读、写的能力，适应社会的能力。从小开始培养训练，逐渐提高就业的基础能力。

2. 提高教育与训练的效果　针对不同职业要求，分别进行有关知识与技能的训练，并且必须要求有一定效果，这样才能使受教育者获得自食其力的就业能力。这种教育可以在养护学校进行也可在职业学校进行。

3. 增设各种职业学校，增加就业机会　目前我国的职业学校开设了电器、服装、中医、美工、按摩、木工、服装、摄影等专业。

我国政府很重视职业教育工作，全国各地都建立了职业学校，有一定能力的脑瘫患者通过教育学习、职业培训，参加工作前进行评定，根据实际掌握情况，决定从事的具体工作，但与国外比较，还有一定距离，需要不断改进和发展。

第十五章

脑瘫的社区康复

一、概述

世界卫生组织(WHO)专家委员会1981年对社区康复的定义为:在社区的层次上采取的康复措施,这些措施是利用和依靠社区的人力资源进行的,包括依靠障碍者本身及他们的家庭和社会。

从定义可以看出这种康复是在社区层次上进行的康复工作,包括残疾预防、普查及康复工作,为在社区范围内生活的障碍者提供最基本的康复服务。社区康复是充分利用社区的人力物力,包括障碍者本身,形成一个由社区领导主持工作,由民政人员、医疗人员、志愿者、障碍者及其家属和社会团体参加的社区康复体系。其最大目标就是把康复工作落实在社区,使障碍者人人受益。

按WHO规定的模式,社区康复工作由以下五方面构成:

1. 社区康复的人力资源由社区提供。
2. 利用社区原有的卫生保健网点及民政工作网点,发挥街道委员会的作用。
3. 利用一切可以利用的条件,如利用社区的卫生技术条件,开展社区及家庭的康复服务工作。
4. 与上级医院,如各地区的中心医院、康复中心、研究所建立关系,以解决疑难的康复诊断、治疗、咨询、培训、转诊等技术指导问题。
5. 及时对社区内的障碍者进行身体的、精神的、教育的、职业的全面康复工作。
6. 社区工作是康复工作的一项重要内容,关系着社会发展与物质文明的建设,因此要大力开展社区康复工作,进一步实现全面康复。

二、社区康复的国内外进展

社区康复是一门新的学科,是近20年才兴起的康复事业。随着世界康复医学的发展,WHO经调查发现,障碍者人数约占全世界总人数的7%~10%,特别是发展中国家的障碍者,绝大多数(98%)得不到康复服务,为了改变这种落后的局面,WHO于1976年向世界各国发出倡议:建议各国通过社区康复为障碍者提供最基本的康复训练与服务,改变那种以院所为基地,以在医院治病为主的传统康复模式,把社区康复作为基层初级卫生保健的组成方式,在社区的层次上,为康复提供人力、技术,为社区居民提供疾病的预防、治疗、康复等最基本的服务。

1979年,WHO规定了社区康复的基本模式,由E.Helander博士起草了《在社区训练残疾人》手册,在博茨瓦纳首先使用此手册,开始了社区康复的试点工作。

1980年,该手册作为社区康复的指导书籍,正式定稿、出版。从此先后在博茨瓦纳、缅甸、印度、墨西哥、尼日利亚、巴基斯坦、菲律宾、斯里兰卡等国家和地区进行了康复试点工作,取得了良好的效果。联合国儿童基金会与联合国科教文组织、劳工组织,在联合国发展总署的牵头下,拟定了备忘录支持社区康复工作,要在全世界开展社区康复工作。

我国是从1986年开始社区康复试点工作的,卫生部(现为国家卫生健康委员会)部署社区康复的试点工作,民政部在一些省、自治区、直辖市、城市、乡村,结合基层社会保障网络的建立,开展社区康复试点的建设计划,相继建立起社区工作三级工作网络,培训基层康复员,举办小型社区康复站,建立家庭康复病床,在社区的层次上开展了对脑瘫等疾病的康复工作。

在全国开展社区康复最早的是中山医科大学,在卓大宏教授领导下,按照世界卫生组织提出的《在社区训练残疾人》手册的要求,于1986年3月在广州市金花街开始了社区康复试点工作,填补了国内空白,取得了较好的成绩和经验。

1986年8月,WHO为培养中国卫生管理人员,进一步开展社区康复工作,在香港和菲律宾专门举办了以社区康复为主要内容的研讨会,培训了中国的卫生与康复人员。

1986年10月,中山医科大学受卫生部的委托,在WHO的支持下,举办了第一期全国社区康复学习班,为全国培养了第一批从事社区康复工作的骨干人员。从此以中山医科大学所在地广东为中心,逐渐向吉林、山东、内蒙古、浙江、辽宁、北京、上海等省、市、自治区发展。

1986年11月,中国残疾人福利基金会在北京召开了社区康复研讨会,提出开展社区康复工作的建议。

1986年11月,社区康复工作研讨会在重庆召开,初步总结了开展社区康复工作的经验。

1988年5月,卫生部在山东举办了一期社区康复学习班,为全国培训了社区康复人才。

我国的社区康复不仅得到了WHO的支持,还有其他国际合作。1988年6月,我国派代表参加了WHO亚太地区专家工作组关于社区康复工作的研讨会。

1988年,得到了世界银行贷款,在陕西、江西、浙江开展社区康复工作。

1988年9月,在联合国开发计划署的支持下,北京社区康复中心正式成立,在为障碍者提供良好的综合服务、促进中国的社区康复发展方面起到了推动与领导作用。

到1988年9月,据不完全统计,社区康复试点已遍及全国各地,从广州的金花街,到长春的宽街、沈阳皇姑区、杭州小营区等地,社区康复工作开展得红红火火。

1990年,联合国儿童基金会与我国又开展了为期4年的残疾儿童社区康复合作项目。国际上的支援,国内卫生部、民政部、中国残疾人联合会的领导,巨大的社会影响与效益,使我国的社区康复工作向着多层次、多领域、多种方式展开,使社区康复工作更加有组织、有系统,沿着标准化、规范化的方向发展。

三、三级社区康复网

社区康复工作在政府领导下开展,按照行政隶属关系,形成三级社区康复网。

第一级,县区社会康复网。由县、区主管卫生或民政部门的领导任组长,成员由县区卫生局、民政局、残疾人联合会的负责人组成。任务是:计划、组织、管理县、区的社区康复工作;组织基层康复人员培训,组织本县区障碍者参加社区康复;调动与协调各部门的社区康复工作;筹集资金;复杂疑难病例转送省级康复中心及医院。

第二级,乡镇街道办事处社区康复网。由乡镇街道领导任组长,成员由卫生助理、民政助理、乡镇医院院长、红十字会成员组成。任务是:制订本乡镇、街道的社区康复计划;组织康复人员培训,动员干部群众参加社区康复工作;调动与协调卫生与民政等各部门的工作;筹集资金;复杂病例送县区级康复中心及医院。

第三级,村委会、居委会康复工作网。由村长、居委会主任任组长,成员由乡村医生、红十字卫生员、患者本人及家属组成。任务:组织计划本村、居委会的社区康复工作;参加障碍者的普查,残疾预防,宣传工作;进行社区康复训练及家庭训练,指导家属进行康复训练;复杂病例转送乡镇卫生院。

四、三级社区康复的工作任务

1. 工作任务 由县区政府、乡镇街道办事处、村委会(居委会)组成三级社区康复网。主要工作任务是:

(1)预防残疾发生:在社区内依靠三级社区力量,开展预防接种、围产期保健、卫生保健咨询、优生优育等卫生预防宣传教育工作。

(2)普查障碍发生情况:利用三级社区康复网,详细普查残疾发生情况,普查引起障碍的病因、人数、年龄等问题。

2. 工作内容 开展社区康复工作包括以下四方面:

(1)医疗康复:通过临床诊疗及康复功能训练,使障碍者最大限度地改善或补偿其功能,发挥潜能。

(2)教育康复:通过社区力量,通过教育与训练,提高障碍者的素质和能力,如帮助残疾儿童上学、开展特殊教育。

(3)职业康复:通过社区康复的力量,使障碍者充分发挥潜能,提供职业培训,就业咨询及职业选择,使障碍者实现做人的价值和尊严,取得独立的经济能力,为社会作贡献。

(4)社会康复:多做宣传工作,障碍者是一个有着不同障碍的弱势群体,健全人应对障碍者提供帮助,消除不利于他们的障碍,从社会角度为他们提供参与社会的各种机会,形成一个健康文明的社会环境,最终实现全面康复。

五、社区康复的工作程序

开展社区康复工作应按以下程序进行:

1. 选择康复试点区　开始进行社区康复时,一定要选择一个群众基础好、有健全的领导班子、对社区康复重视、人力和物力资源丰富的社区为宜。

2. 组成领导小组　组成三级领导小组,由主要领导按各自分工在不同层次开展社区康复工作。

3. 培训基层康复员　选择好康复员后,要集中进行培训,系统学习康复知识及训练技术及必要的医疗技术,各种障碍的诊断方法等,便于开展社区康复工作。

4. 普查障碍者　在三级社区康复网的领导下,组织人力,开展详细的普查工作,只有调查清楚,才能更好进行康复工作,这是最基本的工作内容。

5. 开展康复工作　根据调查情况,可在一定设施内对脑瘫儿童进行训练治疗,也可分散在每个家庭,开展家庭疗育,两者可以结合,也可以培训家长协助进行。

6. 参与社会　障碍者经过全面康复后,要支持其参与社会的政治文化生活等。

7. 总结、评价　把开展社区康复的经验、成绩、缺点及时总结、评价。对疾病预防、康复训练、治疗效果、教育康复、职业康复、社会康复等全面进行评价,得出一致性结论,决定下一步的康复方案。

8. 进一步提高社区康复水平　在评价的基础上,认清存在的问题及获得的经验,进一步克服缺点,发扬优点,提高社区康复工作的质量,逐渐使社区康复向前发展,更加完善,为社区的障碍者造福。

目前,我国的社区康复发展迅速,不单纯为运动障碍者服务,已发展成全社会的康复服务,如对老年人的社区服务,说明社区康复是一项利国利民的事业,有光明的前景。

六、脑瘫儿童社区康复的关键性问题

脑瘫是继小儿麻痹之后又一个肢体致残性疾病，能做好社区康复工作，对脑瘫儿童的家庭是一项经济、适用、方便、易行、有效果、能坚持的好办法，对社会和家庭来讲，都尤为重要。脑瘫社区康复的关键性问题有以下几点：

1. 必须有国家与社会关注，政府为主要领导是重要关键。因为国家、社会、各级领导也是决策者，是开展脑瘫社区康复的重要领导者，脑瘫社区康复因此才能进行到底，才有保证。

2. 国家各个时期的方针政策，是开展脑瘫社区康复的保障，没有方针、没有政策，社区康复就没有保证，因为这些方针政策直接决定脑瘫儿童的救助及社区康复的生存与发展，影响全国脑瘫儿童的康复与就业学习等重要问题。

3. 创造条件。政府投入提高社区康复机构的建设、发展、布局，培养康复人员，进行康复评估、计划治疗、走访入户、巡回指导等与脑瘫康复相关的重要举措的实施。

4. 培训家长参与康复训练。患儿的父母亲属是脑瘫儿童康复的关键，培训他们掌握康复训练技能且定期培训，使脑瘫患儿不出社区，家长就能为患儿进行康复训练，不用花钱，天天训练并能坚持下去，一直训练到康复为止，减少国家负担，创建和谐社会。

5. 建立脑瘫患儿定时定期到社区康复中心复诊、评价，接受指导培训，修改康复训练方案的规章制度。

6. 有专家及时走访社区康复站，培训康复站人员、会诊脑瘫患儿、制订康复方案，包括作业能力、日常生活能力、语言交流能力、文化教育学习等问题，全面提高脑瘫患儿生活质量，为其回归社会做好准备。

7. 文化教育进入社区康复。鼓励教育机构参与、爱心人士奉献，边康复训练边学习文化知识，开展融合教育，教育脑瘫患儿身残志不残，有信心，求上进，奋发向上，自食其力，争取做一名经济上独立，能走向社会的人才。

8. 开展宣传教育。人人献爱心，不歧视脑瘫患儿，消除偏见；脑瘫患儿也要与健全人一样快乐地生活，享受社会的公共服务及一切待遇。

脑瘫虽然是难治性疾病，但是在国家、政府及全社会的关注下，人人献出一点爱，用所有人的智慧和双手帮助脑瘫儿童，为他们撑起蓝天，他们脸上一定会绽放出幸福的微笑，与天下所有的儿童一样，在社区康复机构的帮助下过上幸福的生活，享受温暖的人间！

第十六章

卢庆春治脑瘫十法

"卢庆春治脑瘫十法"是笔者从 1980 年开始研究脑瘫,多次到国外学习脑瘫康复的先进方法,结合自己从事脑瘫康复工作数十年实践经验总结出来的,以下简称"十法"。

笔者在日常工作中不断思考、观察、分析、对比,觉得不能照搬国外的训练方式,应该在借鉴国外经验的基础上,用适合中国国情的方法对脑瘫儿童进行康复训练,训练中不能单一选择哪一种方法,而要根据患儿身体障碍情况综合判断,设计出适合中国人的最佳方案。这个方案既要遵循神经发育学疗法的原则,又要丰富与创新神经发育学疗法,以赋活核心肌群为重点,采用一种具有多个项目、多种功能融合强化的训练方法最佳。训练时,只要治疗师有爱心、负责任、手法到位,家长、患儿、治疗师三者配合,就能节约时间,加快康复训练速度,收到良好效果。多、快、好、省是笔者研究十法用于脑瘫康复的实践与初衷。该方法在"庆春特殊儿童康复中心"已经应用 15 年,受到广大家长的欢迎与好评,现总结如下,供大家参考。

一、十法的理念与特点

(一)"十法"的理念

1. 以赋活和稳定核心肌群为主　脑瘫儿童出现运动功能障碍,主要原因是脑损伤后,由于中枢神经抑制功能减弱,相反神经支配障碍,造成核心肌群不稳定,所以必须首先赋活和稳定核心肌群,以控制上下肢力量。

赋活核心肌群是形成人体核心稳定的主要方法,它可以在人体大运动中特别是在突发运动中主动发力,可以说核心肌群是人体的"力量源泉"。赋活核心肌群不仅可使人体核心稳定,也是保证人体核心力量形成的重要手段与结果;训练核心肌群可使人体躯干深层及浅层肌肉都得到活化与锻炼,对改善呼吸功能、稳定腰椎与骨盆中轴成为核心基础、使四肢运动更加灵活十分重要。

(1)核心肌群又称"核心稳定",指上为横膈膜,下为骨盆底肌,前方是腹肌,后方是由背肌、臀肌形成的圆柱形。核心肌群有广义与狭义之分:

①狭义核心肌群:指躯干深层肌肉,如横膈肌、腹横肌、腹内斜肌、多裂肌与骨盆

底肌,被称为"稳定肌群"(见图16-1)。我们所指的稳定核心肌群多指狭义核心肌群,通过康复训练活化躯干深层肌肉,可起到稳定腰椎、骨盆,稳定核心中轴的作用,对站立及步行十分有利。

②广义核心肌群:包括躯干浅层肌肉,指躯干表层的运动肌,如腹直肌、腹外斜肌、竖脊肌、腰方肌。深层肌肉稳定脊柱,浅层肌肉产生躯干动作。

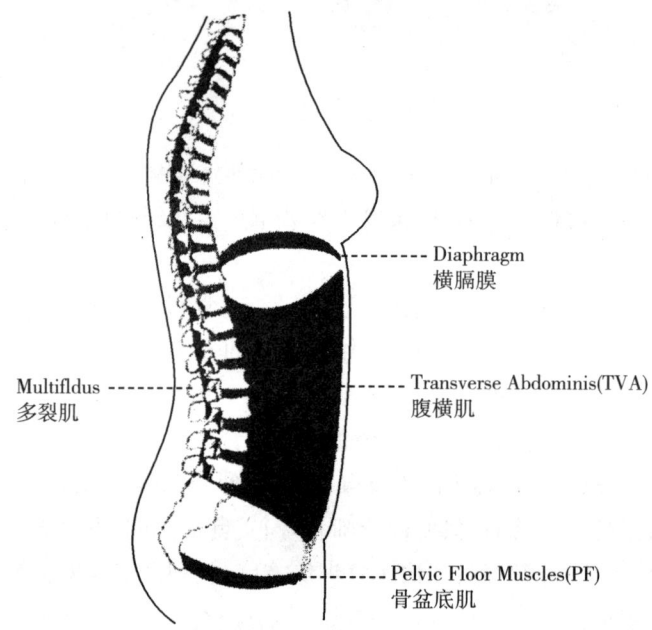

图16-1 核心肌群

我们可以将躯干与骨盆区视为一个圆柱体,圆柱体中的骨骼、韧带与肌肉统称身体核心。因为核心力量与人体上下肢的力量是等同的,核心肌群稳定则能将地面的反作用力分散到四肢各关节,以抵抗外在负荷,所以核心肌群是肌体稳定、四肢灵活运动的基础,只有稳定的基础及稳定的核心,才能维持人体中轴的位置,维持人体的各种姿势,使人体四肢动作更加灵活,进一步完成站立、行走并形成人类高级的动作,表现出良好步态的可能性。

(2)核心区域:从解剖学角度区分,人体的核心区是骨盆,因为骨盆是人体承上启下的结合部位,又是人体的中心部位,所以被称为核心区域。

核心肌群与核心区域两个概念大同小异,通常用核心肌群的概念较多,因为核心肌群更有说服力。例如,横膈肌是呼吸肌,可以维持腹压,影响呼吸,在肢体动作前横膈肌是先有预期性收缩的,如当人的双手要上举的时候,最先出现的是横膈肌收缩,然后才有手臂肌肉的收缩,所以核心肌群稳定,横膈肌的训练十分重要,腹式呼吸就是最好的训练方法,可见核心肌群的作用更确切、更实际。

3.多功能多项目融合强化训练法 指为尽可能联带性地考虑解决患儿多种障

碍,使多种功能融合强化,而设计的一项训练方案。例如,决定做四爬训练时,同时要考虑到对头部进行调节训练;对上肢进行体重负荷训练时,要考虑到是否能改善手指的伸展,以及利用上下肢的支撑,又可以加强对核心肌群,如横膈肌、腹横肌和其他深浅腹肌腰肌群及下肢肌力的训练;对脊柱伸展侧弯的纠正,将四肢负荷体重训练穿插其中,这样我们在决定做一项训练时,可以采用对患儿的多障碍、多功能兼顾并融合的训练方法。

4. 主动训练法　由被动静止训练逐渐过渡到主动训练。刚开始接受康复训练的脑瘫患儿,因为身体条件差,要先从被动训练开始,经过一个过渡阶段,再逐渐过渡到主动训练;训练中治疗师首先要设计好训练项目,注意发挥患儿的主动性,亲近患儿,通过心理上的疏导、情绪上的把握、语言上的鼓励、玩具上的引导,营造训练场上的氛围,全方位调动患儿的积极性,使患儿愿意参加训练、主动积极配合训练,这样患儿才能够坚持训练直到康复。

5. 动态评价　追踪观察及时调整训练方案,根据情况可以跳过某一发育阶段的训练。所谓动态评价,就是改变过去那种由医生评价、由治疗师训练,各管一摊、脱节的训练方式,要求主管医生经常在训练现场与治疗师一起,在康复训练中观察患儿出现的反应、出现动作的方式。因为只有这样观察,才是最直观、最客观、最真实的,经过多次反复观察后,才能正确评价,从而制订出正确的方案。例如,在训练中观察到患儿有四点支撑的能力时,就可以及时决定进入四爬位的训练;当患儿完成四爬位的爬行时,可以决定直接跳过坐位训练,这样就可以为患儿节省坐位阶段的训练时间。我们的经验是患儿如果能完成四爬动作,顺利进行四点支撑、运动爬行时,他就具备从四爬位移向坐位姿势的能力,并且一定能坐好,不用担心其坐不稳,所以我们常常在训练时跳过坐位训练,就是这个原因。

6. 全天管理训练　对脑瘫患儿要全天进行管理,采用患儿、家长、治疗师三位一体全面合作的康复治疗方法;治疗师每天做完设定的康复训练内容后,要与家长沟通交流,如怎样抱起孩子、怎样翻身,回到家中利用家长的空闲时间,留一些可行的家庭训练动作,完成一些辅助的训练内容,我们称为"家庭作业"。使患儿在康复中心或在家里能连续地接受训练,进行全天管理,从空间上及时间上逐渐累积,但要劳逸结合。

(二)"十法"的特点

1. 简单容易掌握　适合各型脑瘫,亦适合各型康复中心,更可培训家长开展家庭康复训练。可为家长节省资金,利于脑瘫儿童能坚持训练直到康复,利于家庭和社会和谐。

2. 在快乐游戏中训练,在训练中游戏　在训练中注意配合玩具、道具、音乐、图片等调动患儿对训练的积极性。康复训练时,治疗师可选用玩具引诱、用语言鼓励、用肢体语言帮助,如鼓掌、加油、唱儿歌、奖励等方式调动患儿主动训练的积极性,使患儿主动配合,完成训练动作。

3. 注意劳逸结合　每次训练时间不可过长、不可使患儿过度疲劳,前后两次训练间隔要在 2 小时以上。我们发现家长往往有一种错误的心理:对患儿要不停地训练,才有效果。所以治疗师在为患儿训练后,家长还接着进行训练,使患儿整天处于训练状态而疲惫不堪,这是绝对不应当的,因为从生理学角度看,身体的肌肉活动是有不应期的,在不应期内,无论怎样刺激,也是不会出现反应且得不到效果的,所以一定要注意劳逸结合。

4. 训练的强度　由小逐渐增大的强化训练,这是十法的最大特点。

5. 把核心肌群的稳定作为训练的重点　实践证明,加强核心肌群训练,在脑瘫儿童的康复训练中对大运动功能的养成十分重要,所以应当把核心肌群的训练作为重点,还要自始至终坚持训练核心肌群。

6. 遵循小儿生长发育规律进行康复训练　在重点加强核心肌群的训练中,以手、腰、四点支撑为重点,穿插采用 Bobath 疗法的反射性抑制及反射性促通技术,对关键点进行调节,配合压迫、叩击等手法刺激本体感受器;重点对手的保护性伸展反射及坐立位平衡反射的基本功能进行训练。

7. 采用一对一的方法训练　即一个患儿由一个治疗师进行个性化训练,每天上、下午各一次,每次 40 分钟左右(年长儿或体质好的患儿可适当延长训练时间)。

8. 做好训练记录、录像、建档工作　这样便于前后对比,利于疗效统计、备案及科研工作。

9. 训练要在患儿情绪正常,非饥饿、非饱腹状态下进行　训练前处理好大小便,穿好宽松衣服及纸尿裤;训练中不可吃东西;训练后不可立刻喝水进食。

二、具体训练内容

（一）准备动作（一准备）

准备动作是康复训练时最先进行、最重要的一项训练内容。

1. 准备动作的内容及意义

（1）活动好全身各个关节:按关节可动范围活动好各关节,降低全身肌肉紧张度,为应对各种训练动作,起到保护作用,防止训练时受伤。

（2）全面检查身体:通过准备动作,认真检查全身。按着头颈、胸、腹、脊柱、四肢的顺序做好身体检查;特别要注意患儿精神状态,情绪表现;注意用手触摸锁骨及全身各长骨,观察触摸时患儿的表情;注意全身体表有无外伤、瘀斑、肿胀、包块,有无压痛;活动关节时注意有无活动受限。一般情况下检查 5 分钟左右。准备动作对患儿、治疗师、康复机构都有重要意义,一定不可忽略。

2. 注意事项 因为脑瘫患儿本身有运动功能障碍,平衡功能不好且走路不稳,常常容易受伤,又因患儿脑损伤后感觉迟钝,外伤后或骨折后不知道疼痛,家长又没注意到,如果我们不仔细检查身体就盲目给予康复训练,在训练中因一些牵拉动作,容易加重病情或者使骨裂断开。如果在训练中出现了这些问题,不但容易加重病情,而且分不清责任,易引起纠纷且影响工作。我们曾经在做准备动作时遇见一例,当治疗师为患儿做准备动作提起下肢活动髋关节时,患儿立刻大哭大叫,不让动,于是马上细检查,发现患儿大腿前方有一个拳头大的肿物,经 X 线检查发现股骨干骨折,由于发现及时,情况清楚,避免了一场不必要的纠纷。所以在此特别提醒同行,训练前一定要充分做好准备动作,仔细检查患儿身体,准备动作十分重要,绝对不可以省略。

(二)控头训练(二控头)

脑瘫患儿头部经常有异常姿势,要按患儿生长发育的头尾发育规律进行控头训练。最常见的头部异常姿势有头部不能竖直、前屈、背屈,或者头侧屈、俯卧位抗重力伸展障碍。因为患儿不能良好控制头部,必定影响全身大运动功能,如坐、爬、站、走等高级运动功能的发育。不能竖直头部,就会限制视野,影响患儿对周围环境的观察,对认知学习及智力发育都有很大影响,所以对有控头障碍的患儿一定要做控头训练,应该先行先做。

1. 脑瘫患儿头部异常姿势种类

(1)头背屈:以伸展模式为主的脑瘫患儿最早出现、最常见的头部异常姿势是不能竖直,而是后仰呈过度伸展的头背屈状态,这种患儿常常伴有肩部上抬,肩内收与肩后退的异常姿势;侧卧位时,头颈部背屈弯向后方,形成角弓反张状态(图16-2)。

(2)头前屈:以屈曲模式为主的脑瘫患儿因屈肌紧张,表现出头不能竖直、头部呈前屈的屈曲模式。俯卧位时因抗重力肌发育障碍,重心后移障碍,表现出臀高头低的头前屈姿势。头前屈影响脊柱伸展发育(图16-3)。

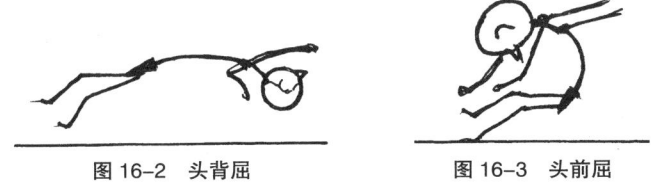

图 16-2 头背屈　　　　图 16-3 头前屈

(3)头侧屈:头呈侧屈歪向一侧,或患儿头部左右摇摆,全身呈非对称性姿势,多见于手足徐动型脑瘫。由于受非对称性紧张性颈反射影响,头部旋转障碍,出现非对称性姿势,患儿身体也表现出非对称的异常姿势(图16-4)。

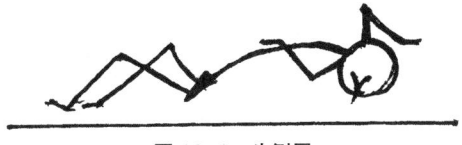

图 16-4 头侧屈

2. 头部异常姿势控制方法

（1）控制头背屈方法：

1）抱球法：患儿仰卧在检查台上，治疗师取跪立位面向患儿，双手将患儿头前屈，双上肢内收交叉于胸前，两下肢屈髋屈膝于腹部，这种屈曲成球的状态犹如胎儿在子宫内的姿势，又称抱球法（图16-5）。这种训练方法赋活腹部核心肌群，抑制背部核心肌群，促进躯干屈曲，要保持2～3分钟。

2）颈部前屈法：患儿仰卧在台面上，治疗师双手握住患儿下肢，同时向上提起并抬高患儿臀部，使躯干上提，颈部前屈，重心负荷在颈部，控制头背屈（图16-6），活化了核心屈肌群。

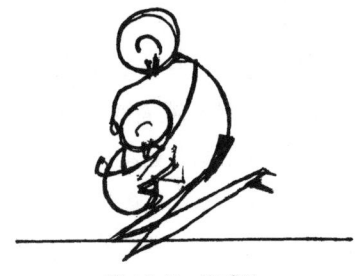

图16-5 抱球法

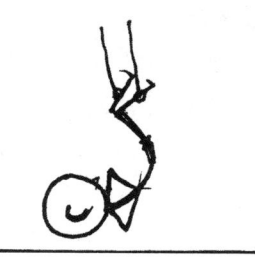

图16-6 颈部前屈法

3）坐位控头法：患儿面向前方，坐在治疗师前的地垫或滚筒上，或坐在治疗师的大腿上，治疗师双手握住患儿的上肢向上抬高到患儿两侧头部，并缓慢地向前向后拉动上肢，使头部及躯干前后移动，进行调节，当躯干呈拱背状时，赋活腹侧核心肌群，骶骨后倾，基底面前移；重心向后移动时，患儿的头呈前屈状态，起到纠正头背屈的异常姿势（图16-7）。

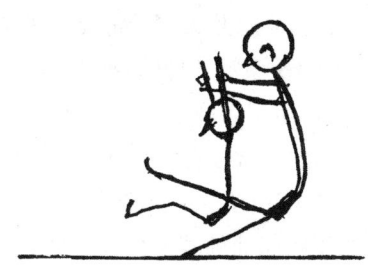

图16-7 坐位控头法

（2）头前屈控制方法：

1）俯卧位控制头前屈训练法：患儿俯卧在治疗台上、大球上、三角垫上或治疗师的胸前，治疗师上身垫高面对患儿，双手固定好患儿双上肢，使呈肘支撑状态，此时可见患儿慢慢抬起头，如果没有引出此种效果，治疗师要用固定患儿双上肢的双手各伸出一个手指，在患儿的下颌处给予支持，保持患儿头与台面成45°角的状态，注意保持2～3分钟（图16-8）。

2）坐位控制头前屈训练法：使患儿在拱背坐的姿势下，头部可以通过屈肌、伸肌的自行调节成直立状态，也可以通过坐位双肩控制头前屈。治疗师坐在患儿后方，用双手固定患儿的双肩，拇食指固定患儿下颌及后头处，防止患儿突然出现头过度前屈及背屈，此时治疗师用双手推动患儿肩部，缓慢地使躯干向前移动。躯干向前推,活化背部核心肌群,脊柱必伸展,骶骨必前倾,基底面后移,重心前移,头部保持直立位状态,头前屈因此得到改善(图16-9)。

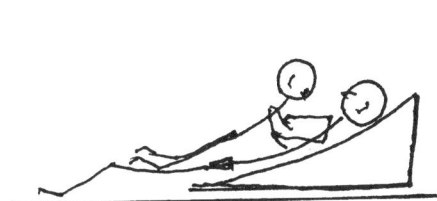

图16-8 俯卧位控制头前屈　　　　　　图16-9 坐位控头前屈

（3）控制头左右侧屈旋转训练法:头侧屈旋转障碍多发生在手足徐动型脑瘫,受非对称性紧张性颈反射影响,随意运动障碍所致。康复训练的方法与原则,就是要保持身体呈对称的正中位姿势,在这种对称的姿势下进行训练。

1）坐位控头法:患儿取坐位头前屈,治疗师固定患儿双肩,使患儿的躯干前后移动。当躯干向后移动成拱背坐位时,骶骨后倾,基底面前移,重心后移,头部调节成直立状态;反之躯干向前移动,脊柱伸展,骶骨前倾,基底面后移,重心向前,头部保持直立,随着基底面的前后移动,脊柱伸展屈曲的变化,赋活核心肌群,不断在坐位的姿势下调节头部呈直立正中姿势。

2）滚筒上训练法:患儿坐在滚筒上,双侧下肢分开成坐位,治疗师用双手握住患儿的双侧前臂并外展外旋上提,这时患儿的头部自行调节成直立状态,然后在头部竖立状态下,缓慢左右旋转躯干,可以抑制非对称性紧张性颈反射,利于头部调节及骨盆的分离动作形成(图16-10)。

3）仰卧位头左右旋转翻向侧卧位训练:患儿取仰卧位于台面上,治疗师双手各固定患儿一侧下肢,缓慢地向一侧旋转,引出躯干立直反射样动作,赋活躯干核心肌群,这时可以看到患儿在翻向一侧时头部也有上抬的动作,并同时由仰卧位翻向侧卧位;然后再缓慢向另一侧旋转,再回到仰卧位,如此可反复多次,使颈部充分伸展,利于头部的立直反射与躯干的分离运动。注意训练时不可造成颈部过伸展,以免头过度背屈(图16-11)。

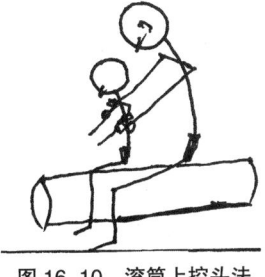
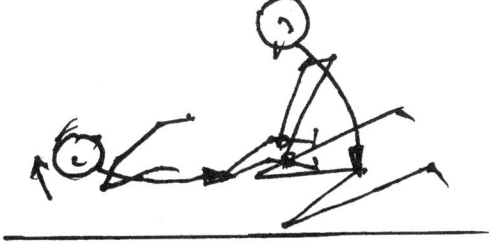

图16-10 滚筒上控头法　　　　　　图16-11 头部左右旋转控头法

以上从三个方面介绍了控头训练方法，注意在训练时不可操之过急，用力过大过猛，如果头部移动的幅度过大，会出现异常姿势。为了顺序，我们把控头训练，作为一个独立章节写在前面，但是在实际训练中，除了较重的头部异常姿势，需要单独设定一项进行控头训练外，一般情况下，不需专门立项，而是在其他训练项目中捎带训练，这样不仅头部得到训练，取得较好的效果，而且节省时间。

（三）训练手（三练手）

训练手是上肢(包括上臂、前臂、腕和手)训练的简称。大家都知道手功能的中枢调节在大脑皮质占据重要地位，不仅面积大，且作用重要。手的功能是人类进步的一个标志，一个脑瘫儿童病情较重，但如果能把手的功能开发出来，哪怕是一只手的一个手指都可以，手的功能即得到改善，就等于极大地提高了患儿生活质量，给其回归社会的基本能力，可以通过手来养活自己，亦是做人的尊严。手的开发可以促进大脑发育并提高智力，所以手的训练意义重大，"十法"就是把手的训练放在最重要的位置上，是一定要重点做的训练，这是"十法"的特点之一。

异常姿势主要包括：手指末节屈曲、伸展障碍，拇指内收，腕下垂，上肢屈曲、内收、内旋，上肢过伸展等。

1. 训练方法

（1）手前方支撑：就是训练手能在身体的前方支撑，也称"手前方保护性伸展反射"，这是一种中脑水平的反射，可在俯卧位、坐位姿势下，在运动垫上（或者俯卧在妈妈的胸前）用双手支撑，负荷体重，要求患儿上肢伸直并五指伸开，如果患儿此时肘关节屈曲，上肢不能支撑体重时，治疗师可在患儿前方，用双手固定其肘关节这个关键点，练习手支撑(图16-12)。

这种训练方式先始先行，全程不间断。开始做手的支撑训练时，因为患儿手的异常姿势较重，手指无法伸开，上肢无力支撑，治疗师要给予一定的协助，采用被动的方法，帮助患儿手指伸展，肘关节伸展，尽量用上肢支撑体重，不时向上提起上肢轻轻地向下拍打台面，经过一个阶段的被动训练后，当患儿能充分支撑起身体，保持一定的支撑能力时，治疗师可用双手调节患儿双肩，不断缓慢地前后左右移动躯干，被动地使体重负荷加在上肢上，或在训练中适当拍打患儿肩背部刺激本体感受器，加强上肢肌力。

注意不可操之过急，注意保护好患儿头部，防止因上肢无力支撑，造成头部下坠而发生头外伤。手的训练相当重要，因为手的支撑能力改善了，肌力加强了，就会使核心肌群得到改善，对中轴系统的稳定也十分重要。此外，要教会家长在日常生活中配合训练，如在家看电视时，可以给患儿做手的支撑训练，不会影响做家务、看电视。

（2）膝上手支撑：即把患儿的两侧下肢架在呈跪立位治疗师的双腿上，前方做手支撑的训练(图16-13)。这种训练方法适用于双侧上肢有一定支撑能力的患儿，如果手支撑得不好,治疗师或者患儿的家长,要位于患儿头部前方,用双手在患儿的肘关节处给予协助,使患儿双侧肘关节不要弯曲,这项训练方法是多项目、多功能融合训练法的典型示范,因为可做手支撑、可加强上肢负荷体重训练、可进行头部训练,从而改善头背屈、前屈。

利用治疗师的髋部宽度,可以扩大患儿的外展角,改善下肢交叉剪刀步态。治疗师双手握持两侧腰部,上提下压,是赋活腹部背部核心肌群的经典训练方法,可以加强核心肌群的稳定性。由于使脊柱前屈背伸,促通脊柱屈曲伸展,加强腰部深浅核心肌群的肌力,对未来上下肢的运动及步行都有相当重要的作用,也是一项重要的多功能融合强化的核心肌训练。

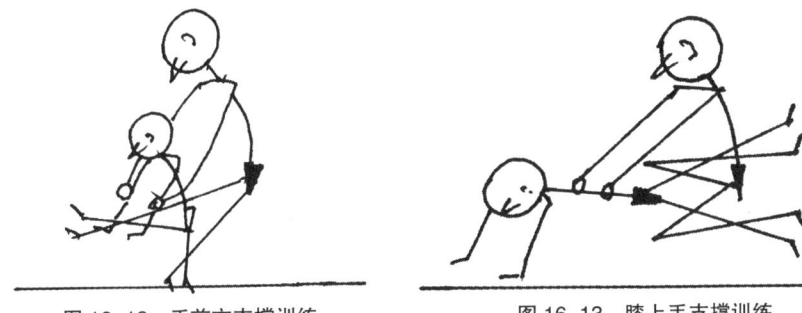

图 16-12　手前方支撑训练　　　　图 16-13　膝上手支撑训练

(四)训练腰(四练腰)

训练腰是指通过腰部训练,使躯干核心肌群得到锻炼,在上部加强横膈肌,下方加强盆底肌,前方加强腹部深浅肌群,后方加强背部腰肌的核心肌群训练,用以纠正骶骨后倾、促进腰部左右旋转、促进腰与肩分离动作及腰部深浅核心肌力训练,为四肢负荷体重及良好的步态打基础,因为核心肌稳定,才能将地面的反作用力分散在各关节,可抵抗外在的负荷,才能使四肢稳定更加灵活,也就是在促进患儿步行时,由肩与骨盆呈同一方向运动,向肩与骨盆呈相反方向运动的模式发育。腰部与躯干是人体的支柱,是步行的基础,为了能够站立行走,必须加强腰部训练,只有通过核心肌群的训练才能建立站立的基本条件,患儿才能站、走,步态才能正常,所以腰部训练是非常重要的核心肌群训练的又一种方法,开始康复训练时就要立项,并要坚持到底,为将来立位步行打下良好、稳定的基础。

1. 训练方法

(1)旋腰法:患儿背靠治疗师胸前,坐在地垫上,治疗师双手握住患儿两侧下肢,慢慢地向外扩展后,压在治疗师两侧大腿下(图 16-14)。这时治疗师双手握住患儿两侧躯干并上提,首先纠正骶骨后倾,在脊柱呈垂直位时左右旋腰、侧弯腰,纠正躯干短缩。注意做旋腰训练时,要先扩大外展角,使外展角达到130°~160°时才可以进行这一项训练,注意患儿的躯干要伸展,旋转时要尽量缓慢,循序渐进,不可突然用力,否则会造成损伤。

(2)压腰法:患儿取俯卧位,双上肢伸展支撑体重,双下肢架在取膝立位治疗师的双侧大腿上,如膝上手支撑(图16-15)。治疗师用双手扶持患儿两侧腰部,缓慢地向下压、向上提。做此项训练时,第一要注意患儿前方的双上肢是否有支撑能力,如果能力不够,前方要有治疗师在肘关节关键点上固定好,使患儿上肢呈双手支撑状态,防止跌伤头部;第二要注意向下压腰时不可用力过猛过急,或者突然用力,要缓慢进行。在做此项训练时可同时采用刺激固有感受器的叩击法,双手拍打患儿肩部及背部,改善肩胛骨上提和肌紧张。此方法也是核心肌群的训练方法之一。

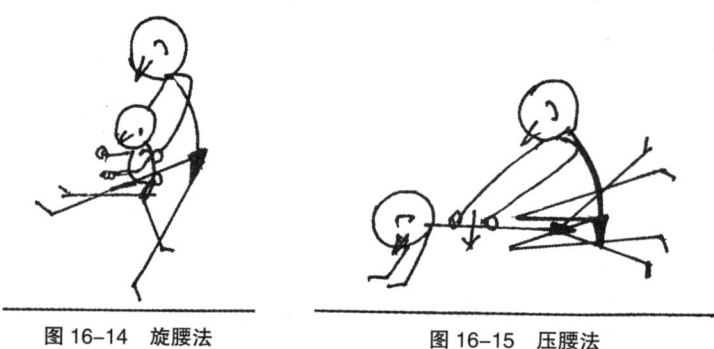

图16-14　旋腰法　　　　图16-15　压腰法

(3)前屈或背伸躯干训练:患儿取站立位,面向治疗师,治疗师坐在患儿前方小凳上,双手固定好患儿的臀部,另一治疗师站于患儿身后,双手握着患儿两侧上肢,缓慢将患儿拉向后方,此时患儿呈现背伸的状态,坚持10多秒,返回到起始的姿势,再重复同样的动作(图16-16)。训练时要注意,不可以硬性牵拉,容易造成损伤,特别是当患儿心情不好时。每次训练要逐渐增加力度和次数,开始时可以做5~6次,要根据患儿的身体情况,最多可以做40多次。也可以让患儿转身,背对治疗师,治疗师双手固定患儿双侧髋部,使患儿向前弯腰双手扶地,做躯干前屈运动。这两个训练动作,都可以赋活躯干核心肌群,加强核心肌群的稳定性和呼吸功能,利于将来立位行走及步态的姿势形成。

(4)巴氏球上仰卧起坐训练:也称弹球法,主要训练核心肌群。训练方法是:治疗师面对患儿,双手固定患儿两侧髋部使其坐在巴氏球上,坐稳后,治疗师向前下方拉动大球,此时患儿倒向后方,在患儿倒下去通过球的弹力弹起的同时,治疗师向后轻推大球。这时患儿借助球的弹力从仰卧位被弹成坐位;治疗师再向前下方拉动巴氏球,患儿又倒向后方,如此反复推拉,快速完成球上仰卧起坐训练(图16-17)。这种训练方法,可快速地在巴氏球上对患儿背部和腹部的核心肌群背腹进行训练。在巴氏球上做仰卧起坐训练非常轻松与快速,经过大球回弹,患儿感到省力又很新鲜,家长也感到很有效,家长与患儿都愿意接受。

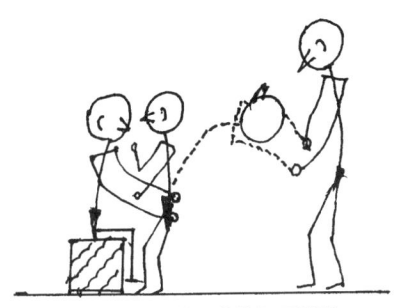 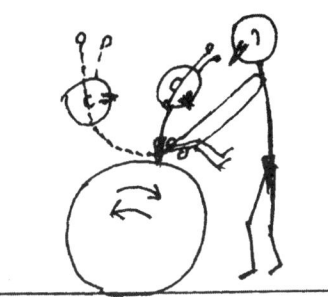

图16-16 前屈背伸躯干训练　　图16-17 巴氏球上仰卧起坐训练

2. 注意事项

（1）训练前，为防止意外发生，对治疗师要先进行培训，经过充分培训准备后，才可以训练患儿。

（2）训练时，动作要轻，速度要慢，力量不能过大，次数不能过多，患儿要有一个适应过程。

（3）训练前要与家长先沟通好，了解患儿病史，询问有无脑血管畸形、脑出血等病情，告知家长训练有风险，家长要知情。充分说明此项训练的理由及作用，家长知情同意后才可以训练。

（4）开始训练时，有些患儿会紧张，此时可以让家长站在治疗师对面，拉着患儿双手，再到只拉一只手给予安慰，或者让患儿双手抱头，经过几次训练患儿就会平静下来。

（5）对于肌张力过高、过度紧张的患儿，如手足徐动型患儿，不要先做这项训练，要经过一个阶段其他方式的康复训练后，当肌张力有所改善时，做好充足准备后，再进行此项训练。

（五）四爬训练（五练爬）

爬行是儿童极为重要的移动运动，爬行是种群发育进化过程中的过渡性移动动作，人类爬行方式有多种，基本上是从俯爬、四爬到高爬的模式化发育。成熟的爬行动作多指四爬。

患儿要完成四爬动作，应当具备以下三种功能。

1. 起立功能　患儿用双手双膝支撑起躯干，从俯卧位至呈四点支撑的姿势，称起立功能。完成起立功能，就意味着患儿具备了四点负荷全身体重的能力。

2. 支撑功能　患儿从俯卧位起立后，用四点支撑躯干呈四爬位，并保持全身不倒下去，称支撑功能。此时治疗师扶持患儿腰部左右移动身体，使体重负荷由一侧慢慢移向另一侧，这时可以看到负荷体重侧的上下肢伸展，未负荷体重侧的下肢屈曲短缩骨盆上抬的原始两栖类动物的反应，骨盆上抬利于躯干旋转，利于膝关节屈曲向前移动。

3. 相运动功能　在爬行时,四肢交叉性交替性向前移动的方式,称相运动。如以右侧为例,爬行时肢体向前移动的标准程序是:右上肢与左下肢向前,继而左上肢与右下肢再向前的从右上肢开始周而复始、反复交叉交替性地向前移动(图16-18)。

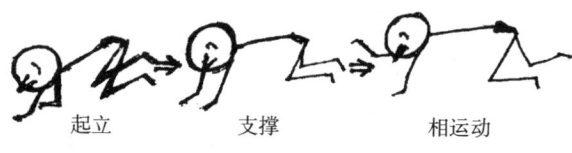

图 16-18　四爬位训练

爬行必须具备以上三种功能,缺少一种也不能爬行。爬行是站立与步行的基础,因为患儿能爬行时,就说明其上下肢已经具备了起立与支撑的能力和支撑躯干的协调能力,有了上下肢交替运动能力及上提骨盆拉动下肢的能力,就可以赋活核心肌群。核心肌群稳定,才能将地面的反作用力,分散在四肢各关节,使关节具有抵抗负重的能力,关节动作才能灵活,四爬才能顺利,对将来站立及步行都有重要的作用。如果患儿超过2岁还不能四爬,说明不具备以上三种功能,离步行还有很大距离。如果四爬训练成功,就一定能获得坐位姿势,所以我们对脑瘫儿童训练,不把坐位按一个专项训练设计,就是这个道理。这样可为患儿节省时间,为家长节约资金,这是笔者数十年来在脑瘫康复训练中的经验体会,也是"十法"康复脑瘫的又一特点,所以一定要重视四爬运动的训练。

(六)飞燕动作(六燕飞)

燕子飞是飞燕动作的通俗称谓法,这个动作放在第六位进行训练。需要说明的是,进行飞燕动作训练时,患儿必须先经过训练具备以下功能:上肢支撑能力(手支撑),上肢有负荷体重的能力,腰部旋转能力。上部量与下部量有旋转能力,脊柱有前屈及背伸能力(腰训练)时,才可以进行飞燕动作训练。

飞燕动作是赋活和稳定核心肌群最佳及最有力度的训练方法。例如,当双手上举时,核心肌群的膈肌必先收缩;脊柱前屈或背伸时,腹肌腰肌被赋活。飞燕动作对加强核心肌具有重要的作用,对四肢支撑体重、核心肌稳定维持脊柱自然的中轴位置、维持姿势都非常重要。

1. 训练方法　通常分以下四个阶段进行训练。

(1)三角垫上飞燕动作训练:使患儿俯卧在三角垫上,双手伸向前方,治疗师双手抓住患儿双手,用力向前、向上一次次高举上肢的同时,患儿出现挺胸收腹、背伸动作,下肢也同时出现向上抬起,出现燕子飞的动作(图16-19)。

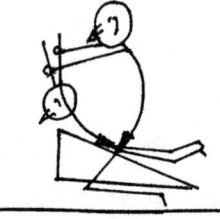

图 16-19　三角垫上飞燕动作训练

（2）背伸动作：使患儿平卧在垫子上训练，双手伸向前方，治疗师跪立于患儿双下肢两侧，双手握持患儿双手腕部，缓慢地向上提起，一次次做背伸动作训练（参考"四练腰"及图16-15）。

（3）手前方支撑训练：又称手前方保护性伸展训练，患儿俯卧在滚筒或者花生球上，两名治疗师分别位于患儿的头侧及下肢侧，后方的治疗师握住患儿双侧踝关节的关键点，向后拉动下肢，然后再向前方平推，这时患儿双手分开向前稍向上并下落支撑在前面的垫子上，这项训练一定要在双侧上肢有支撑能力时才能进行，如果患儿上肢不能支撑或支撑得不好，位于患儿头前方的治疗师要用双手保护，防止其双手下落时不能良好支撑，使头部着地而受伤（图16-20），这个动作是一个基础动作，也可以说是飞燕的准备动作，一般情况下可以连做多次。

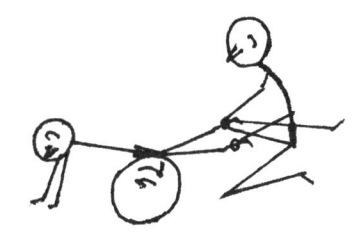

图16-20　手前方支撑训练

（4）飞燕动作：在前面三个阶段的准备训练后，当患儿上肢伸展向前、向上伸出的手落地时，上肢可以完全支撑体重，头不能碰到地面，脊柱有背伸动作时，治疗师可由后向前推动滚筒，同时给一些向上推动的力量，这时可以看到患儿在滚筒上方双手分开，向上、向前像燕子一样飞出去，然后慢慢落地（图16-21）。开始训练时，飞出次

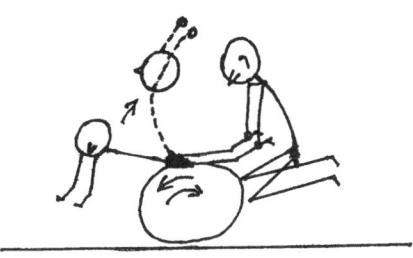

图16-21　球上飞燕动作训练

数要少，可从10次开始，慢慢增加次数，很多患儿经过一个阶段训练后，连续做飞燕动作可达50～100次，因为这个训练首先有手的上举和支撑动作、上肢有外旋外展动作、肩部有外展扩胸动作、脊柱有背伸动作，对核心肌群的横膈肌、躯干腹部背部深浅肌群、盆底肌群都有直接作用。赋活这些核心肌群，利于躯干旋转和稳定，加强皮质水平手前方保护性伸展反射的建立，是一项非常好的训练方法，也是十法训练中又一项多项目、多功能融合强化训练的典型训练法。这种训练方法是解决多个部位、多种问题的良好方法。

2.注意事项

（1）做此项训练前，必须确定患儿手有支撑能力、躯干有背伸能力时，才可以试做，训练时随时注意观察患儿的反应。

（2）训练时要有一名治疗师或家长在患儿的头前方对患儿头部进行保护，地面要放上海绵软垫子，防止患儿手支撑不好下落时，头部触碰地面而造成外伤。

（3）速度不能太快，飞燕高度不能过高，否则患儿容易脊柱过度伸展。

（4）注意劳逸结合，不要连续做太多次数，中间要稍微休息一下。

（七）足支撑（七顿脚）

所谓足支撑，就是训练患儿用双足支撑身体负荷体重的俗称，通常称为"顿脚"。这是一项最早给予患儿双足站立的感觉，加强下肢肌力，双下肢负荷体重的能力训练。因为小儿脑瘫与成人瘫痪不同，成人瘫痪是患者已经长大成人，有了站立与行走的经验后才瘫痪的；而小儿脑瘫是在发育过程中脑受到的损伤，患儿根本没有体会过站立与行走的感觉和经验，所以在康复训练中要想达到站立效果，必须在最初训练时就从足支撑开始，并且要自始至终坚持，使患儿有一个较长时间慢慢感觉、体会足支撑与站立。从双足着地站立的感觉开始，逐渐加强训练达到下肢具备负荷体重，抓物可以站立的能力，其中包括全身的协调能力，站立时髋关节的稳定性、协调性，双下肢的肌力、支撑能力、稳定能力等。足支撑是一项对核心肌群的底肌最有力度的训练方法。核心肌群稳定就可以稳定中轴系统，对四肢接受地面的反作用力及负荷体重、将来获得站立与步行能力具有重要作用。

1. 训练方法

（1）按膝立位—单膝立位—蹲立位—前弓步—站立位的顺序与方式进行训练。

（2）花生球上足支撑：使患儿俯卧或者仰卧在花生球上，两位治疗师分别位于患儿的前后两侧，前方治疗师用双手固定患儿双上臂肘关节的关键点，向前拉动花生球，然后再向后推花生球；后方治疗师用双手固定患儿的双侧踝关节关键点，配合前方的治疗师，一推一拉，使患儿的双足稳稳着地。后方治疗师要注意纠正尖足、足内外翻，外展角过小的要拉开外展角，由少开始，逐渐增加可达50次以上，给患儿地面对下肢反作用力的支撑训练。

2. 注意事项

（1）做好保护工作，防止患儿从球上滑下来。

（2）速度要均匀，力量不能过大。

（3）后方治疗师，要控制好患儿双足，尽量用足底着地，纠正尖足、足内外翻，掌握双足落地时的强度。

（4）患儿有膝反张，可用仰卧位进行足支撑训练。

（5）训练中不能进食，注意力要集中。

（八）倒立屈髋屈膝（八倒立）

经过前面七种训练后，患儿的双上肢已经具有支撑身体负荷体重的能力；躯干已经有屈曲伸展分离动作；下肢肌张力改善，屈曲伸展较灵活时，即可开始这项训练。

1. 训练方法

（1）起始姿势：取一与患儿手支撑倒立时从手到髋关节屈面高度相同的花生球

放在两名治疗师中间,患儿俯卧在花生球上,位于患儿头部的治疗师用双手固定倒立位患儿上肢肘关节的关键点,患儿背对治疗师,腹部与花生球间留有10~20厘米距离;足侧治疗师用双手固定患儿双侧踝关节的关键点,使患儿双手撑地呈屈髋屈膝倒立姿势(图16-22)。

调整好起始姿势后,足侧治疗师向后拉动花生球,使患儿下肢呈伸展状态;然后再向前缓慢推动花生球,使患儿下肢呈屈髋屈膝状态。治疗师如此反复前后推拉花生球,患儿随之做下肢屈曲伸展动作。开始训练时,由治疗师推动花生球使患儿被动地屈曲伸展下肢,经过一个阶段后,患儿就可以主动伸展屈曲下肢完成屈髋屈膝的训练动作。

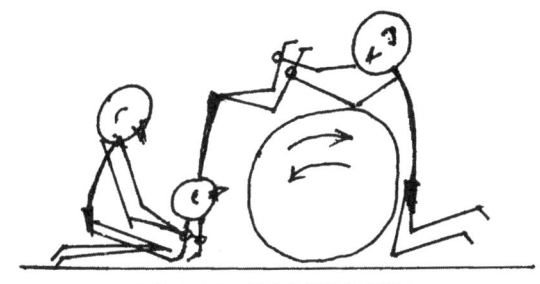

图16-22 倒立屈髋屈膝训练

2. 优点

(1)可加强手指功能训练及双手双上肢支撑负荷体重的作用。倒立时由于双手支撑、负荷体重,直接赋活核心肌群的横膈肌,经过一个阶段的训练后,患儿即可伸展手指,纠正拇指内收,改善手指末节屈曲,伸展肘关节,利于手指的抓握动作。利用双上肢支撑体重,可加强上肢肌力,增加肌容量。

(2)增加头部血液循环。身体倒立后回流入脑的血液增加,给大脑输送营养物质增多,利于脑细胞发育。

(3)加强核心肌群的肌力及稳定性,加强髋关节周围臀部肌肉和下肢股四头肌、内收肌等提腿肌的肌力,对将来步行十分有利。

(4)利于脊柱前屈及背伸动作。加强躯干中轴系统的稳定性,可纠正骶骨前、后倾。

(5)利于头颈部的调节活动,可以起到控制头部的作用。

(6)是融合强化全身协调性运动的功能训练法,一项训练多项受益。

3. 注意事项

(1)该训练不能过早进行。一定要经过一定时间的基础训练,患儿身体有了一定的能力时,如上肢的支撑能力、脊柱的伸展能力、腰部的协调能力、下肢的屈伸能力,才可以进行该项训练,否则难以完成。

(2)防止训练时损伤。训练前要与家长、患儿沟通后进行试训练,使患儿能听懂命令配合训练;训练时也要鼓励患儿执行命令,轻松完成任务。

(九)平衡训练(九练平衡)

平衡功能是身体非常重要的保护性功能,人类神经系统发育的最高阶段就是大脑皮质水平平衡功能的出现,一经出现终生存在。平衡功能训练能带动其他功能的提高,如智力水平、认知能力、语言能力等,所以平衡功能的开发是提高智力的最好手段,但不是一朝一夕就能解决的,其受大脑皮质支配,在脑瘫的康复训练中极为重要,要自始至终坚持训练。平衡功能的完善需要中脑、小脑、桥脑、脊髓等配合,有仰卧位、俯卧位、坐位、立位等平衡反射,其中坐位与立位最重要。

1. 训练方法　主要采用球上训练,把患儿放在大球上,先进行仰卧位训练,然后是俯卧位,最后是坐位,立位要在地面上进行,可利用平衡板做坐位及立位训练(具体训练方法可参考皮质功能训练的内容)。

2. 注意事项

(1)注意安全,刚开始训练时,患儿因不具备平衡功能,所以非常紧张,这时动作要轻要慢,不可操之过急。

(2)患儿非常紧张时,家长可以用双手握住患儿的手,特别是在仰卧位训练时常常需要这样协助。

(3)坐位平衡功能训练可在大球或地面上进行,如果在地面上,周围要做好保护,放上软垫子;立位训练也要做好保护工作。

(4)立位训练前,特别是后方平衡反射训练前要先做好下蹲训练,因为人在站立要跌倒时,如果能先下蹲,身体的高度就降低了,这样再倒下去容易出现用手支撑,以免受伤,即使跌倒,也会减轻伤害。

(十)步行(十走起)

步行是人类运动功能发育的最高阶段,也是本训练法的最后阶段。对一个脑瘫儿童,如果能和正常小儿一样会走路是要经过几个阶段训练的,也就是要经过上面一系列的训练才能实现。所以在进行步行训练时,也要运用核心肌群的稳定性原理,通过核心肌力、深层躯干肌肉的活化,稳定腰椎与骨盆,促进四肢运动灵活。深层肌肉稳定腰椎,维持姿势;浅层肌肉产生躯干动作,腹横肌像一个铁箍箍住脊柱,避免脊柱关节移位。立位时,横膈肌收缩时手才能上抬,动作才能流畅。在做立位训练时,要时刻注意抑制异常姿势(如纠正尖足、足内外翻、膝反张),促进正常姿势,在背部及上下肢进行扣击,刺激本体感觉神经等。

1. 必备条件　做立位训练时患儿必须具备以下条件:

(1)躯干直立,有独自站立3分钟以上的能力。

(2)出现立位平衡反射,并有进一步向前发展的能力。

(3)两侧下肢可单独交替负荷体重。

（4）身体基本对称,中轴稳定,骨盆对称。

2. 分阶段训练　步行的最初阶段是独立,不能独自站立,扶站也可以,因为有很多患儿常常是经过康复训练后,脊柱伸展,四肢有力,自己可以扶物站起,扶物走,有的患儿虽然已经具备了以上功能,但就是不敢自己走,这时治疗师要稍加辅助,拉患儿的一个手指就能走,有的患儿拉住一点头发就能走,这主要是心理问题——害怕跌倒,这时我们可以进行步行训练。分以下几个阶段：

第一阶段,左右移动体重:治疗师站在患儿背后,双手在肩部的关键点进行调节,使患儿的体重分别负荷在两侧下肢上,训练左右侧肢体分别成为立脚期与游脚期,只有这样当两侧肢体能够分别完成负荷体重时,独立的步态就会很快到来,再进行下一阶段。

第二阶段,牵手走:也就是牵着患儿一只手练习走路。牵手走也有阶段性,开始训练牵手走时,治疗师站在患儿一侧,如果患儿是偏瘫要站在病侧,与患儿平行向前,治疗师一手握住患儿上肢近位端肩关节下方(腋窝),一手握住同一上肢的远位端(手或腕关节),这时与患儿同行向前走(图16-23)为什么要采用这一方法训练步行？这是因为患儿经过训练,刚刚掌握了初步站立的能力,但还非常不稳定,更不敢向前迈步,一迈步重心偏移就会倒向一侧,所以在开始训练步行时,要用这种方式训练患儿向前走,也可以把这个方法教给家长。开始时要慢慢走,会感到患儿走得非常不稳,左右摇摆。经过一个阶段训练后,治疗师就会体会到手的力量越来越轻,扶持上肢的手也越来越移向上肢的远位端,这时患儿的步行姿势也会越来越好,说明患儿的步行有了进步,直到治疗师用一只手拉着患儿的手能走路时,即获得很大的进步。为了记住这个训练方法,因为牵着患儿的手同步、同方向向前走,就像磨房里拉磨,我们给牵手走起了个通俗名称叫"拉磨",一边走一边喊："拉磨了！拉磨了！"孩子也会喊,高高兴兴地就完成了这个训练内容,牵手走得稳定时,离独立步行已经不远了。

第三阶段,步态训练阶段:前两个训练项目顺利进行后,患儿能够进行体重负荷移动时,可以进行步态训练。患儿刚会走步,步态不稳定、左右摇摆、足距宽大,经过训练后足距慢慢变小、步子由小变大、两上肢由上抬到下放、肩与骨盆由同一方向向分离动作发展,所以这一阶段训练是脑瘫训练的难点,必须认真对待(参考本书89页)坚持下去,只有这样,将来才有可能出现良好的步态。

3. 训练方法　治疗师立于患儿后方,两手分别扶持患儿左右肩关节,指示患儿向前迈出一步,如当患儿左脚向前方迈出落地时,治疗师用手推右侧肩关节向前;当右侧脚向前迈出落地时,治疗师则推左侧肩关节向前,如此反复进行(图16-24)。训练步态,形如正步走时肩与骨盆的分离动作,如果两侧上肢加以摆动,效果更好。经过以上训练就会逐渐形成良好或者接近良好的步态,因为只有肩与骨盆有分离动作出现,才是良好的步态,训练时必须坚守这个原则。

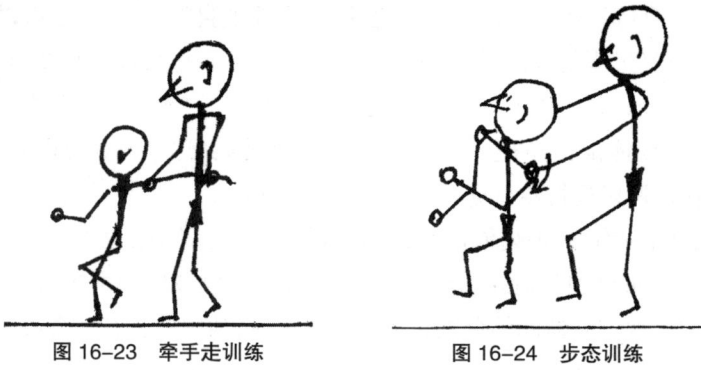

图 16-23　牵手走训练　　　　图 16-24　步态训练

以上简单地介绍了脑瘫儿童康复训练的 10 个多功能、多项目融合,快捷的训练方法,简单易学,只要运用得当,坚持下去,就能收到良好效果,训练出良好的大运动功能。

结语

总结十法,以上介绍了脑瘫康复的 10 种训练方法、注意事项、目的意义,为了能清楚地说明问题、快速记住,我们在长期应用中编了一个顺口溜:

一准备＼二竖头＼三弄手＼四弄腰＼五练爬＼六燕飞＼七顿脚＼八倒立＼九平衡＼十走起。训练完成上学去。

我们中心应用"十法"已经 15 年了,因为简单易学,效果好,见效快,家长满意,目前为止临床应用没有出现异常问题,这 10 种方法可以教会家长开展家庭疗育,节省家长资金,能坚持长期康复,对脑瘫患儿十分有利,适合我国国情、适合各康复机构、适合脑瘫患儿家庭康复应用,所以特在此介绍给大家,因为水平有限,不妥之处在所难免,希望赐教指导。

参考文献

［1］五味重春.脑性麻痹.東京:醫齒藥出版株式會社,1992.

［2］小池文英.脑性麻痹.東京:醫齒藥出版株式會社,1986.

［3］伊丹康人等.脑性麻痹.整形外科 Mook 金原出版株式會社,1985.

［4］马场一雄等.脑性麻痹.小児科 Mook 金原出版株式會社,1979.

［5］前川喜平.乳児健诊の神经學的チⅠック法.東京:南山堂出版株式會社,1996.

［6］前川喜平.乳幼児の神经ヒ発達の诊かた.東京:新興醫學出版社,1986.

［7］カしル,ボバース著.梶浦一郎訣.脑性麻痹の運動障害,評価ヒ治療の考元方.東京:醫齒藥出版株式會社,1973.

［8］ベルタ,ボバース,カレル・ボバース著.梶浦一郎監訣.脑性麻痹の類型別運動発達.東京:醫齒藥出版株式會社.

［9］Berta Bobath 著.梶浦一郎等訣.損傷による異常姿勢反射活動.東京:醫齒藥出版株式會社,1978.

［10］岩倉博光等.小児リハビラリテーションⅠ.東京:醫齒藥出版株式會社,1992.

［11］岩谷力等.小児リハビラリテーションⅡ.東京:醫齒藥出版株式會社,1991.

［12］テオドール、フルプルツケ、つルマン、ワォン、ビムプェン著.村地俊二監訣.赤ちゃんの発達,との生涯の最初の 365 日.同朋出版社,1979.

［13］Janine lévy 著.安藤忠監訣.赤ちゃんのめどめ.東京:醫齒藥出版株式會社,1992 年 7 月.

［14］ナンシー・R・フイニー著.梶浦一郎訣.脑性まひ児の家庭療育.2 版.東京:醫齒藥出版株式會社,1983 年 11 月.

［15］中島雅之辅.乳児運動障礙の活療.東京:新興醫學出版社,1978.

［16］Vojta 著.富雅男ほカ訣.乳児の脑性運動障害.東京:醫齒藥出版株式會社.

［17］児玉和夫.脑性麻痹へのアプローチ.地域保健研究會,1978.

［18］坂本吉正.小児神经诊断學.東京:金原出版株式會社,1983.

［19］有马正高,北原佶著.陈秀洁译.小儿的姿势[M].北京:北京大学医学出版社,2014.

[20] de Haas J.H.著.高桥孝文监訳.乳児の発達——写真ご見る○岁児.東京:醫齒藥出版株式會社,1977.

[21] 铃木恒彦.運動発達诊断—Bobath法.脑性麻痹研究Ⅱ.東京:协同醫書出版社,1979.

[22] 纪伊克昌.脑性麻痹児の異常姿勢反射に対する治療,脑性麻痹研究Ⅲ.東京:协同醫書出版社,1980.

[23] 富雅男.Vojta の Facilitation technique じっワて一との 1.2.3.脑と発達,1980,12(5).12(6).13(2).

[24] 高松鹤吉.脑性麻痹の補助具總合リハ.1974,2(1).

[25] 高木憲次.脑性小児麻痹の治療とその效果.第28回日本整形外科學會宿題报告,高木憲次—人と業绩,日本肢體不自由児協會,1967.

[26] 藤井とし.脑性麻痹の成因と预防に關する.Prospective study 厚生省脑性小児麻痹研究班报告,1969.

[27] 猶林博太郎ほか.脑性小児麻痹の臨床はどひ分類の再考.臨床神经學,1964,4(2).

[28] 福山幸夫.脑性小児麻痹の分類について.小児の精神と神经,1961,1:112.

[29] 高津忠夫ほか.脑性小児麻痹定義、分類、早期诊断.厚生省脑性小児麻痹研究班會議报告,1969.

[30] 甘楽重信.脑性麻痹の定義と分類について.小児内科,1980,12(9).

[31] 高桥滋.脑性麻痹の risk faetors.小児内科,1987,19(5).

[32] 児玉和夫.乳幼児の動作學的発達パターンとの障害、新小児醫學體价15A 小児運動器病學Ⅰ.東京:株式會社中山書店,1986.

[33] 纪伊克昌.脑性麻痹児超早期训练の实际理、作、療.1972,6(7).

[34] 纪伊克昌.ボパース法在応用するじついて.総合リへ,1975,3(2).

[35] 卓大宏.中国康复医学.北京:华夏出版社,1990.

[36] 左启华.小儿神经系统疾病.北京:人民卫生出版社,1981.

[37] 林庆.小儿癫痫的现代诊断与治疗.天津:天津科学技术出版社,1996.

[38] 孙世远,卢庆春.1265名正常婴儿姿势与Vojta姿势反射调查.中华儿科杂志,1984,22(6).

[39] 卢庆春.652例新生儿原始反射调查.中华儿科杂志,1989,27(6).

[40] 卢庆春.1027例脑瘫患儿临床分析.第八届全国小儿神经学暨国际小儿神经学术会议汇编.

[41] 徐林.选择性腰骶神经后根切断治疗儿童脑性痉挛.中华小儿外科杂志,

1993,14（1）.

［42］姜志梅,李海华,李晓红,等.脑性瘫痪患儿下肢皮－肌反射变化研究.现代康复,2001,5（7）:39-40.

［43］孙世远,卢庆春.脑性瘫痪早期诊断早期治疗.哈尔滨:黑龙江科技出版社,1986.

［44］卢庆春.脑性瘫痪的现代诊断与治疗.北京:华夏出版社,2000.

［45］纪伊克昌.脳性麻痺の類型別運動発達.東京:醫齒藥出版株式會社,1987.

［46］梶浦一郎,紀伊克昌.脳損傷による異常姿勢反射活動.東京:醫齒藥出版株式會社,1994.

［47］カしル,ボバース.寺沢幸一,等.脳性麻痺運動障碍.東京:醫齒藥出版株式會社,1986.